건강사정

김연숙 · 권영은 · 석소현 · 정성희
윤석희 · 모형중 · 홍주은 편집위원 외 **옮김**

Advanced Health Assessment and Diagnostic Reasoning

Second Edition

Jacqueline Rhoads
Sandra Wiggins Petersen

건강사정 2판
Advanced Health Assessment and Diagnostic Reasoning

초판 인쇄	2013년 9월 1일	2판 1쇄 인쇄	2018년 1월 10일
발행	2013년 9월 5일	1쇄 발행	2018년 1월 15일
		2쇄 인쇄	2018년 9월 1일
		2쇄 발행	2018년 9월 5일

저　　자 | Jacqueline Rhoads, Sandra Wiggins Petersen
편 집 위 원 | 김연숙, 권영은, 석소현, 정성희, 윤석희, 모형중, 홍주은
교 정 위 원 | 권병봉, 김남희, 김수올, 김윤영, 김정순, 배수진, 백주연
　　　　　　 선정주, 여형남, 윤숙례, 이연숙, 이하나, 임동영, 한미숙
발 행 인 | 모형중
디 자 인 | 윤수현
발 행 처 | 포널스출판사
등　　록 | 제2017-000021호
등록기준지 | 서울시 강북구 노해로8길 22 경남아너스빌 311호
강 북 지 점 | 서울시 강북구 삼양로 104 1층
전　　화 | 02-905-9671　Fax. | 02-905-9670

This is a translation of Advanced Health Assessment and Diagnostic Reasoning
ⓒ 2014 by Jones & Bartlett Publishers, LLC

Copyright ⓒ 2014 ALL RIGHTS RESERVED

Korean Translation Copyright ⓒ 2018년, 건강사정 2판

본서는 Jones & Bartlett Learning과의 계약에 의해 포널스출판사에서 발행합니다.
본서의 내용 및 삽화 일부 혹은 전부를 무단으로 복제하는 것은 법으로 엄격히 금지되어 있습니다.

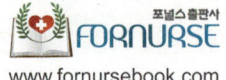
www.fornursebook.com

🔖 도서 반품과 파본 교환은 본사로 문의바랍니다.
🔖 검인은 옮긴이와의 합의로 생략합니다.

ISBN : 979-11-5746-680-1　　93510
정 가 : 35,000원

2판 교정위원

권병봉	안동과학대학교 간호학과 교수
김남희	동의과학대학교 간호학과 교수
김수올	광주대학교 간호학과 교수
김윤영	광양보건대학교 간호학과 교수
김정순	광주보건대학교 간호학과 교수
배수진	경북과학대학교 간호학과 교수
백주연	영진전문대학교 간호학과 교수
선정주	청암대학교 간호학과 교수
여형남	창신대학교 간호학과 교수
윤숙례	강릉영동대학교 간호학과 교수
이연숙	순천제일대학교 간호학과 교수
이하나	동아보건대학교 간호학과 교수
임동영	경복대학교 간호학과 교수
한미숙	송원대학교 간호학과 교수

초판 옮긴이

편집위원

김연숙	동남보건대학교 간호학과 교수	권영은	청운대학교 간호학과 교수
석소현	경희대학교 간호학과 교수	정성희	한국방송통신대학교 간호학과 교수
윤석희	가톨릭상지대학교 간호학과 교수	모형중	삼육보건대학교 간호학과 겸임교수
홍주은	동양대학교 간호학과 교수		

옮긴이

김동옥	경북보건대학교 간호학과 교수	김정숙	경북보건대학교 간호학과 교수
박미성	용인송담대학교 간호학과 교수	박순옥	여주대학교 간호학과 교수
신소영	인제대학교 간호학과 교수	유승연	한남대학교 간호학과 교수
이은원	전)고려대학교 박사과정	이혜숙	전)경인여자대학교 간호학과 교수
장희정	한림대학교 간호학부 교수	정미영	목포과학대학교 간호학과 교수
조미경	충북대학교 간호학과 교수	최경원	서정대학교 간호학과 교수
한유정	목포과학대학교 간호학과 교수		

머리말

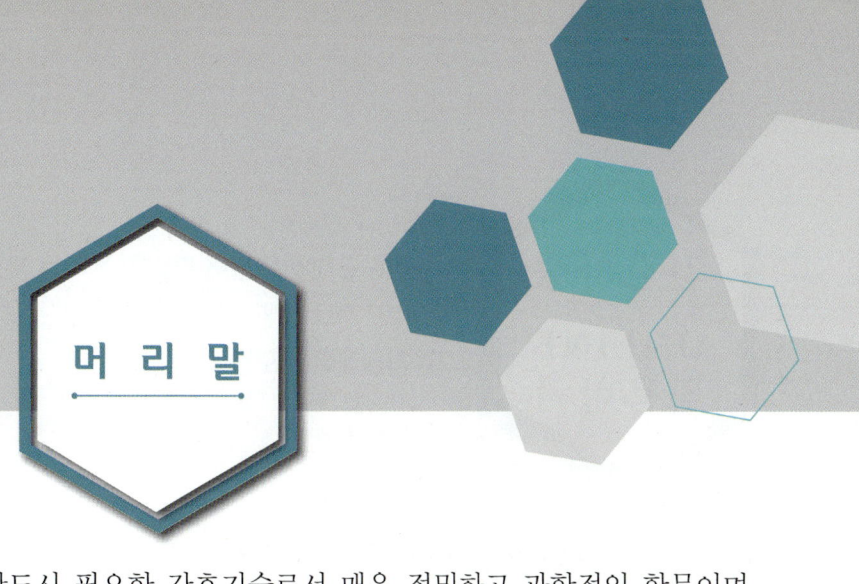

건강사정은 간호사에게 있어서 반드시 필요한 간호기술로서 매우 정밀하고 과학적인 학문이며, 또한 환자의 초기 사정단계에서 필수적인 요소로 임상에서 간호과정을 적용하는 데 가장 기본적인 간호학문입니다. 그러므로 우리는 대상자의 인체구조와 기능에 따른 정상과 비정상을 구별할 수 있는 능력을 뛰어 넘어 임상현장에서 대상자와 접하면서 중요한 주관적 자료와 명확한 객관적 자료를 토대로 보다 체계적인 방법으로 대상자의 숨겨진 다양한 증상들을 예견하고 도출해 나아갈 수 있는 능력을 배양해야 할 것입니다. 이를 위해서 간호사는 좀 더 집중적이고 정확한 문진을 시작으로 건강사정 전략과 진단적 추론을 함께 생각하며 보다 전문적인 건강사정법을 기반으로 간호진단과 간호계획을 설정해야 합니다.

이 책은 Jones & Bartlett 사의 Jacqueline Rhoads와 Sandra Wiggins Petersen 저서인 "Advanced Health Assessment and Diagnostic Reasoning second edition"의 번역서입니다. 국내 건강사정 번역서로 출간된 Jarvis와 Bates 저자의 도서는 매우 광범위하게 서술되어 있어 한 편으로는 교육실정에 다소 어려움이 있었다고 봅니다. 그에 반해 이 책은 임상실무 중심으로 다각적인 건강사정법을 간략하게 서술하였으며, 기존 책에서는 볼 수 없었던 내분비계 장애 대상자를 위한 건강사정 챕터를 포함하고 있어 간호사를 위한 임상에서 쉽게 적용할 수 있는 이상적인 책이라 생각합니다.

이 책의 주요 특징으로는 학습자와 지도자 양측을 고려하여 온라인으로 인체 기관별 **"건강사정 동영상 자료"**, **"사례연구"**와 **"온라인 실습실"**을 통해 자가 학습 능력을 향상시킬 수 있도록 지원하고 있으며, 지도자를 위한 Powerpoint slides를 제공하고 있습니다. 이 책의 구성으로는 각 챕터별 인체기관의 해부생리를 시작으로 대상자의 건강력 조사, 신체 사정, 진단적 추론의 과정을 거쳐 특정 대상자를 위한 건강사정 시 유의 사항과 관련 사례연구를 끝으로 요약 정리하였습니다.

끝으로 본 교재를 사용하는 모든 간호인들의 관심어린 충고와 고견을 부탁드리며, 본 교재의 출판을 맡아 수고해주신 포널스출판사 모형중 대표와 이문수 과장, 임직원 여러분께 진심으로 감사드립니다.

옮긴이 일동

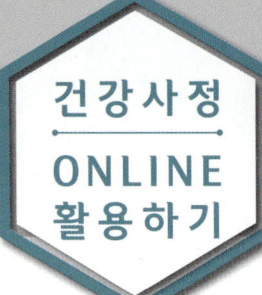

건강사정 ONLINE 활용하기

이책은 교재와 더불어 다양한 온라인 자료를 별도로 제공하고 있습니다. 온라인 자료실에는 신체 전반의 건강사정 술기 동영상과 챕터별 사례연구 및 시뮬레이션 모듈을 제공합니다.

주요 프로그램 인트로 페이지

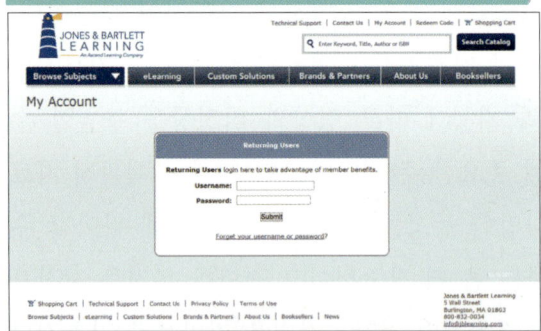

https://www.jblearning.com/myaccount/login.aspx
포널스출판사에서 별도로 ID와 PW를 부여합니다.
Tel: 905-9671

건강사정 동영상

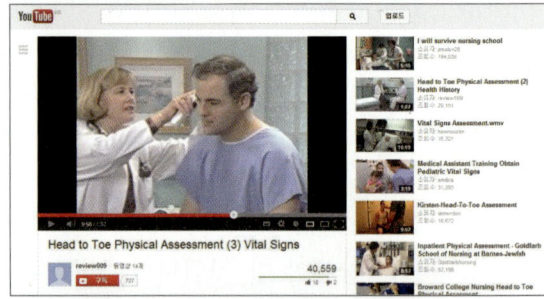

사례연구 Case Study

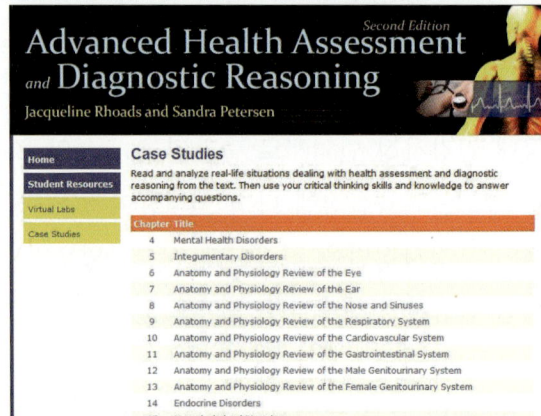

인트로 페이지

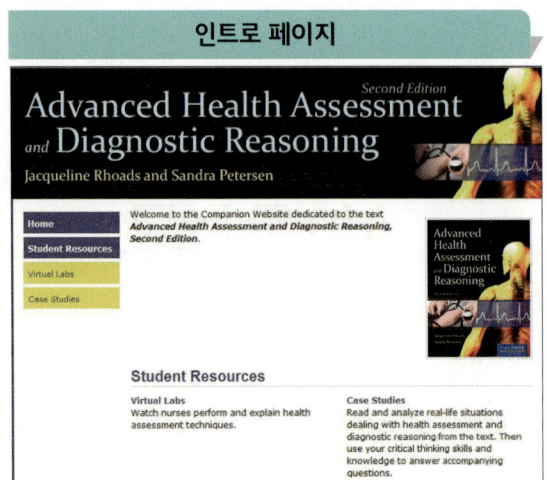

https://nursing.jbpub.com/rhoads/

온라인 실습실 Virtual-Lab

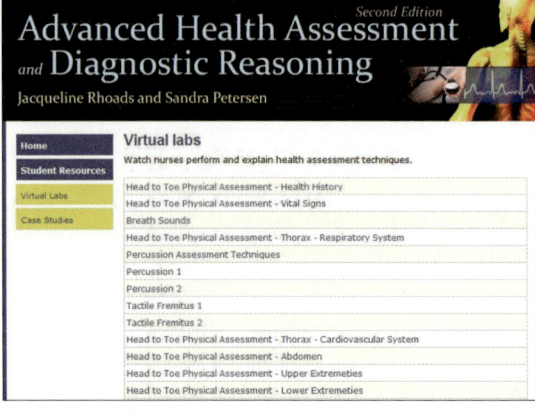

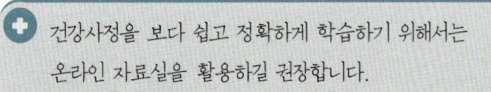

건강사정을 보다 쉽고 정확하게 학습하기 위해서는 온라인 자료실을 활용하길 권장합니다.

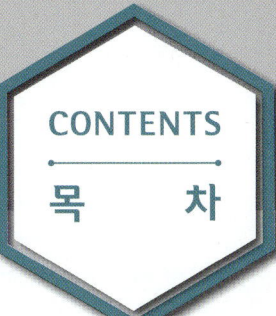

CONTENTS 목차

PART 1 효과적인 건강사정 전략

1. 면담과 건강력 수집 전략 2
2. 신체검진 전략 21
3. 기록 전략 35

PART 2 신체기관별 건강사정

4. 외피계 장애 50
5. 안과 장애 81
6. 귀 장애 106
7. 코, 부비동, 입, 인후 장애 132
8. 호흡기 장애 165
9. 심혈관 장애 193
10. 위장 장애 225
11. 근골격계 장애 247
12. 신경계 장애 295
13. 정신건강 장애 331
14. 내분비계 장애 353
15. 남성 비뇨생식기 장애 378
16. 여성 비뇨생식기 및 유방 장애 399

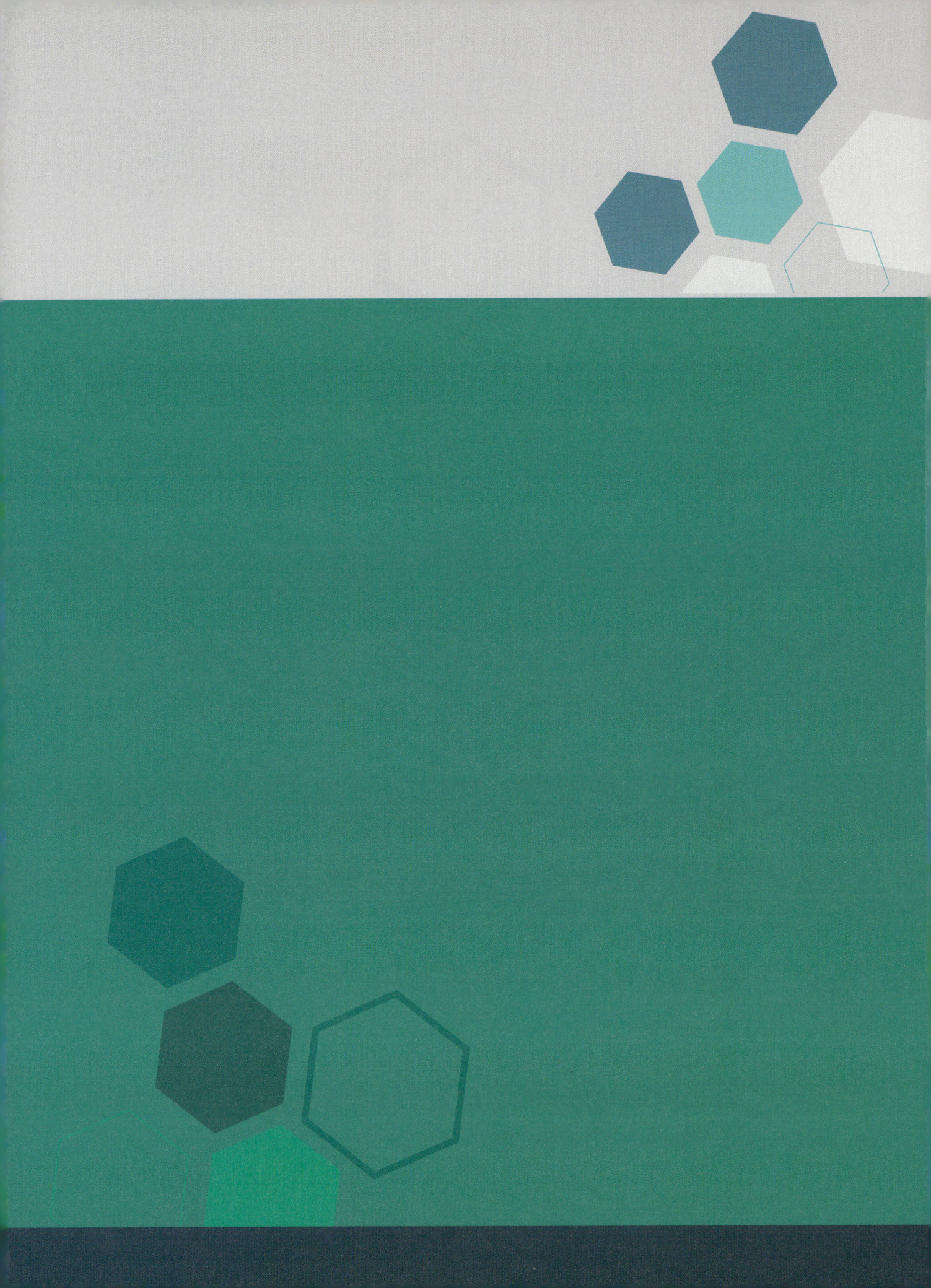

PART 1

효과적인 건강사정 전략

- CHAPTER 1 면담과 건강력 수집 전략
- CHAPTER 2 신체검진 전략
- CHAPTER 3 기록 전략

CHAPTER 1 면담과 건강력 수집 전략

Interview and History Taking Strategies

"대상자의 생각이 드러나도록 한다. 유도질문을 하지 마라. 제안하지 말라.
대상자가 호소할 때에 대상자가 사용하는 언어를 그대로 써라."

윌리암 오슬러 경(1849~1919)

1 면담과 건강력

면담과 건강력 수집에는 다섯 가지 주요 기능이 있다.

1. 간호사와 대상자 간의 초기 신뢰관계를 형성한다 [그림 1-1].
2. 대상자의 임상적 의사결정의 토대가 된다.
3. 면담 시에 수집한 객관적, 주관적 자료는 법적 기록이 되며, 임상적 판단을 결정하는 데 중요한 역할을 한다.
4. 치료경과에 따른 대상자의 전반적인 이해를 위한 문서기록으로 중요한 역할을 한다.
5. 치료경과에 따른 객관적인 평가와 근거중심간호를 실무에 적용하는 데 필수적인 요소이다.

이 본문의 주요 목표는 전문지식을 바탕으로 숙련된 건강사정을 수행하는 것이므로 이 장에서는 서두에 제시한 1번과 2번의 기능을 주로 강조하였다. 법적 조건과 배상 요건은 간호의 모든 요소를 세심하고 포괄적이며 완전하게 기록하도록 하는 데서부터 시작되며, 이는 간호사와 대상자가 처음 접할 때부터 제공되는 대상자 교육과 상담을 포함한다. 이것은 직접적인 대면뿐만 아니라 이메일이나 전화 상담 내용도 간호로 포함한다. 그러나 세심하고 포괄적이라고 하는 것이, 반드시 장황한 것을 의미하는 것은 아니다. 숙련된 간호사는 모든 필수적인 임상자료를 정확하게 기록하고, 진단과 치료를 결정하는 데 근간이 되는 임상적인 의사결정까지도 기록하도록 노력해야 한다. 객관적 자료는 모든 간호사가 효과적인 의사소통을 하고, 대상자에게 높은 질적 간호를 지속적으로 제공하도록 하며, 간호사의 법적 취약점을 최소화하고, 의료서비스의 수가를 최대화할 수 있게 한다. 법적 관점에서 보면 기록되지 않은 것은 간호가 수행되지 않은 것으로 본다. 즉, 기록은 수행하였음을 입증하는 것이다.

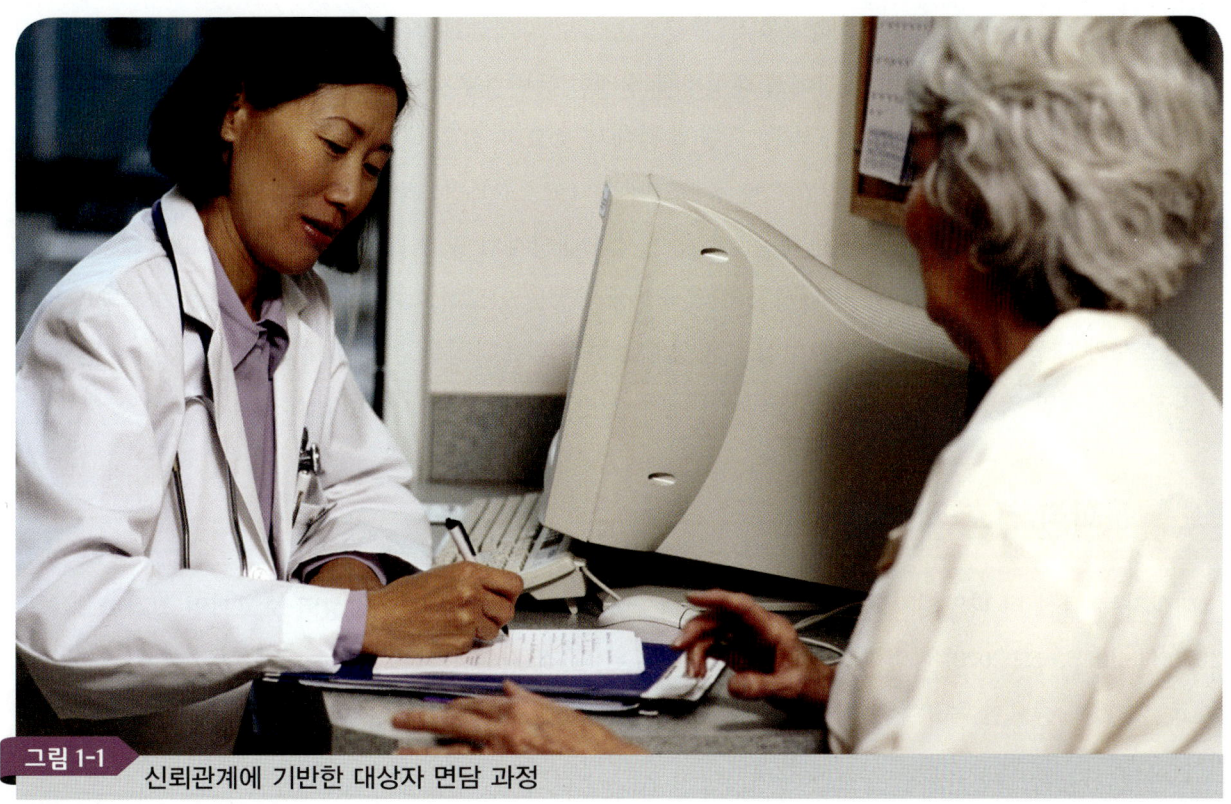

그림 1-1 신뢰관계에 기반한 대상자 면담 과정

2 면담

❶ 대상자와의 관계 수립과 유지

간호사와 대상자 간에 건강한 상호관계를 유지하는 것은 복합적인 건강과 질병 요구를 가진 대상자를 효과적으로 관리하는 데 필수적이다. 특히, 상호 신뢰감은 무엇보다 중요한 요소이다.

> **BOX 1-1 주관적 자료와 객관적 자료**
>
> 주관적 자료는 건강력을 수집하는 동안 대상자나 주변 정보 제공자가 제공하는 정보들이다. 주관적 자료라고 불리는 이유는 그 자료가 대상자의 현재 건강요구와 과거 건강상태에 대한 지각과 회상을 반영하고 있기 때문이다. 지각과 회상은 주관적 자료를 수량으로 나타내기 어렵기 때문에 다양한 이해가 필요하다.
>
> 이와 대조적으로, 객관적 자료는 검사 결과나 신체검진 결과와 같이 측정 가능하고 입증 가능한 정보들이다.
>
> 두 가지 자료 수집 과정의 실수는 간호과정에 치명적인 오류를 유발할 수 있다. 인간의 지각은 경험으로부터 나오며 인간의 행동에 지대한 영향을 미친다. 성공적인 건강력 수집은 대상자가 이행해야 할 개별화된 간호계획을 수립하기 위해 주관적 자료와 객관적 자료의 성공적인 통합에 달려 있다. 건강력은 대부분 주관적 자료를 포함한다. 검사 결과나 과거 의학적 검사와 같은 자료는 대상자와 면담하는 동안 대상자가 제공하는 정보들을 보충해준다. 따라서 주관적 자료와 객관적 자료의 결합이 대상자의 기본 자료가 된다.

또한 윤리적인 자율 원칙이 중요한데 이는 궁극적으로 모든 치료과정을 대상자가 결정하도록 한다. 대상자의 자기결정 수행능력은 간호과정에서 대상자를 진정한 동반자로서 적극적으로 참여시키는 간호사에 의해 크게 촉진된다. "아는 게 힘이다"라는 오랜 속담에서 중요한 점은 대상자의 권리와 결정권을 존중하는 것이다. 대상자가 자신 스스로 건강간호에 포함되어 있다고 느끼도록 해야 한다. 간호사가 초기 건강력과 후기 자료수집을 위한 면담을 어떻게 하는지는 간호사와 대상자의 관계 특성에 큰 영향을 미친다. 간호사와 대상자는 상호관계를 이루게 된다. 대상자의 의사결정 과정을 인도하고 치료적 중재에 따르도록 하기 위해서 간호사와 대상자는 계속적인 파트너십을 형성해야 하며 파트너십은 간호에 대한 의사결정을 하는 데 대상자가 적극적인 역할을 하도록 상호 신뢰와 존중을 기반으로 형성되어야 한다.

❷ 문화적 간호 제공

대상자는 점점 더 다양해지고 있다. 미국인들의 건강에 관한 미국보건복지성의 보고서인 건강한 사람들 2020(Health people 2020)은 민족성, 사회경제적인 지위, 건강 간의 관계에 관하여 주목할 만한 근거를 제시하고, 네 가지 중요한 목표를 수립하고 있다.

- 예방 가능한 질병, 장애, 상해와 조기사망이 없는 양질의 좀 더 연장된 삶을 성취한다.
- 건강의 형평성을 이루고, 격차를 없애고, 모든 그룹의 건강을 증진시킨다.
- 모든 사람들의 건강을 증진시키는 사회적, 물리적 환경을 창조한다.
- 모든 생명주기의 삶의 질, 건강한 발전과 건강한 행동을 촉진시킨다.

다양한 대상자는 간호사와 의료기관 모두에게 중대한 도전이 된다. 모든 대상자들에게 양질의 건강간호를 제공하기 위해서는 사회적 계약을 맺는 것뿐만 아니라, 간호사는 문화적으로 걸맞는 간호기술을 발전시키고 제시해야 하고, 이는 대상자의 사회 경제적 지위를 고려하는 치료적인 중재에 반영된다. 건강력 수집은 대상자와 간호사 간의 첫 만남이 된다. 문화적 간호를 제공하기 위해서는 대상자의 믿음, 가치와 습관들에 대한 지식이 필요하다. 또한 간호사는 대상자의 태도, 신념, 행동들이 간호과정에 영향을 미친다는 것에 대한 자기 성찰의 굳은 의지가 필요하다.

자기 자신의 신념과 가치가 우월하다고 믿는 자기민족중심주의는 대상자와 간호사 간의 효과적인 관계 수립을 방해하는 주요 요인이 된다. 이와 비슷하게, 어떤 문화적 그룹의 규범에 대한 무지는 좋은 의미의 간호제공 행위를 나쁘게 해석하게 할 수도 있다. 이 규범들에는 개인적인 신념, 건강의 정의, 의사소통, 눈맞춤과 건강간호 의사결정을 누가 하는가에 대한 것들이 포함된다. 많은 경우 좋은 의도로 접근하였음에도 이러한 규범들에 무지하여, 대상자와의 신뢰감 증진과 치료중재를 따르도록 하는 데 악영향을 미친다. 일반적으로 간호사는 대상자와의 직접적인 눈맞춤을 통해 대상자가 보다 솔직하고 정직하다고 간주한다. 만약 간호사에게 대상자가 눈을 맞추지 못하면 대상자들이 숨길 것이 있어서 그렇다고 해석하게 된다. 많은 다양한 문화에서는 권위자를 직접 바라보는 것을 무례하게 생각하기도 한다.

비교문화 모델은 다양한 문화적 배경을 가진 대상자들에게 윤리적인 간호를 향상시키기 위해 관련 연구결과를 적용한다. 간호사가 문화적으로 적절한 간호사가 될 수 있도록 많은 뛰어난 자원들이 개발되어왔고, 이 장의 후반부에 자원들을 제시하였다.

③ 간호사와 대상자 간의 관계

어떤 대상자는 화를 내거나 적대적이어서 간호사를 처음 만나는 초기부터 간호사에게 저항하기도 한다. 간호사와 대상자 간에 강한 연대감이 형성된 경우라도 간호과정에서 발생한 치명적인 사건이나 중요한 타인의 영향력은 관계의 안정과 효율에 크게 장애가 될 수 있다.

1) 의사소통 장애에 대한 인식과 반응

예상치 못한 상황들을 성공적으로 해결하기 위해서는 대상자들이 나타내는 감정이나 행동(예: 슬픔, 불안, 화, 적대감)을 사전에 인식해야 한다. 인식(recognition)은 간호사가 주의 깊은 청취자와 관찰자가 되고 또한 간호사가 그가 보고 들은 것을 반영하고 진행시키도록 한다. 인식은 종종 대상자와의 거리감을 지각하거나 전에는 따뜻하고 자연스러웠던 의사소통이 부자연스러워지고 있는 것을 지각하면서 시작된다. 이런 일이 발생하게 되면 평소 하던 상담을 중단하고 지각한 것을 대상자와 함께 나누도록 한다. 지각된 행동이나 영향을 알아내고 이 관찰이 정확한지 대상자에게 확인한다. 대상자 행동의 특성과 근원에 대해 아직 불분명하다면, 대상자에게 그가 하는 얘기를 들었지만 대상자가 왜 그렇게 느끼는지 모호하다고 말한다. 대상자가 경험하고 있는 것이 무엇인지 간호사가 더 잘 이해할 수 있도록 대상자에게 도움을 요청하며, 논쟁을 벌이거나 방어적이 되지 않도록 한다.

"저는 어느 부분에서 대상자 분이 매우 당황하셨다는 것을 알 것 같아요. 이제 좀 나아지셨나요?"와 같이 이해와 관심을 보여주는 질문을 함으로써 대상자의 감정이 적절한지 파악하고 확인하며, 공감을 표현한다 [그림 1-2]. 공감(empathy)은 어떤 사람에 대해 동정적이거나 불쌍하다고 느끼는 감정적 상태가 아니다. 오히려 대상자가 진술하는 모든 것을 들어주고 그 감정과 제스처를 표현하게 하며, 또한 대상자를 간호사가 바르게 이해했다는 것을 알게 한다. 또한 대상자의 진술을 요약하고, 표현한 감정들을 분석하여 상담하도록 한다. 그리고 관심을 표명하기 위해 말한 것을 되새겨보도록 한다. 대부분의 사람들은 간호사와 대상자 간의 관계를 쉽게 생각하며, 빠른 해결책이 없으면, 그의 감정이 무시되었다고 느끼며, 대상자 스스로가 이를 해결하려고 시도하여 결국 관계를 더욱 악화시키게 된다. 대상자를 지지하고 이해하는 것은 관계를 확립하고 유지하는 데 기본적인 것이다.

접촉(touch)은 간호사가 대상자를 충분히 이해하고 있다는 것을 전달하는 데에 도움이 된다. 문화적으로 접촉이 금기가 아닌 경우 사랑하는 사람을 잃었을 때나 좋지 않은 예후를 말해야 할 때 접촉은 매우 치료적일 수 있다.

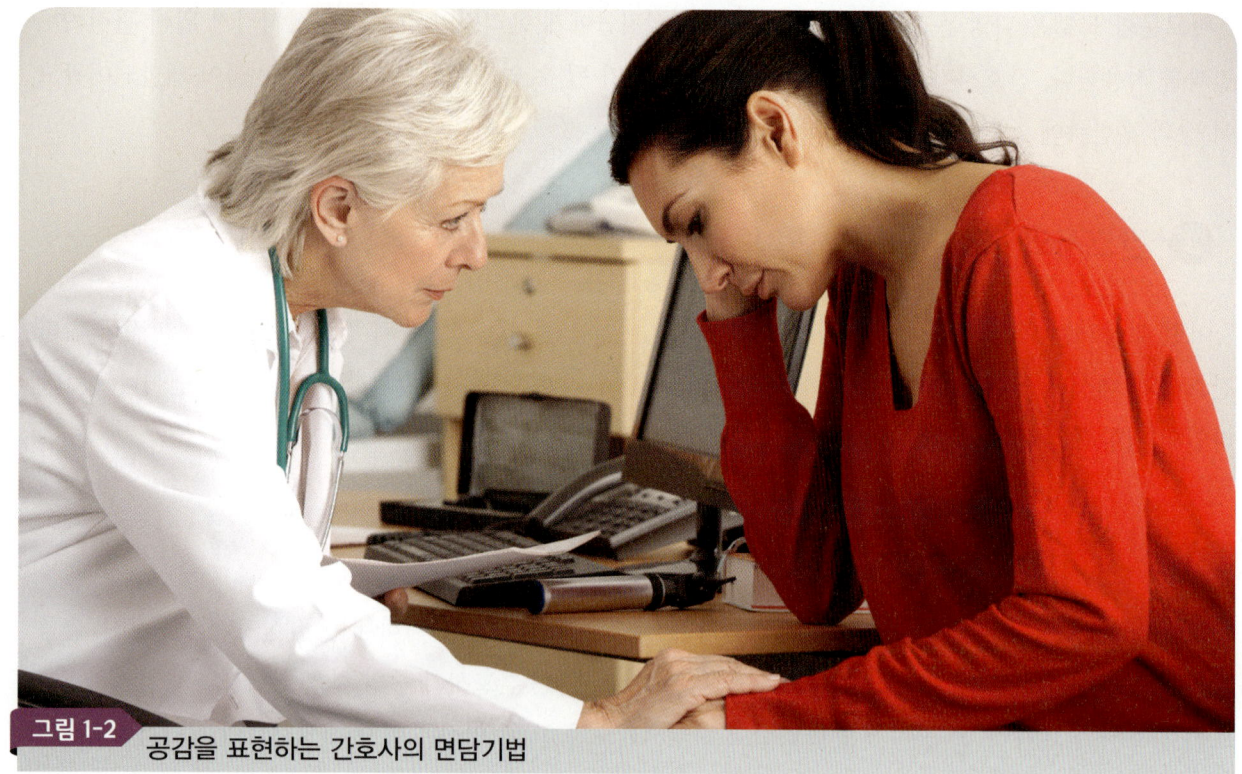

그림 1-2   공감을 표현하는 간호사의 면담기법

특히 예후가 좋지 않은 상황에서는 희망(hope)을 보여주는 것이 중요하다. 궁극적인 결과는 변하지 않을지라도, 치유는 선택이 아니기 때문에 간호사가 절대 포기하지 않을 것이라는 강한 신념과 여전히 대상자 곁에서 계속적인 지지원이 될 것이라는 신뢰를 통해 남은 여생에서 그에게 중요한 인생의 목표를 알고 성취하는 것에 간호사가 충분히 알고 이를 도움을 줄 수 있을 것이라는 점을 대상자에게 이해시켜야 한다.

2) 저항적인 대상자와의 관계 형성

치료적인 권고에 저항적인 대상자는 간호사와 대상자 간의 관계에 또 다른 도전이 된다. 이러한 저항은 대상자의 건강간호에 대한 결정을 내릴 때 그 대상자를 동반자로서 온전히 포함시키려는 시도가 실패로 돌아가게 한다. 문화적 규범과 대상자의 양가감정 또한 흡연하는 대상자에서와 같이 주된 요인이 된다. 흡연은 하지만 과거에 건강의 위험을 경험한 적이 없는 흡연자들은 자신이 위험에 처해 있다고 지각하지 못하며, 사회문화적 환경이 이 부정적인 건강 행동을 지속하도록 만들기도 한다. 간호사는 대상자가 행동이나 중재를 받아들이거나 변화시킬 준비가 되어 있는지 지속적으로 사정해야 하고, 대상자의 준비를 증가시킬 수 있는 기회를 활용해야 한다. 예를 들면, 일전에 금연 간호에 관해 저항적이었던 여성흡연자가 비정상적인 세포도말(Pap smear) 검사결과 때문에 질경검사를 해야 한다고 하면, 금연에 대해 호응하게 되고 그녀는 흡연과 자궁경부암과의 관계에 대해 이해하게 된다. 아이의 부모가 일하는 동안 손자를 돌보는 흡연하는 할머니는 그녀의 건강을 위해서 금연하는 것에 저항적일 수 있으나, 손자의 건강을 지키기 위해서는 금연할 수 있다.

❹ 대상자와의 관계에 영향을 미치는 기타 요소

대부분의 간호사들은 의료기관에 고용되어 있다. 많은 의료기관의 관련 요소가 간호사와 대상자 간의 관계에 영향을 미치기도 한다. 의료 비용절감은 생산성에 초점을 두어 왔고 대상자 수는 증가하는 반면에 대상자를 위한 상담과 관찰에 주어지는 시간들이 줄어들고 있는 형편이다. 필요한 모든 자료를 수집하고 대상자를 대면하는 데 시간이 충분하지 않다면, 대상자는 간호사를 만나기 전에 자신 스스로 건강력 양식을 직접 작성해야 한다.

자료 수집 시 우선순위를 정하는 것은 필수적이며, 우선순위는 대상자의 주호소와 객관적으로 나타나는 증상과 징후에 의해 결정된다. 예를 들면, 식이, 운동과 사회력이 치료 결정에 영향을 미치지만, 질병의 급성기에는 과거력과 계통별 문진(review of system)이 우선적이다.

3 건강력 수집

건강력은 간호에 기초가 되며, 신체검진 시에 신체 각 부분의 상대적인 강조점을 알려주고 감별진단과 치료결정을 체계화한다. 부족한 기초자료는 대상자를 오진이나 부적당하거나 잘못된 치료로 인한 위험에 놓이게 한다. 또한, 간호사가 용인된 간호표준 안에서 수행하지 않는다는 것을 알려주고, 소송 문제에서 취약하게 된다.

❶ 대상자 권리를 위한 건강력

건강력을 개발하는 데 대상자를 참여하게 하는 것은, 대상자와 간호사 간에 파트너십을 형성하는 강력한 도구이다. 잘 고안되고, 문화적, 언어적으로 적절한 건강력 양식은 미래의 간호결정을 이끌어 내는 개인적인 기초자료를 개발하는 데에 대상자가 수동적인 반응에서 적극적인 협력자로 변화되도록 돕는다. 이 양식은 대상자가 자신의 과거나 현재의 건강을 검토하도록 요구하고, 대상자의 건강상태에 대한 건강간호 행동, 신념, 잠재적인 가치의 영향력을 반영하도록 요구된다. 이 반영의 과정에 대상자가 참여하는 것은, 건강 간호 자료에 대한 소유감을 갖게 돕고, 대상자가 미래 교육에 대한 수용성을 갖도록 한다.

모든 건강간호의 궁극적인 목표는 대상자의 건강과 안녕을 최대화하는 것이다. 건강유지와 질병예방 또는 내외과적 상태의 실제 치료 중 무엇에 해당하든 대상자들이 바라는 건강 수준을 얻거나 유지하기 위하여, 현재의 행동에 대한 지속적이고 중요한 변화가 필요하다. 최적 치료 계획에 따르는 것은 많은 요소의 영향을 받는다. 그 요소는 대상자의 요구나 상태의 심각성을 지각하는 것과 따르는 것에 관련된 비용 편익 효과 균형을 포함한다. 건강증진과 분석에 스스로 참여함으로써, 간호사는 건강간호 목표를 수립하고, 문화적으로 적합한 간호계획을 고안하는 데 대상자의 적극적인 참여를 위한 토대를 마련하게 된다. 꾸준한 협력적인 과정은 대상자의 자율성을 지지하고, 치료에 순응하도록 하며, 최적의 임상 결과를 얻게 한다. [BOX 1-2]는 효과적인 면담과 건강력 수집을 위한 전략에 대한 개략적인 설명을 제시한다.

BOX 1-2 면담과 건강력 수집 전략

면담과 건강력 조사는 효과적인 대상자 간호의 기본이다. 면담과 건강력을 수집할 때 다음의 전략을 기억하고 따라야 한다.

- 전문가적인 용모와 행동을 보인다. 단정하지 못한 과도한 캐주얼 복장이나, 부적절한 의상과 비전문가적인 행동은 신뢰감을 주지 못한다.
- 사생활을 보호한다. 건강력은 매우 사적인 정보를 포함하기 때문에 대상자의 사생활을 최대한 보장해주는 환경에서 수집해야 한다. 사회적으로 받아들여지지 않는 행동을 보이는 청소년과 대상자는 특별히 정보 공유하기를 꺼려할 수도 있다. 특히 성적인 것과 약물, 알코올 사용과 같은 민감한 부분에 대해 물어볼 때는 부모나 보호자 없이 건강력 수집을 진행하도록 한다.
- 가능하면 조용한 곳에서 집중할 수 있는 환경을 제공한다. 간호사가 전화나 호출을 받을 경우도 주의가 산만해진다. 전문가적인 역할에 필수적인 것이 아니라면, 전화를 받는 행동으로 건강력 수집의 흐름을 방해하는 휴대폰과 호출기는 잠시 꺼놓도록 한다.
- 적절한 존칭으로 대상자를 부른다(○○○ 님, ○○○ 여사님, ○○○ 씨).
- 새로운 대상자에게 자신을 소개하고 역할을 안내한다. (예: "제 이름은 ○○○이고 간호사입니다.").
- 대상자에게 건강력을 진행하도록 승락을 받는다.
- 대상자가 옷을 입은 상태에서 건강력 자료를 수집하도록 한다. 착의는 개인적인 통합과 정체감을 위해 중요하다. 검진자는 대상자의 초기 외모를 통해 가치 있고 문화적인 진단적 단서를 얻는다.
- 간호사가 주도적인 역할을 하는 것을 피하고 자신을 대상자와 동등한 위치에 두도록 한다[그림1-3]. 이와 비슷하게, 개인적인 공간과 눈맞춤에 관한 문화적 규범을 존중한다.
- 간호사의 잠재적인 편견이 정확하고 완전한 건강력을 수집하는 능력에 방해가 될 수 있다는 것을 인식한다. (예: 나이 또는 성에 대한 편견)
- 청력과 시력 상실 같은 감각 결손이 있는지를 관찰하고 그에 상응하여 면담 기술을 조정한다. 청력 상실 대상자와 면담할 때는 대상자가 간호사의 얼굴을 볼 수 있게 자리 잡고 좀 더 크게 천천히 말한다.
- 대상자의 신체적이고 정서적인 자원에 대한 대화를 최대화시키기 위해 정보요구를 최우선 순위로 둔다. 통증 대상자나 급성 스트레스 대상자는 특별한 고려가 필요하다.
- 대상자의 문화적 규범과 가치를 개별적으로 파악하고 존중한다. 이에 상응하여 면담 기술을 조정한다. 문화적인 규범을 대상자에게 강요하지 않는다.
- 언어장벽으로 통역이 필요하다면 통역관을 보고 말하지 않고 대상자를 보고 말하며 통역과 반응에 적절한 시간을 할애한다.
- 면담하는 동안 간단한 메모를 해도 되는지 대상자에게 물어본다. 건강력이 간호결정에 영향을 미칠 수 있는 중요한 정보를 포함한다는 것을 설명하고, 중요한 정보를 빠뜨리지 않는 것이 중요하다는 것을 설명한다. 그러므로 기록할 때 잘 판단하도록 한다. 대상자와의 관계가 중단될 수 있으므로 자료를 기록하는 데만 초점을 두지 않는다.
- 대상자가 제공한 모든 정보는 비밀 보장이 되고 간호결정의 기초로 사용된다는 것을 대상자에게 확신시킨다. 이 정보가 다른 목적으로 사용된다면(예: 제 3자 변상을 얻거나) 중요한 건강간호 자료의 이런 추가적인 사용을 위하여 대상자 또는 부모/보호자에게 승인에 대한 동의를 받아야 한다.

〈계속〉

BOX 1-2　면담과 건강력 조사의 핵심지표

- 건강력을 수집하는 면담 동안 정보를 얻기 위해 개방형 질문을 사용한다. 특히 현병력을 얻는 초기면담에서 대상자와 정보제공자에게 증상이나 서술어구를 제시하지 않는다. 대상자가 자신의 말로 질병을 서술하도록 한다. 어떻게, 무엇에 초점을 두느냐는 대상자가 경험하는 증상들의 상대적 중요성에 대한 지각에 가치 있는 통찰력을 제공한다. 대상자가 개방형 질문에 대답한 이후에 추가 자료가 필요하다면 더 구체적으로 정보를 얻기 위한 특별한 질문을 한다. 특별한 반응을 제시하는 질문, 단순히 "예" 또는 "아니오"라는 대답을 이끌어 내는 질문은 피한다. 다음은 부적절한 질문의 예이다. "당신의 통증은 날카로운 칼로 찌르는 듯한 통증입니까? 아니면 둔하고 쑤시는 통증입니까?"
- 간호과정에서 대상자가 동반자가 되도록 돕는다. 대상자들의 건강 간호목표와 간호기대를 물어본다.
- 대상자가 반응할 때 적절한 시간을 준다. 특히 민감한 정보를 이끌어 낼 때는 재촉하는 분위기를 만들지 않는다.
- 기술적 용어나 의학적 용어를 사용하지 않는다. 각각의 건강력은 대상자 교육의 가능성을 제공한다. 대상자가 이해하고 사용하는 언어로 대상자에게 설명한다.
- 주의 깊고 비판적인 청취자가 되고 건강력을 수집하는 동안 집중적인 관찰자가 되도록 한다. 성급하게 방해하지 말고, 대상자가 말을 중지하거나 침묵 시에 다른 질문을 하려고 하지 않는다. 즉각적이고 직접적인 질문으로 개입하기 전에 간호사의 질문에 대답할 생각과 시간을 준다. 즉각적인 질문이 필요하다면, "계속 하세요"같은 말로 그저 간단히 지지하는 것이 의사결정을 용이하게 하고, 추가적인 정보를 얻을 수 있도록 격려하는 것이다.
- 면담하는 동안 중요한 정서적인 변화, 자세 변화와 같은 비언어적 행동을 관찰한다. 이것은 좀 더 자세히 조사해야 하는 민감한 정보를 수집하는 동안 쉽게 나타난다.
- 면담을 하는 동안과 끝에 지지적인 말을 통하여 대상자 정보의 가치를 인정한다. "○○○님은 저에게 현재 느끼고 있는 증상을 매우 명확하게 설명해주셨습니다. 이것은 우리가 어떤 검사를 해야 하는지 좀 더 현명하게 결정하는 데 도움이 될 것입니다."와 같은 말은 간호사가 얼마나 많이 대상자가 제공하는 정보의 질에 가치를 두고 의존하는지를 나타내는 동반자적 의사소통을 의미한다. 의료정보시스템이 구축된 의료기관이라면 건강력을 수집하는 동안 대상자가 잊고 말하지 못한 간호요구에 관한 추가 정보를 대상자에게 이메일로 보내라고 할 수도 있다. 보안이 유지되는 장소라면, 전화 상담도 하나의 방법으로 사용할 수 있다.
- 대상자가 작은 정보라도 말하거나 특정한 건강간호를 선호한다고 표현했을 때, 간호사는 대상자가 제공한 정보를 올바르게 인지했는지 확인해야 한다. 그 정보에 대하여 이해한 것을 말로 요약하고 대상자가 제공한 정보를 정확하게 설명했는지 대상자에게 물어본다.
- 면담에서 모순되는 정보가 나오면 초기 영역의 질문으로 되돌아가서 대답의 일관성을 확인하고, 간호사의 인식이 맞는지 대상자에게 확인을 요청한다.
- 진단적 사정과정에서 성급한 판단을 내리지 않도록 주의한다. 대상자가 보이는 증상이 특정 진단을 강하게 시사하더라도, 다른 가능성을 염두에 두지 못하면 중요한 진단을 잘못 내릴 수 있다.

2 건강력의 유형

건강력은 종합 건강력과 초점 건강력의 두 가지 유형이 있다.

1) 종합 건강력

종합 건강력은 일차 진료를 받을 예정인 모든 비응급 상태의 새로운 대상자에게 수행된다. 종합 건강력은 다음의 요소들을 포함한다.

- **대상자 개인력**: 이름, 성별, 나이, 인종, 직업, 의뢰 기관, 간호사와 만난 날짜 및 시간을 포함한다.
- **신뢰도**: 정보 제공자의 신뢰도를 평가하는 것이 특히 중요하다. 대부분의 경우 실제 대상자가 정보를 제공하지만 일부 임상 상황(예: 중증 외상, 노인, 아동)에서는 대상자 이외의 사람이 정보를 제공할 수 있다. 간호사는 자료의 출처를 파악하고 제공된 정보의 신뢰도에 대한 판단을 기록해야 한다. 예를 들면, 다음과 같이 기록할 수 있다. "신뢰도: 대상자는 증상의 심각성과 진행 정도를 진술하는 데 어려움이 있으며, 흉통의 특성을 표현하는 데 상반되는 용어를 사용한다."
  때로는 언어 장벽 때문에 신뢰도 평가가 어려울 수 있다. 통역이 필요할 때, 간호사는 통역관이 아닌 대상자나 주변의 정보 제공자에게 질문해야 하며 통역관이 대상자에게 다시 질문을 할 충분한 시간을 주어야 한다.
  두려움이나 부끄러움과 같은 감정을 포함하여 추가 요인이 제공된 정보의 신뢰성에 영향을 미칠 수 있다. 간호사는 대상자가 건강 및 사회적인 정보를 완전하게 공개할 수 있도록 지지적이고, 비판단적인 면담 분위기를 조성해야 한다.
- **주호소(Chief Complaint, CC)**: 이 용어는 의학적 혹은 문제 중심의 관점을 반영한다. 많은 대상자들이 건강 유지/질병 예방을 위해 간호를 찾는다. 예를 들면, 건강한 아기가 병원을 방문하는 것이다. 넓게 보면 간호를 원하는 이유(의료기관을 방문한 이유)라고 할 수 있다.
- 현병력(History of Present Illness, HPI)
- 과거력(Past Medical Illness History, PMI)
- 가족력(Family History, FH)
- 사회력(Social History, SH)
- 계통별 문진(Review of System, ROS)

2) 초점 건강력

초점 건강력은 응급상황과 대상자가 이미 계속적인 간호를 받고 있거나, 특정 문제를 주호소로 하는 대상자에게 수행된다. 초점 건강력은 다음을 포함한다.

- 자료 식별
- 주호소
- 현병력
- 대상자로부터 얻은 주호소와 관련이 있는 과거력, 가족력, 사회력

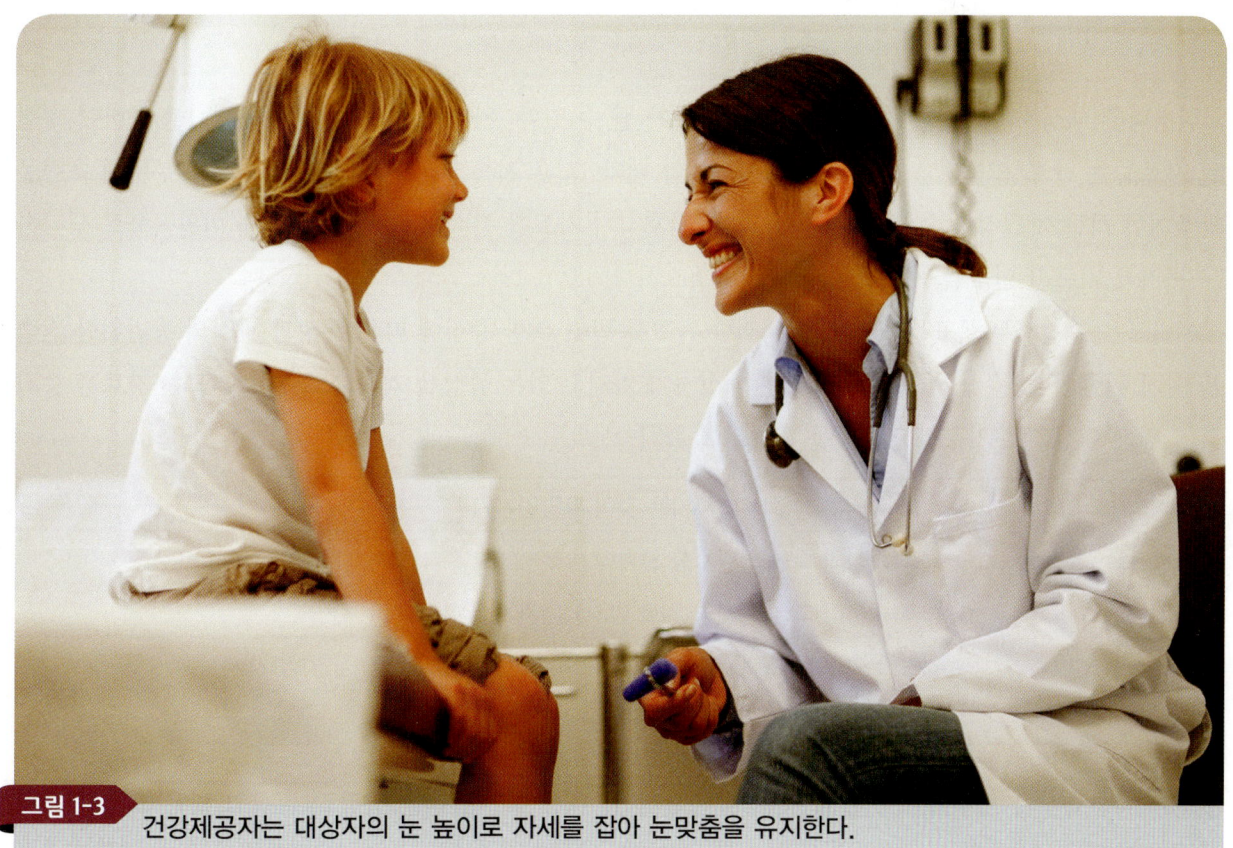

그림 1-3 건강제공자는 대상자의 눈 높이로 자세를 잡아 눈맞춤을 유지한다.

- **문제 중심 계통별 문진**: 예를 들면, 흉골하 통증이나 상복부 통증을 호소하는 기왕력이 있는 성인 대상자는 심혈관계, 호흡기계, 근골격계, 위장관계에 관련된 질문을 받을 수 있다. 이런 체계에 주의 집중하는 것은 대상자 증상의 근원에 근거한 감별진단을 작성하고 우선순위를 정하는 데 도움이 된다.

❸ 종합 건강력의 구성요소

1) 주호소

대상자가 방문한 이유를 기록할 때 대상자의 말을 그대로 사용하라. 대상자에게 왜 간호를 받으려고 왔는지 말해 달라고 한다. "ㅇㅇㅇ 님, 무엇 때문에 오늘 병원에 오셨습니까?" 대상자가 실제 사용한 말을 그대로 기록한다. 그녀가 말한 이유를 의학용어로 다시 쓰지 않는다.

> **예** 나는 3일 동안 콧물이 나고 목이 아파요. (○)
> 대상자는 코감기와 인두염을 3일 앓았다고 진술한다. (×)

2) 현병력

현병력은 대상자가 간호를 받는 근본적인 이유가 될 수 있다. 완벽하고 모순 없는 현병력을 통하여 수집된 자료들은 간호사가 대상자의 계통별 문진을 할 때와 그 후 지속적인 신체검진 시에 어느 부분에 초점을 맞추어야 하는지 결정할 수 있는 자원이 된다. 간호사가 자료를 분석하고 판단을 할 때 비판적으로 생각하고 근거에 기반한 연구결과를 적용하는 것이 필요하다.

현병력을 수집하는 목표는 대상자가 적절한 간호를 받기 위한 증상에 따른 특성과 과정의 광범위한 진술을 얻기 위함이다. 수십 년 동안 간호사는 대상자가 가지고 있는 증상을 기반으로 필요한 모든 자료를 수집하기 위해 연상기호 기구인 **PQRST**를 사용하여 왔다.

P (Precipitating factors)	악화 요인(증상을 유발시키는 것이 무엇인가?)
Q (Quality)	특성(증상의 특성과 위치를 말한다.)
R (Radiation)	방사(증상이 다른 신체 부위로 방사되는가?)
S (Severity)	강도(0~10의 척도 0은 증상이 없으며, 10은 증상이 가장 심한 상태).
T (Timing)	시간(증상의 시작시간, 지속기간 등)

PQRST가 증상을 정확하게 기술할 때는 유용하지만, 대상자가 경험한 건강과 질병의 많은 요소를 포함하지는 않는다. 다음의 연상기호 도구는 민족·문화적 고려사항을 자료수집 과정에 통합하고, 문화적으로 적절한 간호를 준비하는 데 도움이 된다. 또한 대상자의 결과가 수용할 수 있는 간호표준에 충족되었는지를 간호사에게 상기시켜준다. 성공적인 자료수집 결과는 문화적으로나 언어적으로 충분하고 적절한 간호를 제공하는 것과 관련이 깊다. 연상기호 도구는 **CLIENT OUTCOMES**이다.

C (Character)	증상의 특성, 강도/심각성
L (Location)	위치, 방사 부위
I (Impact)	대상자의 일상생활수행능력(ADLs)과 삶의 질에 미치는 증상/질병의 영향
E (Expectation)	간호 제공 과정에서의 대상자의 기대
N (Neglect)	태만과 학대 등 신체 및 정서적 방임의 징후
T (Timing)	시기, 증상의 시작시간, 지속기간, 빈도
O (Other symptoms)	주증상과 함께 나타나는 다른 증상
U (Understanding)	질병/상태의 원인에 대한 (대상자의) 이해/신념
T (Treatment)	치료(증상/상태를 호전시키기 위해 대상자가 사용한 약물 및 치료법)
C (Complementary)	보완대체중재방법(사용한 약물과 치료방법)
O (Options for care)	대상자가 선택한 치료방법(예: 사전의료의향서)
M (Modulating factors)	대상자의 증상/상태를 촉발, 악화, 완화시키는 조절 인자

〈계속〉

E (Exposure)	감염성 물질, 독성 물질, 질병을 발생시킬수 있는 잠재적인 물질
S (Spirituality)	영성, 영적인 신념, 가치와 대상자의 요구 포함

3) 과거력

건강력 수집 시 질병의 진행, 외과적 처치와 입원 과정에 주안점을 두고 대상자의 과거 건강과 질병에 대한 정보를 수집한다. 예를 들면 대상자가 4년 전에 본태성 고혈압을 진단받았다고 진술할지라도, 그것은 현재 계속적인 검사와 치료가 필요한 진행성 질병의 상태이다. 따라서 많은 경우 '과거'는 최초 진단을 받은 그 시점을 지칭하지만, 그 질환이 대상자에게 더 이상 영향을 미치지 않는다는 의미는 아니다.

이 건강력을 통해 부분적으로 얻은 정보는 간호사에게 인과관계(병인)에 관한 중요한 단서를 제공하거나 대상자의 현재의 간호요구에 기여할 수 있는 요인이 된다. 과거력의 핵심요소는 다음과 같다.

대상자의 건강에 대한 정의와 현재 건강상태에 관한 지각	자신의 건강에 대해 충분히 말하도록 한다.
아동기 질병	날짜, 치료, 장기간 후유증, 특히 대상자의 생활 기능에 영향을 미친 것(예: 폴리오증후군)이나 현재 건강상태에 영향을 준 것(예: 치료받지 않은 연쇄상구균감염 등은 승모판막질환으로 이환됨)을 기록한다. 홍역/풍진, 유행성 이하선염, 백일해, 수두, 소아마비(급성회백수염), 디프테리아, 류마티스열, 성홍열, 천연두 등을 기록한다.
주요 성인 질병/상태	진단일, 치료, 현재 건강상태가 완벽히 치료되었는지 계속적인 간호가 요구되는지 기록함. 대상자의 생활기능과 삶의 질에 미친 영향을 사정한다. 결핵, 관상동맥질환(특히 심근경색증), 고혈압, 이상지질혈증, 당뇨(유형), 암, 전신 홍반성 루푸스 같은 자가면역 질환, 골관절염이나 류마티스 관절염, 통풍, 물질 남용, HIV 혈청반응 양성, 선천성면역결핍증, 간염(유형), 비만, 성병 등을 기록한다.
알레르기	음식, 음료(예: 어떤 와인에는 아황산염이 있다.), 약물(약물 부분 참조)과 환경으로 인한 알레르기를 기록한다. 노출 시 전반적인 신체반응의 종류와 속도 및 호흡기계 증상, 잠재적인 알레르기원에 대한 대상자의 지식과 노출을 제한하기 위하여 취해진 조치를 사정한다. 처방약과 일반약품의 치료와 탈감작요법, 심각한 알레르기 반응의 과거력과 함께 정보식별 팔찌의 유무, 아나필락시스 키트나 자가주사용 에피네프린 주사와 같은 응급치료 약물의 처방여부 등을 기록한다.
복용 약물	현재의 복용약물, 과거의 처방약물, 처방전 없이 살 수 있는 약물 등을 포함하여 모든 약물의 이름, 용량, 횟수를 질문하고 기록한다. 대상자들은 비타민이나 변비약, 식이 보조제, 식이 보충제, 허브제제, 아스피린, 아세트아미노펜, 제산제 등의 일반 약물, 처방전 없이 살 수 있는 약물 등을 염두에 두지 않고 있으며, 특별히 묻지 않으면 그런 약물에 대해 말하지 않는다.

〈계속〉

복용 약물	약물 복용 시 예상되는 알레르기나 부작용에 대해 충분히 설명한다.
	대상자의 징후(예: 발진)와 증상(예: 오심) 경험 여부와 특정 약물에 대한 알레르기 진단기관 등, 투약 시의 간효소 수치 상승이나 투약중지가 된 적이 있는지, 치료용 음식, 음료(허브 티 같은) 등의 보완대체치료의 유무를 기록한다.
	자세한 사정은 부작용이나 약물의 이상반응을 유발하는 약을 함께 처방하는 것을 방지한다.
손상	손상의 특징, 날짜, 원인(예: 자동차 사고), 치료, 결과, 장기적인 후유증(특히 대상자의 일상생활수행능력이나 기능)을 기록한다.
입원	입원 이유, 날짜, 합병증을 기록한다.
	대상자의 의학적 기록을 얻기 위하여 기관의 이름과 주소를 알아본다.
수혈	날짜, 혈액형, 투약된 혈액 번호, 심각한 반응이나 특징을 기록한다.
예방 접종	최종 예방접종 종류(디프테리아, 백일해, 파상풍, 소아마비, 폐렴 쌍구균 백신, 독감, 천연두, 콜레라, 장티푸스, 탄저균, BCG, 등)를 기록한다.
	가장 최근 PPD(purified protein derivative) 투베르쿨린반응검사, 알레르기 검사 등의 다른 피부반응검사의 날짜도 기록한다.
	중요점: B형 간염 예방접종처럼 연속적인 백신 접종이 필요한 경우라면, 각각의 접종 날짜를 기록한다. 이전 접종 시에 이상 반응유무. 정상으로 간주되는 독감 유사(flu-like) 증상이 2~3일 지속, 주사부위의 국소 발적과 압통 등. BCG 예방접종을 한 사람은 PPD 튜베클린 반응 검사에 양성반응을 나타낸다. BCG 접종을 한 사람에게는 PPD 검사를 시행하지 않는다.
선별 검사	Pap 도말검사, 유방 촬영, 전립선 특이항원검사, 직장 수지 검사, 콜레스테롤, 지질성분 검사, 혈당, 안 검사, 녹내장 검사, 청력 검사, PPD(기록이 안 된 경우), 대상자가 BCG 예방접종을 한 경우에는 흉부 X-선 검사, 치과 예방치료
정신과, 정신건강	심리적 또는 정신과적 중재가 필요한 상황에 대해 기록한다. 간단히 치료 중재를 기술하고, 입원 시 이것을 상호 참조하고 기록한다.

과거력을 기록할 때, 대상자의 건강, 기능, 행복감에 중요한 영향을 계속적으로 미치는 건강력의 요소를 간결하게 요약 진술한다.

4) 가족력

많은 질병 과정이 명백하게 유전적인 양상을 따른다. 현재 건강상태 또는 대상자의 친족사망 원인에 대한 지식은 위험 분석을 쉽게 하고, 많은 질병의 발병을 지연시키거나 예방하기 위한 조기 중재를 촉진시킨다. 예를 들면, 1차 혈연 가족(부, 모, 형제) 중에 심혈관계 질환(CVD)이 조기 발병(남자 55세 이전, 여자 65세 이전 발병)한 사람이 있는 대상자는 그런 가족력이 없는 대상자보다 CVD 발생 위험이 높다. 가족력은 대상자가 제공할 수 있다면, 두 세대 거슬러 올라가 조사되어야 하고, 가까운 친척 간의 혈족결혼은 꼭 기록하여야 한다. 가족력은 다음 요소를 포함한다.

혈연가족의 주요 질병과 건강 상태	혈연가족의 나이, 건강 상태 등을 기록한다. 건강이 양호하면 "건재함(alive and well, A&W)"으로 기술한다. 암(유형 구별), 고혈압, 뇌졸중, 심근경색, 관상동맥질환(CAD)/ 만성심장질환(CHD), 신경계 질환(간질, 헌팅턴 질환, 알츠하이머 등), 당뇨병(유형), 결핵, 신장 질환, 천식 및 다른 알레르기 질환, 관절염(유형), 빈혈(유형), 갑상샘 질환, 정신질환 등을 기록한다.
유전적 결함	유전적으로 전달되는 질환에 대해 질문한다. 낭포성 섬유증(cystic fibrosis), 테이삭스 병(Tay-Sachs disease), 베타 지중해 빈혈(beta thalassemia), 혈우병, 헌팅턴무도병, 다낭성신질환 등
사망	원인, 사망 시 연령, 대상자와의 관계 등을 기록한다.
인종적 특성	대상자의 인종적 특성(특정 인종에 우세한 일련의 질병)을 기록한다.

　서술 형식으로 가족력을 기록하는 것 외에도, 그림으로 가계도를 구성하여 의료인 간에 정보를 신속하게 전달할 수 있다.

5) 사회력

　사회력 조사는 대상자가 인간으로서 사회성에 관련하여 세부적인 문제점이 있는지를 확인하기 위해 필요하다. 예를 들면 대상자의 신념과 행동은 간호사가 느끼는 관점과 일치하지 않을 수 있다. 사회력을 수집하는 목적은 정확한 임상적 의사결정을 지지하고, 대상자와 파트너십/관계 형성을 수립하기 위함이다. 파트너십과 관계 형성을 위해 수집된 자료들은 간호계획을 결정하고 활용하는 데 도움이 되지만 대상자의 사회력에 대한 비판은 피해야 한다. 또한 생색을 내거나 비난하는 듯한 태도는 소통을 막고, 간호사가 현재와 미래의 중요한 정보를 수집하는 기회를 잃게 한다. 사회력의 핵심요소는 다음을 포함한다.

개인력	출생 장소, 출생 순서, 유년시절 가족의 서술(가족 상태: 완전함, 별거/이혼, 편부모, 행복함, 학대 당함 등), 아동기와 청소년기의 요약서술, 교육 수준, 결혼 상태, 현재 가족 등
직업	현재 직업, 이전 직업; 고용 조건(전업, 부업, 은퇴); 직업 훈련; 책임 수준, 대상자(스트레스가 높은 고혈압 환자 등) 간호관리; 직업적 위험노출(과도한 소음, 오염, 독성물질, 증기압, 감염체); 보호의류 및 장비의 사용 및 이용도 등 대상자의 자아상에 반영된 직업 중요성을 사정.
주거	유형(예: 개인주택, 엘리베이터 없는 아파트); 자가, 전세; 냉난방, 가습, 냉장, 취사 시설 등의 유형과 적절성; 잠재적인 위험(예: 석면, 납성분 페인트- 1970년 이전 건축물에서 발견됨); 인근지구의 안전, 빌딩의 안전성; 전화 접근성; 애완동물; 단층, 복층(계단, 층계의 수, 엘리베이터, 등). 대상자의 특정 요구에 따라 추가 조사 (예: 천식 대상자- 집의 바닥 매트 유형(카펫은 먼지진드기, 곰팡이, 다른 알러지원의 은신처)

〈계속〉

안전	환경적 위험요소에 대한 대상자의 실제적 또는 잠재적인 노출, 안전 행동에 관한 자료를 사정하고 기록한다. 주변 환경, 직장 환경, 교통편 등의 안전에 대한 대상자의 지각여부 등 • 집에 흡연 알람의 설치여부, 엘리베이터 설치된 아파트의 아동보호용 방범창의 여부, 난방용 연료를 사용시 일산화탄소 농도 • 기능적 장애대상자인 경우 욕조바와 같은 보조장치의 여부 안전 행동: 안전벨트 사용, 음주운전 안 하기 등
사회경제적 상태	기본적 의식주 충족을 위한 개인이나 가족의 수입 정도 여가나 여행의 지출 가능 정도, 대상자나 가족의 건강보험상태(사보험, 의료보험 등의 유형)와 보장 정도, 건강증진 중재와 치과진료 보장, 약물 처방, 복제약이나 사전 승인된 의약품으로 제한 여부, 특별한 고가의 검사나 진단, 치료적 시술 등이 사전 승인을 필요로 하는지의 여부 등
식이	시간 제약은 포괄적인 식이정보 수집을 방해한다. 즉각적인 식이중재가 필요하지 않다면 대상자에게 일상적인 일주일 동안의 음식과 음료의 섭취를 기록한다. 짧은 기간의 식이력은 대상자의 평소 식습관을 잘 대변하지 못하고, 효과적인 임상 관리를 촉진시키지 못한다. 대상자는 섭취한 음식, 음료의 일시, 종류 및 양을 기록한다. 추가로 기록해야 할 정보는 다음과 같다. • 식습관에 영향을 미치는 문화적, 종교적 행동 • 특정한 양(예: 커피 잔에 마시는 양, 눈금 머그컵에 마시는지) • 음식의 조리방법(삶기, 볶기, 굽기 등의 방법; 집에서 조리했는지 샀는지) • 음식을 만들 때 소금의 사용 여부, 또는 요리 시에 추가 사용하였는가? • 기름 사용여부(기름의 종류와 사용 정도, 포화지방과 트랜스지방산 함량) • 음료수 종류(당, 카페인, 알코올 함유 여부) 가능하다면, 다음 방문 전에 대상자가 식이력을 완성하여 제출하게 하여 미리 검토하도록 하며, 전자메일 등으로도 받아볼 수 있다. *주의점*: 사회경제적인 지위는 식습관에 영향을 준다. 독거 노인의 경우에는 외로움 때문에 식사준비를 하지 않을 수도 있다. 식사는 대부분의 사람들에게 사회적인 경험이고, 특히 독거노인 대상자들은 영양 결핍의 위험이 있다.
운동	운동의 종류, 강도, 기간, 횟수 등 기록한다. 에어로빅 운동에 영향을 미치는 정기적으로 참여하게 하는 요소나 불참하게 하는 요소(예: 업무, 집안일, 양육 책임, 여가, 신체적인 제한성- 비만, 관절염, 협심증 등)
수면	하루 주기의 수면시간을 기록한다. 교대근무 직종에 종사 여부, 수면-각성 패턴에 직업이 영향을 주는지? 잠들기 어려운가? 불면증이 있는가? 자기 전에 수면을 방해하는 카페인 음료나 초콜릿, 이뇨제 복용 여부, 코골이, 과도한 낮시간 졸림, 깰 때 피로감과 같은 수면무호흡증의 여부, 통증이나 요의로 인해 잠에서 깨는가?
성생활	성관계의 느낌이나 만족도를 사정하는 데에 초점을 두어왔다. 예: 파트너의 숫자와 유형, 성교 횟수, 다른 성생활 습관, 피임의 종류와 사용법, 발기 유지 능력, 오르가즘 도달하는 능력, 전반적인 만족감 등 성생활은 중요한 질문이고 발기부전과 같은 치료 가능한 상황을 찾게 한다. 또한 성적행동은 껴안기, 포옹, 접촉 등의 친밀감과 호감의 광범위한 표현을 포함하는 것이 유용하다.

〈계속〉

약물/음주	대상자의 약물과 음주의 소비량과 소비형태를 사정한다. 남용하는 물질의 종류와 누구와 같이 하는지에 대한 파악은 효과적인 중재계획을 세우는데 도움이 될 수 있다. 대개의 경우 한 가지 이상의 물질을 남용한다. 흡연은 중독성 때문에 이 장에서 언급한다. 흡연량, 흡연 기간과 어떤 상황(예: 항상, 직장에서만, 사회적인 상황)에서 흡연을 하는지 파악한다. 이차흡연에 노출된 사람이 있는지 확인한다. 금연 중재는 대상자를 만날 때마다 짧게 수행한다. 불법약물(암페타민, 엑스타시, 코카인, 마리화나, 헤로인, 스테로이드 등)을 과거 또는 현재 사용하는지 사정한다. 투약하는 약물의 양, 종류, 방법, 지각된 건강상의 영향정도, 주사 투입 시에 같은 바늘을 공유하는지의 여부 등; 알코올 섭취의 종류, 양 및 횟수와 술을 혼자 마시는지의 여부 일부 집단은 알코올 의존성에 특히 취약할 수 있다. 노인의 알코올 중독에 대한 의료인들이 관심이 증가하고 있으며, 이것은 외로움, 상실감, 신체적 및 정신적 능력 저하와 연관되어 있다. 알코올 중독이 의심되면, 대상자의 음주 여부를 더 깊이 사정하기 위해 CAGE 도구를 사용할 수 있다.
사회적 지지	대상자의 지각된 사회적 지지 수준 정도, 사회적 지지의 일차적인 근원인 사람과 이유, 개인이나 후원기관에서 지원하고 있는 정도
스트레스와 분노 관리	삶에서 스트레스의 근원과 대처하는 전략을 기술한다. 대상자의 분노조절 방법을 질문한다.
여가와 여행	대상자의 관심 분야나 취미활동, 여가활동 및 직업/전문 단체 또는 교회 단체의 정기적 참여 여부, 최근의 주요 여행과 특히 여행 동안 오염된 물, 미처리 하수, 설치류 배설물, 감염성 질병, 기생충 등에 잠재적으로 노출되었는지의 여부를 확인한다.
문화적 신념과 습관	문화적 신념과 습관의 건강간호에 영향을 미치는 행동(예: 유방 자가검진, 고환 자가검진의 여부), 간호계획에 가족구성원의 건강정보 소통방식, 건강간호 결정을 내리는 가족구성원, 죽음과 임종에 대한 신념, 민간요법과 문화에 근거한 치유 방법의 활용 여부 등 간호사는 치료목표 달성을 위해 행동수정 내용을 협의할 것인가?
영성	영적인 신념이나 습관은 대상자의 삶에 미치는 영향, 그것들이 대상자를 지지하는 핵심 근원인지와 그것이 대상자의 치료계획에 어떻게 구성요소가 되는지
군복무	군복무 부대, 기간, 직업적 특수성, 지형적 위치, 유해물질이나 상황에 대한 잠재적인 노출 가능성을 기록한다.

6) 계통별 문진

건강력의 마지막 구성요소는 계통별 문진(review of system, ROS)이다. 이때 간호사는 대상자에게 병리적 증상을 경험한 적이 있는지 질문한다. 질문의 특성과 깊이는, 대상자가 간호를 요구하는 이유(주호소)와 급성 문제가 있다면 상태의 심각성에 의해 결정된다.

(1) 계통별 문진의 유형

비응급 1차 의료환경에서 계통별 문진은 다음의 둘 중 한 가지를 따른다.

종합 계통별 문진 이 방법은 대상자가 일반적인 건강 유지/질병 예방을 위해 방문한 경우에 수행한다. 간호사는 일반적인 질문을 통해 대상자가 하나 이상의 신체 계통에 실제적이거나 잠재적인 문제가 있는 증상들을 경험하고 있는지 알아보도록 고안되었다. 질문은 모든 신체 계통을 포괄한다.

이어지는 장에서는 초점 계통별 문진에 중점을 두고 건강사정을 위한 심층 정보를 제공한다. 따라서 이 장에서는 종합 계통별 문진에 관한 요소만 제시한다. 문진에서 각 신체 계통별 핵심 질문들을 검토하기 전에 중요한 개념이 있다. 대상자의 유의미한 긍정 반응과 부정 반응이다. 질병 상태는 대개 일련의 증상을 일으키며, 어떤 증상은 다른 증상보다 특정 상태를 나타내는 것으로 간주된다. 예를 들면, 흉부 통증은 위장 장애나 근골격계 장애와 함께 나타날 수 있지만 심장질환과 밀접하게 연관되어 있다.

종합 계통별 문진에서 수집하는 다양한 질문들에 대한 대상자의 긍정 반응은 일반적으로 신체 계통에 병리학적으로 질병이 있음을 암시한다. 따라서 대상자가 질문을 받고 있는 증상을 경험한 적이 있다고 긍정할 때는 이것을 유의미한 긍정 반응으로 간주한다. 종합 계통별 문진 시에 이러한 반응이 나타나는 경우, 증상과 징후의 특성들을 더 잘 기술하기 위해 증상 및 다른 관련 증상의 유무에 관한 추가적인 질문을 하게 된다. 예를 들어, 대상자가 흉통이 있다고 인식했으면, 간호사는 그 통증에 대하여 정확히 좀 더 심도 있게 조사해야 한다(PQRST). 검진자는 왼팔이나 턱, 견갑골 사이로 방사되는 통증의 유무와 악화요인 및 완화요인에 관하여 질문한다(예: 신체활동이나 정서적인 흥분/고통으로 발생한 통증이 휴식으로 완화되는지).

만약 대상자가 흉통 발생 시에 오심과 발한 등의 추가적인 증상을 느낀다면, 그 원인이 심장에 있음을 말한다. 반대로 추가증상이 없으면 흉통이 심장 문제로 인한 것일 가능성은 줄어든다 수 있다. 감별진단과 대상자 증상의 잠재적 심각성을 사정하는 데에 있어서 유의한 반응을 이끌어 내고 기록하는 것은 필수적이다.

초점 계통별 문진 대상자에게 특별한 주호소가 있을 때 실행하는 방법이다. 대상자에게 나타나는 증상과 관련된 신체 계통에 대하여 직접적으로 질문을 한다. 다른 부위에 대하여는 질문을 하지 않는다. 예를 들어, 대상자가 인후통, 눈밑의 통증과 압박감을 호소한다면 눈, 코, 입, 인후, 부비동, 임파선, 호흡기를 포함하는 두부와 목 부분의 문제에 국한된 질문을 한다.

(2) 종합 계통별 문진의 요소

일반적(General)/ 구조적(constitutional)	체중 감소 또는 증가, 식욕 변화, 일반적인 건강상태, 안녕상태, 힘, 에너지 수준, 일상활동 능력, 운동 내인성, 야간발한, 통증 등
피부(Skin)	발진, 소양증, 착색, 습기, 건조, 질감, 색깔 변화, 점의 크기와 모양, 모발 변화(성장과 소실), 손톱 변화(곤봉형, 숟가락형, 융기형) 등
눈(Eyes)	손상, 복시, 시력(최근, 과거), 갑작스런 시력상실, 눈물(한쪽, 양쪽), 암점, 통증, 시력 혼탁, 야간시력, 운전 시 눈부심, 후광과 두통(협우각 녹내장 의심), 분비물, 반점 출현(부유물 암시) 등
귀(Ears)	통증, 분비물, 손상(항공 여행, 잠수 시 압력손상), 청력, 이명, 현훈, 균형감각(내이 기능), 치료 내용, 감염 횟수 등
코(Nose)	비출혈(횟수), 감기, 폐쇄, 분비물(색깔, 양), 후각, 용종, 재채기, 비강후부 분비물 등

〈계속〉

입/목(Mouth/throat)	치아 문제, 병소, 잇몸비대, 출혈, 의치 사용, 침분비, 쉰목소리, 발성장애, 인후염 치료 내용, 혀 변화, 미각 변화 등
심맥관계 (Cardiovascular)	흉통, 흉골하 불편감, 심계항진, 실신, 운동시 호흡곤란, 기좌호흡, 발작성 야간성호흡곤란, 부종, 청색증, 고혈압, 심잡음, 정맥류, 정맥염, 파행증, 객혈, 사지냉감 정도와 상태 등
호흡계(Respiratory)	통증(위치, 특성, 호흡관련), 짧은 호흡(SOB), 호흡곤란, 천명음, 협착음, 기침(발생 시간, 양, 객담 색깔), 객혈, 호흡기 감염, 결핵, 발열, 야간 발한, 흉부 X-선 촬영 날짜 등
위장관계 (Gastrointestinal)	식욕, 연하곤란, 소화불량, 특이체질, 복통, 속쓰림, 트림, 오심, 구토, 토혈, 황달, 용종, 변비, 설사, 비정상 대변(점토색, 타르색, 혈변, 기름진 변, 악취심한 대변), 고창, 치질, 최근의 장습관 등
비뇨생식기계 (Genitourinary)	긴박뇨, 빈뇨, 배뇨곤란, 요부 산통, 치골상부 통증, 안면부종, 야뇨, 혈뇨, 다뇨, 핍뇨, 소변 색깔, 신석, 감염, 신염, 탈장, 배뇨지연, 소변줄기의 굵기와 세기 변화, 소변이 똑똑 떨어짐(dribbling), 급성 요정체, 실금(스트레스성요실금, 역류성 요실금 등), 성욕 변화, 성교능력, 생식기 상처, 분비물, 성병 등 *남성:* 제 2차 성징의 시작연령, 발기, 사정, 생식력, 고환 통증, 덩어리, 고환 자가검진 횟수와 방법 *여성:* 초경, 월경주기의 기간과 규칙적, Pap 도말검진의 최종 검진 날짜, 월경주기의 마지막 날짜, 월경불순, 월경과다, 자궁출혈, 음부 소양증, 폐경후 출혈, 성교불쾌증, 호르몬 대체요법, 피임요법, 성행위 종류와 횟수, 성대상자 수, 불임, 임신 횟수와 결과(산과력, 임신력), 임신·출산·산욕기 합병증(산후우울증 등)·분만 유형(정상, 자연 질분만, 겸자분만, 제왕절개)
유방(Breast)	유방 덩어리/혹, 병소, 압통, 종창, 유두 분비물, 함몰/퇴축, 자가유방검진 횟수와 방법, 남성의 유두분비물, 덩어리, 기타 관련 증상이나 징후
근골격계 (Musculoskeletal)	근육통, 관절통, 종창, 발적, 뼈 기형, 동작 제한, 근육 약화, 근위축, 근경련
신경계(Neurologic)	두통, 어지럼증, 경련, 마비, 협응운동장애, 감각 변화(부전마비, 마취, 지각과민증), 정신작용의 변화, 실신, 실신 경험, 의식상실, 기억상실, 발성 어려움, 감각부족, 운동불응, 근 조정력 어려움(운동실조, 진전)
정신/심리 (Mental/Psychiatric)	정서, 정서적 문제, 불안, 우울(자살시도 등), 집중이 어려움, 학대(가족, 배우자 및 노인), 과거 정신 치료 경력, 비정상적 지각과 환상
임파계(Lymphatic)	국소적 전신적 임파절 비대, 압통, 화농
혈액계(Hematologic)	빈혈, 비정상적인 출혈, 응고 경향, 수혈 경험, 수혈 반응, Rh 부적합성
내분비계(Endocrine)	다음, 다갈, 다뇨, 다식, 체중변화, 피부결, 머리카락 분포의 변화, 에너지 수준, 식욕, 정서적 변화, 갑상샘 비대와 민감성, 머리와 손의 크기 변화, 천식, 호르몬 요법, 성장발달, 2차 성징 단계, 추위 과민증, 열 과민증

건강력은 계통별 문진을 통해 완성한다. 대상자에게 건강력을 수집하는 동안 말하지 않은 다른 건강 문제나 염려 사항이 있는지도 알아본다. 건강관련 의사결정에서 대상자의 의견을 존중하고 가치를 인정해주는 것은 간호사와 대상자 간의 협력 관계를 더욱 강화시킨다.

3. 요약

건강력 수집은 대상자 간호 수행의 가장 기본이다. 간호사가 다양한 건강력을 확보하기 위해 사용하는 방법과 기술은 간호사와 대상자 간의 관계형성, 간호진단, 간호계획 및 중재를 이행하는 데 중요한 영향을 미친다. 간호계획에 관한 모든 의사결정과 대상자의 반응들은 추후 결과, 비용, 이익 분석 및 대상자 만족도에서 평가될 것이다. 대상자의 예후와 만족도는 친밀하게 연결되어 있다.

경험이 많은 숙련된 간호사는 대상자의 문화적 측면을 고려하여 간호를 수행한다. 체계적인 건강사정이 수행된 전인적 간호는 대상자의 건강상태를 호전시키고 간호에 대한 만족도는 더욱 높아질 것이다. 결국 간호사는 근거에 기반한 과학적이고 체계적인 방법으로 건강사정을 수행해야 한다는 것이다. 건강력 조사에서는 **CLIENT OUTCOMES**(character, location, illness, expectation, neglet/abuse, timming, other symptoms, understanding, treatment, complementary alternative medicine, options, modulation factors, exposure, spirituality)를 기억해야 한다.

CHAPTER 2 신체검진 전략

Physical Examination Strategies

1 신체검진

신체검진은 대상자를 사정할 때 감각을 이용한다. 시각, 청각, 촉각, 후각을 통해 대상자 건강에 대한 다양한 객관적인 자료를 수집한다. 병력을 입증하기 위해 신체검진을 실시하는 것은 매우 중요하다. 병력과 신체검진은 치료계획의 근본적인 기초가 된다. 병력은 단서를 제공하고 신체검진 과정을 위한 지침을 제시한다. 검진이 시작되면 검사과정의 몇 가지 요소들의 병력을 확인한다. 신체검진 시 주의 깊게 몇 가지 병력과 연관성을 확인하는 것은 기본적인 것이며, 때때로 감추어진 문제를 진단할 수 있다.

2 일반적 고려사항

❶ 대상자와의 상호작용

신체검진을 실시할 때, 대상자는 불편감이나 수치심, 때로는 고통을 느낄 수 있다. 검진자는 개개인의 대상자가 잦은 침습적인 검사를 한 경험에 대해 절대로 편안하게 생각하지 말아야 한다. 정중하며 치료를 하는 전문가로서 대상자의 상태를 존중하도록 해야 한다.

병력과 신체검진의 정보를 얻기

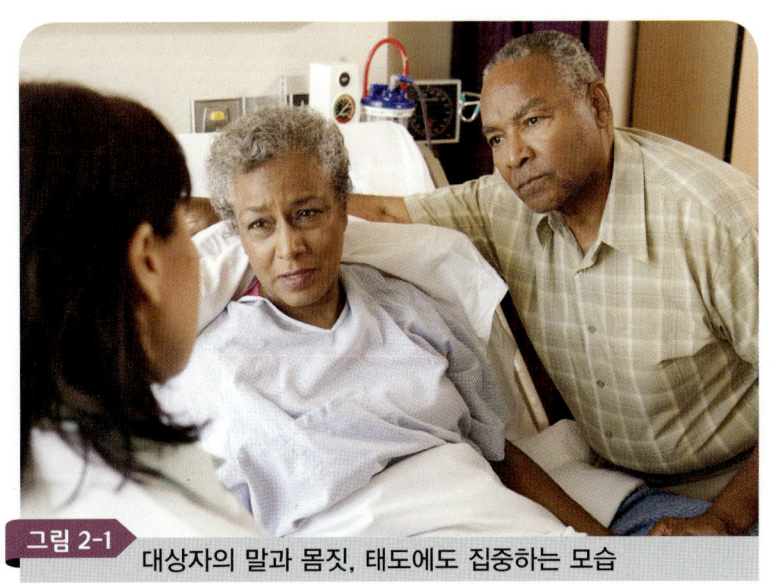

그림 2-1 대상자의 말과 몸짓, 태도에도 집중하는 모습

위해 대상자로부터 신뢰와 자신감을 얻는 것은 필수적이다. 대상자를 검진하는 동안 대상자 또한 검진자를 지켜볼 것이다[그림 2-1]. 대상자는 검진자의 목소리 톤이나 망설이는 태도, 표정 등을 기억할 것이다.

2 신체검진 범위

신체검진에는 종합(compre-hensive) 검진과 집중(focused) 검진이 있다. 종합 검진은 모든 비응급 대상자, 1차 진료부터 지속적인 치료를 받을 새로운 대상자에게 실시한다. 종합 검진의 구성요소를 본문에 설명하였다.

집중 검진은 응급상황이나 이미 임상 치료를 진행해 온 대상자 그리고 특수한 문제가 있는 대상자에게 실시한다. 다음 장에서는 다양한 신체적 장애(systemic disorder)의 건강사정 방법에 관해 설명하였다.

3 사정 방법

1 시진

시진(inspection)은 시각이나 후각을 통해 자료를 수집하는 것이다. 검진자는 대상자와의 첫 대면 시 대상자의 특징이나 버릇, 걸음걸이, 키와 다양한 신체적 특성을 관찰한다. 시진은 중요한 통찰력으로 잠재된 질병이나 장애를 파악할 수 있다. 무엇을 찾아야 하는지 무엇을 의미하는지를 아는 것은 검사에 집중하는데 도움을 준다. 신체적 장애를 다루는 장에서는 진단검사의 초점과 검사들이 어떤 가능성 있는 질환과 상호 관련되는지 알려줄 것이다.

2 촉진

촉진(palpation)은 촉각을 이용하여 자료를 수집하는 것이다. 촉진은 체온이나 감촉, 통증, 고통, 감각 등의 특성으로 파악한다. 또한 촉진은 비장 비대와 같은 체내의 장기에 대한 정보를 알 수 있다. 압력을 가하는 정도에 따라 촉진은 가벼운 촉진, 중간 정도의 촉진, 심부 촉진으로 파악한다. 손의 다양한 면으로 여러 다른 부분들을 검사한다.

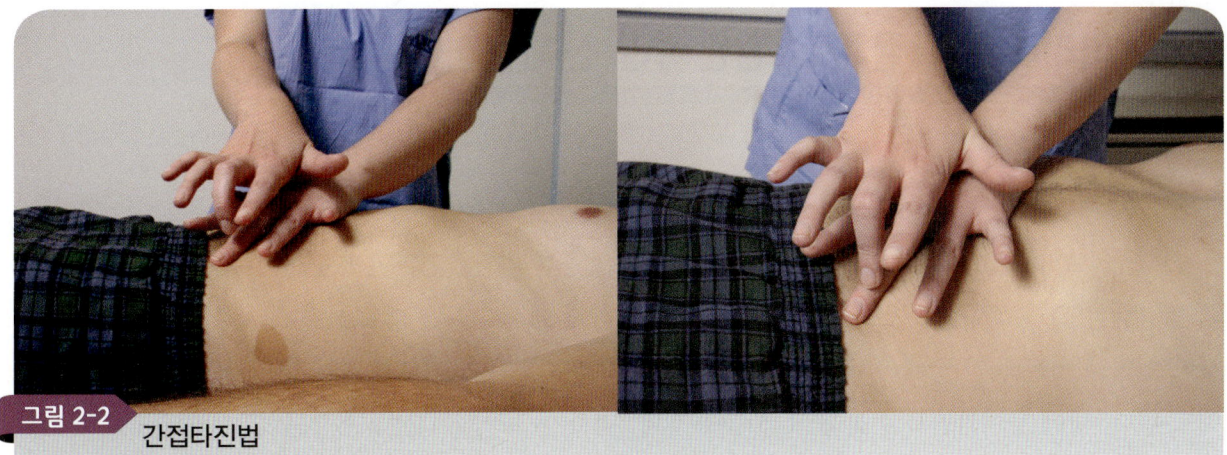

그림 2-2　간접타진법

3 타진

타진(percussion)은 내부 조직을 진단하기 위해 가볍게 두드리는 것이다. 타진은 느끼거나 들을 수 있는 진동들을 일으킨다. 타진은 위치나 크기, 밀도 또는 반사와 같은 특성으로 평가한다. 직접 타진(direct percuussion)은 손가락이나 손을 이용하여 대상자 몸의 피부를 치거나 두드리는 것이다. 간접 타진(indirect percussion)은 한 손 전체를 대상자의 몸에 대고 다른 손으로 몸에 댄 첫 번째 손을 치는 것이다[그림 2-2]. 타진의 소리는 고음, 과도공명음, 둔탁음이나 편평음으로 나타난다.

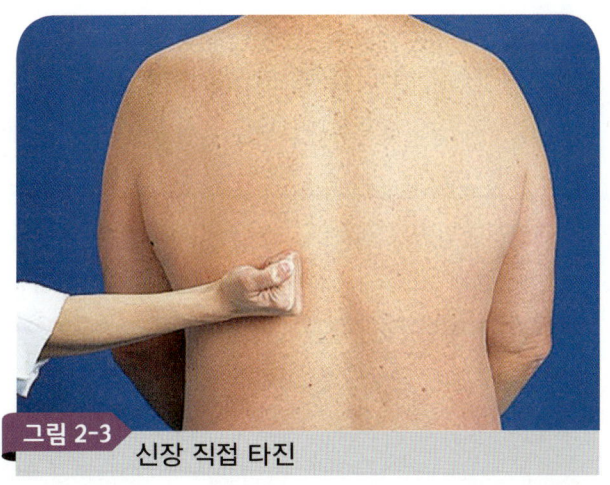

그림 2-3　신장 직접 타진

4 청진

청진(auscultation)은 청진기를 이용하여 신체의 소리를 듣는 것이다. 청진은 폐, 심장, 복부 사정에 매우 중요하다.

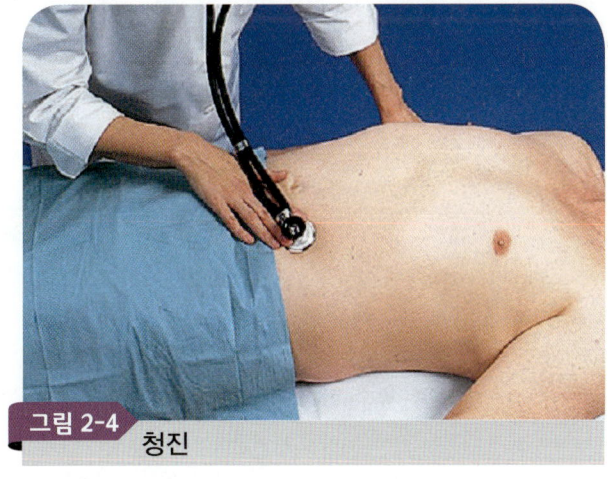

그림 2-4　청진

4 머리에서 발끝까지 전반적인 신체검진

1 검진 준비

필요한 의료기구를 준비한다[그림 2-5]. [BOX 2-1]은 종합검진에 필요한 도구들이다. 검사 전에 대상자의 방광을 비우고 겉옷을 벗기고 가운을 입힌다. 정중하게 대한다(문을 닫고 커튼을 쳐주고 대상자가 옷을 갈아 입거나 벗는 동안 방에서 나가 있는다). 대상자가 편안함을 느끼도록 방에 보호자와 있는 것을 허락해도 된다. 방에 들어가면서 손을 씻고 장갑을 낀다. 검사가 시작되기 전에 무엇을 할 것인지에 대해 대상자에게 말해주도록 한다.

2 진행 순서

종합검진은 연습이 필요하며 안정감과 자신감을 높이기 위해 반복 검사를 해야 한다. 자연스러운 진행을 위해서는 시간이 필요하다. 상황에 적응하는 것을 배우고 규칙적인 순서와 방법을 익히고 발전시키는 것은 더욱 안정감 있고 자연스러운 느낌을 갖게 한다. 대상자를 위해 능률적이며 안정된 체계적인 유형을 발전시킴으로써 검진 시 빠뜨림 없이 신속하게 할 수 있다.

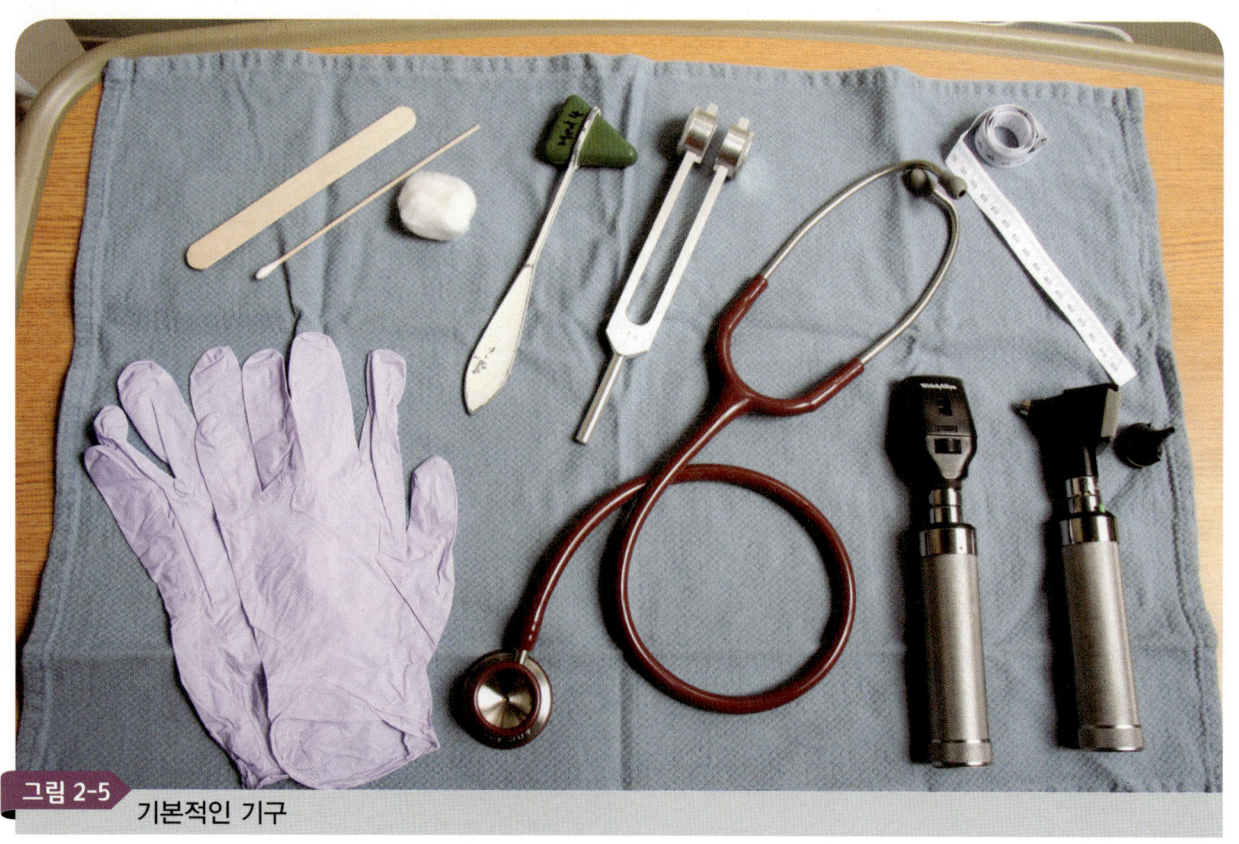

그림 2-5 기본적인 기구

검진을 할 때 한 가지 옳은 방법이 있는 것은 아니다. 목표는 아주 원활하게 진행될 수 있도록 순서를 익히고 대상자의 편의를 도모하는 것이다. 또한 대상자가 체위 변경을 많이 하지 않도록 해야 한다. 이러한 접근들은 특별한 상황이나 장애가 있는 대상자들에게 적용할 수 있다.

다음은 대상자의 체위 변경을 기초로 제시된 접근 방법의 예이다.

BOX 2-1 신체검진을 위한 일반적인 준비물

기본적인 도구

솜	공기 주입 전구가 달려 있는 검이경
면봉	펜라이트
커튼	반사 망치
투과조명기가 장착된 손전등이나 펜라이트	날카롭고 뭉툭한 검사 도구
거즈	혈압계
장갑	판막형과 종형 청진기
그레이브스 질경(Graves speculum)이나 패더슨 질경(Pederson speculum)	
윤활제	미각 검사용 물질
줄자	체온계
펜	설압자
비경	음차
냄새나는 물질	시력판

검체 수집 도구

배양기	Pap 도말
유리 슬라이드	검체 용기(container)
수산화칼륨	생리식염수
잠혈반응 검사용기	끝에 주걱이 부착된 멸균 면봉

❸ 일반적인 조사

대상자가 방으로 들어오면 검진이 시작된다.
- 연령, 성별, 인종, 얼굴표정, 옷, 눈맞춤, 기분, 명료한 의식상태, 지남력을 평가한다.
- 자세, 신장, 크기, 윤곽, 영양상태 등의 신체적 구조를 기록한다.
- 앉거나 일어설 때의 움직임과 걸음걸이를 포함한 운동성을 평가한다.
- 말하는 양상을 기록한다.
- 청력 손실이나 보청기를 기록한다.

4 측정

- 체중을 잰다.
- 활력징후를 측정한다(체온, 맥박, 호흡, 혈압).
- 키를 잰다.

5 신체검진 구성 요소

1) 대상자가 검진자와 마주 보고 앉아 있는 상태

(1) 머리와 얼굴

- 피부의 특징을 시진한다.
- 두피와 머리카락의 질감, 분포, 양(숱), 종양, 기생충 또는 병소를 시진하고 촉진한다.
- 얼굴의 모양와 표정, 구조와 기능의 대칭성과 움직임을 시진한다.
- 대상자에게 눈썹을 올리거나 눈살을 찌푸려 보기, 웃기, 눈 깜박거리지 않기 등을 시켜본다. 얼굴근육의 균형과 근력을 기록한다(삼차신경과 안면신경).
- 얼굴 각각의 이마와 볼, 턱의 감각을 평가한다(삼차신경).
- 대상자가 이를 꽉 문 상태로, 교근과 측두근을 촉진한다.

(2) 눈

- 각막반사를 시진한다(Hirschberg's test).
- 차폐-비차폐 검사(cover-uncover test)를 수행한다.
- 6가지 기본 영역을 응시하도록 하여 외안운동을 사정한다.
- 눈의 위치와 정렬상태를 사정한다.
- 눈꺼풀과 속눈썹을 시진한다.
- 눈물선 외형과 결막을 시진한다.
- 공막의 색깔과 투명도를 시진한다.
- 동공을 시진한다(PERRL).
- 안저 검사를 실시한다. – 적색반사(red reflex)를 관찰한다.
  – 시신경유두를 시진한다.
  – 망막에 출혈, 분비물, 상처 등이 있는지 시진한다.

(3) 귀

- 귓바퀴의 위치, 크기, 모양의 대칭성을 관찰한다.
- 조심스럽게 양 귀를 각각 촉진한다; 이주에 압력을 가한다.
- 이경을 사용하여 외이도와 고막을 시진한다.
- 청력검사를 실시한다(Weber, Rinne, and Whisper tests).

(4) 코
- 코 외부의 전체적인 모양과 형태, 대칭성, 부종을 시진한다.
- 코 주위 피부의 병변, 색깔과 불규칙한 이상이 있는지를 시진한다.
- 코의 연조직과 콧대를 촉진한다. • 부비동에 부종이 있는지 시진하고 촉진하고 타진한다.
- 비강을 시진한다. – 비강의 개존 여부와 비중격의 연속성을 사정한다.
  – 비갑개의 색깔, 감촉, 분비물을 사정한다.
  – 점막의 색깔을 관찰한다.
- 후각검사를 한다(후신경).

(5) 입과 구강인두
- 입과 입술의 움직임을 관찰하고 어떤 비대칭이 있는지 기록한다.
- 입술의 대칭과 색깔, 부종, 병변을 시진한다. • 대상자의 호흡 시 나는 냄새를 기록한다.
- 구강 점막을 시진하고 잇몸의 색깔, 궤양, 병변 또는 외상이 있는지 시진한다.
- 치아의 위치, 색깔, 수를 관찰한다. • 혀의 색깔, 감촉을 시진한다.
- 혀의 위축이나 움직임을 사정한다(7번 안면신경). • 경구개와 연구개의 색깔과 모양을 시진한다.
- 대상자에게 "아" 소리를 내도록 하거나 설압자로 구개궁을 건드려서 구역 반사 여부를 관찰한다(9번 설인신경과 10번 미주신경).
- 편도의 존재 여부와 크기, 분비물이 있는지 기록한다. • 미각을 사정한다(9번 안면신경과 10번 미주신경).

(6) 목
- 경부림프절을 촉진한다. • 한 번에 한쪽씩 경동맥 박동을 촉진한다.
- 기관의 위치를 조사한다. • 갑상선을 촉진한다.
- • 경동맥과 갑상선의 잡음을 청진한다.

(7) 상지
- 쇄골, 견갑골, 어깨의 윤곽을 시진한다.
- 흉쇄골, 견봉쇄골관절, 견봉, 쇄골과 상완골의 대전자를 촉진한다.
- 견관절과 주관절의 관절가동범위 검사(ROM test)를 한다.
- 상완이두근, 상완요골근, 상완삼두근 반사를 사정한다.
- 요골과 상완 맥박을 사정한다. • 손을 시진한다. 통증이 있는지 촉진해 본다.
- 손과 손목의 ROM 검사를 한다.

2) 대상자가 검사자에게 등을 보이고 앉아 있는 상태

(1) 후흉부와 등

- 피부병변을 시진한다.
- 척추를 촉진한다.
- 폐 사정: – 흉부의 팽창 상태를 평가한다.
  – 흉부를 타진한다.
  – 후흉부를 청진하고, 호흡음을 기록한다.
- 흉곽의 형태를 기록한다.
- 신장을 타진한다.
  – 촉각진탕음을 촉진한다.
  – 횡격막 운동을 평가한다.

3) 대상자가 검사자에게 가슴을 노출하고 앉아 있는 상태

(1) 전흉부

- 흉곽 형태와 대칭성을 평가한다.
- 폐 사정: – 호흡수와 양상을 확인한다.
  – 흉부팽창을 평가한다.
  – 잡음과 마찰음을 촉진한다.
  – 호흡음을 청진한다.
- 심장 사정: – 심첨맥박을 시진한다.
  – 심음을 청진한다.
- 유방 검진 : 다음의 자세 즉, 대상자의 손을 머리 위로 올린 자세, 둔부에 두 손을 댄 자세, 두 손을 가슴 앞으로 모은 자세, 몸을 앞으로 기울인 자세로 유방을 시진한다.
  – 유방 크기와 대칭성을 시진한다.
  – 정맥계를 시진한다.
  – 유방 피부의 촉감과 색깔을 시진한다.
  – 부종이나 종양이 있는지 시진한다.

4) 대상자가 45° 각도로 비스듬히 기댄 상태

대상자가 45° 각도로 비스듬히 기댄 자세를 취하도록 도와주고, 대상자가 안정감을 갖도록 옆에 서 있는다.

- 경정맥 박동을 시진한다.
- 경정맥압을 측정한다.

5) 대상자가 가슴을 노출하고 똑바로 누운 상태

대상자가 똑바로 누울 수 있도록 도와준다. 만약 대상자가 바로 눕기 힘들 때는 가능한 머리를 30° 각도로 높이도록 한다. 하지와 복부를 덮어주고 가슴만 내놓는다.

(1) 여성의 유방

대상자의 등 밑에 수건이나 베개를 놓고 대상자에게 머리 위로 팔을 올리도록 한다.

- 유방을 촉진하고 시진한다.
- 유두를 촉진한다.

(2) 심장

- 심장 전흉부를 촉진한다.
- 심장 경계 부분을 타진한다.
- 심첨 박동을 폭진한다.
- 심음을 청진한다.

6) 대상자가 배를 노출하고 누운 상태

대상자의 가운으로 가슴을 덮고 복부만 노출시킨다.

(1) 복부

- 복부의 연동운동, 비대칭, 복부팽만을 시진한다.
- 복부의 피부, 색깔, 상처, 발진이나 병소를 사정한다.
- 혈류음, 잡음, 정맥잡음, 마찰음을 청진한다.
- 고음과 과공명음을 타진한다.
- 비장을 타진한다.
- 4영역 모두 가벼운 촉진, 중간 정도의 촉진, 심부촉진을 실시한다.
- 반동압통(rebound tenderness)이 있는지 촉진한다.
- 맥버니 징후(McBurney's sign)이 있는지 촉진한다.
- 간의 오른쪽 경계 부분을 촉진한다.
- 신장을 촉진한다.
- 4영역의 장음을 청진한다.
- 4영역의 둔탁음을 타진한다.
- 간을 타진한다.
- 이동 둔탁음 검사(Fluid wave test)를 실시한다.
- 흡기 시 통증이 있는지 촉진한다(Murphy's sign).
- 복부 대동맥류가 있는지 촉진한다.
- 간을 촉진한다.
- 비장을 촉진한다.

(2) 남성 생식기

- 치골모(pubic hair)의 분포상태를 시진하고 기록한다.
- 음경에 어떤 병소, 상처, 발진이나 종양이 있는지 시진하고 촉진한다.
- 요도구를 시진하고 촉진한다.
- 음경에 어떤 병소, 발진, 색깔 변화나 부종이 있는지 시진한다.
- 고환을 촉진한다.
- 서혜부 탈장을 사정한다.

7) 대상자가 다리를 드러내고 바로 누운 상태

가운이나 천으로 복부나 치골을 덮어둔다.

(1) 둔부

- 앞쪽의 뼈돌출 부위를 촉진한다.
- 정상관절가동범위검사(ROM test)를 실시한다.

(2) 하지

- 종창, 기형, 근긴장, 슬개골의 정렬 상태를 시진한다.
- 발목과 발의 부종, 기형의 반상 출혈을 시진한다.
- 무릎을 촉진하고 ROM을 검사한다.
- 발목과 발을 촉진하고 ROM을 검사한다.

8) 대상자가 검진자를 보며 앉은 상태

(1) 신경계

- 빠른 교대운동(alternating movements, RAM) 검사를 한다.
- 발꿈치-정강이 검사(heel-to-shin test)로 다리의 운동조절장애(leg dystaxia)가 있는지 관찰한다.
- 외수용신경 감각을 검사한다.
  - 표재성 통증의 감각능력을 사정한다.
  - 온도감각을 검사한다.
- 고유감각을 사정한다.
  - 동작과 위치감각을 검사한다.
  - 진동감각을 검사한다.
- 피질 감각을 사정한다.
  - 입체 감각을 검사한다.
  - 서화감각(graphesthesia)을 검사한다.
  - 두 점 식별능 검사(two-point discrimination)를 한다.
  - 소멸감(extinction)을 사정한다.
- 족저반사와 아킬레스반사를 검사한다.

9) 대상자가 서 있는 상태

(1) 신경계

- 대상자가 서 있는 자세, 보통으로 걷기, 뒤꿈치를 들고 걷기, 발끝으로 걷기, 발꿈치를 먼저 닿고 발가락을 닿으며 걷기를 관찰한다.
- 대상자가 눈을 감고 앞으로 몇 발짝 가도록 지시한다.
- 롬베르그 검사(Romberg's test)를 실행한다.
- 회내근 유동현상(pronator drift)을 검사한다.

(2) 척추

- 자세를 사정한다.
- 척주를 촉진한다.
- 척주 주위의 근육을 촉진한다.
- 가동범위(ROM)를 관찰한다. 대상자가 자신의 발끝을 닿도록 굴곡하기, 신전하기, 양쪽 측면으로 움직이게 한다.

10) 쇄석위(절석위) 자세의 여성 대상자

천으로 적절하게 가려준다.

- 치구의 일반적인 위생, 털의 분포 상태와 잠재적인 피부상태를 사정한다.
- 외음부의 부종, 색깔, 분비물을 시진한다.
- 음핵과 요도구, 질의 입구를 시진한다.
- 바르톨린선(Bartholin's gland)의 종양, 압통 또는 부종을 촉진한다.
- 질경을 사용하여 내부의 생식기를 시진한다.
  - 자궁경부를 시진하고, 색깔이나 촉감을 기록한다.
  - 자궁 입구(cervical os)를 시진한다.
- 양손 합진을 실시한다.
  - 질을 촉진한다.
  - 자궁경부를 촉진한다.
  - 자궁저부를 촉진한다.
  - 양쪽 난소를 촉진한다.
- 직장질 검사(rectovaginal examination)를 실시한다.

표 2-1 검진 자세

자세	사정부위	근거	제한
앉은 자세	머리, 목, 등, 흉부 뒷부분, 흉부 앞부분과 폐, 유방, 겨드랑이, 심장, 활력징후, 상지	똑바로 앉으면 폐가 완전히 확장할 수 있고, 상체의 대칭여부가 잘 보인다.	몸이 약한 대상자는 앉음이 없는 경우도 있다. 이때는 환자의 머리를 올린 양와위를 취하게 한다.
앙와위	머리, 목, 등, 흉부 앞부분, 폐, 겨드랑이, 심장, 복부, 사지, 맥박	가장 편안한 자세이다. 맥박 부위를 쉽게 찾을 수 있다.	호흡곤란이 있는 대상자는 머리를 올려준다.
배둔위	머리와 목, 흉부 앞부분, 폐, 유방, 겨드랑이, 심장, 복부,	복부근육을 이완시키기 때문에 복부검진에 사용한다.	통증질환이 있으면 무릎을 굽혀준다.
쇄석위	여성 생식기	생식기를 최대한 노출시키고 질경을 삽입하기 쉬운 자세이다.	불편하고 당황스러운 자세이기 때문에 검사 시간을 가능한 짧게 하고, 잘 가려준다.

〈계속〉

표 2-1 검진 자세

자세	사정부위	근거	제한
심스체위	• 직장과 질	• 골반과 무릎을 굽히면 직장 부위가 노출된다.	• 관절기형이 있으면 골반과 무릎을 굽히기 힘들다.
복위	• 근골격계	• 골반관절의 신전을 사정할 때만 사용한다.	• 호흡장애 대상자에게는 힘든 자세이다.
측와위	• 심장	• 심장음을 포착하기 편한 자세이다.	• 호흡장애 대상자에게는 힘든 자세이다.
슬흉위	• 직장	• 직장부위를 최대한 노출시키는 자세이다.	• 당황스럽고 불편한 자세이다.

출처: 이강이 외(2016). 건강사정 서울: 현문사.

특정대상자

임신부

임신부를 위한 검진순서는 보통 성인과 같지만 복부와 골반의 전반적인 검사가 요구된다. 임신부에게 똑바로 누워 있는 자세를 취하도록 하는 것은 더욱 어렵다는 것에 주의한다. 옆으로 누워 있는 자세를 선호하며, 똑바로 누운 자세는 꼭 필요할 때만 한다. 검사를 하기 전에 우선 임신부의 방광을 비우도록 한다. 임신부는 갑자기 또는 자주 소변이 마렵기 때문에 복부사정이 특히 불편하고 어려울 수 있다.

신생아

신생아는 신체사정 시 특별한 주의가 요구된다. 검사 기술은 나이, 깨어 있는지 또는 질병의 상태의 따라 다양하게 달라질 수 있다. 신생아를 만지기 전에 주의 깊게 시진하고, 아기를 방해하지 않고 검사하는 것이 중요하다. 육안으로 진단을 하는 것은 정보를 파악하는 데 중요하다[BOX 2-2]. 신생아의 검진 순서는 머리, 팔다리, 배 그리고 몸의 나머지 부분이다. 끝으로 이경 검진(otoscopic examination)과 같은 침습적인 방법에서도 보호해야 한다.

BOX 2-2 신생아 육안 검진법

아래의 중요한 특징을 가진 신생아의 관찰

- 인식(awareness), 경계성(alertness), 반응성과 장난기 많음
- 이완성, 긴장성과 경직성
- 부모와 아이 사이의 명백하고 미묘한 상호작용
- 육안으로 확인되는 기형
- 체위
- 행동의 즉흥성
- 먹고 빨고 삼키기

아동

검진을 하는 동안 점진적인 단계로 하도록 주의한다. 아동은 예측 불가능하기 때문에 상황에 따라 검사의 순서가 바뀔 수 있다. 예를 들면, 울고 있을 때는 인두 중앙부를 볼 수 있는 반면 잠들어 있을 때는 심장, 폐, 복부의 진찰이 용이하다. 필요시 아동과 부모에게 안정감을 줄 수 있도록 부모를 진찰대에 있도록 허락해도 좋다[그림 2-6].

아동의 협조를 위해 검사 시 안정감을 주도록 한다. 편안한 환경을 만들기 위해 시간을 갖는다. 1세 영아에게는 손에 물건을 쥐어 주도록 한다. 걸을 수 있는 아동은 토닥거려 주거나 유쾌한 단어를 사용하고, 상호적인 놀이를 한다. 검사하는 동안 검사기구를 만지도록 허락한다. 예를 들면, 청진기로 부모나 자신의 심장소리를 듣도록 한다[그림 2-7].

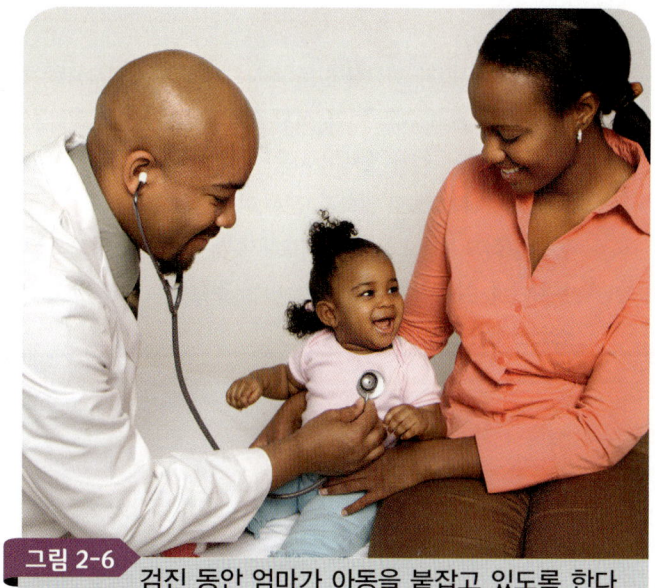

그림 2-6 검진 동안 엄마가 아동을 붙잡고 있도록 한다.

노인

나이가 많은 대상자의 검진 순서는 젊은 성인과 같다. 그러나 연세가 많은 분을 검진하는 경우 몇 가지 특별한 주의사항이 있다. 노인의 경우 특정 자세가 불편할 수 있으며(예: 쇄석위, 슬흉위, 똑바로 누운 자세) 감각능력이 떨어지기도 한다. 자세를 변경할 때 노인 대상자를 돕기 위해 힘이 필요하며 반드시 안전하게 해야 한다. 또한 반응시간이 길어질 수

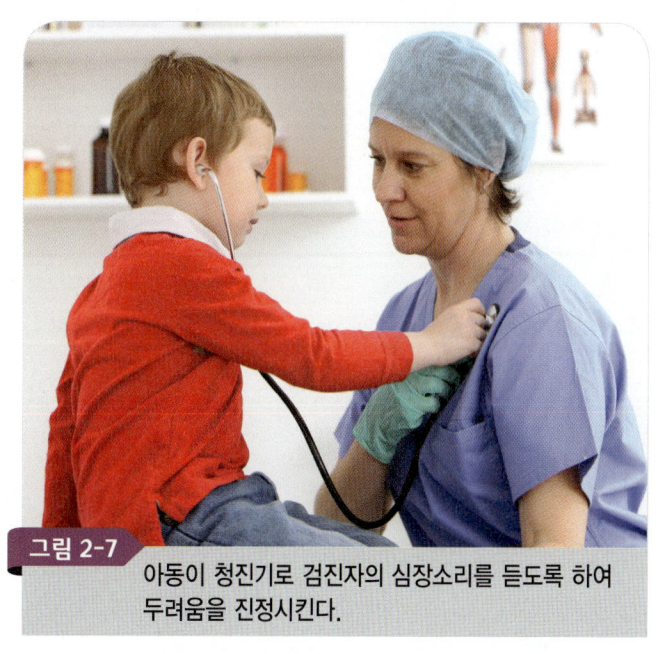

그림 2-7 아동이 청진기로 검진자의 심장소리를 듣도록 하여 두려움을 진정시킨다.

있다. 가능한 어떤 방법으로든 대상자를 보조하며 인내를 가지고 하도록 한다. 테이블로 안내하거나 말을 천천히 하고 반복해야 한다. 노인 대상자에게 중요한 것은 반드시 신체검진의 정확성에 대해 알려주는 것이다.

　노인들에게는 매일매일의 임무 수행능력[BOX 2-3]을 결정하기 위해 기능 평가(functional assessment)를 해야 한다. 기능 평가를 통해 다음을 결정할 수 있다.

- 일상생활 요구에 대처하는 능력
- 제공할 수 있는 지시(instruction) 수준
- 관리계획을 이루는 방법
- 관리계획을 준수할 수 있는 능력

BOX 2-3 　노인의 기능 평가

- 목욕하기, 옷입기, 화장실 이용, 식사하기와 같은 일상생활수행능력(ADLs)
- 집안일, 돈 관리, 시장 보기, 식사 준비와 같은 일상생활활동을 위해 도구를 사용할 수 있는 능력
- 이동성(지팡이, 걷기, 휠체어 사용)
- 의사소통능력(대화로 말하기, 전화 이용 능력, 청력)
- 안전성(집에 들어오기 또는 외출하기, 샤워, 운전 등에 도움이 필요한지)
- 투약상태, 식이요법, 물품 구입, 이행, 건강관리 평가 능력
- 정신상태와 정서 장애

CHAPTER 3 기록 전략

Documentation Strategies

1 기록

　기록은 건강사정에 아주 중요한 단계이다. 간호사가 훌륭한 검진을 시행할 수는 있지만 그 뒤에 따라오는 기록이 그 검진의 가치를 결정한다. 대상자-간호사 간의 기록은 대상자의 추후관리의 필요성을 결정하는 배경이 될 뿐만 아니라 대상자-간호사 간 현 상호작용 및 앞으로의 상호작용에 관한 법적 근거를 마련해 준다. 만약 지난 기록에 "아무 문제없음"이라고만 되어 있다면 다음 간호사가 지난번 검진 때 어떤 부분을 사정했고 어떤 질문을 했었는지에 대해 정확히 알 수 없을 것이다. 예를 들어, 만약 호흡기계에 관한 과거력이 단순히 "아무 문제없음"이라고만 기록되어 있을 경우, 다음 간호사나 법적인 문제로 차트를 검토하는 사람이 대상자가 결핵, 만성폐쇄성호흡기질환, 천식, 또는 수면중 무호흡증과 같은 질병에 대해 제대로 사정이 되었는지 아닌지 확실히 알 수 없을 것이다. 또한 제대로 되지 않은 기록은 보험상환과 관련되어 특정한 검사나 치료에 대한 가격을 산정하기 위한 충분한 자료를 제공해 주지 못할 것이다. 실용적인 측면에서 본다면, 대상자와 함께 좀더 상세한 항목과 질문들을 검토하는 것이 간호사가 기록을 함에 있어서도 도움이 되고, 대상자와 앞으로의 치료 및 중재 계획을 세우는 것을 촉진한다[그림 3-1]. 간호사가 일단 대상자의 과거력에 대해 상세하게 기록해 놓으면 다음번 면담 시 또다시 같은 질문을 반복할 필요가 없을 것이다. 대신에 간호사는 지난번 면담 이후로 대상자 상태가 달라진 점은 없는지에 대해 중점적으로 사정할 수 있을 것이다. 이것은 중재의 연속성을 유지하고 대상자가 간호사가 자신의 과거력에 대해 잘 알고 있으므로 지금 현재의 건강문제를 잘 해결해 줄 수 있을 것이라는 신뢰감을 가지는 데 도움을 준다.

2 일반적 고려사항

간호사들이 과거력과 신체검진 결과를 문서화할 때 중요하게 기억해야 할 몇 가지 간단한 전략들이 있다. 만약 사전에 제작된 체크리스트 양식을 사용한다면 대상자를 면담하거나 신체검진을 하는 도중에 양식을 완성하는 것이 적절하다. 활력징후를 측정했다면 자신의 기억에 의존하지 말고 바로 기록하는 것이 좋다. 만약 사정 중 빠뜨리고 넘어간 항목이 있다면 검진과정 중 다시 앞으로 돌아와 빠뜨린 것을 사정하

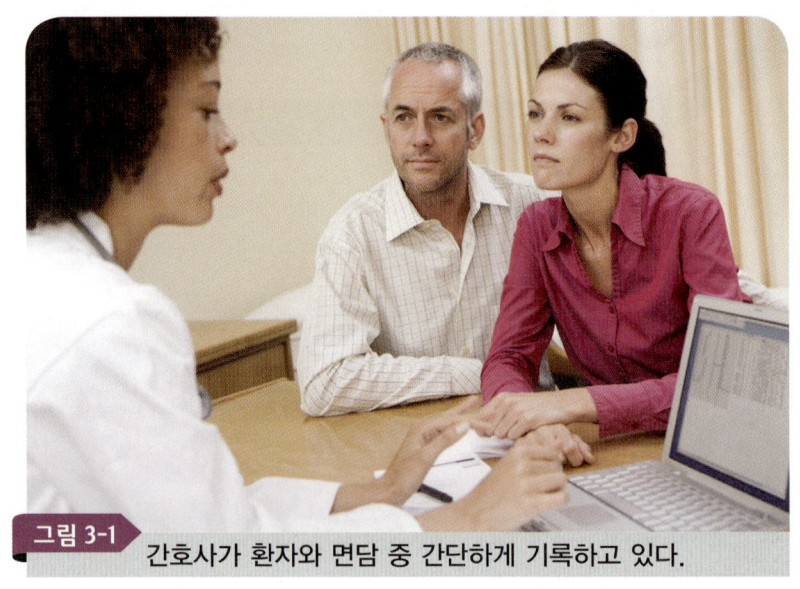

그림 3-1 간호사가 환자와 면담 중 간단하게 기록하고 있다.

면 되지만, 중요한 것은 반드시 사정한 정보만을 정확히 기록해야 한다. 만약 사전 제작되지 않은 자유로운 형식의 양식을 사용한다면 대상자를 사정하는 동안 되도록 자세히 기록을 한 다음 바로 공식적인 기록 양식에 맞게 옮겨 기록하는 것이 효과적이다[그림 3-2]. 다시 한번 강조하지만, 만약 과거력이나 신체검진 중 어느 한 항목이라도 빠뜨린 것이 있다면 "사정하지 않음"을 나타내는 표시를 남겨 놓는 것이 적절하며 어떤 정보도 허위로 기록해서는 안 된다. 대신에 다음번 대상자 방문 시 추가로 사정되어야 함을 치료계획에 기록해 두는 것이 좋다. 예를 들어, 간호사가 대상자의 갑상선 사정을 빠뜨렸는데 대상자의 주호소 중 하나가 피로일 때, 다음번 대상자와 면담 시 치료계획에 갑상선을 사정할 것과 갑상선자극호르몬(TSH) 수치를 검사할 것을 기록해 두는 것이 바람직하다.

건강력 및 신체검진을 할 때 그 무엇보다 정확성이 가장 중요하지만 기록하는 속도 또한 아주 중요하다. 정확성과 속도를 모두 확실하게 지킬 수 있는 전략 중 하나는 그림을 이용하는 것이다. 종종 간호사는 맥박이나 심부건 반사 등을 기록하는 데 막대 인체도(stick figure)를 사용한다[그림 3-3]. 또는 전신 이나 부분 해부학적 인체도를 이용하여 피부 병변, 발진, 상처 등의 크기나 위치를 기록한다. 많은 기관에서 막대 인체도(stick figure)나 해부학적 인체도가 그려진 검진기록지를 사용하는 반면에 간호사가 직접 검진기록지에 그려야 하는 기관도 있다. 문서화된 양식이든 또는 그림이 포함된 양식이든 대상자의 상태를 가장 잘 나타내어 추후 사정 자료와 비교할 수 있는 근거기반의 정보제공이 목적이라 하겠다.

기록 과정에서 표준화된 약어만을 사용하는 것은 매우 중요하다. 기관마다 약어 사용에 대한 각기 다른 기준이 있을 것이다. 어떤 기관에서는, 특히 약어의 사용이 의학사고나 투약사고로 연결되었던 적이 있을 경우, 약어

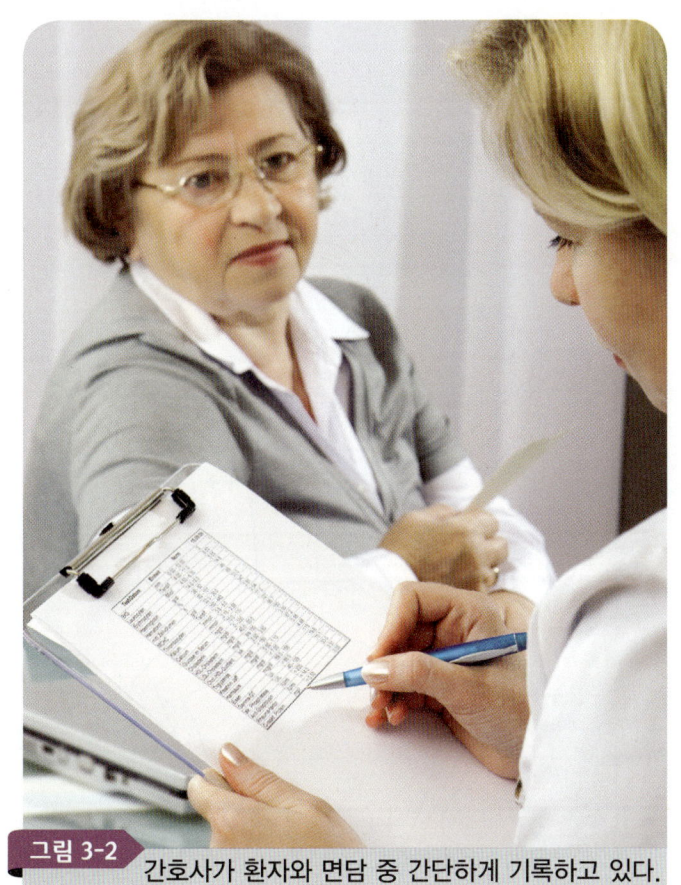
그림 3-2 간호사가 환자와 면담 중 간단하게 기록하고 있다.

의 사용을 엄격하게 규제할 수도 있다. 그러므로 간호사는 각자가 속한 기관이 어느 정도의 약어의 사용을 허용하는지 정확히 확인해야 한다. 참고로 일상적으로 흔히 사용되는 약어나 기호는 많은 의학사전에서 쉽게 찾아볼 수 있다. 아무리 약어의 사용이 과거력이나 신체검진 결과를 신속하게 기록하는 데 도움이 된다 할지라도, 다른 사람이 그 기록지를 읽고 대상자에 대한 정보를 정확하게 이해할 수 있는 방식으로 기록하는 것이 필요하다.

바로 컴퓨터를 이용하여 기록하는 전산화 기록 등 많은 기록의 방법들이 개발되어 왔지만 그러한 새로운 방법들은 잠재적인 문제점을 안고 있다. 미국에서는 2003년 4월부터 직접적이든 간접적이든 대상자에 관한 정보를 유출하는 것을 엄격히 제한하는 개인 정보 보호법인 일명 HIPPA(Health Insurance Portability and Accountability Act)라는 정부 법안이 시행되었다. 비록 간호사는 컴퓨터를 이용하여 대상자에 관한 정보를 손쉽게 기관 정보망에 기록할 수는 있으나, 이 과정에서 컴퓨터 스크린을 켜둔 채로 자리를 비워서 기관에 종사하는 직원이 아닌 일반인이 대상자 정보를 볼 수 있는 일이 일어나지 않도록 조심해야 하는 책임이 더해진 것이다. 이 새로운 법안은 간호사가 대상자의 정보를 누구와 공유할 수 있는지에 대해서도 규제하고 있다. 또한 HIPPA 법안은 대상자가 자신의 의학적 정보를 다른 사람에게 공개하기를 원할 때에는 동의서를 쓰도록 요구하고 있다. 간호사는 대상자의 비밀유지의 권한을 위반하지 않는 범위 내에서 가장 최신의 기술을 이용하여 건강력과 신체검진 정보를 적절히 기록해야 한다.

대상자의 정보를 공유하려고 이메일이나 팩스를 이용하는 것도 문제가 될 수 있다. 많은 기관들이 대상자와 관련된 어떤 서신에도 아래쪽에 다음 정보는 기밀사항임을 알리는 문구를 넣도록 권고한다. 예를 들어, 만약 어떤 정보가 전자 문서상으로 공유되어야 할 때 다음과 같은 문구를 삽입한다.

"HIPPA 공지사항: 본 이메일에 쓰여진 내용이나 첨부된 어떤 문서도 오직 지정된 개인이나 기관만을 위한 것입니다. 이 정보는 기밀이 유지되어야 하는 자료를 포함하고 있을 수도 있습니다. 만약 실수로 본 이메일을 받았다면 발신자에게 즉각 알려 주시고 받으신 메일과 문서는 삭제하여 주세요."

3 SOAP 접근법

가장 흔히 사용된 건강력 및 신체검진 기록법은 SOAP 양식이다. SOAP은 주관적 정보(Subjective data), 객관적 정보(Objective data), 사정(Assessment), 계획(Plan)을 의미한다.

과거력과 신체검진 결과를 기록할 때 "주관적 정보"에는 대상자가 제공하거나 차트가 제공하는 정보나 사실만을 기록해야 한다. 주호소, 현병력, 과거력, 약물복용력, 알레르기, 최종월경일, 가족력, 사회력, 영양정보, 그리고 신체기관 전반에 대한 사정력 등이 이에 포함된다.

"객관적 정보"는 간호사가 자신의 눈, 귀, 그리고 손을 이용하여 얻은 정보를 말한다. 간호사가 건강사정 당시나 바로 후에 얻은 정보나 실험실 검사 결과, 그리고 진단검사 결과도 포함된다. 예전에 했던 검사 결과는 현병력이나 신체기관 사정력에 기록한다.

"사정"은 "주관적 정보"와 "객관적 정보"에서

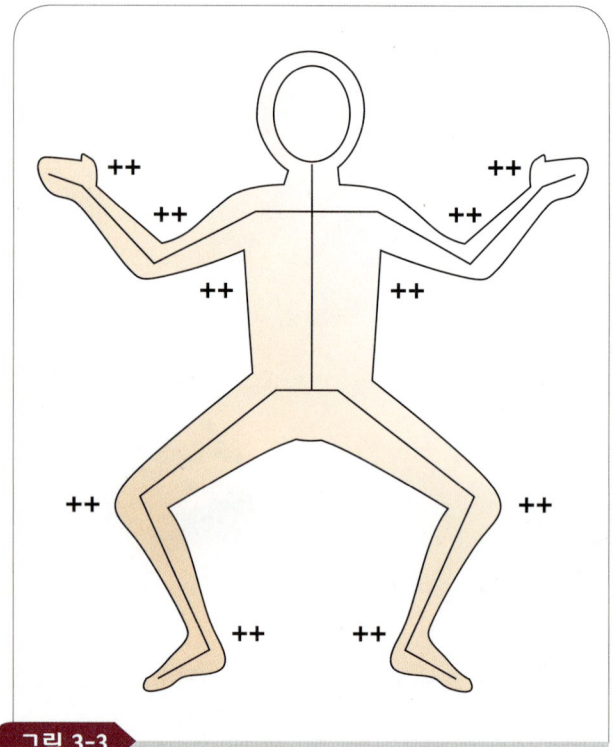

그림 3-3 심부건 반사를 기록하기 위해 막대 인체도(stick figure)를 사용할 수 있다. 0 아무 반응 없음, 1+ 반응이 느림, 2+ 기대한 반응을 보임, 3+ 약간 과민반응을 보임, 4+ 과민반응을 보임.

얻은 모든 정보를 종합하여 진단을 내리기 위한 최종 평가를 의미한다. "계획"은 신체검진 시 뚜렷하게 나타난 주호소, 현재 가지고 있는 동반질환, 또는 다른 문제점들과 관련된 간호계획을 나타낸다.

SOAP 양식의 두 가지 하위 분류체계는 "포괄적인 건강력과 신체검진" 그리고 "중점적인 건강력과 신체검진"이다. 두 하위 분류체계 모두 같은 양식을 사용하지만 그 내용은 다르다(각 하위 분류체계의 구성요소에 대한 자세한 설명은 제1장을 참고하시오). 대상자가 병원을 찾은 이유와 질병의 정도에 따라 어떤 양식을 사용할지를 결정한다. 만약 대상자가 인후통과 같은 아주 구체적인 문제로 병원을 찾았다면 "중점적인 건강력과 신체검진" 양식을 사용해서 기록해야 한다. 만약 대상자가 매년 시행하는 정기검진으로 병원을 찾았거나 아니면 처음 방문한 대상자의 경우 "포괄적인 건강력 및 신체검진" 양식을 사용하여 모든 신체기관을 사정해야 한다. 간호사의 역할 중 하나는 어떤 SOAP 양식을 사용해야 하는지, 어떤 질문들을 사용하여 사정을 해야 하는지, 그리고 그렇게 해서 얻은 정보는 어떻게 통합하여 적절한 진단, 감별진단, 또는 문제점 파악에 적용할 것인지를 결정하는 것이다. 이러한 정보의 조직화가 다음 단계인 치료 및 중재 계획을 세우는 데 중요한 초석이 된다.

4 기록 요령

　건강력 구성요소는 진단을 내리고 치료를 결정하는 데 중요한 정보를 포함한다. 정확한 질문을 하는 것만큼이나 정보를 정확히 기록하는 것은 중요하다. 여기에서는 적절한 기록을 위한 요령을 제공하고자 한다.

　항목별로 해당란에 체크하는 방식의 사전에 제작된 양식과 빈 공란에 자유롭게 정보를 기록하는 개방적 양식 등 기록에는 여러 가지 서식을 사용할 수 있다. 두 가지 서식 모두 장단점을 가지고 있다. 사전에 제작된 양식은 사용하기 쉽고 빠르다. 이 서식은 간호사가 대상자의 모든 영역을 빠짐없이 다 사정할 수 있도록 도와줄 뿐만 아니라 일일이 정보를 글로 기록하는 고충을 덜어준다. 그러나 사전에 제작된 양식에는 추가로 얻은 정보를 기록하는 공간에 제한이 있어서 중요한 정보를 획득했을 경우 그 정보를 정확히 기록하는 것을 어렵게 하기도 한다. 반면에 빈 공란에 자유롭게 정보를 기록하는 개방적 양식은 어떤 제목이나 방법도 포함하고 있지 않은 백지나 마찬가지인 서식이다. 따라서 간호사는 원하는 정보를 얼마든지 포함시킬 수 있는 장점이 있는 반면, 어떠한 선택사항이나 도움을 주는 사전에 제작된 항목이 없기 때문에 꼭 필요한 정보를 기록하는 것을 빠뜨릴 수도 있다. 게다가 모든 간호사가 사정된 정보를 일일이 기록해야 하므로 시간이 많이 걸리고 어떤 단어를 선택해서 기록해야 하는지 등의 쟁점이 있을 수도 있다. 어떤 양식을 사용하든지 간에 중요한 것은 대상자의 진술과 간호사가 사정을 통해 발견한 정보를 빠짐없이 정확하게 기록하는 것이다. 건강사정 과정에서 대상자와 이런저런 일상적인 대화를 나누면서 자기도 모르게 건강과 관련된 중요한 정보를 얻게 되는 경우가 종종 있다. 대상자가 진술한 주관적 정보는 "주관적 정보"란에 건강검진자가 신체검진을 통해 얻은 객관적 정보는 "객관적 정보"란에 각각 정확히 기록하는 것이 중요하다. 또한 대상자가 제공하는 정보를 잘 듣고 가능한 한 그와 관련된 가장 적절한 의학용어를 사용하여 기록하는 것이 중요하다. 종종 대상자의 주호소만을 직접적인 인용으로 기록하는 경우가 많다. 예를 들어, 대상자가 "심장마비(Heart attack)"를 겪었다고 진술할 경우 간호사는 대상자가 심근경색(Myocardial infarction, MI)을 겪었다고 기록한다. 또한 신체검진과 관련하여 중요하게 기억해야 할 것은 검진이 신체의 특정 부위나 영역별로 이루어졌다 할지라도 기록은 기관별로 해야 한다는 것이다. 예를 들어, 목을 검진할 때 갑상선이나 목동맥을 사정한다. 그러나 갑상선 사정 결과는 "내분비계"에, 경동맥 사정결과는 "심혈관계"에 기록해야 한다.

5 주관적 자료

❶ 신상정보 및 주호소

　간호사는 먼저 이름, 생년월일, 검진날짜 등 대상자의 신상정보를 기록해야 한다. 그리고 난 다음 대상자의 "주호소"를 기록한다. 주호소(Chief complaint, CC)는 대상자가 진술한 그대로 인용부호를 사용하여 기록해야 한다. 예를 들어, 대상자가 병원에 와서 복통에 관해 주호소를 하는 데 있어 "내 위가 사람 잡네요"라고 표현했을 경우 주호소는 "내 위가 사람 잡네요"라고 그대로 기록해야 한다는 것이다. 주호소를 대상자의 어휘 그대로 기록하는 것은 대상자가 병원을 찾은 이유를 강조해 준다.

2 현병력

주호소 다음으로는 현병력을 기록한다. 현병력(History of present illness, HPI)은 대상자의 최근 병력을 간결하게 묘사한 것을 말한다. 첫 문장은 모든 간호사가 알아볼 수 있는 주호소와 관련된 중요한 정보, 즉 대상자의 연령, 성별, 그리고 주요 동반질환 등을 포함해야 한다. 예를 들어, 만약 대상자가 "유방에 덩어리가 만져짐"을 주호소로 한 10주된 임신부라면 현병력의 첫 문장에 "26세 여성으로 10주된 임신부로서 왼쪽 유방 상외측에 덩어리가 만져짐"이라고 기록한다. 이 정보는 모든 간호사들이 대상자는 임신부이므로 주요 치료계획을 세우면서 이 점을 중요하게 고려해야 한다는 경각심을 제공해준다. 만약 이 대상자가 정말로 유방암을 앓고 있다면 임신부라는 점을 고려하여 전형적인 유방암 치료법을 수정해야 할 것이다. 태아에게 치명적인 영향을 줄 수 있는 어떤 치료법이나 약물도 이 대상자에게는 적합하지 않을 것이다. 만약 이 정보를 기록에서 빠뜨렸다면 심각한 법적 문제가 생길지도 모른다.

첫 문장을 완성하고 난 후에는 대상자의 현재 증상 및 징후를 기록한다. 각각의 증상 및 징후와 관련해 간호사는 제1장에서 다루었던 "PQRST"나 "CLIENT OUTCOMES"에 따라 적절한 질문을 하여 충분하게 사정해야 한다. 현병력은 대상자의 치료계획을 세우거나 앞으로 어떤 교육을 제공해야 하는지를 파악하는 데 중요한 요소가 된다. 대상자가 한 가지 이상의 증상 및 징후를 호소한다면, 각각을 모두 조사해야 한다. 예를 들어, 대상자가 심각한 두통과 오심/구토를 호소한다면 각각의 증상을 심도있게 사정하여 기록해야 한다. 간호사는 어떤 경우에도 각각의 증상 및 징후가 관련되어 있을 것이라고 가정해서는 안 된다. 두통은 대상자가 오랜 기간 동안 항상 앓아 왔던 만성적인 문제점이고 오심/구토는 새로 발생한 문제점일 수도 있기 때문이다.

예를 들어 외상 대상자가 입원했을 때 대상자의 현병력이 너무 광범위할 경우 현병력에는 주요 관련 정보만을 기록하여 앞으로 이 대상자를 담당하게 되는 모든 간호사가 이 대상자에게 무슨 일이 있었고 지금까지 어떤 치료 및 중재를 받았는지 이해할 수 있도록 한다. 또한 최근에 행해진 모든 진단검사 결과와 최근 입원기간 동안 행해진 중재결과를 요약해서 기록해야 한다. 대상자가 응급실에서 기도삽관을 받았다면, 첫번째 기도삽관의 시도는 성공적이었는지 어떤 크기의 기관을 사용했는지, 기관이 대상자의 입술에 잘 부착되어 있는지, 흡인시 어떤 내용물이 나왔는지 등을 기록해야 한다. 만약 기도삽관이 아주 어려웠다면 이를 기록하여 다른 간호사가 대상자에게 토혈과 같은 출혈성 구강 분비물이 있을지도 모른다는 것을 알려야 한다. 또한 이 기록은 대상자에게 기도삽관 제거 후 후두부종과 같은 합병증이 생길지도 모른다는 것을 다른 이들에게 알릴 수 있다.

현병력은 모든 검사결과 및 검사날짜를 기록해야 한다. 예를 들어, 만약 대상자가 흉통을 호소하고 2주 전 음성으로 판독된 스트레스 검사를 받은 적이 있다면 이를 현병력에 기록해야 한다. 그 검사 자체가 대상자에게 흉통을 일으킬 수 있는 직접적인 부담을 주었을지도 모르기 때문이다. 그러나 만약 같은 대상자가 혈뇨 때문에 검사를 받으려고 병원에 왔다면 최근에 받은 스트레스 검사결과는 과거력에 기록되어야 한다. 검사결과는 다른 간호사가 한눈에 잘 알아볼 수 있도록 잘 요약해서 기록해야 한다. 현병력은 공식적인 진단검사 기록지와 중복되어서는 안 된다. 날짜를 기록하는 것도 다른 간호사가 이전 상황을 이해하는 데 도움이 되지만, 단순히 날짜를 순서대로 나열하기 보다는 정보를 잘 요약해서 현병력에 기록하는 것이 중요하다. 다시 말해서 현병력은 대상자의 증상 및 징후를 잘 나타내고 현재까지 대상자에게 어떤 일들이 있었는지를 잘 나타낼 수 있도록 요약해서 기록해야 한다. 현병력 기록시 가장 중요하게 고려할 점은 간결하면서도 모든 관련 정보를 빠짐없이 정확하게 기록해야 한다는 것이다. 신규 간호사들에게 가장 중요한 것은 어떤 것이 주요 관련 정보인지를 구별하는 것이다.

③ 과거력

대상자의 현병력을 간결하게 기록하고 나면 대상자의 과거력을 기술한다. 과거력(Past medical history, PMH or Past medical illness, PMI)은 과거나 현재의 질환, 입원, 수술, 상처, 예방접종, 약물복용, 알레르기에 관한 중요한 정보를 포함한다. 또한 수혈 및 수혈부작용 경험, 예방접종, 각종 선별검사 결과 등에 관한 정보도 기록한다. 이런 기록을 할 때는 대상자의 과거력에 대한 정확한 관점을 제공하기 위해 검진날짜(만약 기억을 못한다면 대략적으로 가장 가까운 날짜)를 함께 기록하는 것이 좋다. 여성 대상자의 경우에는 최종월경주기(LMP)을 기록해야 한다.

현병력은 서술형으로 기록하는 것이 일반적이지만, 과거력은 정확한 날짜와 함께 간단한 나열형으로 기록하는 경우가 많다. 만약 사전에 제작된 양식을 사용하는 경우에는 정확한 날짜와 결과를 함께 기록하는 것이 중요하다. 예를 들어, 대상자가 고혈압 과거력이 있을 때 사전에 제작된 양식을 사용하여 기록할 경우, 고혈압 해당란에 체크한 후 고혈압 진단을 받은 연도나 고혈압을 앓은 기간, 그리고 고혈압이 잘 조절되고 있는지의 여부 등을 함께 기록하는 것이 중요하다. 만약 대상자가 알레르기가 없거나 어떤 복용약도 없는 경우 "해당없음"에 꼭 체크하는 것이 중요하다. 그래야 간호사가 알레르기나 복용량 유무에 대해 다시 묻는 번거로움을 피할 수 있다.

④ 가족력

과거력 다음으로는 가족력을 기록한다. 가족력(Family history, FH)은 관련된 음성 및 양성 결과를 모두 포함해야 한다. 가족원의 암, 당뇨, 뇌졸중, 심근경색, 그리고 유전적 결함의 유무 등을 주로 조사한다. 각각의 범주 내에서 양성 결과는 좀 더 조사하는 것이 좋다. 예를 들어, 대상자 가족원 중 암을 앓은 사람이 있다면 어떤 종류의 암인지 가족원 중 누가 앓았는지 등을 더 조사해야 한다. 심혈관 질환의 경우에는 가족원이 그 질환을 앓았을 때의 정확한 나이를 기록해야 한다. 예를 들어, 대상자의 아버지가 54세에 심근경색을 앓고 그로 인해 돌아가신 경우와 84세에 심근경색을 앓은 것은 대상자의 심혈관 질환 위험 요소를 결정할 때 각각 다른 영향을 줄 것이다.

어떤 경우에는 가계도를 포함시킬 수도 있다. 가계도는 정보를 함축적으로 빨리 제공할 수 있는 좋은 방법으로 친척들이 생존해 있는지 사망했는지 가족원이 어떤 종류의 동반질환을 앓았는지 등의 정보를 보여준다. 가계도를 그릴 때는 가족원을 나타내는 상징이 되는 기호를 사용한다. 원형은 여성 친척, 사각형은 남성 친척을 상징하고 유색은 해당 가족원이 사망했음을 의미한다. 실선은 결혼과 자녀 관계를 가리킬 때 사용하고 파선은 이혼을 의미한다. 가계도를 그릴 때는 대상자가 가계도 내에서 어디에 위치하는지를 화살표로 정확히 나타내는 것이 중요하다[그림 3-4].

5 사회력

가족력 다음으로 대상자의 영양상태를 포함한 사회력(Social history, SH)을 기록해야 한다. 사회력은 대상자의 결혼상태, 교육수준, 음주경험, 흡연, 각성제 약물 사용여부(1장 참고) 등을 포함한다. 그 외에도 수면습관, 운동습관, 종교 선호도 등을 포함할 수 있다. 이러한 정보는 대상자의 치료계획을 개별화하여 관련이 있는 것만을 간략하게 요약하여 기록하는 것이 중요하다. 그러므로 대상자가 매일 다양한 종류의 스포츠나 운동을 하고 있더라도 대상자의 운동패턴에 관한 간략한 기록만이 필요할 뿐이다. 예를 들어, 대상자가 스포츠와 관련된 상처를 진술한다면 "대상자는 주당 45분씩 세 번 운동한다"라고만 기록하면 충분하다. 반면 만약 대상자가 수입이 매우 제한적이라고 한다면, 주거환경 불량, 식수 공급 불량 등의 상세한 정보를 기록하는 것이 필요한데 이는 대상자의 치료계획에 그러한 정보가 직접적인 영향을 미칠 수 있기 때문이다. 대상자의 영양상태는 그것이 대상자의 현재 문제에 직접적인 관련이 있지 않는 이상 24시간 동안 섭취한 것을 모두 기억해서 자세히 기록할 필요 없이 간략하게 요약하여 기록하면 된다. 예를 들어, 대상자가 노숙자이고 치료가 제대로 되지 않고 있는 개방상처가 있다면 대상자의 추후지원이나 사회복지서비스 등의 요구를 충족시켜 주기 위해 좀 더 자세한 대상자의 식이섭취에 대해 기록해 두는 것이 필요하다.

6 계통별 문진

다음으로 주관적 정보의 범주는 계통별 문진(Review of system, ROS)이다. 각 범주에서 간호사는 관련있는 음성 결과까지 포함한 정보를 찾아 기록해야 한다. 단순히 "주요 발견사항 없음"이나 "음성"이라고만 기록하는 것은 피하는 것이 좋다. 그러한 기록은 어떤 질문을 했는지 안 했는지에 대한 구체적인 정보를 제공하지 못한다. 양성 결과는 아주 구체적으로 기록해야 한다. 예를 들어, 만약 대상자의 주호소가 "감기"였고 계통별 문진을 통해 그가 천식을 앓았다는 것을 발견했다면, 간호사는 그가 천식을 몇 년 동안 앓았는지, 천식을 촉발시키는 요인은 무엇인지, 현재 천식발작은 어떻게 발생했는지, 무엇이 천식을 완화시키는지 또는 악화시키는지, 마지막 천식발작은 언제 있었는지 등을 기록해야 한다. 이 책의 다음 장에서 각 기관과 관련된 구체적인 질문들에 대해서 자세히 다룰 것이고 제1장에서 전반적인 범주에 관해 안내한 바 있다. 어떤 기관을 검진할 것인가는 대상자의 주호소, 동반질환, 해당검진의 종류가 "포괄적인 건강력 및 신체검진"인지 아니면 "초점 건강력 및 신체검진"인지에 달려 있다. 포괄적인 검진일 경우, 모든 기관을 적절히 검사하지만 중점적인 검진일 경우 현병력이나 과거력과 관련이 있는 기관만을 검사한다.

계통별 문진에서 어떤 기관을 검사할 것인가는 남은 신체검진이나 기록의 과정을 결정하는 데 매우 중요하다. 계통별 문진은 SOAP의 주관적 정보의 마지막 단계라고 할 수 있다.

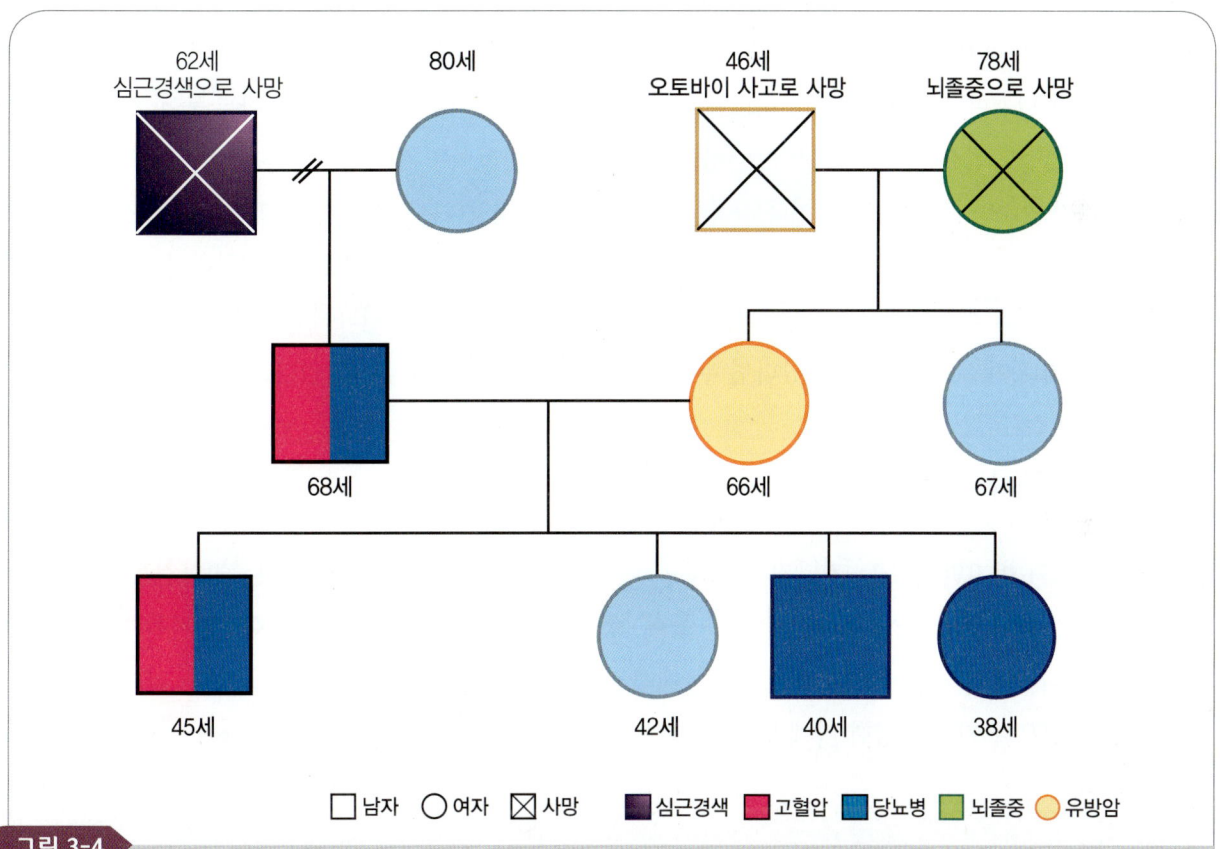

그림 3-4 **가계도:** 45세 남성으로 고혈압과 당뇨를 앓고 있는 대상자이다. 그에게는 여자형제 두 명과 남자형제 한 명이 있다. 여자형제 중 한 명과 남자형제 한 명은 당뇨를 앓고 있다. 환자의 부모는 모두 생존해 있다. 아버지는 고혈압과 당뇨를 앓고 있으며 현재 68세이다. 어머니는 66세로 유방암을 앓고 있다. 이모는 67세이고 건강한 상태이다. 외조부모는 모두 사망했다. 외할아버지는 46세에 오토바이 사고로 사망했고 외할머니는 78세에 뇌졸중으로 사망했다. 조부모는 이혼한 상태다. 할아버지는 62세에 심근경색으로 사망했고 할머니는 건강하게 생존해 있다.

6 객관적 자료

1 신체 검진

객관적 정보에서 가장 먼저 기록할 것은 신체검진(Physical examination, PE) 결과이다. 이는 이전 단계의 계통별 문진 결과와 일맥상통해야 한다(만약 계통별 문진에서 모든 기관을 다 사정했다면 신체검진에서도 모든 기관을 다 사정해야 한다). 만약 계통별 문진 단계에서 일반적검사, 호흡기계, 심혈관계에 국한된 초점 검진이 이루어졌다면 신체검진에서도 이 세 기관계에 국한된 사정을 시행한다. 반대로 만약 일반적 검사, 호흡기계, 심혈관계, 소화기계에 관해 신체검진을 시행했다면 앞서 계통별 문진에서 이 네 기관계에 대한 사정을 시행했었다는 것을 의미한다.

신체검진에서 발견한 정보에 대해 간결하고 정확하게 기록하는 것은 매우 중요하다. 올바른 용어, 정확한 기술, 적절한 범례, 완성도 등은 신체검진에서 아주 중요한 요소이다. 법적으로 기본적인 원칙은 다음과 같다. 만약 기록이 되어 있지 않다면 사정하지 않았거나 사정을 완전히 끝내지 않았다는 것을 의미한다. 그러므로 생략은 매우 중요한 문제가 될 수 있다. 만약 간호사가 폐의 모든 엽에서 깨끗한 청진음이 들렸다라고 기록하지 않았다면 누구도 폐의 모든 엽이 다 사정되었다고 가정해서는 안 된다. 또한 만약 심장 사정 결과에서 간호사가 맥박 수, 리듬, 맥의 소실 등에 관해 기록해 두지 않았다면 누구도 이러한 부분에 대해 검진되었다고 가정해서는 안 된다.

2 진단 검사

객관적 정보의 마지막 요소는 진단검사(Diagnostic tests, DT)이다. 어떤 기관에서는 진단검사 결과를 적절한 계통별 문진에 포함시키기도 한다. 예를 들어, 동맥혈 분석 검사나 최근 흉부 X선 검사는 호흡기계에 기록할 수 있다. 어떤 기관에서는 기초검사나 대사검사 결과 등을 따로 기록하기도 한다. 약어나 기호를 사용할 수는 있으나 기관이 정한 바에 따라야 한다.

7 사정

주관적 자료와 객관적 자료를 모두 조사하고 나면 간호사는 모든 정보를 조직화하여 "최종 사정결과"라는 부분에 적절히 기록해야 한다. 최종 사정결과는 세 가지 범주로 나눌 수 있는데 첫 번째는 기존의 진단을 포함한 모든 새로운 진단, 두 번째는 감별진단 또는 추후검사나 확진이 필요한 진단, 세 번째는 문제 목록이다.

최종 사정결과에 포함된 추가적인 정보는 현병력에 직접적으로 관련이 있을 수도 있고 아닐 수 있다. 예를 들어, 만약 대상자가 흡연력이 있다면 담배 오남용에 대해 기술해야 하고, 대상자가 제2형 당뇨가 있다면 대상자의 주호소와 관련된 진단 외에도 제2형 당뇨와 관련된 기록이 있어야 한다. 그러나 진단이 확실치 않은 경우가 많은데 이런 경우 "감별진단"이라는 진단을 내릴 수도 있다. 어떤 사람은 이를 "가진단(Rule outs)"이라고 기록하기도 한다. 예를 들어, 54세 남성 대상자가 2시간 동안 상복부에 국한되고 제산제로 완화된 흉통을 호소했다고 하자. 이러한 증상은 숙련되지 않은 간호사로 하여금 위식도역류(Gastroesophaseal reflux disease, GERD)질환을 의심할 수 있게 한다. 그러나 좀 더 중요한 감별진단으로는 급성 관상동맥 증후군(Acute coronary syndrome)을 의심할 수 있으므로 이는 GERD를 진단하기 이전에 "확진되지 않은(ruled out)" 진단인 것이다. 사정의 세 번째 범주는 문제 목록(problem list)이다. 모든 대상자가 다 문제 목록을 가지는 건 아니지만 많은 입원 대상자들의 경우 문제 목록은 실질적인 진단은 아님에도 불구하고 진단이나 치료계획의 결과로 꼭 고려해야만 하는 문제들을 포함한다. 예를 들어, 만약 대상자가 심부전으로 입원하였는데 그녀의 기초대사 검사결과 저칼륨혈증이 나타났다면 이 대상자의 진단은 "심부전"이고 문제 목록에 "저칼륨혈증"이라고 기록한다. 일반적으로 문제 목록에는 치료 가능하거나 해결 가능한 것들을 기록한다. 예를 들어, 심부전의 경우 심부전을 치료할 수는 있지만 완치할 수는 없다. 그러나 적절한 칼륨 대체요법을 제공하면 저칼륨혈증이 해결되어 문제 목록에서 제거될 수 있다. 따라서 계속해서 재사정을 하여 문제 목록을 업데이트하는 것이 추후 치료와 중재에 도움이 된다. 문제 목록은 잠재적인 재사정이 필요한 문제들을 언제든지 되돌릴 수 있게 준비된 형식으로 기록한다. [BOX 3-1]은 문제 목록의 예를 보여준다.

BOX 3-1 심부전 대상자 문제 목록의 예

심방세동	피부손상
저칼륨혈증	불안(호흡곤란의 결과 이차적으로 발생하는)
잠재적 저칼륨혈증	잠재적 심부정맥혈전증
(칼륨보존성 이뇨제 사용의 결과 이차적으로 발생하는)	(부동의 결과 이차적으로 발생하는)
체액 과다	잠재적 호흡부전
호흡곤란	잠재적 심인성 쇼크

8 계획

건강사정의 마지막 단계는 계획이다. 계획(Plan)은 비약물요법, 약물요법, 대상자 및 가족교육, 추후관리, 그리고 위탁 등 다섯 가지 구성요소를 포함한다. 계획단계에서 어떤 구성요소를 포함할 것인가는 주관적 및 객관적 정보와 진단 및 감별진단 단계에서 얻은 자료를 바탕으로 결정한다. 예를 들어, 모든 대상자가 계획

단계에서 비약물요법이라는 요소를 가지고 있는 것은 아니다. 이 요소는 주로 입원환자를 대상으로 한 것이고 간호사가 따라야 할 의사의 "처방(orders)"을 의미한다. 또한 대상자의 진단에 따라 약물요법이 처방되지 않기도 한다. "교육"에서는 대상자나 가족에게 제공되는 모든 지시사항을 다 기록하는 것이 중요하다. 언제 추가적으로 의학적인 주의를 기울여야 하는지에 관한 모든 지시사항을 다 포함한다. 대상자나 가족들의 진술 중 종종 법적으로 문제가 되는 것이 "우리는 들은 적이 없다"라는 것이다. 이러한 상황을 피하기 위해서 간호사들은 첫째 무엇을 교육하고 설명했는지, 둘째 누구에게 교육하고 설명했는지, 셋째 대상자나 가족들이 지시사항이나 정보를 이해했다고 말로 진술했는지, 넷째 어떤 방법으로 교육하고 설명했는지를 기록하는 것이 중요하다. 예를 들면, 지시사항을 구두뿐만 아니라 서면으로 모두 전달했는가 하는 것이다.

9 요약

대상자의 건강력과 신체검진 결과를 기록하는 것은 대상자의 치료 및 중재계획을 세우고 다른 간호사에게 계속적인 피드백을 제공하고 법적 근거를 마련하는 데 매우 중요하다. 간호사는 정확하고 간결하고 비밀유지를 할 수 있는 방법으로 기록해야 한다. 이것은 결코 간과해서는 안 되는 중요한 건강사정의 단계이다. [그림 3-5]는 기록을 어떻게 하면 좋은지의 예를 보여 주고 있다. 이것은 이 책의 다음 단계에서도 계속해서 예시로 사용될 것이다.

이　름	홍길동	날짜 2013. 1. 19	시간 08:45
		생년월일 1948. 1. 16	성별 남

병 력	
주 호 소	"가슴 통증이 있어요."
현 병 력	57세 남성 환자로 2시간 동안 지속된 급성 흉통으로 내원함. 아침에 일어나니 가슴에 새로운 "묵직한 통증"을 느꼈다고 함. 두 알의 Tums(제산제)를 복용했으나 통증은 완화되지 않았다고 함. 통증은 점점 더 악화되었고 왼쪽 팔로 방사되었다고 함. 통증의 정도는 8점(통증척도 0-10점)임. 오심 및 가벼운 호흡곤란을 호소함.
투　약	Vasodec: 10mg qd(항고혈압제). Last dose 2013/1/18. ASA: 81mg qd(항응고제). Last dose 2013/1/18.
알레르기	해당 없음.
과 거 력　질　환	협심증(Angina), 심근경색증(MI) 이력 없음. 5년간 고혈압(HTN) 앓음. 위식도역류증(GERD)을 앓고 있어 Tums 자가복용 중임.
입원/수술	입원 및 수술 경험 없음.
가 족 력	아버지는 심근경색증으로 52세에 사망함. 암이나 당뇨병 가족력 없음.
사 회 력	25세에 결혼하여 2명의 자녀를 둠. 컨설턴트 자영업자로 의료보험을 가지고 있음. 한 달에 1~2회 운동함. 저지방식이를 하려고 노력 중이라고 함. 25년간 하루 2갑씩 흡연을 함.

그림 3-5 기록 예시

〈계속〉

계통별 문진			
일반적인 사항	최근 체중 및 식이변화 없음.	심혈관계	고혈압 이력 있음. 왼쪽 팔로 전이되는 흉통 있음(현재 질환의 과거력 참조).
피 부	흉터, 습진, 건선, 암 없음.	호흡기계	하루 2갑 흡연(근 25년), 약한 호흡곤란.
눈	근시로 안경 착용함. 녹내장 이력 없음.	위장관계	흉통과 함께 오심 시작. 위식도역류증(GERD) 이력 있으며, PPI로 잘 조절됨.
귀	청력 문제 없음.	비뇨생식기계/부인과계	지난 몇 년동안 소변 시작이 어려움. 2회의 야뇨. 6개월 전 경한 전립선비대 진단 받음.
코/입/목	구강 문제 없음. 위 아래 의치 착용함.	근골격계	골절, 관절염, 외상 이력 없음
유 방	문제 없음.	신 경 계	경련, 뇌졸중, 졸도 병력 없음. 파킨슨병, 진전, 마비, 두통, 낙상, 현훈 이력 없음. 우울증, 기억장애, 치매, 언어장애 없음.

신체 검진					
체 중	88.5kg	체온	36.7℃	혈압	92/78mmHg
신 장	152.4cm	맥박	118회/min	호흡	24회/min, 호흡곤란

전반적인 외모 건장한 남성으로 급성 흉통 호소함.

피 부 차갑고 창백함. 탄력성이 좋음.

머리/귀/눈/코/목 **눈** 공막 홍반 없음. 분홍색 결막. 분비물 없음. 눈꺼풀 처짐이나 안구진탕 없이 외안근 운동(EOM) 정상. 안저검사상 동정맥혈관협착이나 면화반 소견 없음.
　　　　　　　귀 진주빛 회색 고막, 분비물 없음.
　　　　　　　입 분홍색 목젖. 병변 없음.

심혈관계 분리음(splitting)이나 심잡음(murmurs) 없이 S_1, S_2 잘 들림. S_3는 심첨부에서 두드러지게 들림. 최대박동음(PMI)은 제5늑간과 중앙쇄골선이 만나는 지점에서 촉진됨.
경정맥 팽창(JVD) 없음. 경동맥은 잡음(bruits) 없이 양쪽 동일함. 대동맥, 신동맥, 장골동맥, 대퇴동맥 잡음 없음. 모세혈관 재충만(capillary refill) 정상. 양쪽 전경골 부종 +1.

호흡기계 호흡곤란. 모든 엽의 청진음은 깨끗함.

소화기계 모든 부위에서 장음 활동적임. 복부가 부드럽고 압통 없음. 간장비대, 비장비대 없음

비뇨기계 검진하지 않음.

근골격계 양측 상하지 근육강도 5/5임. 모든 관절가동범위(ROM) 정상. 위축 없음. 관절 마찰음 없음. 걸음걸이 지연됨.

신 경 계 각성 상태로 의식 수준 명료함. 지남력 정상. 중간 정도의 불안. 정상 동공(PERRLA). 언어는 적절함. 제2~12 뇌신경 정상. 심부건반사(DTRs) 양측 정상(2+).

기 타
임상 검사 Tropin 1, CK-MB, basic metabolic panel, PT, PTT 시행했으나 결과 아직 안 나옴.
특수 검사 12 유도 심전도에서 II, III 및 AVF 유도에서 ST 분절 상승 있음. Q파 없음. V_1-V_3 유도에서 정상 R파. 흉부 X-ray 정상.
최종 검진 결과　1. 급성 관상동맥 증후군(Acute coronary syndrome)　　　　　　　2. 고혈압(HTN)　　　3. 담배 남용(Cigarette abuse)

그림 3-5 기록 예시

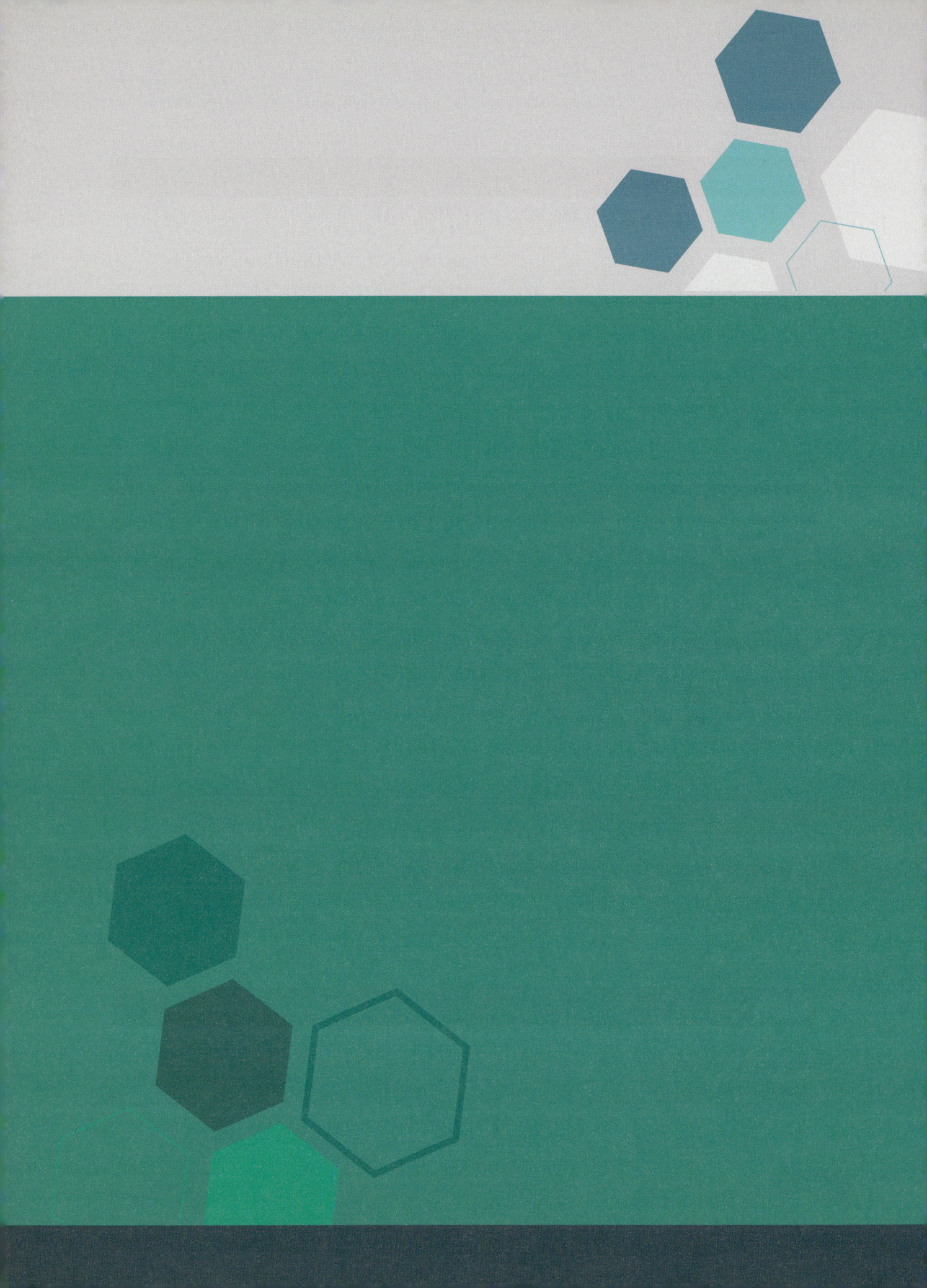

PART 2

신체 기관별 건강사정

- CHAPTER 4 외피계 장애
- CHAPTER 5 안과 장애
- CHAPTER 6 귀 장애
- CHAPTER 7 코, 부비동, 입, 인후 장애
- CHAPTER 8 호흡기 장애
- CHAPTER 9 심혈관 장애
- CHAPTER 10 위장 장애
- CHAPTER 11 근골격계 장애
- CHAPTER 12 신경계 장애
- CHAPTER 13 정신건강 장애
- CHAPTER 14 내분비계 장애
- CHAPTER 15 남성 비뇨생식기 장애
- CHAPTER 16 여성 비뇨생식기 및 유방 장애

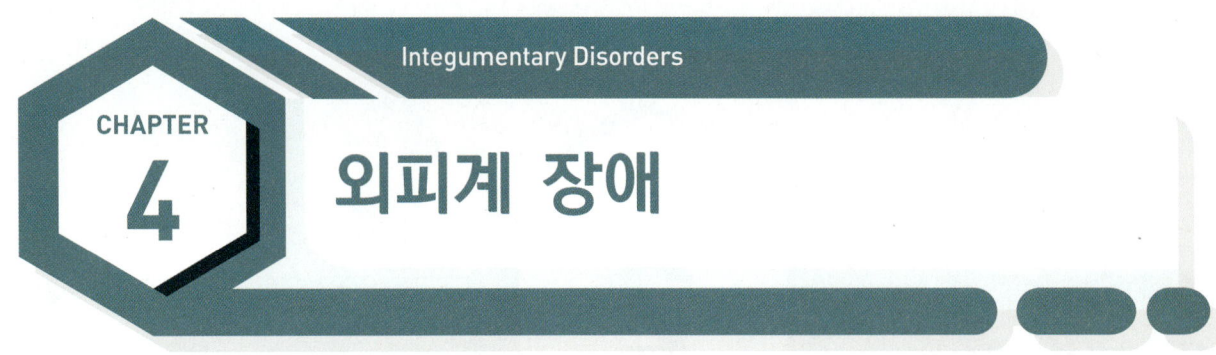

Integumentary Disorders

CHAPTER 4 외피계 장애

1 해부 생리

피부는 신체에서 가장 큰 단일 기관으로서 주요 기능은 외부의 자극으로부터 신체의 항상성을 유지하는 것이다. 많은 신체 기관이 밀접하게 상호작용하는 반면에, 피부는 자체 개별 구조 내에서 다양한 특수 기능을 수행하는 아주 역동적인 구조이다.

- 수분 상실을 방지한다.
- 미생물 침입을 방어한다.
- 촉각, 온도각, 통각을 전달한다.
- 체온과 혈압을 조절한다.
- 비타민 D를 합성한다.
- 땀, 요소, 젖산을 배출한다.

1 피부

피부(skin)는 표피, 진피, 피하조직의 세 층으로 이루어져 있다[그림 4-1]. 이 세 부분은 뚜렷한 경계를 보이며 층을 이루고 있지만, 신체 각 부위에 따라 깊이의 차이가 있다.

표피(epidermis)는 피부의 가장 바깥 층에 위치하며 혈관이 없다. 표피는 각질층, 투명층(주로 손과 발의 피부에 분포), 과립층, 가시층, 기저층의 4~5개 층으로 이루어져 있다. 기저층에서 발견되는 각질형성세포(keratinocyte)는 피부를 보호하는 방수 단백질 케라틴 세포(keratin cell)를 생산하고 합성한다. 초기의 케라틴 아세포는 증식과 함께 위쪽으로 이동하여 핵을 잃고 죽은 케라틴 세포로 구성된 각질층의 거친 면을 형성한다. 기처층에서 각질층까지의 이동은 대략 30일 정도 소요된다. 한편 표피에는 케라틴 세포 외에 피부색을 결정하는 색소 생성 세포인 멜라닌 세포가 있다.

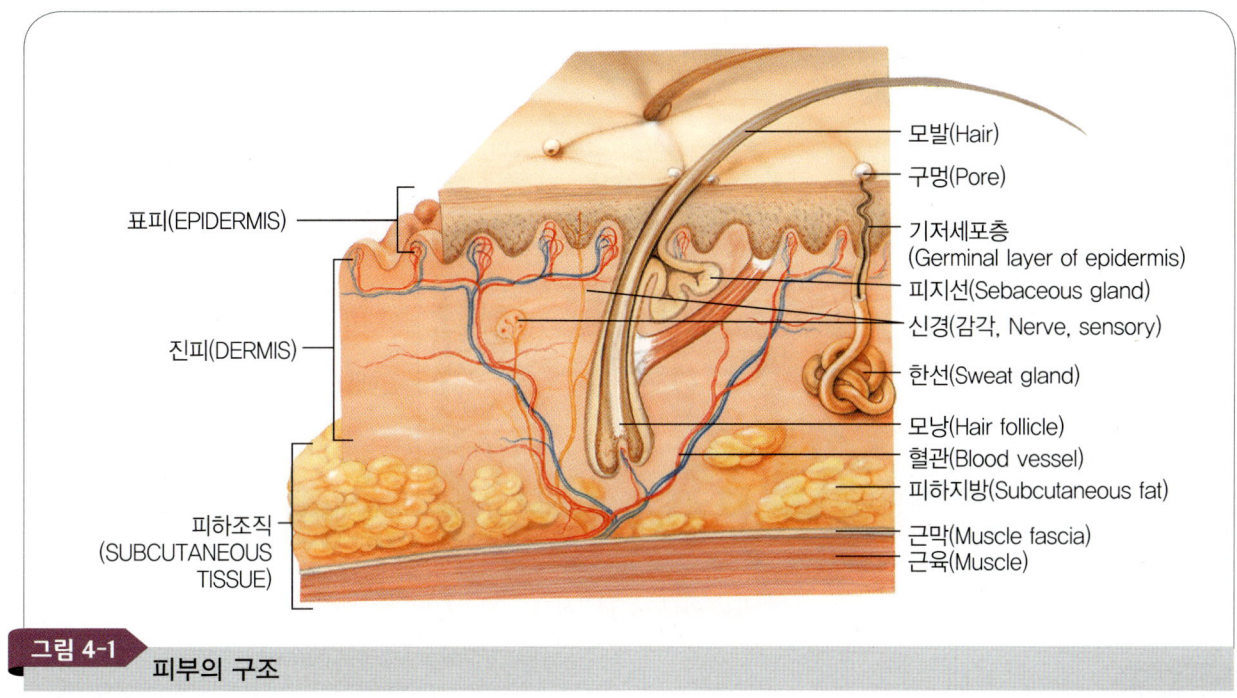

그림 4-1 피부의 구조

진피(dermis)는 실제 피부로 불리며 상부의 얇은 유두진피(papillary dermis)와 하부의 두꺼운 망상진피(reticular dermis)로 구성되어 있다. 망상진피는 피하조직과 유두진피 사이에 있다. 진피는 결합조직 층으로서 강도와 안정성을 제공한다. 콜라겐과 엘라스틴의 비정형 섬유상 기질로 인해 운동성과 저항성이 발생한다. 진피는 세포, 신경과 혈관으로 구성되며 대부분의 모낭이 진피에서 기원한다.

피하조직(subcutaneous)은 진피를 기저의 신체 조직에 연결하며 지방과 결합조직으로 구성되어 있다. 일부 한선과 심부 모낭은 피하조직까지 이어진다. 피하조직에 저장된 지방은 쿠션으로 작용하여 보호 기능을 제공한다.

2 피부 부속기관

외피에는 여러 층으로 구성된 피부 외에 조갑, 모발, 한선, 피지선 등의 피부 부속기관이 있다.

1) 모발

모발의 구조는 모낭, 모간, 피지선, 입모근으로 이루어져 있다[그림4-2]. 모구의 모발 유두에 있는 혈관은 모낭에 영양을 주고 유지하는 역할을 한다. 피부와 마찬가지로 모구에 있는 멜라닌 세포가 모발의 색을 결정한다.

모간은 죽은 단백질로 되어 있고 모기질의 살아 있는 세포에서 발현하며 모낭에서 증식하고 자라난다. 모발의 성장주기는 성장기, 퇴화기, 휴지기 세 단계를 거친다. 각 단계는 탈모를 연구하는 데 아주 중요하다.

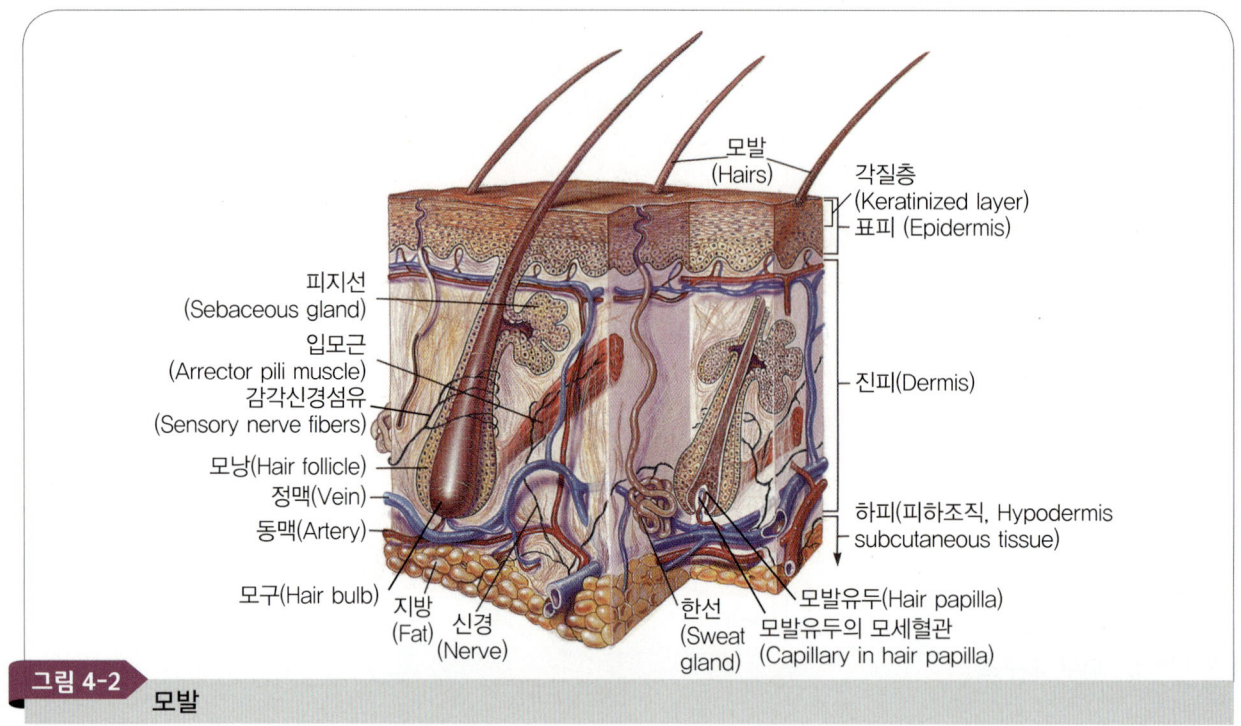

그림 4-2 모발

2) 조갑

조갑이란 발가락과 손가락 끝 상판에 있는 딱딱한 판으로 되어 있는 케라틴이다. 정상적인 조갑의 해부학적 구조는 조판(nail plate), 조상(nail bed), 근위조갑주름(proximal nail fold), 조갑기질(nail matrix)로 관찰되며 손가락과 발가락을 보호하는 기능을 한다. 조갑은 조갑구(nail groove)에서 자라며 조갑기질은 조판의 기저를 형성한다. 조상은 조판을 표피에 부착시키는 역할을 한다.

3) 에크린선

에크린한선은 진피에서 시작된다. 시상하부의 통제를 받으며 체액을 분비하고 증발시켜 체온을 유지하는 역할을 한다. 입술, 조상, 음경의 귀두와 포피 안쪽 표면을 제외한 신체의 모든 부분에 분포되어 있으며 피부 표면에 직접 개구되어 있다.

3) 아포크린선

아포크린선은 주로 액와, 유두, 유륜, 안검, 외이, 진피, 항문, 생식기 부위의 심층부에 있다. 아포크린한선은 무색 무취의 맑은 분비물을 생산하며 콜린성 및 호르몬성 조절의 영향을 받는다. 피부 표면에 있는 박테리아와 혼합되면 분비물이 체취를 발산하게 된다.

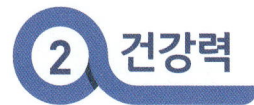

피부장애의 건강사정은 진단을 위해 매우 중요하다. 국소적 병변뿐만 아니라 전신성 질환의 진단을 위해 건강력 수집에 주의를 기울여야 한다.

1 주호소 및 현병력

> **"반점이 생기면서 온 몸이 가려워요."**
>
> K 씨는 42세 남성으로 3주 전부터 홍반성 구진이 천천히 지속적으로 진행되어 다리 전면, 중앙, 측면에 생기기 시작했다. 일반의약품인 네오마이신연고를 발랐지만 상태는 더욱 나빠졌고 약을 바르지 않자 상태가 다소 호전하는 듯하였다. K 씨는 이런 증상이 전에도 가끔 있었으며 현재는 하지쪽이 가렵고 이런 가려운 증상은 등과 팔의 여러 부위에서도 나타나고 있다고 한다. 한편, 대상자는 지난 5일간 경증의 압통, 볏짚색의 냄새 없는 삼출물이 점차 심해진 상태이다. 직장이나 가정에서 화학물질에 노출된 적이 없으며 여행을 가거나 비슷한 증상이 있는 사람과 가까이한 적도 없다고 한다. 아울러 모발과 손발톱에는 아무런 이상이나 변화가 없었다.

종양, 발진, 소양감은 피부 질환의 대표적 증상이다.

1) 병변/발진

모든 종양은 악성으로 진행될 수 있는 잠재적 가능성이 있다. 특히 '반점(spot)'이 있는 신환자는 철저한 병력조사와 위험요인 평가가 필요하다. 임상적으로 피부암이나 원인 불명의 종양이 의심될 경우 조직검사(생검)를 시행할 수 있다. 발진은 특히 원인을 파악하기 어려우므로 체계적인 평가가 필요하다. 외양적 상태와 변화뿐만 아니라 발열, 오한, 기면, 중독 등에 대한 관찰도 매우 중요하다.

발병·지속시간	갑자기 발병하였는가 서서히 발병하였는가?
기간	병변이나 발진이 나타나기 시작한 지가 얼마나 되었는가?
정도와 부위	병변이 한군데인가? 여러 군데인가? 병변 부위가 어디인가? *발진과 병변이 생식기에서 보일 경우 성병에 의한 것일 수도 있다.* *대상포진은 보통 흉부, 삼차신경절, 요천추 부위에 주로 나타난다.* *농가진은 주로 얼굴에 나타난다.* *주사(장미증)는 보통 얼굴 가운데 부분의 3분의 1에 국한된다.*
양상	병변의 크기, 모양, 융기, 색깔을 기록한다. 삼출물, 가피, 통증이 있는지 사정한다.
발병 후 양상의 변화	병변의 크기, 모양, 융기, 부위, 색깔 등이 발병 이후 달라졌는가? *수두는 처음에는 붉은색 반점을 보이다가 이후 구진, 수포, 가피로 급격히 진행된다.* *수두와 풍진, 홍역은 보통 얼굴에서 시작해 몸통과 사지로 퍼진다.*

⟨계속⟩

관련 증상	발열, 오한, 가려움, 권태감, 두통, 식욕부진 등 관련 증상이 있는가? *발열, 권태감, 식욕부진은 종종 수두에서 나타난다. 유행성이하선염의 경우 두통, 식욕부진, 발열이 나타난다. 홍역은 발진과 함께 발열, 기침, 피로를 동반한다.*
유발요인	예전에 악성종양이 있었는가? 최근에 사고로 인한 피부에 상해나 외상을 입은 적이 있었는가? 최근에 여행을 하거나 화학물질에 노출된 적이 있는가? *유해성 화학물질에 노출된 경우 접촉성 피부염이 생길 수 있다.* 최근에 야외활동을 하거나 옻나무 등에 노출된 적이 있는가? 복용하는 약물이 있는가? *약물 부작용으로 인해 발진이 나타날 수 있다.* 최근에 처음 먹어 보는 음식을 접한 적이 있는가?
완화 및 악화요인	증상을 완화시키거나 악화시키는 것은 무엇인가? 복용하는 약물이 있는가? 크림이나 젤타입의 피부연고제를 바른 적이 있는가? 온냉요법 등 다른 여러 방법을 시도했을 때 증상이 완화되었는가?

2) 소양증

소양증(가려움증)은 일종의 통증이다. 소양증은 다른 국소적, 전신적 반응과 함께 나타나는 경우가 많다. 소양증은 환경적 요인과 밀접한 관련이 있으므로 잠재적인 기여요인을 면밀히 파악하여야 한다. 전신질환이 소양증을 유발하는 경우도 있으므로 신체검진 이전에 병력을 주의 깊게 조사해야 한다.

발병·지속시간	갑자기 발병하였는가 서서히 발병하였는가?
정도와 부위	피부가 가려운가? 가려운 정도가 경미한가, 참을 수 없을 정도로 심한가? 어디가 가려운가?
기간과 형태	밤에 더 가려운가? 계절적으로 더 가려운 때가 있는가? *옴 때문에 가려운 경우는 밤에 더욱 증상이 심하다.*
관련 증상 /상태	발진, 병변, 천식, 알레르기 등 관련 증상 및 징후를 질문한다. *아토피피부염이 있는 대상자는 천식이나 만성 알레르기 병력이 있는 경우가 많다.* *소양증이 발진이나 병변 부위에 나타나는 경우도 흔하다.*
유발요인	곤충에 물리거나 노출된 적이 있는가? *곤충에 물린 경우 대부분 소양증이 있다.* 복용하고 있는 약물이 있는가(특히 아스피린, 호르몬제, 아편제, 페노티아진, 비타민 B_{12}, 퀴니딘, 중추신경흥분제, 베타차단제, 와파린)? 최근 여행을 다녀온 적이 있는가?
완화 및 악화요인	증상을 완화시키는 것은 무엇인가(예: 냉찜질, 국소용 혹은 경구용 약물 등)? 증상을 악화시키는 것은 무엇인가(예: 낮은 습도, 특정 섬유, 스트레스, 세정제 등)?
목욕습관	얼마나 자주 목욕을 하는가? 어떤 종류의 목욕 제품을 사용하는가?

2 과거력

> K 씨는 14년 전부터 전신소양증을 앓고 있으며 종종 그 증세가 심하게 나타난다. 하지에 국소적인 만성 재발성 가려움이 자주 나타나는데 다른 전신성 질환은 없었다고 한다. 알레르기검사 결과에서 특이사항은 없었으며 여러 종류의 항히스타민약물을 복용하였다고 한다. 하지만 최근에는 약물을 복용하지 않았다. 소아습진, 피부암이나 전암 병력은 없으며 어릴 때 수두에 걸린 적이 있다고 한다. K 씨는 햇빛에 약한 편은 아니라고 하며 수술이나 수혈을 받은 적도 없다.

대상자의 피부 질환 및 장애는 다른 모든 의학적 문제와 마찬가지로 포괄적인 과거력 조사가 필요하다. 주의 깊은 과거력 조사를 통해 질환의 재발 혹은 유발요인 및 수정요인을 밝혀낼 수 있다.

과거 건강상태 /수술력	당뇨병, 갑상선 또는 기타 내분비계 문제, HIV, 아토피성 질환(알레르기성 천식, 건초열, 습진), 혈전 색전증과 같은 건강 상태에 대해 질문한다. 이러한 건강상태는 피부 진단 및 치료방법 수정을 위한 중요한 단서를 제공한다. 알레르기, 천식과 같은 전신성 면역반응과 조직의 염증성 반응은 아토피피부염, 건선, 바이러스성 감염과 관련이 있다. 수술을 받은 적이 있는가? 예전에 받았던 치료, 수술, 외상 등은 피부의 정상 방어벽의 역할에 영향을 미친다.
피부, 모발, 조갑 양상	대상자의 피부, 모발, 조갑에 문제가 있는가? 문제가 있었던 적이 있는가? 있었다면 어떻게 치료하였는가? 피부암이나 전암의 과거력이 있는가? 피부암과 전암성피부병의 과거력이 있는 경우 피부암으로 진행될 위험성이 매우 높다. 피부암의 위험요인에 대해서는 [BOX 4-1]을 참고한다.
태양광선에 대한 저항력	대상자에게 태양광선에 대한 저항력과 태양광선에 심하게 노출되어 화상을 입은 적이 있는지 질문한다. 피츠패트릭 햇빛민감성피부검사(Fitzpatric sun sensitivity skin typing scale[표 4-1])는 피부를 유형별로 분류하고 잠재적 위험성에 대해 사정한다. 햇빛으로 인해 물집이 생긴 화상은 흑색종 발병 위험을 두 배가량 높인다.
알레르기 검사	알레르기 검사를 받은 적이 있는가?

● 표 4-1 **피츠패트릭 피부 유형 분류**

피부 유형	태양광선에 의한 피부변화*
I	언제나 쉽게 일광화상을 입으나, 색소침착은 없다.
II	쉽게 일광화상을 입으며, 약간의 색소침착이 유발된다.
III	중간 정도로 일광화상을 입으며, 점진적 색소침착이 유발된다.
IV	약간의 일광화상을 입으며, 쉽게 색소침착이 유발된다.
V	거의 일광화상을 입지 않으나, 심한 색소침착이 유발된다.
VI	전혀 일광화상을 입지 않으나, 매우 어두운 색으로 침착된다.

※ 여름에 30분간 태양광선에 노출된 후를 기준으로 한다.

> **BOX 4-1** 피부암을 유발하는 위험인자

50세 이상 남성
파란색/초록색 눈
피부가 잘 타거나 주근깨가 생기거나 쉽게 붉어지는 얇은 피부
피부암 가족력

피부암 과거력
작업, 운동 등으로 야외활동이 많은 사람
금발이나 적발
모반(mole)이 많은 피부 유형

3 가족력

> K 씨는 관절염, 피부염, 건선, 심장질환, 당뇨, 피부암에 대한 가족력이 없다. 형제자매는 없으며 부모는 모두 건강하게 생존해 있다. 모친은 화장품과 자외선차단제 등에 민감하며 어렸을 때 가려움증과 발진이 있었던 적이 있다고 한다. 대상자와 부모는 모두 피부가 하얗고 파란 눈을 가졌다.

생존해 있는 친척의 나이	부모, 형제자매, 자녀의 건강 및 관계
사망한 가족	대상자와의 관계 및 사망원인(특히 피부에 영향을 미치는 질환)
만성질환; 피부질환	가족 중에 만성질환을 갖고 있는 사람이 있는가? 질병이 있는 사람과 대상자는 어떤 관계인가? 유전적으로 내려 오는 피부 질환이 있거나 피부 증상이 나타나는 만성질환을 가진 가족이 있는가? 유전성 피부질환은 크게 몇 가지로 나눌 수 있다. 각화성 질환은 반성 비늘증(X-linked ichthyosis)이나 과도한 피부 스케일링으로 인해 발생한다. 신경피부성 질환은 17번 염색체 이상으로 발생하며 아동에서 밀크커피색 반점(café-au-lait patches)이 특징적으로 나타난다. 기계적 수포성 질환, 특히 수포성 표피박리증은 세포의 무결성(integrity)을 담당하는 케라틴 단백질과 콜라겐 유전자의 결함으로 인해 유발된다. 아토피피부염, 건선, 지루성 피부염과 같은 면역성 질환은 유전되는 질환은 아니지만 가족성 패턴을 따른다. 세포성 면역이 감소되면 신체적 또는 정서적 스트레스 요인의 결과로 피부가 염증을 일으킬 수 있다. 피부 면역 반응과 관련된 가족력에는 천식, 건초열, 환경 관련 알레르기, 지속적인 발진 등이 있다.
유전적 결함	선천성 기형을 가진 가족이 있는가?

4 사회력

> K 씨는 술과 담배를 하지 않는다. 사회복지사로 일하고 있으며 아내, 두 자녀와 함께 단독주택에 거주하고 있다. 현재 개와 고양이를 한 마리씩 기르고 있으며, 최근에 강아지 열 마리가 새로 태어났다. 그는 야외 활동을 하지 않는다. 장시간 야외에 있을 때는 SPF 15 이상의 자외선차단제를 바른다. 그는 베트남에서 고엽제(Agent Orange)에 노출된 적이 있다.

자외선의 반복적인 노출은 피부암을 유발할 수 있다. 통계적으로 60세 이상 대상자의 절반 이상에서 피부의 악성종양이 진행되고 있다고 한다. 따라서 알려진 위험인자에 대한 노출 여부 평가가 평소에 이루어져야 한다

[표 4-1]. 대상자의 사회력은 피부암 위험성 평가에 필요한 정보를 제공한다. 예를 들면 열대 기후 지역에 살면서 광보호(photoprotection)를 시행하지 않는 사람은 북부 기후 지역에 거주하는 사람보다 피부암에 걸릴 확률이 매우 높다.

가족	현재 함께 거주하고 있는 가족은 누구인가?
취미	평상시 취미 활동이 무엇인지 질문한다. *야외에서 즐기는 골프, 보트타기 등은 태양광선 노출이 많은 활동이다.*
흡연	담배의 종류, 흡연량, 흡연기간 및 간접 흡연 노출을 포함하여 흡연에 관해 질문한다. *흡연과 같이 면역체계를 억제하는 습관은 자외선 노출 후 신체의 세포재생 능력을 억제시킨다.*
음주	술을 마시는가? 그렇다면 어떤 종류의 술을 얼마나 마시는가? *과도한 음주는 피부암 발생 위험을 증가시킨다.*
약물사용	기분 전환 약제를 사용하는가? 만일 사용한다면 약물의 종류, 양, 방법에 대해서 질문한다. *약물 복용과 피부 상태는 매우 밀접한 관계가 있다.* *암페타민은 피부 건조증과 소양증을 유발한다.*

5 계통별 문진

많은 종류의 피부질환 및 장애가 외피계보다 다른 신체 계통에서 증상이 나타난다. 따라서 가능한 한 종합 계통별 문진을 수행해야 하지만 시간과 다른 제약사항으로 검진자는 초점 계통별 문진만을 수행할 수 있다. 이때 검진자는 문제의 피부질환의 징후가 나타나는 계통에 초점을 맞추고 구체적으로 질문을 하여야 한다. 다음은 피부 문제로 나타나는 일반적인 증상을 요약한 것이다.

부위	증상 및 징후	관련 가능 질환
전신	열, 피로	대상포진, 수두, 결절성 홍반, 주사, 홍역
머리, 귀, 눈, 목	충혈, 결막염, 상부 호흡기계 증상	주사, 홍역
호흡기계	천식, 알레르기	아토피피부염
	기침	홍역
심혈관계	정맥류, 발 부종	지속성 피부염
위장관계	식욕부진, 복통	주사
근골격계	관절염, 관절경직	건선, 전염성 홍반

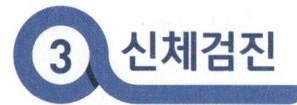 신체검진

① 준비물품

장갑 / 자 / 돋보기 / 밝은 조명

② 신체검진 내용

1) 시진

피부의 상태를 파악하는 데 가장 중요한 것이 눈으로 직접 보는 시진이다. 피부의 일차적, 이차적 병변을 살피는 것은 피부 상태를 평가를 위한 기본이다. 가장 기본적인 피부 병변을 우선 관찰하도록 한다. 이때 병변의 크기, 모양, 배열, 색, 촉감, 융기, 함몰, 꽃가루 유무 등을 자세히 관찰한다. 이차 병변은 일차 병변과 겹쳐 식별이 불분명하거나 일차 병변이 없는 상태로 존재할 수 있다. 형태, 배열, 분포에 관한 국소적, 전신적 피부 소견을 체계적으로 기술함으로써 정확한 진단에 도달할 수 있는 가능성이 증가한다.

육안 검사는 적절한 밝기의 조명 아래에서 병변의 분포와 상태 및 특징 등을 정확히 관찰할 수 있어야 한다. 필요한 경우 돋보기를 이용해 수집한 일차 병변의 정확한 모습과 상태는 진단에 필요한 충분한 자료가 될 수 있다.

2) 압시법

압시법(diascopy)은 투명한 유리 또는 플라스틱판으로 압박하여 세동맥 확장을 막고 혈관 기원의 병변을 식별하는 데 도움이 될 수 있다. 압시법을 적용하면, 모세혈관 확장과 충혈로 인한 홍반은 광범위한 퇴색이 보이는 반면 혈액이 혈관 밖으로 유출되어 발생하는 자반은 피부의 퇴색이 적다.

검진	이론적 근거
1. 전신의 피부 상태를 시진한다. 전신의 피부색을 관찰한다.	1. 전신의 피부색은 전체적으로 동일해야 하며 보통 부모에게서 유전된다. 어두운 피부색을 가진 대상자의 손바닥, 발바닥은 다른 부분의 피부색보다 밝을 수 있다. 비정상 소견은 창백, 청색증, 홍반, 황달과 같은 피부색의 변화를 포함한다.

〈계속〉

검진	이론적 근거

2. 피부 병변을 관찰한다[그림 4-3].

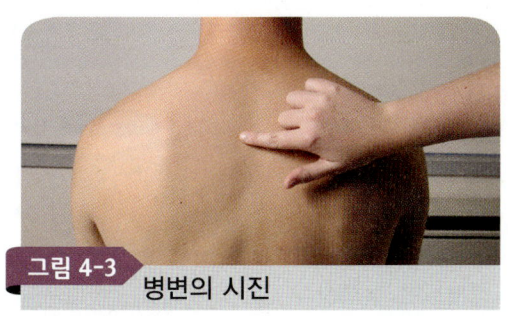

그림 4-3 병변의 시진

A. 병변의 형태를 파악하기 위해 병변의 모양, 융기, 크기를 관찰한다. 필요한 경우 돋보기를 이용한다. 자를 이용하면 병변의 크기를 정확하게 알 수 있다.	A. 육안으로 관찰되는 병변의 형태와 구조는 피부과적 진단의 핵심이다. 제일 먼저 일차 병변 관찰을 시작한다. 이차 병변은 병리적 의미를 갖지는 않지만 병변의 조작이나 감염의 결과이거나 단순히 일차 병변의 자연적인 진전일 수 있다. 때로는 일차 혹은 이차로 구분할 수 없는 병변이 있다. 이러한 특수 병변은 흔하지 않으며 손쉽게 식별할 수 있다[표 4-2, 4-3, 4-4].
B. 병변의 색조와 배열	B. 피부 병변의 크기와 융기를 관찰한다. 피부 병변의 색과 배열을 사정함으로써 신속한 감별진단이 가능하다. 특정 배열을 가진 다발성 병변은 특정 질환의 진단을 내릴 때 결정적인 징후로 매우 유용할 수 있다. 크리스마스 트리 모양의 병변이 나타나는 장미색 비강진, 또는 몸의 한쪽 편으로만 분포하는 대상포진 등이 그 예이다[표 4-5].
C. 병변의 위치와 분포를 살펴본다.	C. 대부분의 피부질환은 특정 부위에 호발한다. 특정 신체 부위의 피부 구조, 기능, 물리적 특성이 일부 질환에 유리하게 작용한다. 예를 들어 피부 주름에는 한선염, 칸디다증이 호발한다. 광선에 노출되는 두경부는 기저세포암[그림 4-4]이나 편평세포암[그림 4-5]과 같은 피부암이 빈번한 부위이다. 가슴과 등처럼 모낭이 많이 분포하는 부위는 모낭염, 낭성 병변이 생기기 쉽다. 병변의 위치와 함께 병변의 분포가 전신적인지, 국소적인지, 개별적인지, 융합되어 보이는지를 확인해야 한다.

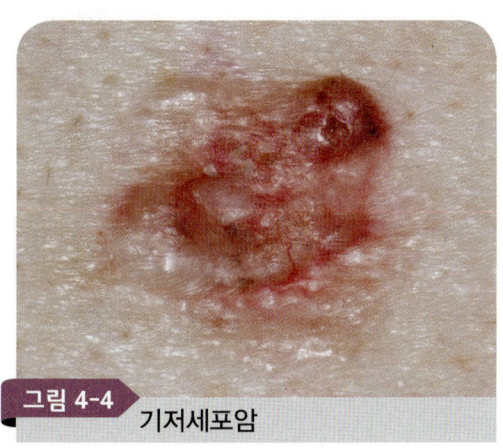

그림 4-4 기저세포암

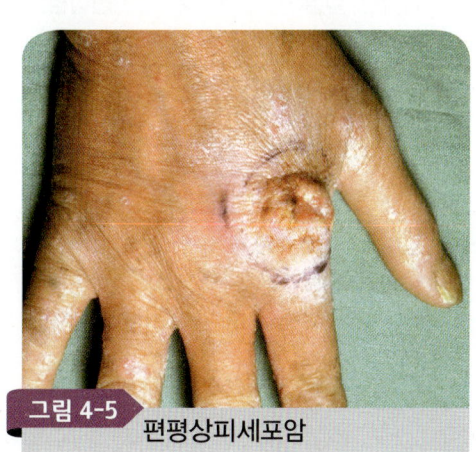

그림 4-5 편평상피세포암

〈계속〉

검진			이론적 근거	

표 4-2 일차 병변

유형	설명	예	그림
반점 (Macule)	직경 1cm 미만. 편평하고 촉진할 수 없으며 피부색의 변화가 있다.	갈색: 주근깨, 경계모반, 흑색점, 기미 청색: 몽고반, 갈색증 적색: 약물발진, 바이러스성 발진, 제2기매독 과소색소침착: 백반, 특발성적상저색소증	
반 (Patch)	직경 1cm 이상. 촉진할 수 없고 경계가 불규칙하며 피부색의 변화가 있다.	갈색: 불규칙한 주근깨, 경계모반, 흑색점, 기미 청색: 몽고반, 갈색증 적색: 약물발진, 바이러스성 발진, 제2기 매독 과소색소침착: 백반증, 원인불명물방울멜라닌저하증	
구진 (Papule)	직경 1cm 미만. 융기되어 있고 촉진할 수 있는 단단한 덩어리.	살색, 백색, 황색: 편평사마귀, 비립종, 피지샘증식, 쥐젖(피부연성섬유종) 청색 혹은 청자색: 편평태선 갈색: 지루성각화증, 흑색종, 피부섬유종, 모반 적색: 여드름, 버찌혈관종, 초기 모낭염, 건선, 두드러기, 습진	
판 (Plaque)	직경 1cm 이상. 표피가 넓은 판처럼 편평하게 융기되어 있으며 표면이 거칠다.	건선, 원판상루푸스, 몸백선증, 습진, 지루성피부염	
결절 (Nodule)	직경 1cm 이상. 융기되어 있는 단단한 덩어리.	사마귀, 황색종, 결정성양진(결절가려움발진), 신경섬유종증	
종양 (Tumor)	커다란 결절	전이암, 스포로트릭스증	
소수포 (Vesicle)	직경 1cm 미만. 융기되어 있으며 장액성 액체가 차 있다.	단순포진, 대상포진, 다형홍반, 농가진	

〈계속〉

검진	이론적 근거

표 4-2 일차 병변

유형	설명	예	그림
대수포 (Bulla)	직경 1cm 이상의 수포	천포창, 임신헤르페스, 고정약물발진	
농포 (Pustule)	농으로 가득찬 소수포 또는 대수포	여드름, 칸디다증, 주사, 농가진, 모낭염	
팽진 (Wheal)	일과성으로 표면이 단단하고 융기되어 있으며 부종으로 인해 불규칙한 모양을 띤다. 크기는 다양하다.	두드러기, 콜린성 두드러기, 혈관신경 부종, 피부묘기증	
낭종 (Cyst)	피부 위로 융기되어 있으며 국소적으로 막에 싸인 캡슐 안에 액체성 또는 반고형 물질이 차 있다.	손발가락점액낭종, 표피봉입낭, 모낭	

표 4-3 피부의 이차 병변

유형	설명	예
인설 (Scale)	죽은 각질세포가 벗겨진 얇은 조각이 피부 표면에 붙어 있음. 불규칙한 모양과 크기.	건선, 몸백선, 장미색 비강진, 지루성 피부염
가피 (Crust)	혈청, 혈액, 또는 삼출액이 말라서 약간 두꺼워진 채로 피부 표면에 붙어 있음.	농가진, 두부백선, 급성습진성감염
태선화 (Lichenification)	피부가 두껍고 거칠어짐. 피부선이 두드러짐. 계속 문지르거나 긁는 등 자극에 의해 발생함.	만성 단순 태선
반흔 (Scar)	상처 또는 병변의 치유 이후 피부에 남은 흔적. 손상된 조직이 결합조직으로 대치되는 것.	화상, 여드름, 켈로이드, 대상포진, 한선염
균열 (Fissure)	표피와 진피가 선형으로 갈라진 것.	주부습진, 간찰진(피부스침증)

〈계속〉

검진	이론적 근거

표 4-3 피부의 이차 병변

유형	설명	예
찰상 (Excoriation)	전체적으로 움푹 패이거나 표피의 일부가 패임.	습진, 곤충자상, 여드름이 터져 벗겨짐
미란 (Erosion)	표피의 국소적 소실. 흉터 없이 치유됨.	단순포진, 구각염
궤양 (Ulcer)	표피와 진피의 소실, 다양한 크기.	욕창, 지속성 궤양, 인공궤양, 괴저성농피증
위축 (Atrophy)	진피나 표피의 소실로 인한 함몰	피부경화증, 선, 노화, 피부근염, 국소병변 혹은 스테로이드성 병변

표 4-4 특수 병변

유형	설명	예
누공(Burrow)	기생충이 만든 좁고 융기된 굴모양의 길	옴
모세관 확장증 (Telangiectasia)	표면 혈관 확장	주사, 스테로이드성 연고제 도포 부작용
점상출혈 (Petechiae)	지름 1cm 미만으로 혈액 유출	임균패혈증, 수막구균혈증
자반 (Purpura)	지름 1cm 이상으로 혈액 유출	노인성 외상 자반(Senile traumatic purpura)

표 4-5 병변의 배열상태

유형	설명	예
주화형	동전같이 보임	화폐상 습진
원형, 윤상형	원형 또는 반지 모양	몸백선
선형	직선 형태	선상 공피증
아치형	구부러진 활처럼 보임	약물 반응
군집형	함께 밀집되어 있음	대상포진
나선형	나선형 또는 뱀 모양으로 구불구불함	이행발진(포행진)

3. 모발을 시진한다.

    A. 색, 감촉, 분포 등을 관찰한다.

A. 부분 탈모가 있으면 반흔이 있는지 살펴 본다. 반흔성 탈모는 모낭을 파괴하고 흉터를 남기는 질환에 의해 발생한다. 모낭이 선명하게 보이지 않는 두피의 매끈한 반흔 부위는 원판상홍반성낭창(discoid lupus erythematosus)이나 편평태선(lichen planus) 같은 심부 감염으로 모낭이 손상되었음을 암시한다.

〈계속〉

검진	이론적 근거
	한 부위 혹은 여러 부위에서 보이는 비반흔성 탈모는 견인성 탈모와 머리카락을 뽑는 습관으로 인해 탈모가 발생하는 발모광(trichotillomania)과 같이 모발 손상을 보일 수 있다. 두 가지 모두 곰팡이 감염으로 인한 두부백선에서 발견되는 모발 손상과는 다른 기전으로 인해 발생한다. 확산성 안드로겐성탈모증[그림 4-6]과 같은 만성적 상태는 20~30대 시절에 모르는 사이 서서히 진행될 수 있다. 휴지기 탈모의 경우 스트레스가 원인인 경우가 많은데 보통 스트레스원의 영향을 받은 지 3개월 가량이 지난 후부터 모발 손상이 나타나기 시작한다. 자가면역질환의 일종인 원형탈모[그림 4-7]는 1~5cm 정도 크기로 원형 혹은 타원형 모발 손상이 나타난다. 후두부의 불규칙한 탈모는 매독 2기 이후에 나타나는 매독성 탈모의 증상이다.
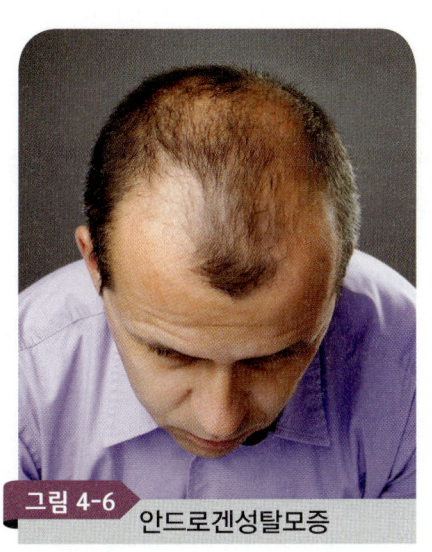 그림 4-6 안드로겐성탈모증	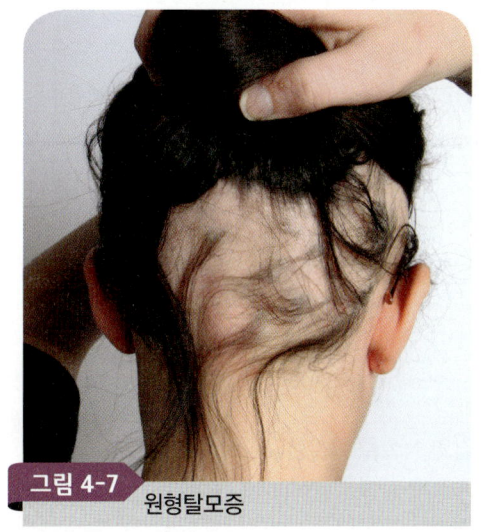 그림 4-7 원형탈모증
B. 두피에 병변이나 기생충이 있는지 관찰한다.	B. 머릿니(머리이기생증)가 모간에 흰 알을 낳으면 심한 가려움증이 생긴다.
C. 과도한 모발 성장, 분포를 관찰한다.	C. 다모증(Hirsutism)은 체모의 과다로 보통 남성에게 두드러지는 턱수염이나 등, 어깨, 흉골, 겨드랑이, 치골과 같은 부위의 체모 분포가 여성에게도 나타나는 것을 말한다. 원인으로는 내분비계 질환과 안드로겐 관련 질환이 있다(따라서 난소와 관련됨). 다낭성 난소 질환이 안드로겐과다증과 경미한 다모증의 가장 흔한 원인이다. 심한 경우 급속도로 진행되는 탈모와 대머리, 목소리의 남성화 등의 징후를 보이는 경우도 있다. 특별한 질환 없이 다모증이 발생하는 경우 특발성으로 분류한다.

〈계속〉

검진	이론적 근거
4. 조갑을 시진한다. A. 조갑의 경도와 질감을 관찰한다. 조판이 조상에 단단하게 부착되어 있는지 관찰한다. 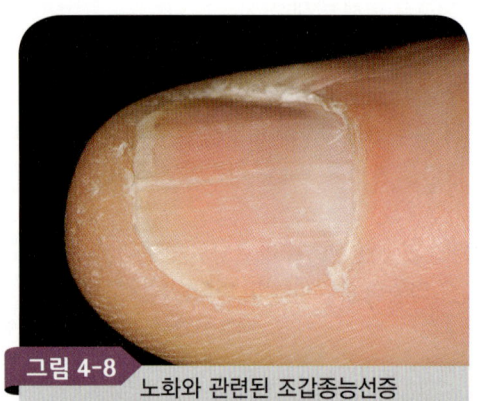 그림 4-8 노화와 관련된 조갑종능선증 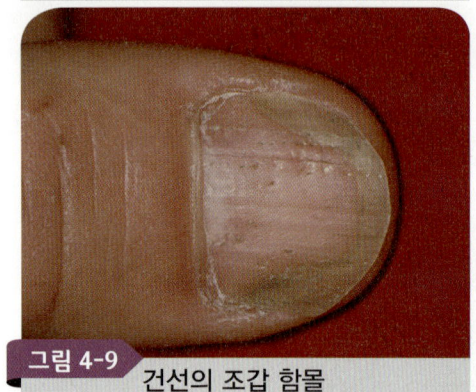 그림 4-9 건선의 조갑 함몰 B. 조갑의 색깔을 관찰한다.	A. 조갑은 매끄럽고 단단해야 한다. 조판은 조상에 단단하게 부착되어 있어야 한다. 조갑종능선증[그림 4-8]과 반월(속손톱)의 소실은 노화로 인해 발생하며 질병과는 관련이 없다. 조갑을 뜯는 습관은 조판을 찌그러뜨리지만 조갑의 부착상태를 손상시키지는 않는다. 조갑 아래가 두꺼워지고 찌그러지면서 보이는 조갑함몰은 건선 증상이다[그림 4-9]. 편평태선에서는 조갑에 움푹 패인 종선이 나타난다. 진균에 감염된 조갑은 감염된 경로에 따라 원위부 조갑하형(가장 많음), 백색표재성조갑진균증, 근위조갑하조갑진균증, 칸디다조갑진균증 등이 있다. 두껍고 불투명하고 영양부족으로 인해 찌그러진 조갑은 흔히 볼 수 있는 진균감염의 징후이다. 진단적 검사에는 조판 아래를 긁어내 얻은 검체를 수산화칼륨(KOH)을 사용하여 균배양을 하거나 과요오드산-쉬프염색(periodic acid-Schiff, PAS) 검사법으로 조갑생검을 실시한다. 헤르페스손끝염(herpetic whitlow)은 단순포진성 바이러스 감염에 의해 발생하며 의료인의 손을 통해 전염될 수 있다. 대상자는 부종과 통증을 호소한다. 조상과 조판의 분리는 외상이나 건선, 슈도모나스 감염증으로 인해 발생할 수 있다. B. 조갑은 분홍빛으로 투명해야 한다. 색소가 침착된 종선은 일반적으로 흑인에게서 볼 수 있지만 선단 흑색종(acral melanoma)과의 감별진단을 위해 주의 깊은 사정이 필요하다. 칸디다균 감염은 조갑을 황색으로 변색시키지만 조판에는 이상이 없다. 이와는 대조적으로 슈도모나스 감염은 암녹색으로 변색되면서 조갑박리증을 보인다.

3) 촉진

촉진을 통해 피부의 경도, 탄력성, 온도, 움직임, 압통에 대한 정보를 얻을 수 있다. 병변과 개방된 피부를 검사할 때는 반드시 장갑을 착용한다.

검진	이론적 근거
1. 피부의 온도, 습도, 피부결 등을 관찰한다.	1. 피부를 만졌을 때 따뜻하거나 서늘해야 한다. 검사실의 온도가 피부 온도에 영향을 줄 수 있다. 피부는 너무 건조하거나 축축하지 않아야 한다. 지나치게 축축한 피부 상태는 체온조절에 문제가 있음을 의미하며, 너무 건조한 피부 상태는 갑상선기능항진을 암시한다. 피부는 매끄러워야 한다. 아주 거친 피부는 각화성 질환을 암시한다. 금이 가거나 갈라진 피부는 유해화학물질에 손상되었거나 건조증인 경우이다. 아주 매끄럽거나 표면의 문제는 없이 살짝 패인 피부는 보통 반흔이다.
2. 피부의 탄력성을 관찰한다[그림 4-10]. 피부를 살짝 잡았다가 놓는다. 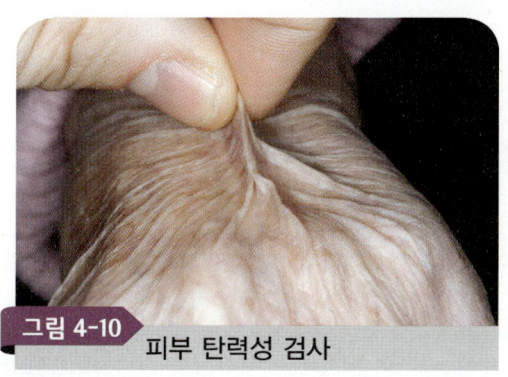 그림 4-10 피부 탄력성 검사	2. 피부는 원래 상태로 복원되어야 한다.
3. 다음의 검사법을 이용해 일차 병변과 이차 병변을 구분하도록 한다.	
A. 피부를 검사자의 손가락으로 병변 주변을 잡아당기거나 눌러 보는 것은 병변의 깊이를 측정해 보고자 함이다. 진피의 경우 섬유성이기 때문에 피부가 쉽게 잡히지만 근육과 뼈처럼 더 깊은 부위의 병변은 잡히지 않고 옆으로 빠져 나간다.	A. 피부를 손가락으로 잡았을 때 액체성/반고체성 물질이 나오면 진단용으로 채집하도록 한다.
B. 피부 표면을 긁어 낸다.	B. 피부사상균과 건선판은 표피층에 위치하며 15번 블레이드를 이용하면 손쉽게 가피를 채집할 수 있다. 고리육아종판은 피부진균처럼 보이는 경우가 종종 있으므로 가피를 긁어내어 채집하지 않는다. 궤양을 덮는 두꺼운 가피는 피부 침범의 깊이를 감별하는 데 방해가 될 수 있으므로 떼어낸 후 사정하도록 한다.
C. 특유의 피부묘기증이나 두드러기성 팽진을 보이는 피부 비만세포질환의 염증매개체를 방출시키기 위해 뭉툭하면서 길고 좁은 기구를 사용하여 선형 압박을 가하거나 피부를 문지른다.	C. 활동성 천포창 수포 주위의 정상피부에 압력을 가하면 표피가 박리된다(Nikolsky's sign).
D. 티눈과 사마귀의 감별진단을 위해 병변의 윗부분을 제거한다.	D. 티눈은 표면을 제거하면 부드럽고 반짝이는 각질 핵이 나타나고, 사마귀는 작고 검은 점(모세혈관)이 관찰된다.

〈계속〉

검진	이론적 근거
4. 모발을 잡아당겨 모발의 상태를 검사한다. 이 때 60개 정도의 모발을 손으로 움켜쥐고 서서히 지속적으로 잡아당긴다.	4. 6개 이상의 모발이 빠지지 않아야 한다. 만일 그 이상의 모발이 빠지면 모구를 검사해 모발성장단계를 면밀히 관찰한다.
5. 조갑을 촉진한다. A. 질감, 온도, 압통 등을 관찰한다.	A. 조갑은 매끄럽고 단단하며 조상에 잘 부착되어 있어야 한다. 촉진 시 압통이 나타나면 안 된다. 박테리아 감염으로 인한 급만성조갑주위염은 열감, 압통, 부종, 홍반 등으로 쉽게 구별된다.
B. 조상의 표면을 깎아 낼 수 있다.	B. 조상을 사정하거나 조갑하혈종이 의심될 때 확인을 위해 조갑의 표면 각질 성분을 깎아 내어 검사할 수 있다.

피부질환/피부장애의 특징은 보통 쉽게 식별할 수 있다. 일차 병변이 정확하게 밝혀지면 주요 특징에 의해 대부분의 질환을 파악할 수 있다. [표 4-6]에서 [표 4-14]는 다양한 일반적 피부질환의 주요 특징을 기술하고 있다.

표 4-6 구진낙설성 질환

진단	병변	신체검진 결과	그림
지루와 비듬 (Seborrhea and dandruff)	피지선이 있는 머리와 가슴	건조하거나 기름진 홍반성 판	
건선 (Psoriasis)	무릎, 팔꿈치, 엉덩이	은빛 각질을 가진 만성 홍반성 판	
장미색비강진 (Pityriasis rosea)	몸통에 광범위하게 돋음	3~4cm의 타원형 판이 발병 초기에 나타나다가 1cm 미만의 작은 환상반이 나타남	

〈계속〉

표 4-6 구진낙설성 질환

진단	병변	신체검진 결과	그림
주사 (Rosacea)	얼굴	구진, 농포, 여드름 아님	
편평태선 (Lichen planus)	사지	소양증, 구진, 평면의 자색구진, 레이스 같은 표면	

표 4-7 수포성 질환

진단	병변	신체검진 결과
농가진 (Impetigo)	얼굴, 목, 사지	얇은 홍반성 소수포 혹은 농포 황색 가피를 형성하며 치유
단순포진 (Herpes simplex; 초발과 재발)	입, 입술, 생식기	통증성 미란
대상포진 (Herpes zoster)	몸통, 머리, 삼차신경, 요천추 신경을 따라 피부에 분포	통증, 미란성 수포에 의한 홍반성 구진과 판
한포 (Dyshidrosis)	대칭적, 손바닥, 손가락 발가락 측부, 발바닥	피부 깊숙이 자리하며 가려움을 동반한 맑은 장액이 차 있는 소수포, 각화, 박리
다형홍반 (Erythema multiforme, minor)	사지의 신근 표면, 구강 점막	명확하게 구분된 경계와 3가지 색상영역의 과녁 모양의 병변
중증다형홍반 (Erythema multiforme, major)	체간과 점막 분포	융기되고 평평한 홍반성 반점과 구진; 경계가 불분명한 2 영역; 광범위한 발진. 표피박리와 전신 증상

표 4-8 피부염

진단	병변	신체검진결과	그림
알레르기성 접촉성 피부염 (Allergic contact dermatitis)	손, 팔, 얼굴, 발 등	소수포, 부종, 발진, 가려움	

〈계속〉

● 표 4-8 피부염

진단	병변	신체검진결과	그림
아토피피부염 (Atopic dermatitis)	아동은 피부가 접히는 곳 성인은 신근 부위	홍반성 삼출, 소수포성 급성 발진, 가려움증, 각질, 발진	
화폐상피부염 (Nummular dermatitis)	사지와 몸통	각화, 경계하고 뚜렷한 원형의 판, 습진성 염증	
정체피부염 (Stasis dermatitis)	정맥류 다리, 정맥이 확장된 부위와 부종이 있는 부위	균열이 보이는 습진성 피부염, 만성정맥울혈, 과다색소침착	
기저귀발진피부염 (Diaper-area dermatitis)	유아의 엉덩이, 생식기 주변 부위, 기저귀가 닿는 볼록한 부위	진물, 농포, 발진	
지루피부염 (Seborrheic dermatitis)	두피, 눈썹, 코 주위, 귀 후면, 피부가 접히는 부위	융합된 반점, 구진, 반 위에 붙어 있는 기름진 인설	

● 표 4-9 결절

진단	병변	신체검진 결과
결절성 홍반(Erythema nodosum)	사지의 신근 측면	경계가 불분명한 양측성 발진, 부종, 결절
피부섬유종(Dermatofibroma)	다리	지붕 모양, 분홍색 또는 갈색, 단발성, 종양을 옆으로 압박하면 오목하게 들어감.
고리육아종(Granulomaannulare)	손, 발의 측면이나 배측면	무증상, 연분홍색이나 붉은색 구진, 원형으로 인설 없음.
낭종(Cysts)	등, 목	경계가 뚜렷함, 장액이나 고체가 차 있음.

● 표 4-10　감염성 질환

진단	병변	신체검진 결과
여드름(Acne)	얼굴, 목, 등, 가슴	감염성 구진, 농포, 결절
종기(Boil, furuncle)	모발이 자라는 신체부위, 머리, 목, 겨드랑이, 엉덩이	적색으로 단단하며 압통이 있음, 파동성
한선염(Hidradenitis)	겨드랑이, 회음부 주변	감염성 피하결절, 천공성, 배액성, 치유 후 부비동 형성
화농성육아종(Pyogenic granuloma)	머리, 입술, 목, 손	외상을 입었던 부위의 혈관성 구진

● 표 4-11　과다형성

진단	병변	신체검진 결과
사마귀(Verruca)	손, 팔목, 무릎, 발	표피 증식, 단발성, 다발성 또는 융합성
연속종(Molluscum)	몸통, 사지, 얼굴	백색 또는 피부색의 단단하고, 중심이 배꼽 모양으로 움푹 들어간 지붕 모양의 구진
티눈(Corn)	발	뼈가 있어 두드러져 나온 부위에 발생
표피낭종(Epidermal cyst)	머리, 목, 몸통	작은 반점이 보이는 피부 결절
황색종(Xanthelasma)	안검 피부	황색 판
쥐젖(Skin tag)	목, 피부가 접히는 부위	말랑말랑한 압축성 구진

● 표 4-12　양성종양

진단	병변	신체검진 결과
지루각화증(Seborrheic keratosis)	전신	다양한 색, 밀랍 같은 표면, 피부 위에 붙어 있는 모습
점(Mole)	전신, 태양광선 노출 부위	모반세포의 무리
지방종(Lipoma)	전신	단발성, 부드럽고 윤곽이 분명한 종양
피부섬유종(Dermatofibroma)	다리	단발성, 지붕 모양으로 고정된 분홍빛 또는 갈색 병변, 종양을 옆으로 압박하면 오목하게 들어감
켈로이드(Keloid)	가슴 전면, 어깨, 목	상처나 염증 발생부위의 크기를 넘어서 주변의 정상 피부로 자라며 표면이 융기되어 있음.
혈관종(Hemangioma)	머리, 목	빠르게 증식, 적색에서 보라색을 보이며 안정화, 퇴행하는 혈관 신생물
신경섬유종(Neurofibroma)	말초신경의 경로를 따라감	나이가 들며 증가하는 피부와 피하 종양

표 4-13 전암성 질환

진단	병변	신체검진 결과
광선각화증(Actinic keratosis)	머리, 목, 손등	각질로 덮여 있는 거친 피부 혹은 편평한 적갈색 가피
케라토아칸토마(Keratoacanthoma)	손등	단발성, 적색, 편평한 결절, 중심합물성 각화성 구진
이형모반(Dysplastic nevus)	전신, 몸통, 상지	다발성의 부정형 모반. 흑색종으로 진행될 확률 높음

표 4-14 악성 질환

진단	병변	신체검진 결과
기저세포암 (Basal cell carcinoma)	얼굴, 두피, 귀, 목, 몸통의 태양광선 노출부위, 사지	진주빛 백색 지붕 모양 구진, 궤양성 가피와 중심부 출혈
편평세포암 (Squamous cell carcinoma)	머리, 목, 손, 태양광선 노출부위	적색, 가장자리가 융기되고 중앙에 궤양 동반
흑색종 (Melanoma)	등, 가슴, 다리	다양한 색상과 형태, 비색소성 병변과 색소성 병변이 있음, 불규칙한 경계
파제트병 (Paget's disease)	등, 유방 외	발적, 경계가 뚜렷하고 불규칙한 모양의 판이나 구진
피부 T세포 림프종 (Cutaneous T-cell lymphoma)	몸통, 엉덩이, 허벅지, 팔과 다리 안쪽	습진성 혹은 건선형 발진
카포시 육종 (Kaposi's sarcoma)	발과 다리	경계가 불분명하고 타원형으로 융기되어 있으며 녹슨 색이나 자주색을 띠는 반, 판, 결절
피부 전이 (Metastasis to the skin)	머리, 목, 가슴, 복부	이산형, 단단하고 통증이 없는 결절

표 4-15 소양성 발진의 감별진단

진단	주요 과거력	신체검진 결과	진단적 검사
알레르기/접촉피부염 (Allergic or contact dermatitis)	초발, 알려진 상해 없음	접촉 부위에 국한된 소양증, 소포성 발진	첩포검사
아토피피부염 (Atopic dermatitis)	유년기 습진, 알레르기성 비염	소양성 발진, 홍반, 융합형 구진, 반흔	생검, 혈청검사(IgE), 과산화수소 검사
절지동물물림증 (Arthropod bites)	가족력에 나타나는 과민성 반응, 야외활동	단발성, 홍반성, 소양성 구진과 소수포	없음

4 진단적 추론

과거력과 신체검진을 바탕으로 사정하고 계획을 수립해야 한다. 예를 들어, 대상자는 여러 가지 진단이 가능한 증상을 보고할 수 있다. 그러나 과거력과 신체검진 결과를 통해 한두 가지로 진단을 좁힐 수 있다. 발진은 가장 흔한 피부질환의 주호소이다. [표 4-15]는 발진이 있는 대상자에 대한 감별진단을 설명하고 있다.

진단검사는 검사자가 진단을 할 때 반드시 필요한 부분이다. [BOX 4-2]는 피부질환 진단에 필요한 검사를 설명한 것이다.

BOX 4-2 피부질환 진단 검사

신체검진 결과는 진단에 도움은 주지만 최종적인 것은 아니며 여러 검사를 통해 다양한 정보를 수집할 수 있다. 검사실에서는 현미경적 검사, 우드등 검사, 피부확대경, 세포진 검사, 면봉검사, 조직배양, 첩포검사, 조직검사를 위한 피부생검 등이 수행된다.

우드등 검사(Wood's light Ex.)

설명
우드등 또는 장파장 자외선은 피부감염이나 표피의 색소성 질환을 검사할 때 주로 사용한다. 방을 어둡게 한 후 장파장 자외선을 피부에 비추면 병변이 있는 부위는 두드러져 보인다. 탈색소화가 진행된 병변은 정상부위와 대조적으로 구별되어 하얀 분필색으로 강조되어 보인다.

우드등 검사 결과

- 진균병(Fungal disease)
  - Microsporum audouinii: 밝은 청녹색
  - M. canis: 청녹색
  - M. distortum: 밝은 청녹색
  - Tinea tonsurans: 형광 없음
  - T. versicolor: 탁한 황금색

- 세균병(Bacterial disease)
  - Erythrasma: 밝은 산호색, 붉은분홍색, 오렌지색
  - Pseudomonas aeruginosa: 황녹색

- 색소성 질환(Pigmentary disorders)
  - 표피: 피부침착 강조
  - 진피: 변화 없음
  - 탈색소: 색소가 보이지 않음, 백색

피부표면 현미경검사(Surface microscopy)

색소성 병변은 체내에서 진행되는 피부 표면 현미경검사로 더 잘 평가할 수 있다. 피부표면 현미경 검사나 위발광 현미경검사(Epiluminescence microscopy)는 유침기술(Oil emersion technique)을 이용한 것이다. 표피를 반투명하게 만들어 표피-진피 연속 부위, 멜라닌 세포의 활동성을 10배 크기로 확대하여 볼 수 있도록 한 검사법이다. 색소성 병변은 알파벳 ABCDE를 연상기호로 이용해 검진을 하면 편리하다(A: Asymetry, 비대칭성; B: Border irregularity, 불규칙한 경계; C: Color variegation, 다양한 색상; D: Diameter, 직경 6mm 이상; E: Elevation 또는 Enlargement, 색조나 크기의 변화). ABCDE를 이용한 평가는 피부의 조직학적 기질을 분석하는 것이다. 이 과정은 복잡하여 풍부한 임상 경험과 능숙함이 필요하다.

〈계속〉

BOX 4-2　피부질환 진단 검사

소파검사(Scraping)

비특이적 진균을 감별하기 위해 피부나 조갑에서 표본을 채취할 때는 왕성한 활동기 상태에 있는 병변을 골라 15번 블레이드를 사용하여 표본을 긁어낸다. 채취한 표본을 슬라이드 위에 놓은 후 커버슬립으로 덮고 20% 수산화칼륨(KOH)을 떨어뜨린다. 포자(spores)나 균사(hypae)는 낮은 조도에서 현미경의 집광기를 이용해 직접 관찰할 수 있다.

포진바이러스감염 여부를 알아보기 위해 챙크도말검사(tzanck smear)를 할 때 수포에서 긁어낸 표본을 슬라이드에 놓고 김사염색(giemsa stain) 또는 라이트염색(wright's stain)을 한다. 다핵거대세포감별은 진단에 매우 중요하다. 위음성으로 결과가 나올 수도 있기 때문에 바이러스 배양 결과도 함께 확인하도록 한다.

진드기의 경우 미네랄 오일을 슬라이드 위에 떨어뜨려 진드기의 알, 분변 등을 자세히 관찰한다.

균배양검사(Culture)

상처부위 또는 삼출물이 있는 병변은 다양한 미생물이 존재할 가능성이 있다. 따라서 정확한 치료를 위한 미생물 감별은 필수이다. 박테리아, 바이러스, 진균 등은 특정 유기체의 정확한 감별을 위해 각각의 배지에서 배양된다. 피부사상균시험배지(Dermatophyte test medium, DTM)는 균을 배양하는 배지로 7~21일간 피부사상균을 배양한다.

첩포검사(Patch testing)

첩포검사는 알레르기성접촉성피부염 진단에 가장 유용한 방법이다. 20가지의 알레르기 항원이 들어 있는 패치를 대상자 피부에 붙이고 48시간이 지난 후 제거한다. 대상자 피부에 구진소수포성발진이 보이면 해당 부위에 닿은 알레르기 항원에 대상자가 양성반응의 결과를 보이는 것으로 판독한다.

생검(Biopsy)

보통 피부생검(skin biopsy)은 피부질환의 정확한 병리적 결과가 필요할 때 실시한다. 경피나 면도생검은 피부의 아주 작은 부분으로도 병리적 진단이 가능한 경우에 시행하게 된다. 일반적으로 면도생검은 지루각화증, 광선각화증, 사마귀, 양성모반 등 병변이 표피나 상부 진피에 국한된 경우에 하게 된다. 표피에서 더 아랫부분인 심부 피하지방층에 침범한 질환을 진단할 때에는 펀치생검(punch biopsy)을 실시한다. 펀치생검기구의 사용법에 따라 2~10mm 정도의 다양한 크기의 원통형 조직을 떼어낼 수 있다. 펀치생검으로 질환의 침범 깊이 정도를 확인할 수 있고 특수염색도 실시할 수 있다. 절개생검은 병변 전체를 떼어내고자 할 때 더 깊은 피부층을 표본으로 확보할 수 있다. 이 방법은 실시 후 피부를 봉합해야 하는 과정이 따른다.

특정대상자

임신부

임신 중 가장 흔한 피부병

- 임신 중 흔한 피부병으로는 임신소양성두드러기성구진(Pruritic urticarial papules of pregnancy, PUPP), 임신성간내담즙정체(Intrahepatic cholestasis of pregnancy, ICP), 임신가려움발진(Prurigo gravidarum)이 있으며 모두 가려움증을 동반한다.
- 임신성포진(Herpes gestationis, HG)과 임신소양성두드러기성구진(PUPP)은 구별되어야 한다. 임신성포진, 즉 좀 더 정확히 표현하면 천포창양 임신(Pemphigoid gestationis)은 PUPP에 비해 5만 명 중 한 명꼴로 드물게 나타난다. PUPP와 반드시 감별진단이 실시된 후 경구용 코르티코스테로이드를 복용해야 한다[표 4-16].
- 임신 중 가려움증이 있을 때 임신 가려움발진과 임신성간내담즙정체 구별을 위해 상태 파악이 필요하다. 임신가려움발진(재발성 임신 중 담즙정체)은 임신 후기에 나타나며 눈에 띄는 특별한 병변 없이 진행된다. 전신적으로 표피박리가 발생한다. 다음 임신 시 재발할 수 있고 출산을 한 후에는 가려움증이 바로 사라진다. 임신성간내담즙정체는 임신 30주 이후에 주로 나타나며 50% 이상 재발된다. 담석증으로 발전할 가능성이 높다.

● 표 4-16 임신성포진과 임신소양성두드러기성구진 비교

양상	임신성포진(Herpes gestation, HG)	임신소양성두드러기성구진(PUPP)
병인	자가면역	두드러기, 반응 양상
발생빈도	1 : 50,000	1 : 160~300 (초산부가 많음)
증상	심한 소양증	소양증
형태	소수포, 대수포	구진 융합
침범부위	몸통, 엉덩이, 사지	복부(드물게 배꼽 주위)
발병	임신 전체 기간, 보통 임신 2기	보통 임신 말기
임상경로	악화 후 완화	고정발진 후 출산 후 사라짐
조직병리학	표피 속 호산구	혈관 주위 침윤물
출산 후 예후	다음 임신 시 재발	재발 없음
유아 사망률	미숙아이거나 연령에 비해 체구가 작음	없음

신생아

- 선천적 피부색이 이상해 보이는 부분이 있는지 살핀다.
- 목 뒷부분에 화염상모반(nevus flammeus)이 있는지 확인한다.
- 몽고반(mongolian spot)을 확인한다.

아동

일반적인 사항

- 급성감염이, 기생충감염, 만성피부염 환아의 경우 피부에 눈에 띄는 병변 군락이 보인다. 감염(박테리아, 바이러스, 진균) 치료는 아동 대상자에게 매우 중요하다.
- 개인위생관리 부족과 많은 사람과의 중복 접촉과 노출로 인해 과잉상태의 다양한 유기체가 집합되어 있어 이를 감별하고 치료해야 한다.

과거력 수집

- 많은 가정에서 아동의 상태를 개인적으로 진단하여 병원 처방이 필요 없는 일반의약품을 아동 대상자에게 사용한 후 병원을 방문한다. 따라서 아동 대상자를 관찰할 때는 가정에서 어떤 처치를 했는지 꼭 확인하여야 한다.
- 환아가 접촉한 주위 인물을 자세히 물어본다.

박테리아 감염

- 표재성 피부감염, 농가진(대수포 여부와 무관)의 일차적 원인은 황색포도상구균이고 연쇄상구균은 그에 비해 관련이 적다. 드물게 유기체가 피부 깊숙한 부위로 침입해 단독(erysipelas), 봉와직염(cellulitis), 림프관염(lymphangitis) 등을 일으킨다.
- 표재성 박테리아 감염은 얼굴이나 몸의 피부의 손상 부위에서 시작된다. 처음엔 국소부위의 수포성 병변이 점차 커지고 결국 수포가 터지면서 삼출물이 나오고 얼마 후엔 노란색 가피를 형성한다. 홍반성 경계가 나타나기도 한다. 부위가 아물면서 과색소침착이나 저색소침착이 나타난다. 병변이 나타난 시점과 경과 등에 대해 자세히 질문하여야 한다. 신장관련질환을 가진 경우 연쇄상구균에 의한 피부감염은 1주일 이상 지속된다고 보고된 바가 있다.

바이러스 감염

- 바이러스성 피부 감염은 아동 대상자에게서 많이 볼 수 있다. 사마귀, 족저사마귀, 편평사마귀는 인두유두종바이러스의 흔한 징후이다. 이는 아동 및 청소년의 피부 표피에 과각화성 구진 또는 판으로 많이 나타난다. 무사마귀는 수두바이러스가 원인이며 단단하고 융기한 양성 생성물이 피부 표면에 나타난다[표 4-17].
- 수두바이러스는 호흡기를 통해 감염된다. 수두는 눈물방울 모양의 수포가 홍반 위에 퍼져 있고 보통 10~14일의 잠복기 이후에 나타난다.

● 표 4-17   바이러스성 피부 감염

진단	종류	병변부위	검진결과	양상	특징
연속종 (Molluscum)	수두 바이러스	얼굴, 몸통, 사지	중심이 배꼽 모양으로 움푹 들어간 지붕 모양의 구진, 1~5mm	단일 병변이나 군집형 병변	반들반들해 보임
보통사마귀 (Verruca vulgaris, common)	인두유두종바이러스 (HPV 1, 2, 4, 7)	손, 사지	과각화성 구진, 나중에 판으로 커짐	단일 병변이나 군집형 병변	검은점(모세혈관 혈전)
족저사마귀 (Verruca plantaris, plantar)	HPV 1, 4, 63	발바닥	과각화성 구진이나 판	여러 개의 작은 사마귀가 합쳐진 모양	압통
편평사마귀 (Verruca plana, flat)	HPV 1,4,63	얼굴, 손, 다리	윗면이 편평한 구진, 1~3mm	긁히거나 면도로 생긴 상처로 인해 선 모양 또는 뭉쳐진 모양	여러 개이며 약간 융기된 모양

진균감염

- 표재성 진균감염은 피부의 가장 위쪽인 각질층에서 나타난다. 아동기에는 두피, 몸통, 발, 사지 등에 자주 발병한다. 일반적으로 진균은 다양한 종에 속하며 감염증상의 정도도 다양하게 나타난다[표 4-18].

● 표 4-18   표재성 진균 감염

진단	병변 부위	주요 특징	원인성 유기체	임상적 아형
무좀 (Tinea pedis)	발바닥, 발가락 사이	인설, 염증, 짓무름	Trichophyton rubrum T. mentagrophytes	지간형, 수포형, 모카신형
두부 백선 (Tinea capitis)	모간	얇은 인설, 독창	T. tonsurans T. schoenleinii	모내균, 모외균, 황선
몸백선 (Tinea corporis)	털이 없는 사지, 몸통	반월형의 경계가 분명한 반	T. rubrum T. mentagrophytes Microsporum canis	잠행성진균증
어루러기(전풍) (Tinea versicolor)	몸통, 목, 팔, 어깨	인설, 저색소침착 또는 과색소침착의 편평한 반	Pityrosporum orbiculare	
피부칸디다증 (Cutaneous candidiasis)	기저귀 착용 부위	홍반	Candida albicans	

표 4-19 기생충 감염

진단	감염 경로	잠복기	수명	징후	임상적 특징
이기생충 (Pediculosis)	치구, 의복 공유	30일	25일	자극감, 가려움증	직모의 코카시안 어린이에게 많음
사면발이 (Pubic louse)	대인접촉 또는 관련 없음	10일	25일	자극감, 가려움증	1회의 성관계 후 감염 가능성 95% 이상 증가
진드기 (Ticks)	나무, 풀, 덤불, 동물	7~14일	1~2주	궤양성 둥근 가피	리케치아, 바이러스 감염 가능
옴 (Scabies)	대인접촉, 옷, 침구, 가구	3~4주에서 8주	96시간	심각한 야간 가려움증	집먼지 진드기와도 관련

기생충 감염

- 아동의 피부에서 기생충 감염이 종종 관찰된다[표 4-19].
- 피부가 접히는 곳, 갈라진 곳에 파고든 진드기는 심한 가려움증을 유발한다.
- 유충피내이행증(cutaneous larvae migrans)은 보통 발에 많이 나타난다.
- 흡혈이(blood-sucking lice)는 사람 몸, 머리, 서혜부 등에 살며 피부를 뚫어 자극한 후 분비한 타액으로 가려움증을 유발한다.
- 진드기 감염증은 보렐리아 부르그도르페리아균을 옮기며 사망에 이르게까지 한다. 따라서 다른 곤충이나 기생충 등에 의한 감염 진단과 확실히 구별하여 진단하여야 한다.

만성 재발성 피부 질환

아토피피부염

아토피피부염이 신생아 시기에 발생했을지라도 일반적인 만성피부질환(아동집단의 약 10%에 영향)으로 간주되며, 진단되지 않은 상태로 흔히 관리가 미흡하다. 임상의는 과거력을 통해 정확한 정보를 수집하고 특이한 피부 상태를 파악하며 아주 미약한 변화를 동반하는 아토피피부염에 대한 진단을 확신할 수 있다. 한편, 급성, 아급성과 만성 아토피피부염은 다양한 형태와 나이의 변화에 따라 검진에 혼돈을 줄 수 있다.

여드름

여드름은 아동과 청소년기에 많은 이유로 인해 발생하는 만성 피부 질환이다. 12~24세 연령의 청소년 85%에서 주로 나타난다. 유발인자는 유전적 경향, 남성호르몬, 감염요인 등 다양하다[표 4-20]. 여드름은 비염증성과 염증성 여드름 두 가지가 있다.

비염증성 여드름은 흑색면포(blackhead)와 백색면포(whitehead)라고도 불리는 개방성과 폐쇄성이 있다. 염증성 병소는 형태에 따라 구분할 수 있는데 여드름 병소의 크기가 다양하며(직경 5mm 이하의 구진, 5mm 이상 결절) 농성물질(농포)을 함유한다. 중증도는 병변의 수와 염증의 정도에 따라 경증, 중등도 혹은 중증으로 분류한다. 여드름의 정신사회적 영향에 대한 사정은 여드름 병소의 물리적 사정을 따른다. 새로운 여드름을 조절하고 상흔을 최소화하는 치료의 목적을 강조하는 것이 중요하다.

- 흔히 여드름과 유사한 입주위 피부염, 주사, 한선염 등을 여드름으로 오인하는 경우가 있으므로 정확히 구별하여 진단을 한 후 치료하여야 한다. 입주위 피부염은 과민성 반응이다. 흔히 젊은 여성에게 턱이나 코입술의 구진과 농포로 나타난다. 주사는 혈관성 기인이며 홍조, 구진, 농포, 혈관종과 조직부종이 있다. 주사는 면포(comedone)가 없다.

● 표 4-20 여드름 아형

여드름 아형	염증성 특징 / 관련 인자
기계적 여드름(Acne mechanica)	피부에 대한 물리적 압력
스테로이드 여드름(Steroid acne)	경구용 코티코스테로이드 약물
약물유도성 여드름(Drug-induced acne)	단백동화스테로이드, 항간질성 약물, 이소니아지드(항결핵제)
신생아좌창(Acne neonatorum)	모성의 안드로겐 호르몬 자극으로 인한 거대피지선
찰상 여드름(Acne excorié)	긁어서 피부가 벗겨짐
화장품성 여드름(Acne cosmetica)	과도한 세안과 화장품의 두께

노인

전반적인 피부 상태

- 손상된 표피 등을 자세히 살핀다. 외부 자극에 의해 피부가 쉽게 손상된다.
- 내·외인성 노화 과정과 정도는 피부상태에 영향을 준다.
  - 내인성 노화의 증상을 관찰한다. 한선과 모낭의 감소, 모발색소 감소, 피부콜라겐성분 감소, 조갑의 변화, 피하지방 증가/감소, 피부탄력 저하가 눈에 띄게 나타난다.
  - 외인성 노화의 증상을 관찰한다. 자외선 노출, 흡연, 오염된 공기 등이 세포 면역 능력이 떨어지고 검버섯 등이 생긴다. 멜라닌 세포가 증가하고 표피층이 두꺼워진다. 자외선 노출은 피부주름, 모세혈관확장증, 노인자색반, 노인성색소반, 노인성면포, 피부종양의 원인이 되며, 콜라겐 감소, 피부 약화를 초래하여 피부를 위축시킨다.
- 노인에게는 피부의 염증이 다른 연령층에 비해 특히 쉽게 나타난다.

노인의 피부상태/피부질환

- 건조증: 각질형성세포의 비정상적 발달과정으로 표피세포가 비정상적 주기로 성장 소멸되어 건조증을 유발하고 특히 노인층에서 가려움증을 동반한다.

- 정체성 피부염 : 사지쪽 피부의 건조증과 가려움증이 나타나는 질환이다. 보통 정맥 판의 기능에 문제가 생겨서 발생하는 정맥류와 같은 순환계의 문제와 관련되어 있다. 붉고 갈색의 탈색반이 형성되는데 심해지면 진물이 생기며 궤양까지 발생할 수도 있다. 만성적인 정맥순환문제가 다리의 부종을 증가시킨다. 정맥류습진이라고도 불린다.
- 주사 : 주사는 노인 대상자에게 국한된 질환이 아니며 만성 또는 진행성 염증으로도 진단된다. 노인 대상자 주사의 특징은 수년간 얼굴이 붉어지고 화끈거리는 징후가 나타난 후에 두꺼운 피부와 모세혈관확장증으로 진행된다. 노인 대상자의 안구 검진시 안구 주사가 흔히 발견된다.
- 피부 종양 : 노인 대상자는 오랜 시간 동안 누적된 자외선 노출로 인해 악성피부종양의 위험성이 높다. 그러나 노인성 피부 종양의 대부분은 악성이 아닌 경우가 많다[표 4–21].

표 4–21 노인성 피부종양

양성표피생장	종양 부위	특징	감별진단
지루성 각화증 (Seborrheic keratosis)	얼굴, 몸통	색깔과 피부 건조 정도가 다양하며 사마귀 모양의 경계가 뚜렷한 원형	색소기저세포암, 편평상피세포암, 악성흑색종, 기미, 사마귀
버찌혈관종 (Cherry angioma, senile angioma)	몸통	단단한거나 물렁물렁한 적생 혈관종으로 노화에 따라 병변이 늘어남	점상출혈
쥐젖 (Acrochordon, skin tag)	목, 겨드랑이, 서혜부, 안검	말랑말랑하게 눌러지며 분출성으로도 나타남	지루성 각화증, 사마귀, 모반
정맥호 (Venous lake)	입술, 귀의 붉은 경계	압축할 수 있는 작은 구진	흑색종, 문신
피지샘증식 (Sebaceous hyperplasia)	얼굴(특히 미간)	1~2mm의 황색 구진	기저세포암, 연성종양, 단순포진바이러스
이륜결절성연골 피부염 (Chondrodermatitis nodularis chronica helicis)	귓바퀴의 측면 대이륜	2~6mm의 적색 또는 백색의 통증을 동반하는 결절	광선각화증, 각화극세포종

사례 연구

주호소 "반점이 생기면서 온 몸이 가려워요."

면담을 통해 수집한 자료

K 씨는 42세 남성으로 3주전부터 홍반성 구진이 다리에 생기기 시작했다. 일반의약품인 네오마이신연고를 발랐지만 상태는 더욱 나빠졌고 약을 바르지 않자 상태가 다소 호전하는 듯 하였다. K 씨는 이런 증상이 전에도 가끔 있었으며 현재는 하지쪽이 가렵고 이런 가려운 증상은 등과 팔의 여러 부위에서도 나타나고 있다고 한다. 한편, 대상자는 지난 5일간 경증의 압통, 볏짚색의 냄새 없는 삼출물이 점차 심해진 상태이다. 직장이나 가정에서 화학물질에 노출된 적이 없으며 여행을 가거나 비슷한 증상이 있는 사람과 가까이한 적도 없다고 한다. 아울러 모발과 손발톱은 아무런 이상과 변화 없이 정상이다.

〈계속〉

사례 연구

K 씨는 14년 동안 전신소양증을 앓고 있으며 가끔은 그 증세가 심하다. 하지에 국소적인 만성 재발성 가려움이 자주 나타나는데 다른 전신성 질환은 없었다고 한다. 알레르기검사 결과에서 특이사항은 없었으며 여러 종류의 항히스타민약물을 복용하였다고 한다. 하지만 최근에는 약물을 복용하지 않았다. 대상자는 어린 시절 피부염, 피부암 등을 앓은 적은 없고 수두는 겪었다고 한다. K 씨는 햇빛에 약한 편은 아니며 수술이나 수혈을 받은 적도 없다고 한다.

K 씨는 관절염, 피부염, 건선, 심장질환, 당뇨, 피부암에 대한 가족력이 없다. 대상자는 형제자매는 없고 부모는 모두 살아 있고 건강하다. 대상자의 모친은 화장품과 자외선차단제 등의 제품에 민감하고 어렸을 때 가려움증과 발진이 있었던 적이 있다. 대상자와 부모 모두 피부가 하얗고 파란 눈을 가졌다.

K 씨는 술과 담배를 하지 않는다. 사회복지사로 일하고 있고 아내, 두 자녀와 함께 단독주택에 거주한다. 개 한 마리와, 고양이 한 마리를 기르고 있으며 최근에 강아지 열 마리가 새로 태어났다.

근거	요점
표면 상실의 특성을 지닌 위축성 반점	피부의 반복 손상으로 인한 시각적이고 촉각적인 반흔이 형성됨.
과색소침착	염증성 질환 후 색소 변화가 나타남.
경계가 불명확한 융기된 홍반성 구진	염증성 반응으로 인한 국소 부종과 홍반이 나타남.
미란	초기에 긁힌 피부의 찰과상으로 인한 피부 조직 손상. 반복되는 손상(긁히거나 가려워 긁는 것)으로 인한 두꺼워지는 피부 조직이나 태선. 주로 손이 닿기 쉬운 팔, 다리, 등에 주로 나타남.
하지의 건조하고 갈라진 피부	건조한 피부는 보통 피지선 분포가 적은 부위에서 발견되며 가려움증을 동반함. 알레르기원이나 감염성 유기체에 쉽게 침범됨.
광륜으로 둘러싸인 분산되고 격리된 농포	농포는 박테리아 감염을 암시함.

이　름 K 씨	날짜 2005. 2. 1	시간 10:00
	생년월일 1961. 7. 12	성별 남

병력

주 호 소 "반점이 생기면서 온몸이 가려워요."

현 병 력 3주 전부터 홍반성 구진이 다리에 생기기 시작. 압통, 짚빛의 냄새가 없는 삼출물이 점차 심해짐. 일반의약품인 네오마이신연고를 발랐지만 상태는 더욱 나빠짐.

투　　약 없음. 비강용 스테로이드, 경구용항히스타민제 복용한 적 있으나 스스로 복용을 중단함.

알레르기 땅콩, 설파제, 계절성 알레르기

과 거 력 14년간 전신소양증을 앓고 있는 상태. 하지 쪽에 국소적인 만성 재발성 가려움이 자주 나타남. 다른 전신성 질환 없음.
　　　　　질　　병 유년기에 수두 앓음. 재발성 소양증.
　　　　　입원/수술 없음.

가 족 력 천식(-), 대상자의 모친이 화장품과 자외선차단제 등의 제품에 민감하고 어렸을 때 가려움증과 발진이 있었음. 알레르기(+), 습진(+), 심장질환(+), 당뇨 (+), 피부암(-).

사 회 력 아내, 두 자녀, 개 한 마리, 강아지 10 마리, 고양이 한 마리와 생활 중. 사회복지사로 근무 중. 야외활동을 하는 취미가 없음.

〈계속〉

계통별 문진	
일반적인 사항 최근에 생긴 변화 없음.	**심혈관계** 없음.
피 부 다리에 소양성 구진이 재발됨.	**호흡기계** 천식(-), 주변환경에 대한 알레르기(+).
눈 없음. 안경/렌즈 착용(-).	**위장관계** 오심, 구토(-).
귀 없음.	**비뇨생식기계** 없음.
코/입/목 손상된 치아 없음.	**근골격계** 무릎의 퇴행성관절염
유 방 (-).	**신 경 계** 의식 수준 변화 없음.

신체 검진		
체 중 71.7kg	**체온** 36.7 ℃	**혈압** 132/70 mmHg
신 장 182.6 cm	**맥박** 82회/min	**호흡** 20회/min

전반적인 외모 정상적인 인지상태로 행동함. 고통스러워 보이지 않음.

피 부 중중도의 홍반성 구진과 미란이 다리에 있음. 열감은 없으며 삼출물 약간 보임. 가피와 압통이 관찰됨. 태선화, 과색소침착, 위축된 반점 등이 하지 여러 부위에 있음.

머리/귀/눈/코/목 정상적인 두부. 눈에서 분비물이 증가함. 맑은 콧물이 약간 증가함.

심혈관계 규칙적인 박동과 속도. 정상 혈압.

호흡기계 천명(wheeze)이나 기침 없음.

소화기계 장운동 청진됨. 압통, 간비장 비대 없음.

비뇨생식기계 정상

근골격계 안정적인 보행

신 경 계 정상

기 타	
임상 검사 과산화수소 검사	**특수 검사** 치료에 반응이 없으면 조직 생검과 배양 고려
최종 검진 결과 1. 아토피피부염 2. 네오마이신 연고에 대한 과민성 및 알레르기 가능성	

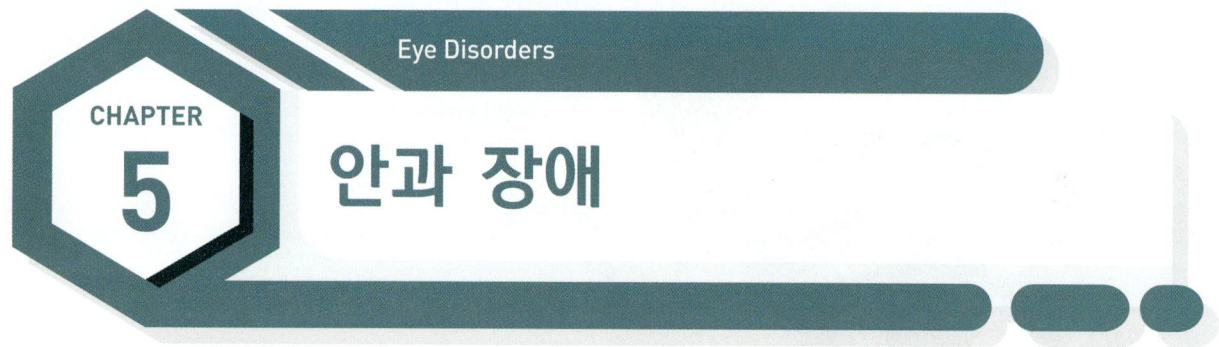

Chapter 5 안과 장애

1 해부 생리

눈은 시신경(제2뇌신경)을 통하여 시각적 자극을 뇌로 전달하여 해석하는 감각기관이며 총 12개의 뇌신경 중 4개의 뇌신경이 눈의 기능에 직접 관여한다. 이 중 동공의 크기 조절, 눈의 깜빡임, 안구 운동은 제3뇌신경(동안신경)과 관련되며 안와에서 안구를 움직여 물체의 상에 초점을 맞추는 것은 제3, 제4, 제6뇌신경이 담당한다. 안와의 뼈는 안구를 보호해서 눈의 전면부는 외부에 노출이 되어 있지만 나머지는 두개골의 여러 뼈가 결합하여 만들어진 안와라고 하는 둥근 골강성 내에 안전하게 위치해 있다.

1 눈의 외부 구조

눈의 외부 구조는 눈썹(eyebrows), 안검(eyelids), 속눈썹(eyelashes), 결막(conjunctiva), 누기(lacrimal apparatus)로 구성되어 있으며[그림 5-1], 외안근(extraocular muscles)을 따라 분포되어 있고 눈을 지지한다.

안검은 외부 이물질로부터 눈을 보호하고 습기를 유지한다. 상안검은 정상적으로 홍채의 일부를 덮지만 동공은 가리지 않는다. 상안검과 하안검 사이의 틈을 안검열(palpebral fissure)이라고 하며, 눈을 감으면 상안검과 하안검은 서로 맞닿는다. 상안검에는 단단한 결합조직으로 된 안검판(tarsal plate)이 있다. 속눈썹은 안검의 가장자리로부터 밖으로 나 있다. 검판이라 불리는 치밀한 섬유성 결조직이 안검에 자리한다. 검판 내에는 많은 포도상관상 지선이 있고 그 배출관이 검연에 늘어서 있다. 이 지선을 검판선 또는 마이봄선(meibomian gland)이라고 부른다. 마이봄선은 지방성 윤활물질을 분비하여 눈물의 과다 배출을 방지하고 안검을 닫을 때 밀봉하는 역할을 한다. 동안신경은 상안검거근을 자극하여 상안검을 움직이며 이 근육은 눈 위쪽과 뒤쪽에서 시작하여 상안검의 위쪽 가장자리로 들어가고 상안검의 움직임에 작용하는 근육 중의 하나인 뮐러근육은 교감신경의 영향을 받는다. 깨어있는 동안 이 근육은 수축되어 있지만 피곤하거나 졸린

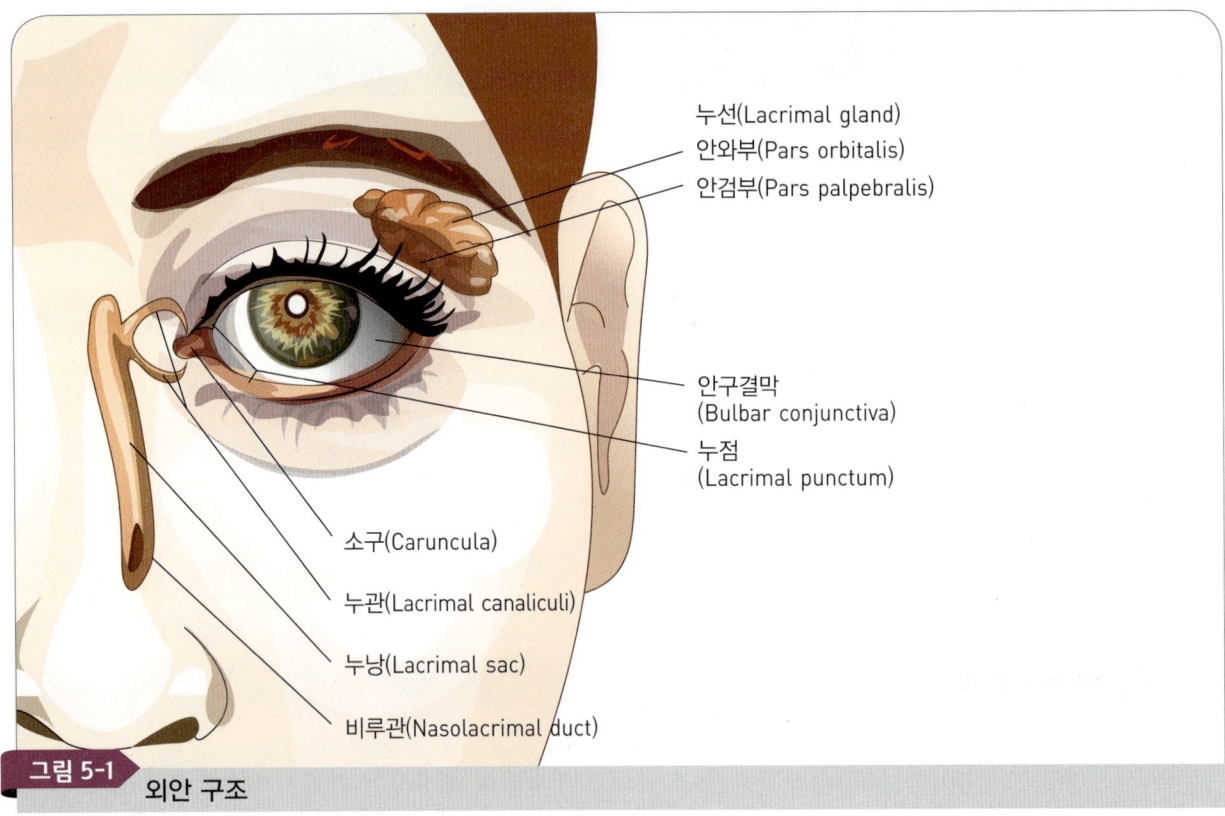

그림 5-1 외안 구조

순간에는 근육이 이완되어 눈이 감기게 된다.

결막은 얇고 투명한 막으로, 안구의 앞부분을 덮고 있다. 안검 부분(안검결막)은 안검의 내측을 따라 분포하고, 안구 부분(안구결막)은 공막 위에 위치한다. 안구결막은 각막을 제외하고 안구의 전면을 덮고 있다. 정상 결막은 눈물층을 형성하여 각막 표면을 건강하게 유지한다.

누선(lacrimal glands)은 안구의 상외측 가장자리에 위치한다. 누선은 눈물을 만들어 마이봄선, 결막과 각막을 건조로부터 보호하고 미생물이 자라지 못하도록 한다. 누액은 누점(lacrimal punctum)이라고 불리는 두 개의 작은 구멍을 통해 누관(lacrimal canaliculi), 누낭(lacrimal sac), 비루관(nasolacrimal duct)을 차례로 지나 배출된다. 누점은 안쪽 눈 구석에서 조금 떨어진 안검 위와 아래에 각각 위치하는데, 안구와 잘 맞닿아 있다. 한편 결막 안쪽에 보이는 주름은 반월추벽(plica semilunaris)이다. 누구(lacrimal caruncle)는 피부 및 결막과 비슷하게 보이며 약간 볼록해 보이는 부위이다. 비루관에서 흘러 나온 눈물은 부비동 벽을 타고 콧속으로 흐르는데 이것이 바로 사람이 울 때 코를 푸는 이유이다. 눈물 생성과 비루관을 통한 눈물 배출의 균형이 맞지 않으면 '건성안(dry eye)' 혹은 '안구건조증(keratitis sicca)'의 원인이 된다.

2 눈의 내부 구조

눈의 내부 구조는 공막(sclera), 각막(cornea), 홍채(iris), 동공(pupil), 전방(anterior chamber), 수정체(lens), 모양체(ciliary body), 맥락막(choroid), 망막(retina)으로 구성되어 있다[그림 5-2]. 안구는 공 모양이며 망막에 있는 감각신경 다발에 집중된다. 안구는 세 개의 층으로 벽을 이루고 있다. 이 중 섬유층은 공막과 각막, 혈관층은 맥락막과 모양체, 감각층은 망막이다.

공막은 눈의 '흰자 부분'으로 불리며 안구의 외층을 형성한다. 안구의 앞쪽에서 각막으로 연결된다. 공막과 상공막(episclera)은 결합조직으로 되어 있어 눈의 보호막을 제공한다. 그리고 공막의 단단하고 치밀한 구조는 안구가 움직일 때 시야를 유지할 수 있게 한다. 공막에는 세 쌍의 눈근육(상직근, 외측직근, 내측직근)이 부착되어 있다. 이 근육들은 상사근, 하사근과 함께 안구를 회전시키고 물체의 상이 항상 중심와에 맞춰지도록 조절한다.

각막은 동공과 홍채를 덮고 있는 부드럽고 촉촉한 조직이며 결막과 이어져 있다. 각막은 투명하고 제5뇌신경인 삼차신경을 통한 감각신경에 민감하게 반응한다. 눈물을 이용한 각막의 청결 유지는 각막 표면의 건조를 방지한다. 각막을 통해 들어온 빛은 수정체를 거쳐 망막에 도달한다. 또한 각막은 전방수를 외부환경과 분리시킨다.

홍채는 눈의 색깔을 결정하는 색소를 가지고 있는 원판 모양의 근육이다. 홍채의 색은 멜라닌 세포가 만들어내는 유멜라닌(갈색 혹은 흑색멜라닌)과 페오멜라닌(적색 혹은 황색멜라닌)의 양에 의해 결정된다.

동공은 원형의 검게 보이는 구멍으로 외부의 빛이 통과하는 부분이다. 동공이 작아지거나 커짐으로써 빛이 들어오는 양이 조절된다. 사물의 원근 조절을 위해 동공의 크기가 변한다.

전방은 각막의 뒷부분에 있다. 전면은 각막, 측면은 공막과 모양체, 후면은 홍채, 수정체가 있다. 전방은 안방수로 채워져 있다. 안방수는 액체 상태로 모양체 돌기에서 만들어져 후방(posterior chamber)에서 동공을 통해 전방으로 들어간 후 슐렘관(canal of Schlemn)으로 흡수된다. 안방수의 생산률과 안방수 순환에 대한 저항 사이의 관계가 안내압(보통 15mmHg ± 3mmHg)이 된다.

수정체는 홍채의 뒤에 위치한다. 수정체는 빛을 굴절시켜 망막에 전달되도록 하는 기능을 갖고 있다. 홍채의 근육은 동공의 크기를 조절하고 모양체의 근육 조직은 수정체 두께를 조절하여 물체의 원근 거리에 따라 초점을 맞출 수 있게 한다.

안저(fundus)는 눈의 후방 부위에 있으며 검안경을 통해 관찰할 수 있다. 안저에는 망막, 맥락막, 안와, 황반, 시신경유두, 망막혈관 등이 있다. 광선이 망막을 자극하고, 이 자극이 신경흥분으로 바뀌어 시신경을 통해 뇌로 전달되어 해석된다[그림 5-3]. 시신경(optic nerve)과 망막혈관은 시신경유두에 있다. 시신경유두의 측면 아래쪽 망막 표면에 약간 함몰된 작은 부위가 있는데 이는 시력의 중심점으로 가장 정확하게 상이 맺히는 곳이다. 이 부분을 둘러싸고 있는 더 어두운 색의 부위는 망막중심와(fovea centralis)이다. 황반(macula)은 망막중심와를 둘러싸고 있으며, 어두운 음영을 띠며 망막과 구별된다.

내측 망막에는 신경섬유가 분포하여 혈관을 따라 뇌로 연결되어 있다. 망막의 혈관 구조는 신경다발층에

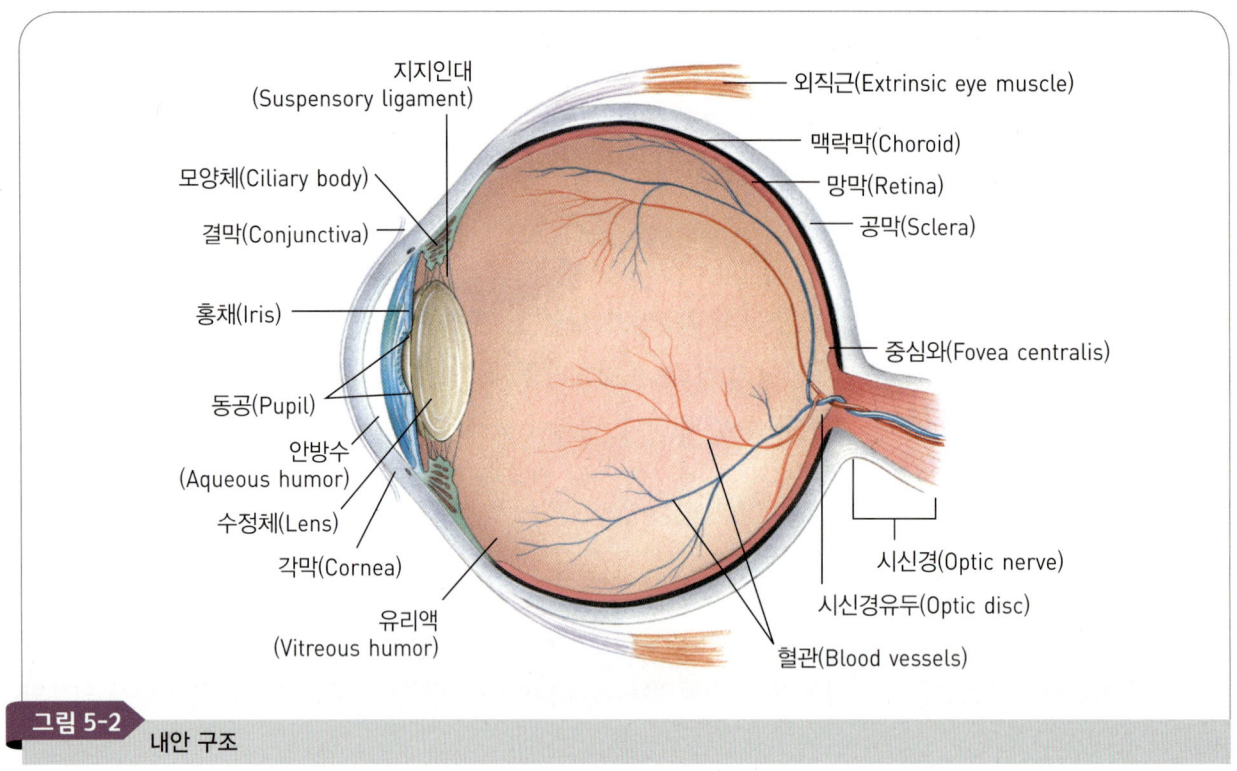

그림 5-2 내안 구조

서 현저히 두드러져 보이며 임상에서는 혼탁된 경우가 관찰된다.

유리액(vitreous humor)은 맑은 액체로 수정체와 망막 사이에 존재하는 물질로 유리체의 형태를 이룬다. 신생아의 유리액은 내용이 계란흰자와 유사하고 망막에 단단히 붙어있는 데 반해 나이가 들면 점점 얇아지고 안구 뒤쪽에서 분리된다. 이러한 현상은 안구건강에 아무런 문제를 일으키지는 않는다. 망막으로부터 유리체가 분리될 때 섬광이나 이물질의 부유감을 느낄 수 있다. 부유물질은 망막에 붙어 있으며 떨어진 유리체의 작은 조각이다. 양성부유물은 망막파열이나 분리의 경우를 의미하며 두부손상 시에도 나타날 수 있다. 섬광(flashes)은 신경학적 원인일 경우가 있으며 편두통이 그 예이다. 섬광, 부유감, 시야의 암막현상, 부유물의 증가 등이 갑작스런 시력 저하와 동반되면 안과적으로 문제가 심각함을 의미한다.

3 시력

물체가 반사한 빛은 정확한 상을 인식하기 위해 반드시 눈의 투명한 구조를 통과해야 한다. 빛은 눈으로 들어가 각막에서 굴절되어 동공을 거쳐 망막에 도달한다. 모양체는 수정체의 두께를 조절하여 물체의 상이 정확히 맺히도록 한다. 망막의 막대세포와 원추세포는 빛을 전기적 자극으로 해석한다. 시신경은 물체의 상을 뇌의 후두피질로 전달하여 인식시킨다.

가까이 있는 물체를 볼 때 눈은 수정체의 굴절을 증가시키고 동공을 축소시키는 조절작용을 한다. 분산된 빛은 망막에 정확한 상이 맺힐 수 있도록 굴절된다. 모양체의 수축은 수정체가 불룩해지도록 탄력을 주고 초점을 맞추기 위해 굴절을 변화시킨다.

홍채의 환상근이 수축하면 동공이 수축한다. 동공의 크기는 가까운 거리를 볼 때는 작아지고 먼 거리를 볼 때는 커진다. 가까운 물체를 볼 때 동공의 크기가 작아지는 것은 밝은 빛으로부터 눈을 보호하기 위한 것이다.

각 눈은 다소 다른 상을 보지만 시야는 상당히 많은 부분 겹쳐진다. 사람은 양안시이므로 시각피질은 두 개의 약간 다른 상을 융합하여 심층적인 인지나 삼차원 영상을 제공하게 된다. 외안근은 양쪽 눈에 각기 맺힌 상을 평행이 되도록 균형을 유지하는 기능을 한다.

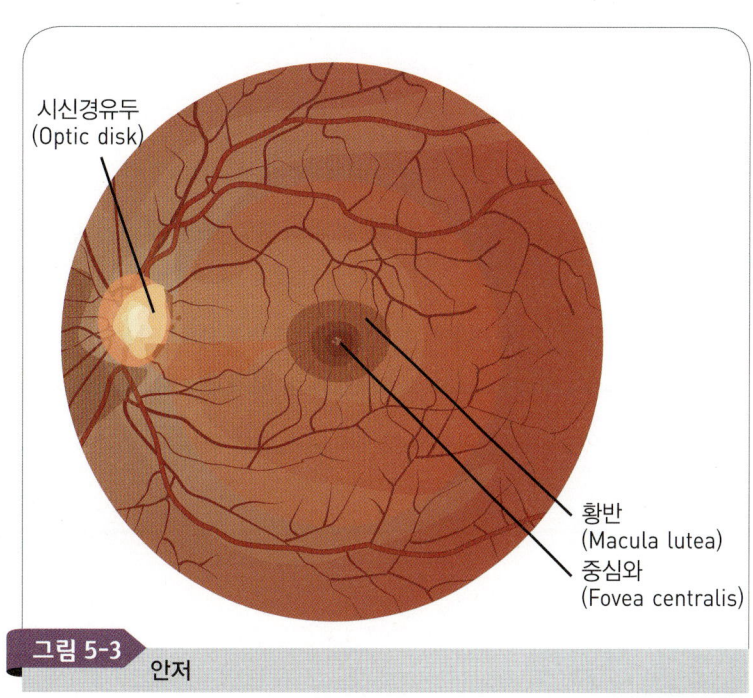

그림 5-3 안저

4. 시각로

망막에 맺힌 상은 실제 모습의 위쪽이 아래쪽으로, 오른쪽이 왼쪽으로 거꾸로 되어 맺힌다. 예를 들어, 하측두부 시야에 있는 물체는 망막의 위측두부에 상이 맺힌다. 망막중심와는 시력의 정확성과 관련되어 있는 아주 중요한 시각점이다. 빛은 신경자극에 영향을 주어 망막, 시신경, 시삭을 거쳐 시방선이라고 불리는 경로를 통해 전달된다. 시방선은 뇌의 후두엽의 일부인 시각피질까지 가 있다. [그림 5-4]가 시각로(visual pathways)를 보여주고 있다.

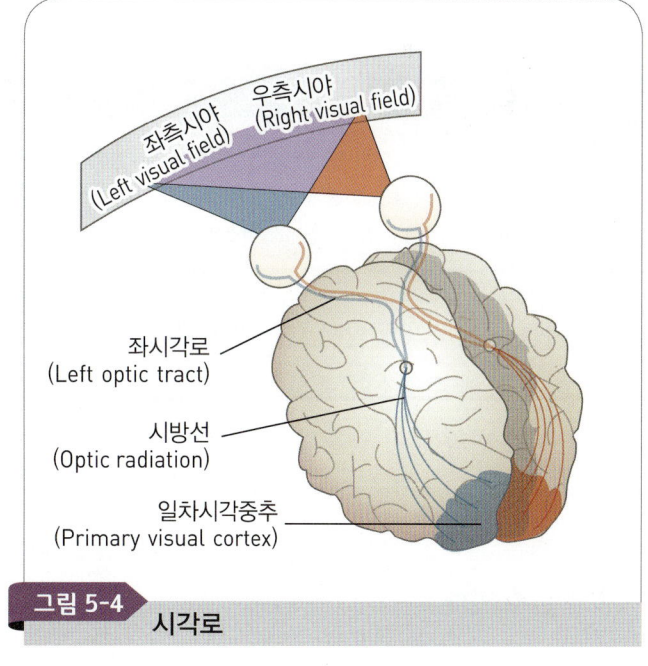

그림 5-4 시각로

5 시야

눈을 움직이지 않고 볼 수 있는 범위를 시야(visual fields)라고 한다. 시야는 대상자가 보고 있는 점을 중심으로 원을 그렸을 때 시각이 형성되는 공간적 범위를 말한다. 원의 중심은 눈이 응시하고 있는 점으로부터 주변 90° 반경의 범위를 두었을 때 범위시야의 초점에 해당한다. 각 눈의 시야는 4분원으로 구분한다. 양쪽 측두부 시야가 가장 넓다. 시야의 정상범위는 위쪽으로는 눈썹, 아래쪽으로는 아래볼, 내측으로는 코가 보이는 부분이다. 시신경유두에 있는 망막수용체 결핍은 타원형의 맹점을 만든다. 사람이 양안을 이용하여 사물을 볼 때는 각각의 시야가 겹쳐 결국 두 눈을 이용하여 사물을 보게 되는 양안시가 된다. 시선의 바로 바깥 쪽 범위인 주변시(peripheral vision, lateral vision)는 단안시이다.

2 건강력

성공적인 진단과 치료를 위한 필수조건은 대상자의 과거와 현재 질병력, 사회력 및 가족력 그리고 그 밖의 신체를 포함한 전반적인 부분에 대하여 주의 깊고 적절하게 파악하는 것이다.

1 주호소 및 현병력

> "눈이 아파요. 눈에 뭐가 들어간 것 같아요."
>
> 임 씨는 44세 여성으로 하루 전부터 오른 쪽 눈의 통증, 눈부심, 시력 저하가 나타났다. 임 씨는 증상이 나타나기 전날 정원 손질을 하였는데 이후 눈물이 흐르고 불편감이 느껴졌다. 집에서 안과용 세정제로 눈을 씻어 보았고 충혈이 있어 비처방용 안약도 사용해 보았으나 나아지지 않았다. 임 씨는 평소에 연속착용형 소프트렌즈를 사용하고 있다.

대상자를 사정하기에 앞서, 대상자로부터 병원에 오게 된 결정적 이유가 무엇인지 알아내는 것이 중요하다. 이를 통해 주호소와 증상에 대한 면밀한 검토가 가능하다. 안과적 문제는 통증, 충혈, 이물감, 시력 저하와 시야 변화 등이 있을 수 있다. 이러한 증상은 다양한 증상과 복합적으로 나타나기도 한다. 한 가지 증상에 동반되는 증상이 다른 경우 다른 기저질환을 암시한다. 예를 들어, 통증이나 시력 문제 없이 나타나는 충혈은 결막염이나 안검염일 수 있으며 반면 통증과 시력 저하를 동반하는 충혈은 녹내장, 공막염, 각막염일 수 있다.

1) 눈의 통증

눈의 통증(eye pain)은 안과 문제 중 아주 흔한 증상이다. 따라서 통증이 급성시력손상을 동반한 것인지 이물질로 눈물이 나며 아픈 것인지를 반드시 구별해야 한다.

발병·지속시간	갑자기 진행되었는가 점진적으로 진행되었는가? 통증이 어떻게 진행되기 시작하였는가? 증상이 나타나기 직전 대상자는 무엇을 하고 있었는가?
양상	눈의 통증인가, 자극인가?
부위	통증 부위가 오른쪽 눈인가, 왼쪽 눈인가, 양쪽 눈인가? 통증이 눈 이외의 부분으로 퍼지는가? *각막의 포진성 병변은 눈 주위로 통증성 피부염을 일으키기도 한다.*
중증도	대상자에게 통증의 정도를 1~10점 척도를 이용해 질문한다. 심각한 통증은 각막궤양, 포도막염, 급성 간헐성 우각폐색성 녹내장, 내안구염을 의심해야 한다.
시간	통증이 어느 시간에 주로 나타나는가?
유발요인	대상자에게 외상이 있는가? 대상자가 이물질이나 강한 광선(예: 용접불꽃)에 노출된 적이 있는가? 눈에 무엇인가 바르거나 넣은 적이 있는가? *여러 종류의 물질이 눈에 자극을 줄 수 있다. 네오스포린은 눈에 자극을 주므로 반드시 피해야 한다.*
관련 증상	시야 전체가 흔들려 보이는가, 일부만 흔들려 보이는가? 복시나 눈부심을 경험하였는가? 대상을 볼 때 주위에 광륜이 보이는가?
완화요소	무엇이 통증을 완화하는가?

2) 이물감

눈의 이물감(foreign body sensation)은 안과적 문제에서 흔한 증상이다. 안구가 건조하거나, 결막 찰과상, 결막 자극, 각막의 이물질 등에 의해 생길 수 있다.

발병·지속시간	갑자기 진행되었는가, 점진적으로 진행되었는가? 언제부터 증상이 나타나기 시작했는가? *통증이 나타나기 시작한 지 24시간 경과한 경우, 대상자는 처음에 '점'처럼 보이던 금속이물질이 지금은 '둥근 철심'처럼 보인다고 말할 것이다.*
부위	이물감이 느껴지는 부분이 오른쪽 눈인가, 왼쪽 눈인가 아니면 양쪽 눈인가? 특정 부위에 이물감이 있는가? 특정 부위의 이물감은 실제로 이물질이 눈에 존재함을 의미한다. *마취약 사용을 잠시 미루어 시력 확보를 도울 수 있다.*
중증도	대상자에게 불편감의 정도를 질문한다.
관련증상	대상자에게 관련 증상(통증, 발적, 시력 저하와 변화 등)에 대해서 질문한다.
유발요인	대상자가 이물질이 들어갈 만한 연마작업이나 용접작업 등을 했는지 질문한다.
완화요소	이물감을 완화시키는 요인은 무엇인가?

2 과거병력

> 임 씨는 연속착용형 소프트렌즈를 착용하며 매년 안과 정기검진을 받고 있다. 지금까지 대상자는 눈수술, 외상, 녹내장 등과 같은 문제는 없었으며 당뇨, 고혈압, 심장질환도 없다. 대상자는 수혈을 받은 경험도 없다.

검진자는 대상자의 과거병력, 외상 경험, 수술 등 모든 사항을 자세히 질문하여 정확히 파악해야 한다. 대상자의 모든 정보는 간호계획 수립에 구체적으로 반영될 수 있다.

과거 건강상태 및 수술	대상자의 건강상태에 대해서 질문한다(당뇨병, 고혈압, 심장질환, 계절성/지속성 알레르기 등). *당뇨병뿐만 아니라 심장질환과 갑상선 질환은 망막과 깊은 관련이 있으며 시력에 영향을 준다.* 안과 수술한 적이 있는 대상자의 경우 상태, 시기, 결과 등을 질문한다. *수술 기왕력을 통해 병리적 소견과 질환에 대한 정보를 수집할 수 있다(예: 원추각막에서 렌즈삽입술).*
눈의 외상과 손상	사고 경험, 눈의 구조손상 등에 대한 과거력을 알아 보고, 어떤 치료를 받았으며 회복은 어느 정도 되었는지 질문한다. *각막손상의 경우 영구적 시력 손상을 가져온다.*
안경과 콘택트 렌즈 사용	대상자가 안경이나 콘택트렌즈를 사용하는가? *소프트 콘택트렌즈나 연속착용형 렌즈 사용은 시력과 안구감염 위험성과 깊은 관련이 있다. 예를 들어, 소프트 콘택트렌즈 착용자는 슈도모나스 감염 위험성이 더 크다.*
최근 안과 검진	최근에 한 마지막 안과검진 날짜와 결과에 대해 질문한다.

3 가족력

> 임 씨는 고혈압 가족력이 있으며, 당뇨병, 천식, 암, 심장질환을 가진 사람은 없다. 임 씨의 부모와 형제는 모두 생존해 있으며 건강하고, 가족 내 유전질환은 없다. 현재 임 씨는 자녀가 없다.

많은 경우 병리적 소견은 가족 내 유전과 관련이 깊다. 예를 들어 5촌에서 6촌 내의 친척에 개방각 녹내장이 있는 경우 녹내장으로 진행될 위험성이 매우 높다.

생존해 있는 친척 나이	부모, 형제, 자매, 자녀의 건강 및 관계
사망	대상자와의 관계 및 사망원인(특히 눈에 영향을 주는 질병)
만성질환	가족구성원이 질병에 걸린 기간과 대상자의 관계를 포함하여 가족 내 만성질환에 대해 질문한다. 특히 녹내장, 백색증 같은 가족성 혹은 유전성 안과 질환에 초점을 맞춘다.
유전성	유전적 문제나 선천성 기형이 있는가?

4 사회력

지역사회 구성원으로서의 역할 및 능력에 대해 파악한다. 취미, 사회 활동을 알아보면서 음주와 흡연 습관, 마약투약 등에 대한 상태도 알아본다.

> 임 씨는 담배와 마약류는 사용하지 않으며 술은 주말에 와인 한두 잔 정도 마신다고 한다. 임 씨는 미혼의 유치원 선생님이며 정원을 가꾸는 것이 취미이다.

가족	현재 함께 거주 중인 가족에 대하여 질문한다.
직업	직업에 대하여 질문한다. *직업 특성에 따라 안과적 손상이 발생할 수 있다. 예를 들면, 용접 시 안전장구를 제대로 갖추지 않고 작업을 하면 용접작업 시 생기는 자외선으로 인한 각결막염(keratoconjunctivitis)과 심한 통증이 발생할 수 있다.*
취미	평상시 취미 활동이 무엇인지 질문한다(용접, 연마 등). *분진이나 금속성 미세입자가 각막에 들어갈 수 있다.* 기타 다른 유해성이나 외상성 손상에 노출될 가능성 여부에 대해 질문한다.
흡연	흡연 종류, 양, 횟수, 기간 및 간접 흡연 노출에 대해 질문한다. 금연을 시도했던 경험이 있다면 방법 및 성공 여부의 영향 요인에 대해 질문한다. *장기간 흡연을 한 대상자의 경우 안저 사정을 통해 혈관변성 유무 및 상태를 알 수 있다.*
음주	술을 마시는가? 어느 정도 마시는가? 어떤 종류를 마시는가(맥주, 와인 등)? CAGE 사정표를 이용한다. *음주는 부상의 위험을 높인다.*
약물사용	기분전환용 약물을 사용하는가? 만일 그렇다면 약의 종류(예: 엑스터시, PCP, 코카인, 헤로인), 양, 방법에 대해서 질문한다. 약물은 안과검진 시 관찰할 수 있는 전신적 영향이 있다. *코카인, 암페타민: 동공 확대 헤로인: 동공 축소* *헤로인, 알코올, 벤조다이제핀, 코카인, 암페타민: 동공반사지연 또는 동공반사부재*

5 계통별 문진

많은 안과 질환의 증상이 눈 이외의 다른 신체 계통에서 나타난다. 다음은 안과 문제가 있을 때 공통적으로 나타나는 징후를 요약한 것이다.

계통	증상 및 징후	관련 질환
내분비계	당뇨병(다뇨, 다음증, 비만, 잦은 감염)	당뇨망막병증, 혈관병
심장계	혈압 상승	안구출혈
신경계	두통	울혈유두(뇌압 상승), 녹내장(안압 상승)

〈계속〉

계통	증상 및 징후	관련 질환
신경계	안구진탕증(선천성)	뇌수종, 뇌간질환, 약물중독, 아놀드키아리 기형, 뇌종양, 뇌기형
	안구진탕증(후천성)	실명, 다발성 경화증, 말초전정질환, 소뇌/뇌간질환, 약물사용

3 신체검진

❶ 준비물품

스넬렌 시력표 또는 E 차트 / 한천석 시력표 / 휴대용 스넬렌카드 또는 근거리 시력검사지 / 펜라이트 / 불투명카드 / 검안경 / 색약 검사표(이시하라 검사표) / 일회용 장갑

❷ 신체검진 내용

1) 시력, 시야, 외안근운동, 색깔 구별

안과에서 시력은 일종의 "활력징후"이다. [BOX 5-1]은 시력측정법을 설명하며 [BOX 5-2]는 시야검사를 포함한 안과검진에 대해 설명하고 있다.

BOX 5-1 시력 측정

시력 측정

스넬렌 시력표로 시신경 상태를 검사할 수 있다. 대상자가 안경을 착용하는 사람이면, 독서용으로만 착용하는 안경이 아닌 평상시 사용하는 안경을 쓰고 검사한다.

검사법

1. 대상자를 차트로부터 6m 떨어진 위치에 세운다.
2. 대상자로 하여금 한쪽 눈을 불투명 카드로 가리게 한다. 손으로 가리면 사이로 볼 수 있기 때문에 불투명 카드를 사용한다.
3. 가장 큰 문자가 나열된 줄을 읽게 한다.
4. 대상자가 알아 볼 수 없는 글자가 나올 때까지 문자를 읽도록 한다.
5. 문자나 기호를 반 이상 읽은 마지막 줄이 어디인지 측정한다.
6. 각 줄의 끝에 있는 시력을 기록한다.

〈계속〉

BOX 5-1 시력 측정

시력의 표시와 기록

시력은 두 개의 숫자로 표시된다(예; 20/40). 첫 번째 숫자는 대상자가 시력표에서 떨어져 문자를 읽은 거리(20ft=6m)이다. 두 번째 숫자는 정상인이 문자 또는 기호를 읽을 거리를 나타낸다. 20/200은 정상 시력을 가진 사람이 200ft 거리에서 읽을 수 있는 인쇄물을 대상자가 20ft 거리에서 읽을 수 있다는 것을 의미한다. 두 번째 숫자가 클수록 시력이 나쁘다는 것을 의미한다.
법적시각상실(legal blindness)은 보통 20/200 이하로 정의한다.
참고: 시력 측정이 불가능하거나 시력이 점점 더 나빠지는 것으로 판단되면 즉시 안과의사에게 검진을 의뢰한다. 대상자를 안과의사에게 의뢰할 때는 시력검사결과를 함께 보내도록 하며 검사할 때 안경이나 콘택트렌즈 착용 여부를 명시하도록 한다.

기타 검사

노안인 경우 근거리 시력검사지를 이용한 근접시력을 검사하도록 한다. 연령이 40세가 넘으면 눈의 조절 능력이 저하되어 노안이 오기 시작한다. 따라서 대상자는 시력검사지를 정확히 보기 위해 차트를 멀리 떨어져서 보려고 한다. 평소 시력검사지를 침대 가까이에 두고 체크를 하는 것이 많은 도움이 될 수 있다. 시력검사지를 구하기 어려운 경우 신문 같은 인쇄물을 이용해 평소 시력을 체크하도록 한다.

BOX 5-2 시야검사

대상자의 시야를 검사하기 위해서 대상자와 마주보도록 한다. 대상자의 귀에서 옆으로 약 60cm 거리를 두고 검진자의 두 팔을 뻗는다. 대상자에게 검진자의 손가락이 대상자의 시야에 들어올 때 검진자의 손가락을 잡도록 설명한다. 대상자를 마주보고 가상의 원을 그려 시야에 들어 오는 원호의 끝이 어디인가 확인한다. 이 검사를 위, 아래 사분면으로 나누어 모두 시행한다. 많은 경우 측면 시야 문제가 발견된다. 대상자가 양쪽 시야에서 검진자의 손끝을 모두 본다면 정상시야이다.

만일 시야검사 중 비정상적 소견이 관찰된다면 더 자세한 검사를 진행하도록 한다. 대상자의 한쪽 눈을 가린다. 이 때 문제가 있는 것으로 의심되는 눈이 아닌 정상인 눈을 가리도록 한다. 대상자를 마주 보고 앉는다. 검진자는 대상자의 반대쪽 눈을 가린다. 가리지 않은 눈으로 상대방을 직접 바라본다. 그런 다음 가리개를 들고 있지 않은 팔을 아래로 쭉 뻗은 후 한 손가락을 아래에서 위쪽으로 움직여 대상자가 손가락을 볼 수 있을 때까지 움직이면서 올린다. 대상자에게 검진자의 손가락이 보이면 "지금"이라고 말하도록 지시한다. 나머지 상부, 측두부, 비측부에서도 시야를 검사한다. 반대쪽 눈에서도 동일한 방법으로 검사한다.

색약(색맹)은 대상자의 안전 및 활동과 관련하여 중요한 항목이다. 색맹은 망막과 시신경 기능 장애의 결과로 나타난다. 특정 직업에서 색맹은 주요 안전 고려사항이다. 예를 들어, 택시 기사는 교통 신호를 정확하게 식별할 수 있어야 한다. 이때 이시하라 검사표의 여러 가지 색깔의 숫자를 확인하는 것을 포함하여 몇 가지 검사법을 실시할 수 있다.

2) 시진과 촉진

검진	이론적 근거
1. 외안근 기능을 검사한다. 　A. 각막빛반사 검사(허쉬버그 검사, Hirschberg test): 눈의 수평정렬을 사정하는 검사이다. 대상자의 얼굴에서 약 30cm 떨어진 곳에서 펜라이트를 잡는다. 대상자에게 앞을 똑바로 쳐다보도록 하고 대상자의 콧마루를 향해 비춘다. 　B. 차폐검사(cover-uncover test): 정상적으로 안구의 평형을 유지하는 융합반사를 차단하여 눈 운동의 미세한 불균형, 눈의 정렬과 근긴장도의 편위를 발견하는 것이다. 대상자에게 특정 물체를 똑바로 쳐다보게 한다(아동을 사정할 때는 작은 장난감이 도움이 될 수 있다). 대상자의 눈을 불투명한 카드로 가리고 남은 한쪽 눈을 관찰한다. 편위 없이 안정적으로 고정된 시선이 정상이다. 그런 다음 불투명 카드를 제거하고 가리지 않은 눈에 움직임이나 편위가 있는지 사정한다. 움직이지 않아야 정상이다. 다른 쪽 눈에도 검사를 반복한다. 　C. 6방향 응시검사(외안근의 근력과 뇌신경 기능사정): 30cm 떨어진 곳에 검진자의 손가락을 응시하도록 한다. 손가락을 시계방향을 따른 6개의 운동방향으로 움직이면서 안구의 움직임을 관찰한다[BOX 5-3].	A. 빛반사는 양쪽 눈의 동공에서 대칭적으로 나타나야만 한다. 각막의 빛반사가 불안정하면 차폐검사를 실시한다(b 참고). 만일 각막빛반사 검사나 차폐검사 결과가 비정상이면 약시(amblyopia)나 사시(strabismus)임을 의미한다. B. 가린 눈의 불투명 카드를 제거한 후에 초점이 맞춰진다면 이것은 눈의 편위와 외안근의 허약을 의미한다. 이 경우 안과의사의 추가 사정이 필요하다. C. 안구는 6개의 운동 방향을 따라 자연스럽게 대칭적으로 움직인다. 안구가 어떤 한 방향이나 모든 방향에서 비대칭적으로 움직이면 한 개 이상의 외안근이 허약하거나 외안근의 움직임을 지배하는 뇌신경의 손상을 의미한다(제3, 제4, 제6뇌신경). 안구의 움직임이 떨리는 안구진탕증은 안구 내부 질환, 다발성 경화증, 뇌병변, 마약 사용의 경우에 나타난다.
2. 눈의 위치와 정렬을 사정한다.	2. 양쪽 눈이 코 쪽으로 모여 있거나 양측 귀 쪽으로 벌어져 있는 경우 사시, 안구가 돌출된 경우는 갑상선기능항진증일 수 있다.

BOX 5-3　외안근 기능 검사

6개의 운동 방향을 따라 안구가 움직이는 것을 검사하기 위해 대상자에게 검진자의 손가락이 움직이는 것을 머리를 돌리지 않고 눈으로만 따라 오도록 지시한다. 검진자는 손가락을 위에서 아래로 천천히 움직이며 대상자의 안구 움직임을 관찰한다. 이때 검진자는 가상의 영어 알파벳 'H'를 허공에 그려 대상자에게 보이는 것으로 시선이 따라오도록 한다. 대상자의 안구는 같은 방향을 유지해야 한다. 안구진탕증(nystagmus)과 약시와 같은 비정상이 있는지 살펴보고, 안구진탕증이 나타나는 시선의 방향을 확인한다.

〈계속〉

| 검진 | 이론적 근거 |

BOX 5-3 외안근 기능 검사

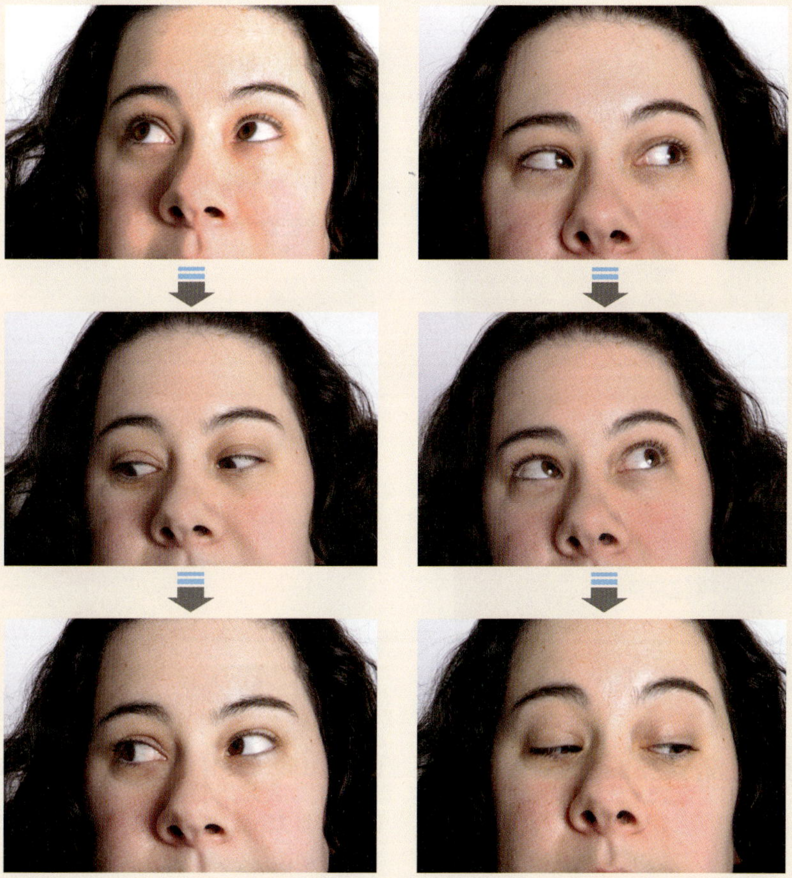

3. 눈썹의 질, 분포, 대칭 등을 시진한다. 피부와의 경계부 위를 관찰한다.	3. 눈썹이 빠지거나 비늘, 인설, 비대칭 등은 비정상을 의미한다. 가장자리 부근의 눈썹이 빠지는 경우 갑상선기능저하증을 의심할 수 있다.
4. 안검과 속눈썹을 시진한다. A. 안검과 속눈썹의 대칭, 위치, 닫힘을 사정한다.	A. 속눈썹은 고르게 분포하고 안검연을 따라 바깥쪽으로 말려 있어야 한다. 양쪽 안검열이 동일하고 상안검연은 홍채의 상연과 동공의 상연 사이에 있어야 한다. 하안검연은 홍채 하연에 있다. 흰 공막은 홍채 위나 아래에 보이지 않는다. 안검열은 수평적일 수 있다. 상연과 하연은 쉽게 닫히고, 눈을 감을 때 자연스럽게 맞닿아야 한다. 하수(ptosis)는 제3뇌신경 마비와 중증근무력증에서 나타난다[그림 5-5].

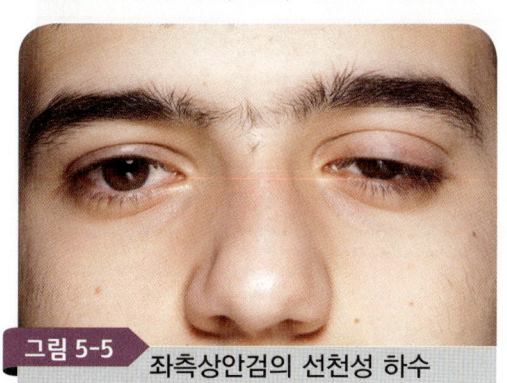

그림 5-5 좌측상안검의 선천성 하수

〈계속〉

검진	이론적 근거
B. 안검의 색깔, 부종, 병변, 결절, 맥립종, 분비물을 관찰한다.	B. 안검 가장자리는 부종, 삼출물, 병변, 결절, 맥립종, 발적 없이 분홍색이어야 한다. '황색판종(xanthelasma)'은 안검 주위에 지질 성분이 뭉쳐 있는 노란판이다[그림 5-6]. 혈청 지질의 이상으로 생기는 것이다. '맥립종(stye)'이라고 불리는 눈다래끼는 속눈썹 모낭에 생긴 농양으로 통증을 동반한다[그림 5-7]. '산립종(chalazion)'은 마이봄샘에 생긴 만성 육아종성 염증이다. '안검염(blepharitis)'은 눈꺼풀의 피부와 속눈썹 부위에 만성적으로 생기는 염증이다[그림 5-8].

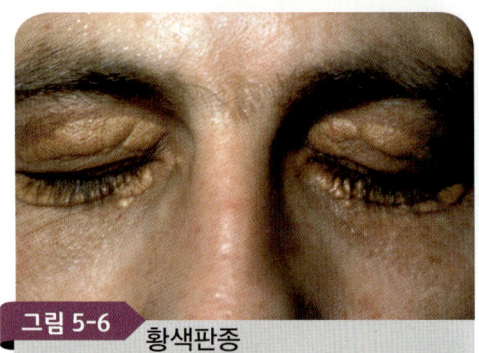

그림 5-6 황색판종

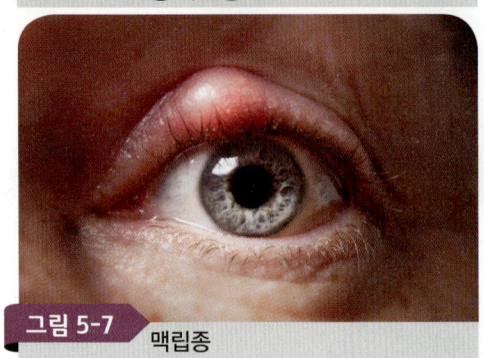

그림 5-7 맥립종

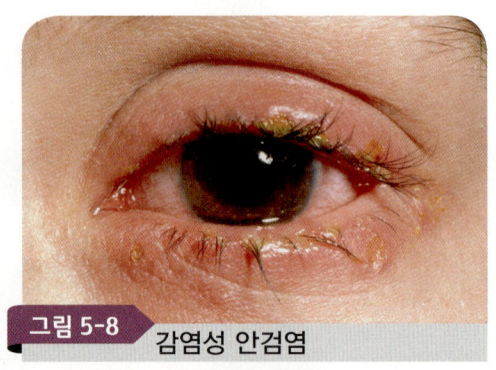

그림 5-8 감염성 안검염

| C. 안검내번과 안검외번이 있는지 사정한다. | C. 안검내번/외번은 눈을 화끈거리고 따끔거리게 한다. |
| D. 눈깜빡임을 사정한다. | D. 1분에 15~20회 정도 양쪽 눈이 자연스럽게 깜빡이는지 관찰한다. |

5. 누기와 결막을 검사한다.

| A. 누낭의 부종을 관찰한다. | A. 누관 협착일 경우 누낭의 부종이 관찰된다. |
| B. '익상편(pterygium: 눈자위에서 각막에 이르는 삼각형의 두꺼운 결합조직)'이 있는지 관찰한다[그림 5-9]. | B. 일반적으로 '익상편'은 바람과 같은 만성적인 각막 자극에 의해 나타난다. |

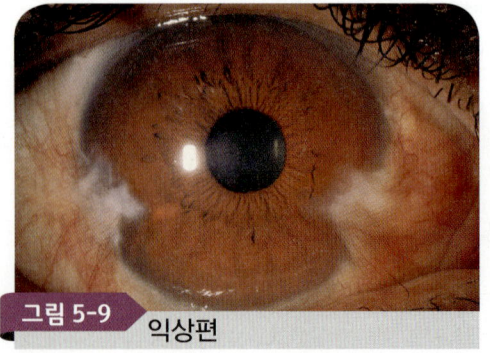

그림 5-9 익상편

| C. 병변, 결절, 이물질 등을 관찰한다. | C. 세척으로 없어지지 않는 눈의 이물질, 병변, 결절은 안과의사의 진찰을 받도록 한다. |

〈계속〉

검진	이론적 근거
D. 결막의 색깔을 관찰한다. 홍반, 삼출물, 발적 등을 관찰한다. 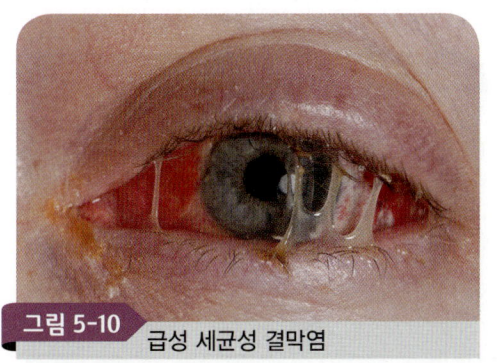 그림 5-10 급성 세균성 결막염	D. 결막은 분홍색을 띠고 있어야 하며 빨갛거나 창백하지 않아야 한다. 발적은 감염과 자극을 의미할 수 있다. 창백한 결막은 심각한 빈혈을 의미한다. 바이러스성 결막염은 안검 부종과 결막 발적을 보인다. 세균성 결막염은 결막 충혈과, 안검 부종, 분비물 등을 보인다[그림 5-10]. 선명한 적색의 뚜렷한 경계선이 보이면 결막하출혈을 의미한다.
E. 장갑을 착용하고 하안검의 안검결막을 검사한다. 엄지로 양쪽 하부 뼈의 안와테의 위치에서 부드럽게 아래로 당겨 안검결막을 노출시킨다. 이때 눈에 압력을 가하지 않도록 주의하고, 노출된 부위를 관찰할 수 있도록 대상자에게 위를 보도록 한다.	E. 안검결막은 불투명하고, 분홍색이며 혈관이 풍부하게 분포되어 있어야 한다.
F. 공막과 결막의 혈관을 관찰한다.	F. 혈관이 깨끗하고 정상적이어야 한다.
G. 하안검을 안쪽 눈구석 방향으로 누른다. 눈 안쪽에 있는 반점에서 분비물이 나오는지 관찰한다.	G. 점액성 분비물이 나오면 누관 협착을 암시한다.
6. 공막의 투명성, 색을 관찰한다.	6. 공막은 흰색으로 촉촉하고 부드럽다. 공막이 노란 경우는 간담관계 질환으로 인한 황달이 있는 경우이다.
7. 각막의 투명성, 표면 상태를 관찰한다. 경사광을 이용해 각막 표면의 빛반사를 관찰한다. 각막이 깨끗하고 매끈하게 빛나는지 투명도를 관찰한다.	7. 불투명하고 불균일한 표면 상태를 기록한다. 각막의 전이대 주위에 불투명한 백색테두리는 노인환(arcus senilis)이라고 한다[그림 5-11]. 노인환은 노인에서 흔하게 발견되지만, 40세 미만의 대상자라면 고지혈증이 있는지 확인한다. 금속성 이물질이 있는 경우 철심착증(rust ring)이 관찰된다[그림 5-12].

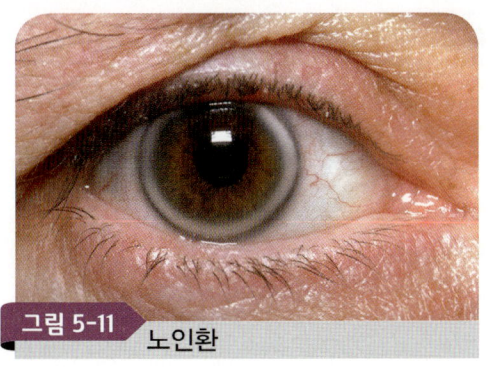

그림 5-11 노인환

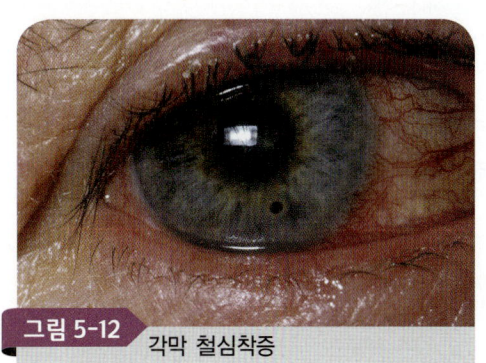

그림 5-12 각막 철심착증

〈계속〉

검진	이론적 근거
8. 플루오레세인(fluorescein: 형광염색약)을 이용하여 병변이나 이물질을 관찰한다. 오염되지 않도록 액체가 아닌 플루오레세인 종이 스트립을 사용해야 한다. 어두운 방에서 병변이 있는 부위는 녹색 형광으로 발광한다.	8. 문제가 있는 각막의 병변에는 다홍색의 형광염료가 염색된다. 통증을 동반한 각막의 포진성 병변의 경우 형광염료가 흡수되어 관찰된다[그림 5-13]. 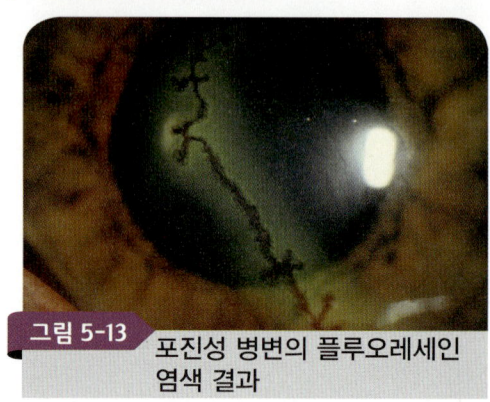 그림 5-13 포진성 병변의 플루오레세인 염색 결과

+ BOX 5-4 **세극등 현미경 검사**

세극등 현미경은 전안부 검사에 적합하다. 대상자의 턱과 이마를 받침대에 잘 맞추어 앉게 한다. 대상자가 바르게 자리를 잡으면 양안렌즈와 빛의 각도를 맞춰 검사하고자 하는 부위를 확대하여 관찰한다.

검진	이론적 근거
9. 측면에서 빛을 비춰 나타나는 그림자를 이용해 전방 깊이를 측정한다.	9. 빛을 비추는 반대편에 초승달 모양의 그림자가 보이면 녹내장의 위험성을 의미한다. 정상적인 안방의 깊이와 홍채는 그림자를 만들지 않는다.
10. 전안방혈괴 유무를 관찰한다.	10. 전안방혈괴는 외상이나 수술 후에 발생한다[그림 5-14]. 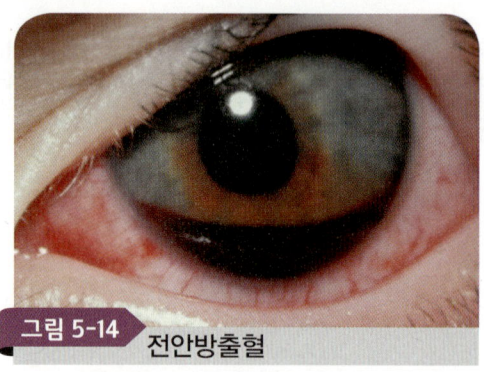 그림 5-14 전안방출혈
11. 동공을 시진한다.	
A. 동공의 크기와 모양을 관찰한다.	A. 동공은 둥글고 양쪽의 크기가 같아야 한다. 동공의 비정상적 반응과 크기는 약물 사용, 뇌내압 변화, 선천성 기형, 수술 등을 암시한다.
B. 빛에 대한 동공반사를 사정한다. 눈에 밝은 빛을 직접 비추면 동공이 수축하는 직접대광반사가 나타난다. 동공에 펜라이트를 비추면 반대편 동공도 재빠르게 수축한다(교감대광반사). 양쪽 눈에서 직접대광반사와 교감대광반사를 관찰한다.	B. 부적절한 동공의 반사는 제3뇌신경 손상을 암시한다. 직접대광반사는 동공에 빛을 비추었을 때 수축이 되는지를 알아보기 위한 것이다. 동공이 빛반사에 느리게 반응하면 비정상이다. 필요시 정밀검사를 위해 대상자를 안과의사에게 의뢰한다.

〈계속〉

검진	이론적 근거
	동공은 양쪽의 크기가 같고 둥글며 빛에 반응해야 한다(PER-RL※). 검진자가 원근조절(accommodation)은 직접 사정할 수 없기 때문에 수렴(convergence)으로 확인한다. ※ Pupils; Equal; Round; React to light; Light-reacting; Accommodation
C. 대상자에게 먼 거리에 있는 물체를 바라보다가 가까운 물체로 시선을 옮기도록 하여 수렴을 확인한다.	C. 동공은 원거리의 사물을 볼 때 커진다. 대상자가 시선을 가까운 물체로 이동하면 동공이 수축하고 양 눈이 가운데로 모인다. 갑상선기능항진증에서는 이러한 반응이 약하다.
D. 홍채를 관찰한다.	D. 홍채는 둥글고 평평하며 고르게 색을 띤다. 급성협우각녹내장에서는 뇌압상승으로 인해 홍채와 각막의 공간적 여유가 줄어든다. 이런 현상은 안방수의 흐름이 차단되어 일어난다. 대상자는 안구 통증을 호소하고 앞이 "뿌옇다"라고 한다. 홍채에 펜라이트로 빛을 비추면 측면에 그림자가 생기는데 이는 급성협우각녹내장임을 의미한다. 녹내장 중 흔하게 나타나는 개방각녹내장은 보통 증상이 없으나 약간의 시력 저하를 유발하기도 한다. 따라서 정확한 진단을 위해 안압 측정이 필요하다.

특수검사

12. 특정 대상자(보통 무의식 대상자)에게는 각막반사를 사정한다. 면봉으로 각막의 표면을 살짝 건드린다[그림 5-15].

    12. 안검은 한쪽 눈이라도 건드리면 양쪽 모두 감기는 것이 정상이다. 두 눈이 완전히 닫히지 않으면 뇌압 상승으로 인한 감각신경분지(제5뇌신경)와 운동신경분지(제7뇌신경)의 손상을 의심해 볼 수 있다.

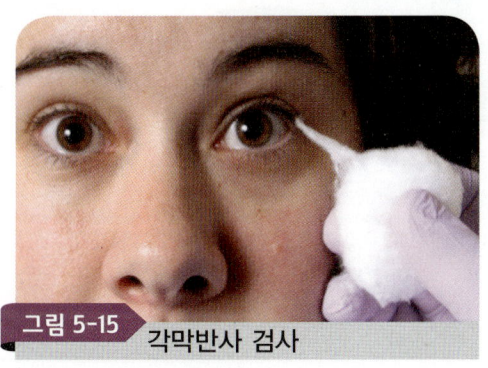

그림 5-15 각막반사 검사

13. 대상자가 안구 통증, 이물감, 상안검외번을 호소하는 경우 속눈썹을 잡고 아래쪽으로 당긴다. 면봉을 상안검 중간에 놓는다. 지긋이 누르며 안검을 면봉쪽으로 외번시킨다. [그림5-16] 안검 부종, 압통, 이물질을 검사한다. 눈세척을 하기 위해 양쪽 상안검과 하안검을 각각의 안검판 쪽으로 외번시켜 눈 세정제와 생리식염수로 부드럽게 눈 전체를 닦아낸다. 안검을 제자리로 되돌리려면, 속눈썹을 조심스럽게 잡아당겨 대상자에게 위를 보고 눈을 깜박이게 한다. 안검이 쉽게 제자리로 돌아온다.

    13. 이물감을 검사하기 위해서는 안검을 외번시켜야 한다. 양쪽 눈의 안검판외번은 눈세척을 위해 필요하다. 대상자는 스스로 자신의 눈을 적절히 세척하기 어렵다.

〈계속〉

검진	이론적 근거

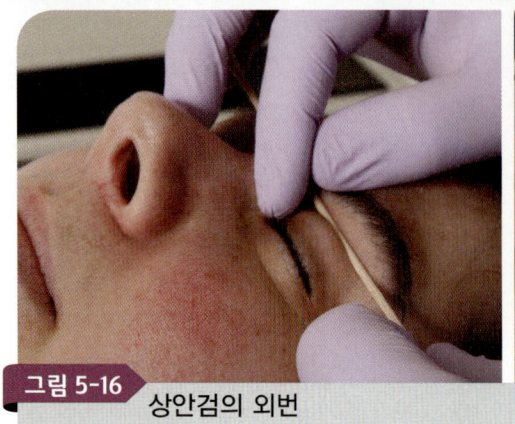
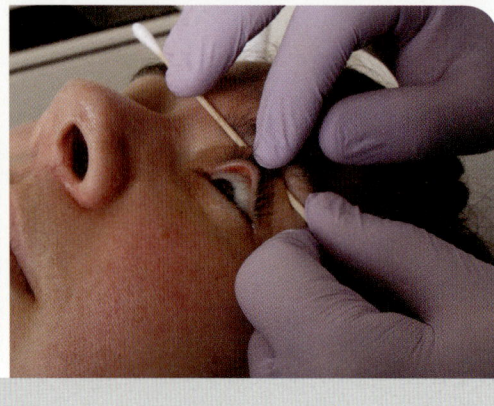

그림 5-16 상안검의 외번

3) 안저 사정

안저검사는 안과 기본검사로 산동 없이 실시되며 검사 결과는 제한적이다. 산동제는 기본검사에서는 거의 사용하지 않는다. 산동제는 안압이 상승되어 있는 녹내장이나 폐쇄각녹내장이 의심되는 경우 금기이다. 영유아의 경우 전신적 증상에 영향을 줄 수 있으므로 사용 시 주의하여야 한다[BOX 5-5, 5-6].

BOX 5-5 검안경 사용법

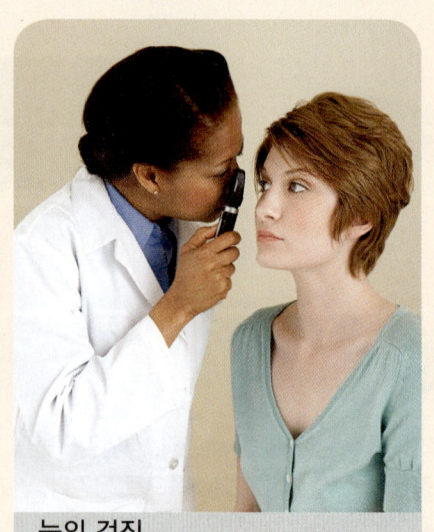

❶ 안경은 벗되 콘택트렌즈는 그대로 착용하게 한다. 검진자도 안경을 벗어야 한다.
❷ 대상자의 동공이 커지도록 검사실을 어둡게 한다.
❸ 대상자로 하여금 검사실 맞은편 벽에 있는 원거리 사물을 주시하도록 지시한다.
❹ 검안경의 렌즈를 근거리 사물에 맞추거나 렌즈의 디옵터를 0에 맞춘다. 검진자는 검지를 렌즈 회전판 위에 올려 초점을 조절할 수 있도록 한다.
❺ 대상자로부터 15° 각도에서 대략 25cm 정도 떨어진 곳에서 검사한다.
❻ 대상자의 오른쪽 눈을 검진하기 위해 오른손으로 검안경을 잡고 오른쪽 눈으로 검안경을 통하여 들여다본다. 반대로, 대상자의 왼쪽 눈을 검진하기 위해 왼쪽 손을 사용한다.

눈의 검진

TIP 검사 중 검진자는 호흡을 잠시 멈추도록 한다. 이는 대상자의 불편감과 부담감을 줄여 검사시간을 단축시킨다.

BOX 5-6 팬옵틱검안경 사용법

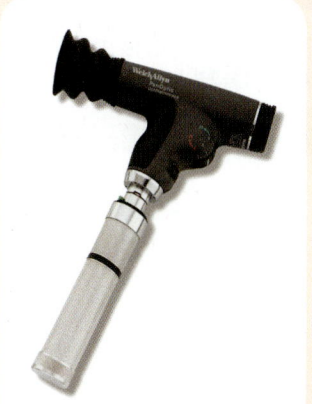

1. 대상자에게 검사를 위해 검안경의 안구컵이 눈썹에 닿을 것이라고 설명한다. 검사 중 머리를 움직이지 말고 전방을 주시하도록 지시한다.
2. 검진자는 가능한 안경을 벗어 대상자의 눈에 더 가까이 갈 수 있도록 한다. 이는 대상자의 눈을 더 자세히 보기 위함이다.
3. 검안경의 초점을 깨끗하고 정확히 맞춘다.
4. 검안경의 다이얼을 작은 구멍이나 'home'에 맞추는데 이때 다이얼에 녹색줄로 표시가 된다. 이는 동공이 확대되지 않은 상태에 적합한 세팅이다.
5. 3.5볼트 전압으로 검안경을 켠다. 빛의 가변전압강도를 조절하여 최대로 맞춘다.
6. 빛을 대상자의 눈에 비춰 망막의 적색반사를 관찰한다.
7. 안구컵이 반쯤 눌릴 정도로 대상자 쪽에 가까이 해서 시야를 최대화한다.
8. 시신경유두 전체와 주위 혈관을 관찰할 수 있어야 한다. 안저와 혈관을 명확히 볼 수 있도록 한다.
9. 검진자는 본인의 눈을 검안경에 대고 있던 그대로 유지하고 대상자의 반대쪽 눈을 계속해서 검사할 수 있다.

검진	이론적 근거
1. 망막의 적색반사를 관찰한다.	1. 적색반사가 없으면 망막박리, 맥락망막염, 망막모세포종을 의미한다. 눈안에 빛을 넣었을 때 망막까지의 경로에 병변이 생겨 적색반사가 소실되면 흔히 백색동공(leukocoria)이라고 부르는 백색반사가 일어난다. 망막의 적색반사는 신생아와 유아의 백색동공이나 선천성 백내장 진단에 중요하다.
2. 시신경유두의 모양과 색깔을 보기 위해 검안경을 대상자의 눈에 가까이 대고 렌즈의 디옵터를 조절한다. 생리적 유두함몰(physiological cup)을 시진한다.	2. 시신경유두는 원형 또는 타원형이어야 하며 윤곽이 뚜렷한 경계를 갖는다. 색깔은 유백색에서 분홍색이어야 한다[그림 5-17]. 시신경유두부종(papilledema)은 두개내압 상승으로 인한 양 시신경유두의 부종으로 가장자리가 흐려지며, 시력이나 시야의 손상이 올 수 있고 심하면 시신경위축이 올 수도 있다. 생리적 유두함몰(physiological cup)은 시신경유두의 중심으로부터 약간 바깥쪽에 있는 작은 크기의 오목한 부분이다. 이 부분은 시신경유두보다 약간 밝게 보이며 폭은 시신경유두 직경의 1/2 이하이다. 녹내장이 있으면 중앙의 유두함몰이 점점 증가한다[그림 5-18]. 시신경유두함몰은 안압 상승의 결과이다. 생리적 유두함몰 크기의 좌우 비대칭 역시 녹내장을 암시한다[그림 5-19].

〈계속〉

검진	이론적 근거
3. 시신경유두으로부터 망막혈관을 따라 원판의 네 방향 모두를 관찰하고 동정맥 교차부위에서 각각의 크기와 모양을 기록한다.	3. 동맥은 밝은 붉은 빛이며, 시신경유두로부터 멀리 이동하면서 지속적으로 좁아진다. 동맥은 광선반사를 가지고 있어 가늘고 흰선이 동맥의 중심부에 형성된다. 정맥은 동맥보다 좀 더 어두운 적색이며 동맥에 비해 25% 정도 더 두껍다. 고혈압성 망막증의 경우 동정맥 교차부위의 망막동맥은 더 가늘고 변형되어 있다.
4. 망막출혈, 삼출물, 병변을 관찰한다.	4. 고혈압망막병증은 망막출혈, 삼출물, 면화반(cotton wool spot)을 동반한다[그림 5-20]. 미세동맥류, 삼출물, 부종은 비증식성 당뇨망막병증에서 발생한다[그림 5-21]. 대다수의 망막출혈, 정맥 이상, 시신경유두의 신혈관화는 증식성 당뇨망막병증을 암시한다[그림 5-22]. 붉은 반점이 보이는 망막 표면의 백색변성은 망막중심동맥 폐쇄를 의미한다[그림 5-23].
5. 광선 빔을 눈 쪽으로 향해 비추거나 대상자로 하여금 빛을 직접 바라보도록 한다. 중심와와 그것을 둘러싼 황반을 관찰한다.	5. 황반은 어두운 부분이고, 시신경 유두의 측두 쪽에 위치하고 있다. 정상일 경우 황반부 내에 중심와에서 작고 하얀 빛반사가 나타난다(foveal light reflex). 이러한 반사는 삼출물, 망막색소상피 이주, 부종, 노화와 관련된 황반변성으로 인해 소실될 수 있다.

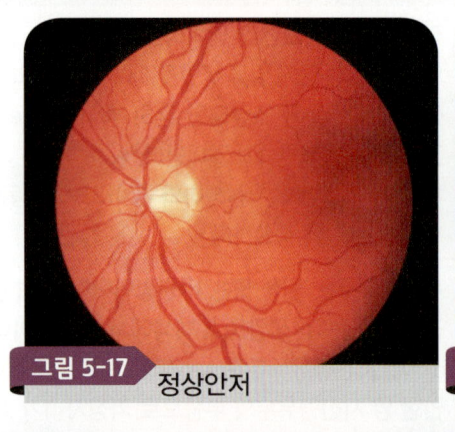

그림 5-17 정상안저

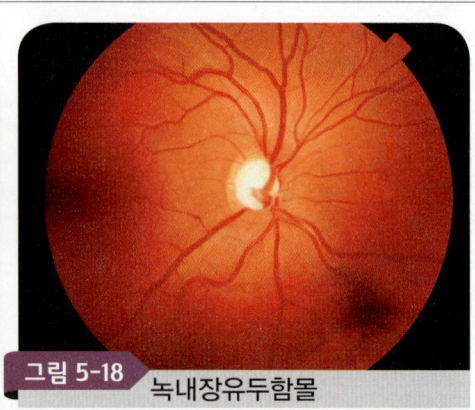

그림 5-18 녹내장유두함몰

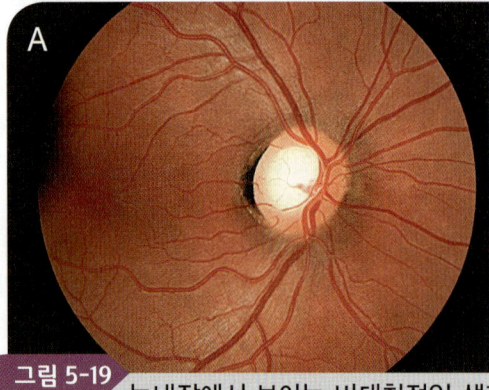

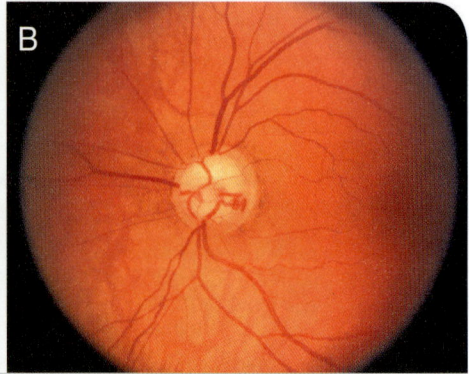

그림 5-19 녹내장에서 보이는 비대칭적인 생리적 유두함몰

〈계속〉

검진	이론적 근거

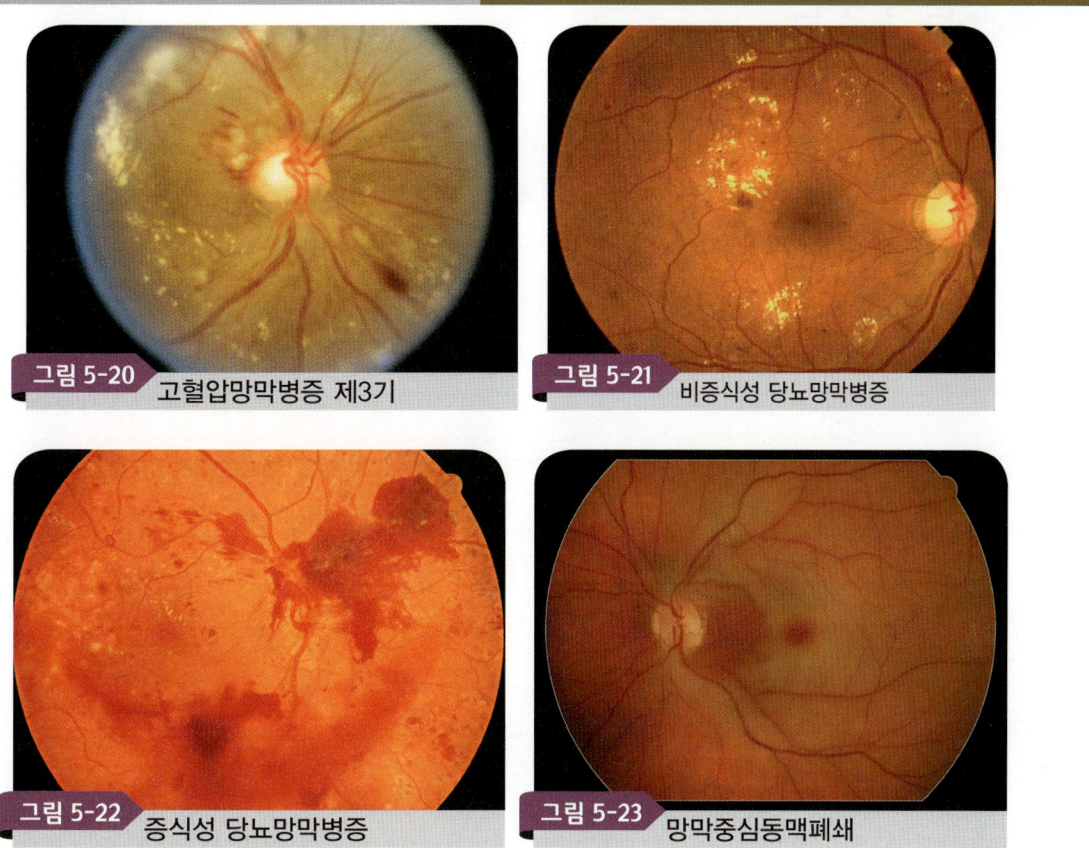

그림 5-20 고혈압망막병증 제3기

그림 5-21 비증식성 당뇨망막병증

그림 5-22 증식성 당뇨망막병증

그림 5-23 망막중심동맥폐쇄

BOX 5-7 안과병변 사정에 유용한 여러 임상정보를 제공한다.

- 콘택트렌즈 착용은 녹농균 감염의 위험이 높다.
- 네오스포린은 눈에 민감한 약물이므로 피해야 한다.
- 통증을 동반한 각막의 포진성 병변은 플루오레세인 형광염료를 흡수하여 병변을 정확히 관찰할 수 있다.
- 스테로이드성 점안액은 기본검진단계에서 안압검사가 이루어질 수 없는 경우 사용하지 않는다.

표 5-1 안구 통증의 감별진단

진단	병력의 특이 소견	신체검진의 특이 소견	진단검사
이물질	이물질 노출 및 잠재적 가능성	눈물, 이물감, 안검판 외번세척 후 안구 통증 경감	플루오레세인 형광염색, 청색등 검사, 세극등 검사
각막손상	안구 통증, 이물질이나 안구 손상	눈물, 눈부심, 각막 결함	플루오레세인 형광염색, 청색등 검사, 세극등 검사
전안방 혈괴	안구 통증과 외상	전안방 출혈	관찰 및 안과 진료 의뢰
포진성 병변	안구 통증, 안면의 포진성 발진. 외상 없음	수포성 발진	플루오레세인 형광염색, 청색등 검사, 세극등 검사

4 진단적 추론

건강력과 신체검진에 바탕을 두고 사정하고 계획을 수립하여야 한다. 예를 들어, 대상자는 다양한 진단이 가능한 증상을 보고할 수 있지만 과거력과 신체검진 결과를 통해 진단은 한두 가지로 좁힐 수 있다. 안구 통증은 매우 흔한 증상이다. [표 5-1]에서 볼 수 있듯이 안과적 진단 대부분에서 안구 통증이 나타난다.

특정 대상자

임신부

임신부의 눈은 누관(lacrimal duct) 기능의 변화로 민감하고 건조해진다. 이로 인해 콘택트렌즈 착용이 어려워진다.

신생아

일반적인 사항

- 임신 초기 8주 동안 태아의 눈이 형성된다. 신생아의 눈은 자궁내 약물 노출, 모성감염 등에 특히 취약하여 안구 기형을 초래할 수 있다.
- 다음과 같은 생리적 변화에 주의한다.
  - 태아의 시력은 20/200 정도이다.
  - 주변시(peripheral vision)는 출생과 동시에 완성되지만, 중심시력(central vision)은 이후에 발달한다.

시진 및 검안경 검사

- 적색반사를 검사한다.
- 밝은 색 물체나 장난감으로 아이의 시선을 유도하여 안구운동을 검사한다.

아동

일반적인 사항

여러 연령대에서 일어나는 안구 발달과 변화를 식별한다.

- 생후 2~3개월에 안근을 자발적으로 조절할 수 있다.
- 생후 2~3개월에 누관을 통해 눈물이 비루(콧길)로 흐르기 시작한다.
- 생후 8개월에 색을 구별할 수 있다.
- 생후 9개월에 한 가지 사물을 감지할 수 있게 되며 안구 근육이 조화를 이뤄 반응한다.
- 안구가 더 구체에 가까워져 근시성 시력을 갖는다.
- 6세에 이르러 성인시력에 도달한다.

- 가족 중에 약시, 발달지연(다운증후군), 뇌성마비인 사람이 있으면 시력에 문제가 생길 위험가능성이 높으며 반드시 의사의 검진을 받도록 하여야 한다.

건강력 검사에 다음 항목이 반드시 확인되어야 한다.
- 임균예방항생제 복용
- 모성의 질감염 여부 및 종류와 치료
- 고농도 산소를 이용한 인공호흡기 사용
- 시력 관련 성장발달
- 교내 연례 시력검사, 칠판 및 교실 수업 도구 식별, 독서 중 시력 변화

시진 및 검안경 검사

- 적색반사를 검사한다.
- 밝은 색 물체나 장난감으로 아이의 시선을 유도하여 안구운동을 검사한다.
- 생후 6개월이 지나면 차폐검사를 실시한다.
- 3세가 지나서부터 시력검사를 실시한다.
- 양안시 검사를 실시한다.

노인

일반적인 사항

다음의 생리적 변화를 기록한다.
- 눈물이 감소하여 안구건조증이 생긴다.
- 각막의 민감성이 떨어져 감염과 손상 위험성이 높아진다.
- 파랑, 보라, 초록색에 대한 색깔구별 능력에 변화가 온다.
- 수정체가 단단해지며(약 45세) 노안이 생긴다.
- 수정체의 밀도가 높아지고 홍채세포, 각막, 수정체 변성이 빛의 산란을 가져오고 눈이 부시다.

시진 및 검안경 검사

- 겉눈썹과 속눈썹의 양과 색의 변화, 안검근 탄력 저하 등 눈의 외부형태 변화를 관찰한다.
- 각막반사가 소실되거나 저하된다.
- 시력저하 정도를 알아보기 위해 시력검사를 실시한다.
- 노인의 경우 검안경 검사는 필수이다.
- 녹내장 검사를 한다.

사례 연구

주호소 "눈이 아파요. 눈에 뭐가 들어간 것 같아요."

면담을 통해 수집한 자료

임 씨는 44세 여성으로 하루 전부터 오른 쪽 눈의 통증, 눈부심, 시력 저하가 나타났다. 임 씨는 증상이 나타나기 전날 정원손질을 하였는데 이후 눈물이 흐르고 불편감이 느껴졌다. 집에서 안과용 세정제로 눈을 씻어 보았고 충혈이 있어 비처방용 안약도 사용해 보았으나 나아지지 않았다. 임 씨는 평소에 연속착용형 소프트렌즈를 사용하고 있으며 매년 안과 정기검진을 받고 있다. 지금까지 대상자는 눈수술, 외상, 녹내장 등과 같은 문제는 없었으며 당뇨병, 고혈압, 심장질환도 없다. 대상자는 수혈을 받은 경험도 없다. 임 씨는 고혈압 가족력이 있으며, 당뇨병, 천식, 암, 심장질환을 가진 사람은 없다. 임 씨의 부모와 형제는 모두 생존해 있으며 건강하고, 가족 내 유전질환은 없다. 현재 임 씨는 자녀가 없다. 담배와 마약류는 사용하지 않으며 술은 주말에 와인 한두 잔 정도 마신다. 미혼의 유치원 선생님이며 정원을 가꾸는 것이 취미이다.

근거	요점
주호소 증상 발생 후 1일 경과	급성 발병
한쪽 눈에만 증상 존재	전신 증상 없음
발병 시 정원손질	이물질의 안구 유입 가능성/각막손상
눈세척과 다른 처치로 증상완화 없음	대상자는 스스로 자신의 눈을 적절히 세척하기 어려움
연속착용형 소프트렌즈 착용함	녹농균 감염 위험성

이 름 임 씨	날짜 2014. 9. 20	시간 13:40
	생년월일 1961. 12. 14	성별 여

병 력

주 호 소	"눈이 아파요. 눈에 뭐가 들어간 것 같아요."
현 병 력	44세 여성으로 하루 전부터 오른 쪽 눈의 통증, 눈부심, 시력 저하가 나타남. 내원 전날 정원손질을 하였는데 이후 눈물이 흐르고 불편감이 느껴짐. 집에서 가정용 안과용 세정제로 눈을 씻어 보았고 충혈이 있어 비처방용 안약도 사용해 보았으나 나아지지 않음. 평소에 연속착용형 소프트렌즈를 착용함.
투 약	없음
알레르기	페니실린, 설파제
과 거 력	심각한 과거병력은 없음. 연속착용형 소프트렌즈 착용. 매년 안과 정기검진 받음. 안과수술, 외상 경험 없음. 수혈 받은 적 없음.
질 병	유년기에 수두 앓음. 재발성 소양증.
입원/수술	없음.
가 족 력	고혈압 (+), 관상맥질환, 천식, 당뇨병, 암(−).
사 회 력	담배와 마약류는 사용하지 않으며 술은 주말에 와인 한두 잔 정도 마심. 직업은 유치원 선생님.

〈계속〉

계통별 문진

피　　부	자외선 노출 시 쉽게 타는 편임.	호흡기계	기침, 호흡곤란 없음.
눈	주호소 증상 참조할 것. 그 외의 증상 없음.	위장관계	변비, 설사, 오심, 구토 없음.
귀	귓병이나 분비물 없음.	비뇨생식기계	핍뇨, 다뇨 없음.
코/입/목	없음.	부인과계	규칙적인 생리, 무월경 없음, 마지막 생리일 2005. 9. 1.
유　　방	없음.	근골격계	관절통, 근육통 없음.
심혈관계	흉통, 체중 증가, 부종 없음.	신 경 계	현기증, 집중/기억곤란, 두통 없음.

신체 검진

체　　중	80.7 kg	체온	37 ℃	혈압	100/60 mmHg
신　　장	173 cm	맥박	80회/min	호흡	18회/min

전반적인 외모 보통의 건강한 사람으로 한쪽 눈을 가리고 있으며 다른 특이사항은 보이지 않음.

피　　부 따뜻하고 건조함.

머리/귀/눈/코/목 머리는 정상 크기이며, 목은 유연함. 고막은 반투명한 회색으로 운동성은 정상임.

시력 20/20 (우), 20/30 (좌), 20/20 (양안-안경착용).

양안 동공 크기 동일, 둥글고, 빛에 반응함(PERRL).

안구운동 정상(EMOI).

결막 충혈(+4).

전안방 깊이 정상.

오른쪽 눈 3시 방향에 각막 손상 약간 있음.

심혈관계 심잡음 없음.

호흡기계 전후 좌우 흉곽 비율 정상, 청진상 폐호흡음 깨끗함.

소화기계 장운동 청진됨. 압통, 간비장 비대 없음.

비뇨생식기계 정상.

근골격계 관절가동범위 정상(FROM). 압통 없음. 신경혈관 상태 정상.

신 경 계 인지 상태 정상. 제2-11뇌신경 사정 정상, 롬베르그검사 정상. 운동실조증 없음. 감각손상 없음. 양쪽 근력 균형 정상, 상하지 심부건반사(+2).

기　타

임상 검사 없음.

특수 검사 오른 쪽 눈 안검판 외번 후 세척.

　　　　　플루오레세신 형광염료 염색. 검안경/세극등 검사.

　　　　　약간의 각막찰과상. 이물질 없음.

최종 검진 결과 오른쪽 눈 3시 방향 각막찰과상.

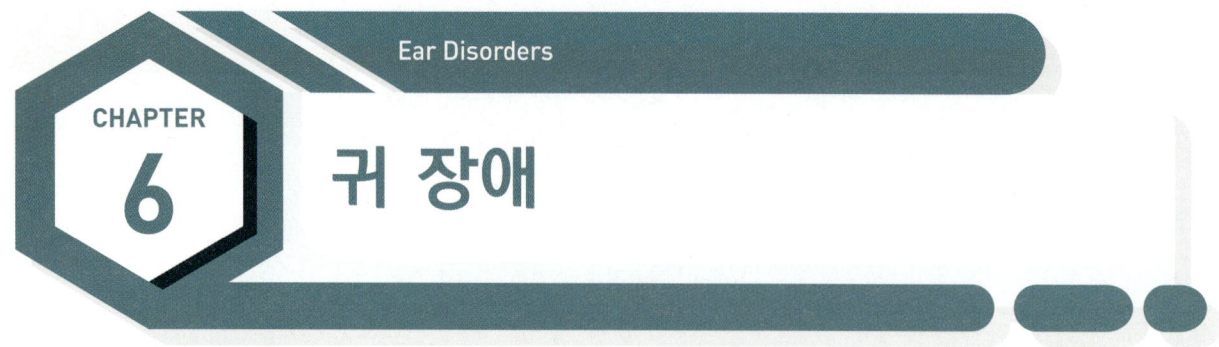

CHAPTER 6 귀 장애 (Ear Disorders)

1 해부 생리

귀는 머리의 양쪽에 거의 눈높이로 위치하며 청각과 평형을 담당하는 감각기관이다. 귀의 위치는 머리와 얼굴 외형을 결정하는 데 큰 비중을 차지한다. 귀는 다음의 기능을 담당한다.

- 소리를 해석하고 식별한다.
- 한쪽 귀와 다른 쪽 귀에서 소리를 듣는 시간 차이와 강도를 식별하여 소리의 방향을 감지한다.
- 평형을 유지한다.

이번 장에서는 이러한 기능들에 대하여 기술하였다. 귀는 외이, 중이, 내이 세부분으로 나눈다. [그림 6-1]은 귀의 구조를 보여준다.

외이

외이(outer ear)는 이개(귓바퀴)와 외이도로 이루어져 있다. 이개는 외이에서 관찰되는 부분이며 상피로 덮여 있고 대부분 연골로 구성되어 있다. 피부 표면에는 피지선이 있으며, 이개의 아랫부분은 지방과 피하조직으로 구성되어 있다. 후방, 전방, 상방의 귀 근육들은 귀를 두개골에 고정시킨다. 이주는 외이 개구부 앞에 위치한다. 외이 개구부 근방은 악관절이다. 악관절의 통증은 귀의 이상을 의미할 수 있다.

성인의 외이도 길이는 최소 2.5cm이고, 외이도의 외측에서 고막까지 S자 모양으로 배열되어 있다. 외이도는 3세 이전에는 위쪽을 향하고, 3세 이후에는 전하방을 향한다. 외이도 중간과 고막 근처에서 좁아지고,

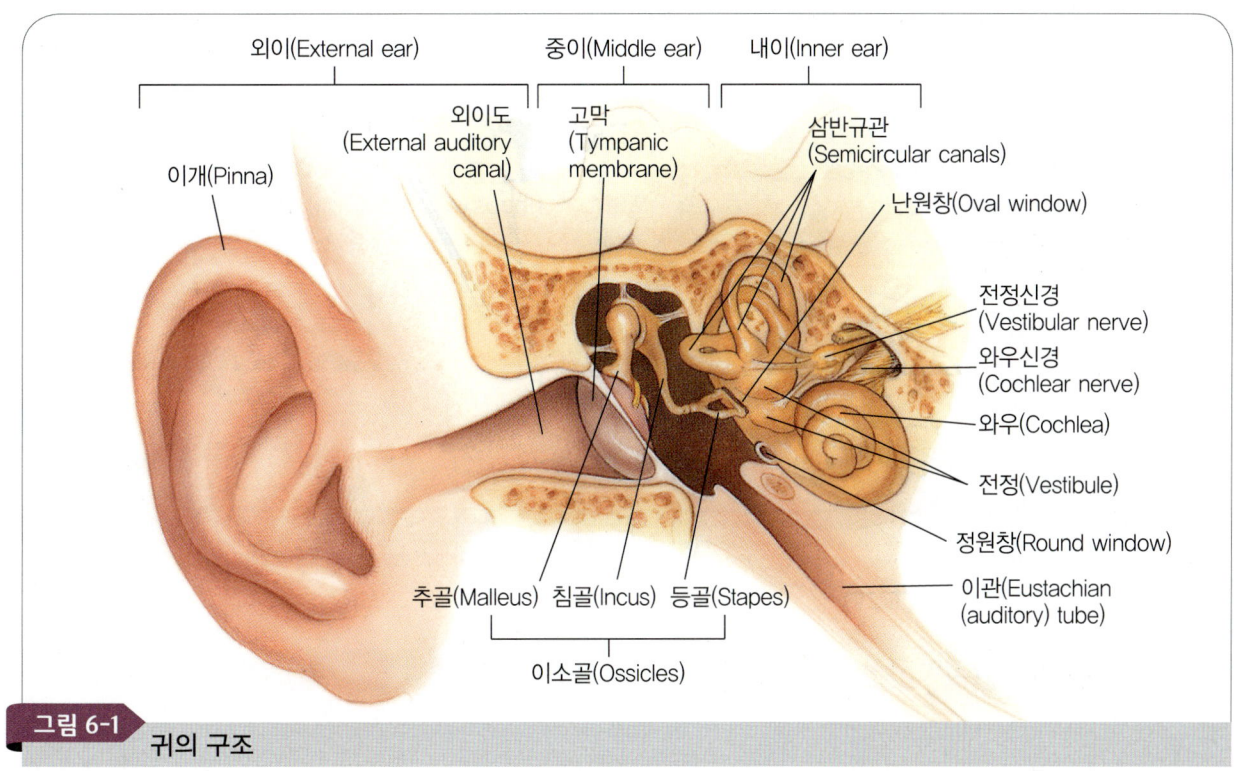

그림 6-1 귀의 구조

연골이 뼈로 전환되는 부분에서 가장 좁다. 이러한 만곡으로 인하여 고막을 관찰하기 전에 외이도를 일자로 만들어야 한다.

외이도의 외측 1/3 부분은 연골로 되었고 내측 2/3부분은 뼈로 되어 있다. 외측 1/3에 있는 이모(hair folicles)는 귀지를 분비하는 피지선으로 싸여있다. 외이도의 귀지와 섬모는 이물질이 외이도 안으로 들어가지 못하도록 보호한다. 귀지의 종류는 유전적으로 결정되는데, 크게 두 가지 형태이다. 마른 귀지는 회색이고 외이도에서 조각조각 떨어지며, 젖은 귀지는 어두운 갈색으로 축축하다. 마른 귀지는 아시아인의 80%, 에스키모를 포함하여 북미 원주민에게서 발견되고, 젖은 귀지는 코카시안의 97%, 아프리카 아메리칸의 99%에서 발견된다.

음파는 두개골로 직접 전도되어 구심성 신경 섬유를 자극하기도 한다. 대부분의 청각은 외이, 중이, 내이를 통하여 공기전도로 이루어진다. 청각 과정은 외이에서 음파를 모으고 고막으로 전달하는 것으로 시작된다. 고막에서는 물리적인 진동으로 바뀐다. 한 쌍의 귀로 양쪽에서 듣는데, 이것은 소리의 방향을 알아내는데 중요하며 평형을 유지할 수 있게 한다. 한 쪽 귀와 다른 쪽 귀에서 소리를 듣는 시간 차이와 강도를 뇌에서 식별하여 소리의 방향을 알아낸다.

고막은 혈액순환이 되는 얇고, 반투명하고 진주빛 회색을 띠는 막이다. 직경이 대략 7~9mm 정도이며, 외이와 중이를 구분한다. [그림 6-2]는 오른쪽 귀의 고막이다.

크게 바깥 피부층, 중간 섬유층, 안쪽 점막층으로 구성되며, 정상 고막 표면에서 볼 수 있는 특징은 고리 모양으로 두꺼운 테두리가 측두골에 붙어있는 모습이다. 제부는 추골이 고막에 붙어 있는 것이고, 이완부

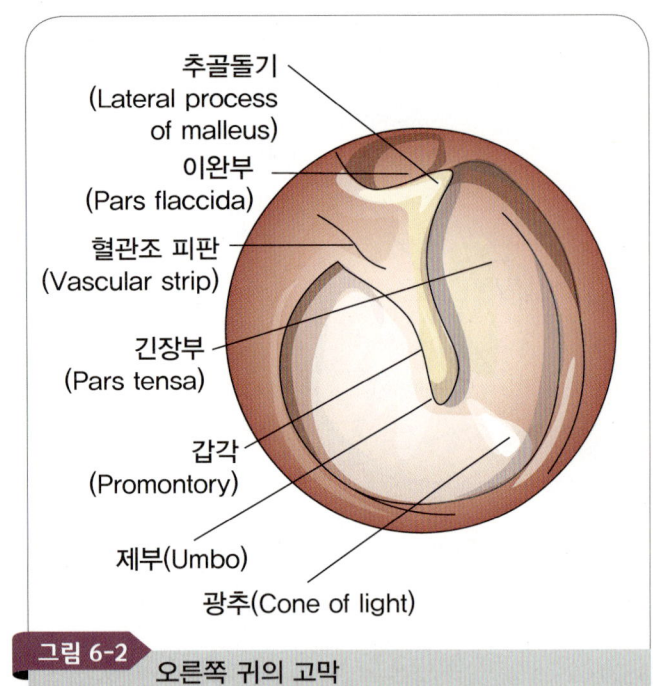

그림 6-2　오른쪽 귀의 고막

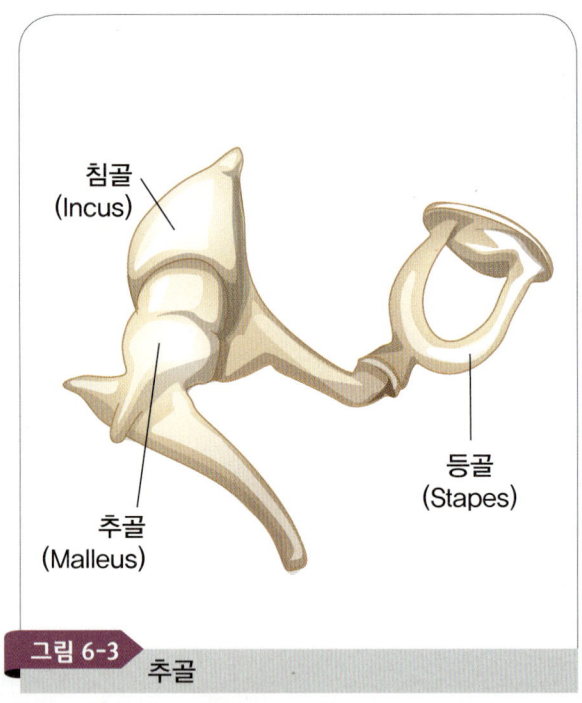

그림 6-3　추골

는 추골의 짧은 돌기 위이고, 긴장된 나머지 부분은 긴장부라고 한다. 긴장부의 가운데 부분은 소리에 반응하여 진동하는 표면으로, 이것은 성장하는 구조이기 때문에 고막이 관통되어도 닫히게 되고, 환기관을 삽입하여도 밀어낼 수 있다.

② 중이

중이(middle ear)는 고막과 와우각(달팽이관)의 난원창 사이다. 중이는 소리를 전달하고 압을 조절하는 기능을 한다. 이관은 비인두부터 유양돌기까지 점막으로 덮인 부분을 공기로 채워진 공간으로 중이의 구조물을 보호한다.

중이는 이관을 제외하고 모두 뼈로 되었다. 세 개의 뼈로 이루어진 난원창, 정원창, 비인두와 연결하는 이관의 상개구부로 구성된다. 이소골은 추골, 침골, 등골로 고막의 진동을 난원창으로 전달할 수 있도록 움직일 수 있는 연결 형태이다. [그림 6-3]은 이소골이다. 근육, 인대, 관절이 이소골을 제 위치에 있게 해준다. 추골은 고막에 붙어있고, 등골은 난원창에 붙는 발판이며, 침골은 추골과 등골을 연결한다.

소리는 진동을 하는 긴장부를 통해 중이로 들어오고, 진동은 증폭되어 추골, 침골, 등골로 전달된다. 이것은 내이 안에 있는 림프액을 움직이게 한다. 청각을 위해서는 중이는 공기로 채워져야 하고 세 개의 이소골은 하나가 되어 작동해야 하며, 이 중 어느 것 하나라도 만족되지 않는다면 난청이 되거나 청각을 잃게 된다.

이관은 약 1.5 인치 길이로 중이와 비인두를 연결하고 외부와 내이의 압력을 같게 하여 고막이 자유롭게 진동하게 한다.

성인에서 이관은 두 부분으로 구성된다. 외측 1/3은 이관의 내측면에서 올라온 뼈 부분이고, 내측 2/3는 비인두로 들어가는 섬유연골 부분이다. 영유아에서는 뼈 부분이 더 길고 넓으며, 섬유질 부분이 낮게 위치하여, 성인에 비해 좀 더 수평적이다. 비인두가 열리면, 원추섬모세포와 배상세포와 점막선을 포함하여 호흡상피조직과 함께 일직선으로 된다. 뼈 부분이 열리면, 소리와 비강호흡이 이관을 통해 내이로 들어가는 것을 막기 위해 나머지 연골부분은 닫힌다. 이관은 삼키거나, 하품하거나 압이 올라가면 열린다.

고도가 바뀌어 압력 바뀌면 이관이 열리므로 점막으로 공기가 흡수되게 하여 중이의 압력을 유지시킨다. 이관은 열리고 닫힘을 반복적으로 하여 분비물을 비인두로 배출한다. 이관이 제대로 열리고 닫히지 않게 된다면 청각이상이나 다른 귀의 이상 증후가 나타나게 된다.

두개골의 아랫면에 위치한 측두골의 유양돌기는 이개 바로 뒤에 있어서 뼈가 두드러지게 보인다. 유양돌기는 뼈의 피질로 둘러싸인 입방 공기 세포로 구성되었다. 각각의 세포는 이관의 얇은 상피세포로 된 점막으로 되었다. 세포가 공기로 채워져 있어서 측두골이 가볍고 중이로 보낼 공기의 저장소가 되기도 한다.

3 내이

내이(inner ear)는 여러 개의 방과 관으로 연결되어 청각과 평형을 담당하는 기관이다. 내이는 측두골의 딱딱한 추체부에 위치하며, 림프액으로 채워져 있고, 골 미로는 와우각, 세반고리관, 전정으로 구성된다 [그림 6-4]. 고밀도의 뼈는 새 개의 구조물이 손상되는 것을 보호해 준다.

각 구조는 골 미로 안에 막 미로가 있고 두 개 미로 사이에 공간이 있다. 막 미로 안쪽에 내림프액이 있으며 고칼륨, 저나트륨인 세포내액과 비슷하다. 막 미로와 골 미로 사이의 공간에 외림프액이 있으며, 고나트륨인 세포 외액과 비슷하여 혈장과 삼투가 비슷하다.

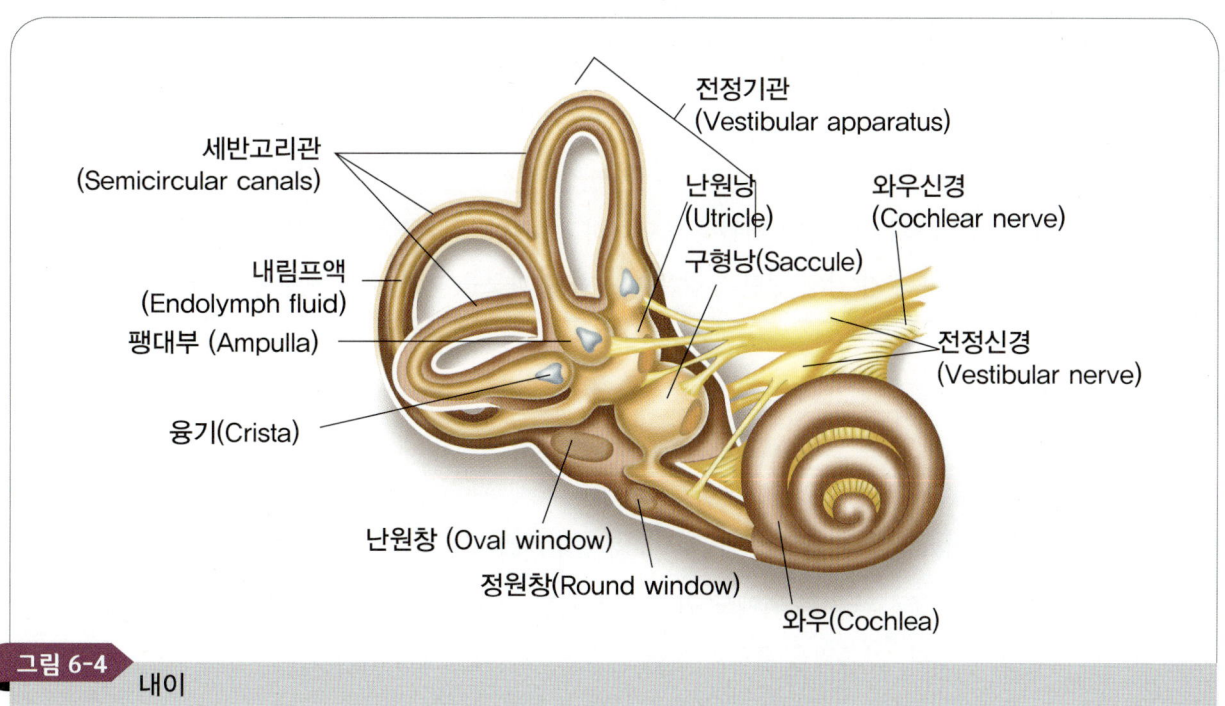

그림 6-4 내이

청각과 평형 기관은 중앙의 전정이다. 와우는 전정의 한쪽에 위치하고, 세반고리관은 다른 쪽에 위치한다. 그 외 평형 기관은 전정에 인접한 난원낭과 구형낭이다.

와우는 수평으로 있으며, 코르티 기관으로 알려진 청각기관의 마지막 부분이며, 2와 3/4바퀴의 달팽이 모양을 하고 있다. 소리 진동은 등골에서 난원창으로 전달되고, 이것은 미로 안의 외림프액 파동을 일으키게 되고, 이것은 다시 정원창을 진동시킨다. 이러한 림프액의 파동은 내림프액으로 전달되고, 이것은 코르티 기관에 있는 수용체 섬모세포들을 움직이게 한다. 섬모세포는 기계적인 에너지를 전기화학적 에너지로 바꾸어 제8뇌신경인 청신경으로 전달하고, 뇌간을 통해 뇌로 전달되면서 소리로 해석하게 된다.

신체 평형은 자기수용, 전정, 시각 구조를 포함하여 여러 감각기관 사이의 복합적인 연관을 통해 이루어진다. 평형과 균형에서 가장 중요한 구조는 전정기관으로 세반고리관, 난원낭, 구형낭으로 구성되며, 머리의 움직임과 위치를 인식한다. 이 구조가 기능을 잘 하면, 몸이 서 있는지 또는 돌고 있는지 또는 어느 방향으로 움직이는지 결정하는 전정기관의 신호를 뇌가 해석하게 된다. 제8뇌신경의 전정신경분지는 반대 쪽 귀의 신호를 뇌간으로 연결한다.

머리의 회전은 내이의 세반고리관에서 감지한다. 세반고리관은 고리 모양의 관 3개가 서로 직각을 이루어 세 평면에 위치한다. 각 반고리관 기저의 팽대부에 있는 유모세포가 반고리관을 채운 내림프액의 움직임을 감지하여 제8뇌신경의 전정신경분지로 전기 자극을 전달한다.

세반고리관의 다른 기능은 머리가 움직일 때 눈이 제자리에 있을 수 있도록 조절한다. 안근육들은 세반고리관에 의해 일직선을 유지하는데, 하나의 관은 눈의 근육 하나와 짝을 이룬다. 이것은 전정안반사(VOR)이다.

전정기관은 난원낭과 구형낭으로 이루어진 감각기관이다. 섬모는 젤리같은 덩어리 안에 있는데, 그 위에 이석이라고 하는 작은 수정체가 박혀 있다. 머리가 움직이면, 이석이 중력 방향으로 끌리면서 섬모를 자극한다. 그러나 자동차 안에 있는 것처럼 일정한 속도로 움직이게 되면, 이석은 평형하게 되고 더 이상 움직인다고 인식하지 않게 된다. 내이에서 수평하게 있는 난원낭은 수평적인 움직임을 감지한다. 수직으로 있는 구형낭은 상하, 좌우와 같은 움직임을 감지한다. 난원낭과 구형낭은 중력에 반해서 몸을 수직으로 세우는 데에도 중요한 역할을 한다. 머리와 몸이 기울어지면, 전정핵은 자세를 조정한다.

귀, 뇌, 외부기관, 상기도의 해부생리 연관성을 이해하고, 언어 발달 저하, 학업 수행 저하, 사회적 고립, 난청, 낙상 위험, 호흡기와 구강 감염 진단과 같은 다양한 결과들을 피할 수 있도록 관찰해야 한다.

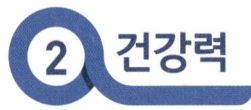

2 건강력

모든 임상 사정과 마찬가지로 귀 사정의 건강력은 진단의 정확성을 향상시키는 데 필수적인 첫 단계이다. 주호소에 대한 주의 깊은 조사와 기록 외에도 귀 질환에 관한 중요한 정보는 신체 병력과 사회력에 대한 상세한 검토로 추론할 수 있다. 가족력을 통하여 청각 손실이 선천적인지 후천적인지도 알 수 있다. 일반적인 이염, 현기증, 난청을 분석하여 정확하고 자세하게 귀를 사정할 수 있다.

1 주호소와 현병력

> *"제 딸이 오른쪽 귀를 잡아 당기며 밤새 울었어요."*

수지는 12개월 된 여아로 황녹색 콧물, 기침, 식욕저하를 포함하여 5일간 감기 증상이 있었다. 어젯밤 집에서 고막체온계로 체온을 측정했을 때 38.8~39.8℃였다. 수지는 매우 짜증을 내고 오른쪽 귀를 간헐적으로 잡아당긴다. 엄마인 이 씨는 아세트아미노펜을 2회 주었다. 수지는 평소에 서고 걷는 연습을 하면서 넘어지거나 머리를 부딪히기도 했다. 이 씨는 출생 이후 수지가 의식을 잃거나 머리에 외상을 입은 적은 없다고 말한다.

1) 이통(귀앓이)

이통(otalgia)은 귀에서 발생하는 원발성이 있고, 다른 부위에서 귀로 오는 이차성이 있다. 원발성 이통의 원인은 중이나 외이 또는 유양돌기의 감염과 염증으로 인한 것이다. 이차성 이통의 원인은 턱관절장애(TMJ), 치아나 치주의 문제, 부비강과 비인두, 혀의 염증이나 목의 근골격 문제, 제5, 7, 9, 10뇌신경과 제1, 2, 3경신경을 포함한 신경통일 수도 있다.

발병·지속시간	갑자기 발병하였는가, 서서히 발병하였는가?
양상	통증이 둔탁한가 아니면 날카롭고 타는 듯한가? 찌르는 듯한가?
부위	대상자가 통증을 경험하는 부위(예: 이개, 외이도, 안쪽 깊숙한 곳, 유양돌기 부위)는 어디인가? *이개의 통증 또는 이개와 외이도까지의 통증은 외이염을 의미한다.* 통증이 귀로 방사되는가? 통증이 오른쪽 귀에서 발생하는가 왼쪽 귀에서 발생하는가 아니면 양쪽에서 발생하는가?
시간	통증이 일시적인가, 지속적인가, 간헐적인가?
중증도	대상자에게 통증 척도를 사용하여 통증의 점수를 매길 수 있는가?
유발요인	통증이 어떤 특정한 환경, 활동, 시간과 관련되는가? *예를 들면, 이통이 씹거나 삼킬 때 심해진다면 치아나 턱관절 장애, 비인두의 감염과 연관된다. 급성 중이염으로 인한 원발성 이통은 삼킬 때 심해진다. 머리를 움직이는 자세(숙이기, 몸 구부리기, 기대기)로 이통이 악화된다면 일반적으로 중이나 외이의 감염과 염증이다.* 대상자가 이전에 두부의 둔상, 압력손상이나 직접적인 귀의 외상을 경험한 적이 있는가?
악화요인, 완화요인	통증을 악화시키는 요인은 무엇인가? 예를 들면, 환경적 요인, 활동, 돌발적이거나 지속적인 소음 등이다. 통증을 완화시키는 요인은 무엇인가? 약물치료와 비약물치료 방법에 대해 질문한다.
관련 증상	어지러움, 분비물, 소양증, 난청, 이명, 발열, 발작, 인두염, 후두염, 부비동염, 식욕 부진, 치주 질환, 목의 이상, 귀의 부유감(무통증의 압박감) 등과 같은 관련 증상을 질문한다. 분비물, 소양감, 발열은 귀의 급성 감염과 관련이 있다(급성 중이염, 외이염, 만성화농성 중이염). *발열은 귀의 통증을 초래하는 주변 조직의 감염과 관련이 있다(비인두와 치아). 소양감과 통증은 진균 감염이나 외이나 외이도의 이차성 박테리아 감염의 알레르기 반응을 의미한다.*

2) 난청

난청(hearing ross)은 관절염, 고혈압에 이어 세 번째 만성 건강 문제로 미국인의 최소 2천8백만 명이 영향을 받는다. 65세 이상 성인의 30% 이상이 노인성 난청이다. 난청은 일반적으로 서서히 진행되나 갑자기 진행되기도 한다. 뇌(뇌교의 와우각 핵이나 측두엽의 청각 피질)의 손상이나 내이, 중이, 외이의 손상으로 난청이 되기도 한다. 외이나 중이를 통해 음파가 잘 전달되지 못하면 전도성 난청이다. 각신경성 난청 와우각의 질환이나 음파 충동이 제8뇌신경과 뇌간으로 잘 전도되지 않아 발생한다. 혼합성 난청은 전도성 난청과 감각신경성 난청이 동반된다.

발병·지속시간	몇 달 또는 몇 년에 걸쳐 서서히 진행되었는가 아니면 갑자기 발병하였는가? 점진적으로 진행되는 난청의 원인은 노인성 난청, 이독성 약물, 만성 감염, 이경화증 등이 있다. 급성으로 진행되는 난청의 원인은 급성 감염(급성 중이염), 비인두 감염(수막염), 급성 외이도 폐색(부종, 이물질, 출혈), 중이의 삼출액 축적이나 출혈(급성 장액성 중이염, 두개골저 골절), 고막 천공(음향외상, 압력손상), 귀와 두부 외상, 이독성 약물, 와우각의 바이러스 감염, 뇌종양, 청신경의 신경종, 내이나 뇌의 급성 혈관 폐색, 자가면역 질환, 알레르기 질환 등이다.
부위	난청이 나타나는 부위가 오른쪽 귀인가, 왼쪽 귀인가, 양쪽 귀인가?
시간	난청이 일시적인가, 지속적인가, 간헐적인가?
분류	난청이 선천적인가, 후천적인가?
양상	전체 청력이 감소했는가 아니면 음성(남성 또는 여성 목소리), 음악, 고음, 저음, 전화기음, 텔레비전 소리와 같은 특정 소리에만 청력이 감소했는가? 특정 상황에서만 난청인가? 특정 시간에서만 난청인가(이른 아침, 오후 늦게)? 평소보다 소리를 크게 말하거나 아니면 부드럽게 말하면 대상자가 잘 듣는가?
중증도	대상자에게 장애의 정도에 대해 질문한다(조금, 보통, 심각함).
유발요인	난청이 시끄러운 환경이나, 전화 통화 같은 특정한 상황, 환경, 시간과 관련되었는가? 대상자가 이전에 두부의 둔상이나 소음장애, 압력손상(기압이 갑자기 바뀌어 오는 손상) 혹은 직접적인 귀의 외상이 있었는가? 현재 소음의 노출 정도나 군대에서의 소음과 같은 직업적 요인을 질문한다. 이독성 약물 복용에 대해 문진한다(현재, 과거, 종류, 양, 복용기간, 시기).
악화요인, 완화요인	난청을 악화시키는 요인은 무엇인가? 예를 들면, 환경, 활동, 소리(소음의 종류와 크기) 난청을 완화시키는 요인은 무엇인가? 약물치료와 비약물치료 방법에 대해 질문한다.
관련 증상	어지러움, 분비물, 소양증, 난청, 이명, 발열, 귀의 부유감 등과 같은 관련 증상을 질문한다.

3) 이명

이명(tinnitus)은 중앙 청각 구조로 인해 발생하고 전체 인구의 10%가 겪고 있다. 일시적이거나 지속적일 수 있으며, 그 정도가 약하거나, 보통 혹은 중증일 수 있다. 이명은 주관적(대상자만 들림)일 수 있으며, 객관적(대상자와 검사자에게 소리가 들림)일 수도 있다. 연령에 따라 이명의 발병률이 증가한다.

발병·지속시간	갑자기 발병하였는가, 서서히 발병하였는가? *점진적인 발병의 원인은 노화, 메니에르 병, 이경화증, 대사질환(당뇨병, 갑상선저하증), 악관절 문제 등이다. 급성 발병의 원인은 소음장애, 압력손상, 급성 외이도 폐색, 환경적인 알레르기, 서거나 앉았을 때의 갑작스런 혈압 변화, 머리와 목의 손상, 이독성 약물 치료, 귀와 비인두 감염 등이다.*
부위	증상이 나타나는 부위가 오른쪽 귀인가, 왼쪽 귀인가, 양쪽 귀인가 아니면 특정 부위가 아닌가?
시간	일시적인가, 지속적인가, 간헐적인가, 시간 내내 계속 진행되는가? 이명이 발생되는 시간이 하루 중 특정 시기가 있는지 질문한다.
특성	이명이 순음인가 찰칵 하는 소리, 바람 부는 소리, 윙윙, 쉿쉿, 와글와글, 톡톡, 두근두근, 찍찍, 으르렁 하는 소리인가? *와글와글하고 으르렁 하는 소리는 전형적으로 이경화증이나 메니에르 병과 관련된다.* *두근두근 하는 소리는 혈관 질환과 관련된다.*
높낮이	소리의 높이가 높은가 낮은가 아니면 가변적인가? *대부분 감각신경성 난청에서는 고음의 이명이 나타나고, 전도성 난청에서는 저음이 나타난다.*
강도	소리가 큰가 작은가 아니면 가변적인가?
중증도	이명이 약한가(조용한 환경에서만 난다), 보통인가(업무에 집중하거나 잠들려고 할 때 느껴질 정도면서 일반적으로 지속됨), 중증인가(집중하는 데 방해가 되거나 잠들기 어려울 정도로 지속)?
유발요인	대상자가 이전에 두부의 둔상, 압력손상이나 직접적인 귀의 외상을 경험한 적이 있는가? 이명이 발생되는 특정 환경이나 장소가 있는지 질문한다. 현재 복용 중이거나 과거에 복용한 이독성 약물에 대해 질문한다(종류, 양, 복용기간, 시기).
악화요인, 완화요인	이명을 악화시키는 요인(예: 환경, 활동, 소리)은 무엇인가? 이명을 완화시키는 요인은 무엇인가? 약물치료와 비약물치료 방법에 대해 질문한다.
관련 증상	어지러움, 분비물, 소양증, 난청, 이통, 발열, 귀의 부유감 등과 같은 관련 증상을 질문한다.

4) 이루

이루(otorrhea)는 외이나 중이의 급성 또는 만성 감염으로 발생할 수 있다. 또한 귀에 도구(면봉, 종이, 이물질 등과 같은 단단하고 뾰족한)를 대상자 혼자서 넣거나 두부 외상으로 인해 발생하기도 한다. 이루는 고막 천공과 관련된 경우가 흔하다.

발병·지속시간	갑자기 발병하였는가, 서서히 발병하였는가?
기간	현재까지 얼마 동안 이루가 있었는지 질문한다(며칠, 몇 달, 몇 년).
시간	증상이 일시적인가, 지속적인가, 간헐적인가?

〈계속〉

부위	증상이 나타나는 부위가 오른쪽 귀인가, 왼쪽 귀인가, 양쪽 귀인가?
색깔	분비물이 맑은가, 노란색인가, 녹색인가, 흰색인가, 붉은색(피)인가, 갈색인가, 회색인가?
	분비물이 묽은가, 축축한가, 진한가, 점액상인가?
	노란색이나 녹색의 분비물은 외이나 중이의 감염을 의미한다. 점액질이 있는 맑은 분비물은 고막 천공된 만성 중이염과 관련된다. 물기가 많은 맑은 분비물은 고막 천공된 두개골저 골절, 또는 습진과 같은 피부병이 외이에 발생한 것과 관련된다. 흰색 분비물은 진균 감염이나 외이도의 피부병을 의미한다. 붉은색은 외상이나 만성 감염을 의미한다. 갈색이나 회색 분비물은 단순히 귀지가 액화된 것이다.
냄새	분비물이 무취인가 아니면 악취가 나는가?
	악취가 나는 이루, 특히 화농성인 경우 혐기성 세균에 의해 측두골이나 유양돌기가 감염된 것이다.
유발요인	대상자가 이전에 두부의 둔상, 음향외상, 압력손상이나 직접적인 귀의 외상을 경험한 적이 있는가?
	압력손상이 있을 수 있는 취미활동(예: 수영, 잠수, 등산, 고공비행 등)을 하는가?
완화요인	이명을 완화시키는 요인은 무엇인가? 약물치료와 비약물치료 방법에 대해 질문한다.
관련 증상	어지러움, 통증, 두통, 소양증, 이명, 발열, 귀의 부유감 등과 같은 관련 증상을 질문한다.

4) 현훈

어지러움(dizziness)은 요통 다음으로 흔한 주호소로 전체 성인의 약 40%가 치료를 위해 병원을 찾는다. 현훈(vertigo)은 어지러움의 한 형태로, 내이나 중앙 전정 통로의 질환으로 초래된다. 현훈은 빙빙 도는 느낌으로 머리와 몸을 움직이지 않았을 때도 발생하고 머리를 갑자기 움직일 때도 발생한다.

발병·지속시간	갑자기 발병하였는가, 서서히 발병하였는가?
기간	현재까지 얼마 동안 현훈을 경험했는지 질문한다(며칠, 몇 달, 몇 년).
시간	증상이 일시적인가, 지속적인가, 간헐적인가? 일시적이라면, 각각 얼마 동안 증상이 지속되는지 질문한다(몇 초, 몇 분, 몇 시간, 며칠).
	머리를 움직일 때 잠시만(몇 초, 몇 분) 현훈이 있다면 양성자세현훈(benign paroxysmal positional vertigo, BPPV)이다. 현훈이 한 번에 몇 시간 동안 지속된다면 메니에르 병, 바이러스성 미로염, 외림프액 누공과 같은 내이 질환과 관련된다. 며칠 동안 장기간 지속되는 현훈은 척추뇌저동맥 부전, 중추신경계의 상태, 구조적 자가면역질환(류마티스), 구조적 대사질환(당뇨병, 갑상선기능저하증)과 관련된다.
중증도	대상자에게 강도를 질문한다. 약한가, 보통인가, 중증인가?
유발요인	대상자가 이전에 두부의 둔상, 압력손상이나 직접적인 귀의 외상을 경험한 적이 있는가?
	현훈이 발생되는 특정 환경이나 장소가 있는지 질문한다.
	현훈이 발생되는 시간을 질문한다. 어떠한 규칙성이 있는가?
	현재 복용 중이거나 과거에 복용한 이독성 약물 복용에 대해 질문한다(종류, 양, 복용기간, 시기).
악화요인, 완화요인	현훈을 악화시키는 요인은 무엇인가(예: 환경, 활동, 자세 변화)?
	약물 및 비약물치료, 자세 등 현훈을 완화시키는 요인에 대해 질문한다.
	급성 현훈은 코를 풀거나, 기침, 재채기, 갑작스러운 발사바조작(valsalva maneuver)으로 인한 정원창 파열이나 외림프액 누공을 의미한다.

2 과거력

> 수지는 상기도 감염으로 항생제를 처방받았다. 귀에는 한 가지 다른 문제가 있었다. 2개월 전에 이통이 있었지만 항생제 치료를 받지 않았고, 별문제 없이 회복되었다. 예방접종은 현재까지 모두 맞았다. 수지는 질병으로 인해 입원한 적이 한 번도 없었다. 엄마와의 관계가 좋아 보이며 아동학대의 흔적은 없다. 수지는 '엄마', '아빠', '공'과 같은 한 단어를 말하고 나이에 적절한 언어발달을 보인다. 자연 임신으로 38주에 정상 질식 분만을 하였고, 출생 시 몸무게는 3.41㎏, 선천적 결손은 없다. 수지는 기어 다니는데 문제가 없고 탁자를 잡고 혼자서 일어서며, 종종 넘어지기도 하지만 머리를 들고 걸음마를 하려고 애쓴다. 의식을 잃은 적은 없고, 머리에 외상을 입은 흔적도 없다.
>
> 수지는 매일 액상 종합비타민제를 복용한다. 이 씨는 임신 기간 동안 이독성 약물을 복용했는지의 여부에 대해서 모른다. 수지에게 이독성 약물을 사용한 기록은 없다. 여아는 4개의 유치가 있고 상태는 좋다. 여아는 아목시실린(AMOXICILLIN)에 알레르기가 있는 것으로 보인다(몇 달 전에 상기도 감염 처방약을 먹은 후 몸에 두드러기가 생겼다).

위 면담은 수술, 외상, 과거 질병에 대한 전반적인 개방형 질문을 통해 이루어졌다. 위 정보를 통해 과거와 현재 병력을 분석하여 치료 계획을 세울 수 있다.

과거 건강상태 및 수술	이전에 앓았던 질병과 진단에 대해 질문한다. *귀 증상과 관련이 있거나 감별진단 시 고려해야 할 질병에는 메니에르 병, 당뇨병, 고혈압, 갑상선기능저하증, 편두통 증후군, 편두통 증후군, 측두하악골 관절 이상, 치아 상태, 거대세포바이러스 감염, 발작, 뇌졸중, 기립성 저혈압, 다혈구증, 빈혈, 부정맥, 스톡-아담스병(Stokes-Adams attack), 매독, 귀와 호흡기계 감염, 급만성 부비동염, 전이암, 뇌종양, 동맥경화증, 시야 이상, 고지혈, 콜라겐-혈관질환, 정신 이상, 다발성 경화증, 파킨슨 병, 라임 병, 전신성 홍반성 낭창, 태양광선 노출로 인한 피부병, 뱃멀미, 습진(특히 외이 포함), 진균 감염 피부병이 있다.* 이전에 받은 진단명, 날짜, 병원명과 집도의, 수술명, 수술결과, 합병증을 포함하여 이전에 받은 수술에 대해 질문한다. 특히, 귀 수술, 혈관 수술, 두부 신경 수술, 두부 외상 수술, 목 수술(정형외과, 신경외과), 그 외 코와 목 수술, 치과 수술, 측두하악골 수술에 대해 주목한다. *이러한 수술이 최근에 있었다면, 이차적으로 이통, 이명, 난청을 초래할 수 있다.*
유아기 질병	급성 또는 만성 귀, 상기도계, 구강/치주 감염(특히 중이염, 장액성 이염, 만성 중이염, 유양돌기염, 인두염, 편도선염, 수막염, 뇌염, 선천성 매독)과 거대세포바이러스 감염에 대해 질문한다. 홍역, 유행성
유아기 질병	이하선염, 풍진, 결핵과 같은 전염병 질환에 대해서 질문한다. 아동 학대에 대해 질문한다. *자주 머리 부위를 때렸다면, 귀에 이상이 생길 수 있다.*
유아기 질병	언어 발달 장애, 조산, 신생아 중환자실 입원, 선천성 질병에 대해 문진한다. *조산, 조기 입원, 선천적 결손은 귀의 선천적 결손이 있음을 의미하고, 청각 장애를 초래한다.* *청각 장애로 인해 언어 발달이 지연된다.* 외이도로 이물질이 삽입된 적이 있는지 주목한다. 대상자에게 행동 장애가 있었는가? *청력 상실과 연관된 사회적 고립으로 인해 행동 장애가 생길 수 있다. 청각 장애로 인해 지시에 따르는 데 실패하기도 하고, 집중을 잘 못하게 되고, 학업이 부진하게 된다. 만성 이염, 현훈, 이명을 진단받지 않았더라도, 신경질환이나 심리적 문제 없이 행동 장애가 나타나게 된다. 귀 질환으로 인해 학교생활에 결석이 잦아져 사회적 상호작용이 잘 이루어지지 않아 행동장애가 초래되기도 한다.*
입원	조기 입원이 있었는지 알아보고, 진단명, 날짜, 병원명, 의료진과 어떤 치료를 받았는지, 그리고 치료 결과에 대해 문진한다.

〈계속〉

외상	대상자에게 머리나 뇌 손상, 교통사고나 음향외상, 압력손상, 직접적인 귀의 손상(습관적으로 귀 후비개를 사용), 비의료기관에서 치료 중 손상을 받았거나 경부 외상, 아동 학대 등의 외상이 있었는가?
예방접종	예방접종의 종류, 날짜, 접종 후 반응에 대해 질문한다. *감염성 질병에 대해 적절한 예방접종을 하지 않으면 중추신경계 감염과 이로 인한 내이 손상이 발생할 수 있다. 특히 B형 인플루엔자 간균, 홍역, 유행성 이하선염, 풍진(MMR), 폐렴구균성 질병이 해당한다.*
복용약	복용하는 약물에 대해 질문한다. 이독성 약물에 노출되었는지 질문한다. 특히 아미노글리코사이드계, 살리실산유도체, 루프이뇨제, 항암제 중 일부(nitrogen mustards, bleomycin, cisplatinum, vincristine), 중금속 노출 (수은, 금, 납, 비소), 퀴닌 유도체에 대해 질문한다. *이명과 관련된 약물에는 안지오텐신 변환 효소 억제제, 설파제 항생제, 삼환계 항우울제, 항히스타민제, 베타 수용체 차단약, 칼슘 길항제, 마약제 일부, 비스테로이드 항염증제가 있다.*
알레르기	약물 알레르기와 관련하여 알레르기원(샴푸, 니켈, 헤어스프레이, 향수, 화장품)이 귀에 접촉되었는지에 대해 질문한다. 부비동염, 이염, 현훈, 청각 장애를 일으키는 환경적인 알레르기에 대해 문진한다.
태아기	임신 기간 동안 청각 장애나 이독성 약물 복용이 있었는지 질문한다. 태아기 감염(특히 풍진, 거대세포바이러스, 단순포진)이 있었는지 질문한다. 분만외상에 대해 주목한다.

3 가족력

> 수지는 부모님과 7살 오빠, 5살 언니와 함께 살고 있으며 모두 건강하다. 아빠는 35세로 건강하며, 어릴 때 귀에 감염이 자주 있어서 18개월에는 고막에 관을 삽입하였다. 엄마는 30세로 과체중이지만 그 외는 건강하다. 친할머니는 60세로 당뇨, 고혈압, 심장병이 있다. 친할아버지는 65세에 교통사고로 사망하셨으며, 큰 건강 문제는 없었다. 외할머니는 65세로 과체중, 고혈압, 시력감퇴가 있다. 외할아버지는 65세로, 45세에 이경화증 진단을 받았고, 그 외에 다른 건강 문제는 없다. 수지의 언니는 무척 건강하다. 수지의 오빠는 주의력 결핍/과잉행동 장애가 있어 약물 치료로 조절하고 있고, 전반적인 건강은 양호하다.

가족력을 보면 가족 내에 귀 질환/상태에 일정 규칙이 있다. 많은 조건이 유전되거나 유전적으로 결정되며, 많은 선천성 증후군이 난청이나 귀의 해부학적 발달 장애와 관련이 있다. 이러한 사정은 귀와 신장 병리에 대한 확인도 포함해야 한다.

살아있는 친족의 연령	부모, 형제, 자매, 자녀의 건강과 관련성을 포함한다.
사망	대상자와의 관계, 연령, 사망원인을 포함한다.
만성질환	가족 내 만성질환에 대해 질문한다. 질병에 걸린 가족 구성원과 대상자와의 관계, 가족 구성원이 질병에 걸린 기간을 포함한다.
가족 내 난청 유형	다른 가족들에게 선천성 혹은 후천성 난청이 있는지 질문한다. 가계도에 색인을 지표를 넣어 가족 간 관계를 확인한다. 가족 내에 노인성 난청이 있는지 질문한다. 질병이 있는 가족 구성원의 성별, 연령과 관련 질병에 주목한다.

〈계속〉

선천적 증상, 유전적 결손	유전적 이상이 있는지 질문한다.
	귀 상태가 유전될 가능성이 있는 가족에 주목한다(이경화증, 메니에르 병, 만성 중이염, 노인성 난청). 다운 증후군, 어셔 증후군, 트리처 콜린스 증후군, 태아 알콜 증후군, 크루존 증후군, 알포트 증후군, 편측안면소체, 스티클러 증후군, 아가미-귀-콩팥 증후군, 펜드리드 증후군, 차지 증후군(CHARGE association: 코/귀/눈/심장/고환/성장의 6가지 질환), 신경섬유종증 2형, 바르덴부르크 증후군, 선천성 풍진 증후군, 피에르 로빈 증후군(pierre robin syndrome), 파타우 증후군, 구순열/구개열은 선천성 귀 이상과 관련된다.

4 사회력

> 수지는 편의시설이 잘 갖추어진 중산층 지역에서 부모님과 핵가족으로 살고 있다. 부모는 둘다 직장에 다니며, 건강보험을 받고 있다. 수지는 하루 대부분을 주간 보호 시설에서 지낸다. 부모가 둘다 하루에 한 갑을 흡연하지만, 자녀를 위해서 실외에서 흡연했다고 말한다(자녀와 차에 탔을 때는 금연한다). 수지는 잠들 때 젖병을 물고 잠이 든다. 아프지 않을 때는, 저녁 8시에서 아침 6시까지 깨지 않고 잔다. 수지는 혼자서 손가락으로 밥을 먹는다. 지난 2-3일 동안, 밥을 잘 먹지 않았다. 지난 24시간 동안은 액체도 잘 섭취하지 못하여 24시간 동안 기저귀를 2-3개만 사용했다. 가족과의 상호작용은 12개월의 발달 과정에 적절해 보인다.

사회력에 관한 정보는 몇몇 증상을 설명하는 데 도움이 되며, 귀의 상태나 질병에 대한 중재계획을 세우는 데 기반이 된다. 최근에는 흡연에 노출되는 것이 아동기 중이 감염에 주요한 위험 요소이다.

가족	최근의 가족 상황에 관해 질문한다.
직업	직장에서 소음이 심한 장소에 관해 질문한다(기계, 건설업, 공장, 공항, 공연 장소, 실내 스포츠 장소 등에서 근무). 소음 노출 정도가 일시적이거나 지속적으로 증가되었는지 알아본다. 근무지에서 귀 보호 장비를 사용했는지 질문한다.
교육기관/ 주간보호	학업에서 최고 점수는 몇 점이었는지, 학업에서 어려움은 무엇이었는지 질문한다. *난청으로 인해 학업 부진이 있을 수 있다. 교육수준을 통해 귀의 상태와 관련된 치료법의 성공 여부를 예측할 수 있다.*
교육기관/ 주간보호	귀 이상으로 인해 학교에 며칠 또는 몇 주간 결석했는지 질문한다. 아동일 경우는 학교에서 집중하지 못하고 이해하지 못하는 것에 대해 선생님의 설명을 참고한다. 주간 보호 시설에 대해서도 질문한다. *주간 보호 시설에 출석하는 아동들 사이에 귀와 호흡기계 감염이 있었는지 알아본다.*
입대 경력	사격장 소음이나 다른 소음(수송부 차량, 항공기 엔진, 기관실-음향 외상)에 노출되었는지 질문한다. 진균성 질환이 잘 있는 밀림 지역에서 복무한 적이 있는지 질문한다.
일상 생활	난청, 이통, 이명, 현훈으로 인해 일상 생활에 제한이나 어려움이 있었는가? 특히 전화 사용 및 대화 능력의 제한(상대방에게 다시 말해달라고 요청함), 대화의 부적절함, 낙상 가능성, 초인종 소리를 못 들음, 사회적 고립, 집중력 부족, 직장 업무 수행을 못함, 현기증에 대해 질문한다. *이러한 질문들을 통해 청각 문제와 현훈의 중증도를 확인할 수 있다.*

⟨계속⟩

일상 생활	대화 시 대상자의 목소리 강도 변화(평소보다 크기 말하거나 천천히 말하는지)에 대해 대상자보다는 주변인에게서 정보를 수집한다. *가족과 대상자 주변인이 목소리 강도 변화를 먼저 알게 된다. 전도성 난청이 있으면 저음으로 말하는 반면, 신경성 난청이 있으면 고음으로 말하는 경향이 있다.*
취미활동	취미 활동과 귀 증상의 연관성에 대해 문진한다. 특히, 이통과 현훈을 일으키는 신체 활동, 이통, 이명, 현훈, 난청으로 인해 좌식활동을 하게 되는 것을 포함하여 귀 증상으로 인한 신체 활동에 제한되는 것에 질문한다. 사냥, 사격, 락 콘서트 참여, 자동차 경주, 목공, 손수레/썰매 타기 등과 같은 소음이 높은 취미활동을 하는가? TV나 라디오 소리를 보통보다 크게 해야 들리는지 문진한다. 사회적 상호작용을 피하는 경향이 있는지 주목한다.
영양상태	이차적인 현훈 증상인 멀미와 구토로 인해 음식 섭취에 어려움이 있는지 질문한다. 감염과 같은 귀 문제로 인한 식욕부진에 대해 질문한다.
수면습관	이명, 이통, 현훈으로 인해 수면 시간이 제한되는 것을 포함하여 수면 습관에 관해 질문한다. *중이의 통증은 누워 있을 때 악화되고 서 있을 때 완화된다.* 잠들기가 어려워서 조용한 음악이나 라디오를 들으며 잠에 드는지, 이통이나 현훈 때문에 잠이 깨는지, 취침 중에 잘 쉬는지, 귀 증상 때문에 수면이 방해되는지에 주목한다.
흡연	종류, 양, 흡연 기간, 간접 흡연 노출 등을 포함하여 흡연에 대해 질문한다. *흡연은 기도 부종을 일으키며, 중이에 삼출물이 축적되고 압이 상승하여 이관을 막게 한다. 이로 인해 아동이 급성 중이염에 잘 걸린다.*
음주	술의 종류, 양, 음주 기간에 대해 질문한다. 알콜 소비 정도와 귀 증상의 관계를 알아본다.
약물 사용	약물의 종류, 사용 빈도, 영향에 대해 질문한다. 또한, 카페인 섭취 양에 대해 문진한다. *약물에 대한 복용 내역을 통해 이독성 물질에 대한 노출 또는 어지러움이나 이명 증상을 대신 설명할 수 있다.*

5 계통별 문진

가능한 한 종합 계통별 문진을 수행해야 하지만 시간이나 다른 제약 사항으로 인해 초점 계통별 문진만 수행할 수 있다. 다른 신체 계통의 증상과 징후도 귀 질환 및 상태과 관련이 있을 수 있다. 다음 표는 계통별 문진 중 주요하게 다루어야 할 내용을 설명하고 있다.

부위	증상과 징후	관련 질환
전반적/체질	체중감소 피로 발열	현훈과 관련된 구역과 구토 이통이나 이명으로 인한 수면 부족 귀 감염

〈계속〉

부위	증상과 징후	관련 질환
피부	가려움(귀 주변)	귀 진균 감염(이진균증)
	발진(임신 기간)	출산 후 선천성 귀 이상 가능성
눈	안구진탕증	현훈과 관련
	독순술(입술 읽기)	귀머거리
	눈물과다	이차적 이통으로 인한 부비동염 가능성
코	코막힘, 콧물	귀 상태로 인한 알레르기, 코감기
입/목	인후염, 치통/치주통, 감염	중증도 이염
		이차적 이통으로 인한 치아/치주 감염
심혈관	두통, 고혈압, 협심증, 일과성 뇌허혈 발작	중추신경계 혈관 질환으로 이명과 현훈 발생
호흡기	기침, 짧은 호흡, 기관지염, 늑막염, 객담과 가래 과다	귀 감염과 관련된 호흡기계 감염
소화기	식욕감퇴	현훈
비뇨생식기	요증상(배뇨곤란, 혈뇨, 요실금, 옆구리 통증)	선천성 비뇨기계 이상과 관련된 선천성 귀 이상
근골격	약함, 근 위축, 관절 부종과 통증	현훈관 관련된 류마티스 질환
	악관절 통증	이차적 이통과 관련된 악관절통
신경계	운동실조, 정신신경증상(지각 이상, 국소마비), 언어 장애	귀 증상(이명, 현훈, 난청, 이차적 이통)과 관련된 뇌혈관 질환
정신/심리	우울증, 분노, 행동장애	청력 소실로 인한 사회적 고립 가능성

3 신체검진

1 준비물품

줄자 / 펜라이트 / 이경 / 통기 이경 / 음차

2 신체검진 내용

1) 시진

시진은 첫 대면부터 시작하여 면담과 신체검진 시행 내내 이루어진다.

검진	이론적 근거
1. 다음을 포함하여, 대상자의 일반적인 외모를 시진한다.	
A. 대상자가 방으로 들어올 때 걸음걸이가 안정적인지 주목한다.	A. 다른 신경계나 근골격계 이상이 아닌데 걸음걸이가 불안정하다면 일반적으로 현훈 때문이다.
B. 대화 시 소리크기, 적절한지, 발음이 분명한지 주목한다.	B. 비정상적으로 큰 소리로 이야기 하는 것은 감각신경성 난청이고, 비정상적으로 작게 말하는 것은 전도성 난청이다. 질문을 잘 듣지 못하거나 방 안에 있는 다른 사람이 말하는 것을 잘 듣지 못하기 때문에 부적절하게 대화한다. 대화에 우울과 분노가 반영되었다. 발음장애는 비정상적인 귀와 관련하여 구강 인후 구조의 비정상을 의미한다. 또한 신경 손상도 주요한 원인이 된다.
C. 검사자의 지시와 질문을 잘 이해하는지 주목한다.	C. 구두 지시에 따르지 못하고, 적절하게 대답하지 못하는 것은 난청, 무감각, 우울, 중증도 이통 때문일 수 있다.
D. 대화하는 동안 대상자의 머리 위치를 관찰한다.	D. 머리의 위치는 귀 문제를 의미한다. 한쪽 귀만 들리지 않는다면, 양호한 귀가 관찰자 쪽으로 향하도록 머리를 돌린다. 이통이 심하다면, 아픈 귀 쪽으로 머리를 기울이게 된다. 현훈일 때는 머리를 조금씩 움직인다.
E. 얼굴 표정과 신체 언어를 주목한다.	E. 얼굴 표정과 신체 언어는 통증, 우울, 분노, 좌절, 불안 등을 반영한다. 귀 감염, 이통, 현훈은 무력화시키고, 얼굴을 찌푸리거나 울게 되고, 머리 움직임이 없어지고, 균형 잡는 데 지지물이 필요하고, 귀의 통증을 막을 행동을 하게 된다. 이러한 것들은 감염과 관련된 독성을 의미한다.
F. 머리와 안면, 귀의 비정상에 대해 시진한다.	F. 선천성 귀 상태는 보통 머리와 안면, 귀의 비정상과 관련된다. 홍채 이색증, 모발과 피부의 비정상 색소 침착, 소이증, 외이 근처에 푹 들어간 연성 섬유종, 저위이(low-set ear),
F. 머리와 안면, 귀의 비정상에 대해 시진한다.	구순열, 안면 비대칭, 안면 구조 형성 부전, 양안격리증(hypertelorism), 소두증 등이 포함된다.
2. 외이를 시진한다. 외이 관찰을 하기 위해, 대상자는 앉고, 검사자는 눈높이 맞추어 앉거나 선다. 각각의 귀는 대상자 측에서 떨어져 관찰하고, 직접 빛을 비추어 잘 보이도록 한다. 펜 라이트가 필요하다.	**2. 이개의 굴곡과 균열, 귀 후면, 외이도의 겉 부분을 포함하여 외이를 시진할 때 적절히 하기 위해서는 적절한 밝기로 눈높이에서 가까이 시행해야 한다. 눈높이로 관찰하면 냄새도 맡을 수 있다.**
A. 이개의 위치, 크기, 모양, 대칭을 관찰한다.	A. 후두에 몸과 같은 쪽에 있는 눈 바깥 눈초리에 가상의 선을 긋는다면 이개의 위쪽은 선과 같거나 살짝 위에 있다. 방금 언급한 선보다 이개가 전체적으로 아래에 있으면 저위이이고, 지나치게 작으면 소이증으로 이러한 귀는 귀의 구조적 이상과 관련되고 선천적 난청과도 관련된다.
B. 귀와 주변 조직의 피부를 관찰한다.	B. 특히 이륜의 궤양은 광선 노출성 암, 지루성 각화증, 화학선의 각화증, keratoacanthomas(피부암)과 관련된다. 결절은 염증이 있을 수도 있고 없을 수도 있는데, 이개에 있다면 기

〈계속〉

검진	이론적 근거
B. 귀와 주변 조직의 피부를 관찰한다.	저세포 암, 피지 낭종, 모낭 낭종일 수 있다. 통풍 대상자가 이륜이나 대이륜에 통풍결절이 있는지 주목한다. 아프리카계 미국인이 귀에 피어싱 한 후에 단단한 결절(켈로이드)이 귓불에 생기는지 주목한다. 최근이나 과거 외상으로 생긴 연골염이 이개의 기형(보통 한쪽에만 생김)을 초래하기도 한다. 급성 염증(부종, 홍반, 변색)은 외이도와 유양돌기의 감염과 관련된다. 흑색종은 보통 이개와 귀 후면 두피에 잘 생긴다.
C. 외이도를 시진한다. 8세 이후에는 이개를 후상방으로 잡아당기고, 어린이는 후하방으로 잡아당긴다. 귀지, 분비물, 이물질, 부종, 홍반, 압통을 관찰한다. 분비물은 색, 냄새, 농도에 주목한다.	C. 홍반, 화농성 분비물, 부종, 외이도의 압통이 있는 외이염은 이통이 있다. 외이염은 외이도의 부종과 분비물로 막혀서 갑자기 잘 안 들리게 된다. 이물질 삽입은 어린이에게 잘 있는데, 가렵고 갑자기 잘 안 들리며, 심각하게는 감염의 병소가 된다. 어른에게서 귀지가 꽉 차면 잘 안 들리게 된다. 특히 보청기 사용하는 노인. 외이도의 인설은 습진이나 진균 감염이 원인일 수 있는데 가렵고, 이통이나 다른 증상을 초래할 수 있다. 분비물의 색, 농도, 냄새에 주목하여 외상이나 급성 만성 감염과 같은 특정 진단을 확인한다.
3. 이경을 사용하여 시진한다[그림 6-5]. 바른 사용법은 [BOX 6-1]을 보시오. 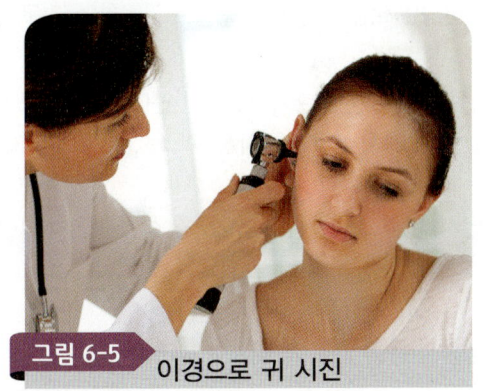 그림 6-5 이경으로 귀 시진 A. 외이도 깊숙한 곳을 시진한다. 외이도의 중간 부위까지 이경을 삽입하고 고막, 이물질, 귀 후비개 같은 도구로 혼자 사용하다가 다친 부분(혈종, 열상), 피부 상태(홍반, 습진, 인설, 진균 균사), 종양, 혈액, 다른 분비물 등을 관찰한다. B. 고막을 시진한다. – 색에 주목한다. 정상 고막 색은 진주빛(혹은 분홍의), 회색이다.	3. 이경 검사는 어떠한 청력 검사보다도 먼저 한다. 그럼으로 외이도가 잘 개방되어, 고막 전체를 잘 볼 수 있게 된다. A. 외이도의 깊숙한 곳은 외부 시진으로 보이지 않는다. 염증 없는 외이도의 골질 분비물은 외이도까지 골 성장하여 좁아진 외골종 때문이다. – 홍반은 박테리아 감염(중이염), 바이러스 감염(수포성 고막염), 외상, 유양돌기염을 의미한다. 중이염은 광택이 없고 투명도가 떨어지는 홍반성이다. 고막 주변과 추골의 돌출된 부분까지 걸쳐 보이는 충혈은 정상적인 소견인 반면 고막 중심부에서 충혈된다면 염증이 진행되는 과정(급성 만성 중이염의 초기나 회복기)임을 의미한다.

〈계속〉

검진	이론적 근거
	- 노란색은 급성 중이염을 의미한다. 노란색, 호박색, 주황색은 중이염 정도가 심한 것이다. - 고막이 붉어진 것은 두개골 기저의 골절이나 종양을 의미한다. - 고막에 하얀 조각은 콜라겐이 축적되고, 유리질, 석회화는 고실경화증 같은 양성을 의미하거나, 중이염 같은 만성 염증을 의미한다.

> **BOX 6-1 이경 검사 기법**
>
> 이경 검사를 위해서 다음과 같은 기법으로 한다.
> 1. 외이도를 눈높이에 맞춘다.
> 2. 외이도의 바깥 부분을 잘 보기 위해 펜라이트를 사용한다.
> 3. 단단한 이경 스펙큘럼을 외이도의 연골 부분에 쉽게 넣기 위해 최대한 '일직선' 자세로 하려면 이개를 부드럽게 잡아당긴다.
>   - 3세 이상 어린이와 성인은 후상방   - 3세 이하 어린이는 후하방
> 4. 외이도를 유연함 정도를 보면서 일직선으로 만들고, 불편하지 않으면서도 최대한 큰 이경 스펙큘럼을 고르기 위해 직경을 가늠한다.
> 5. 편안한지 확인하며 외이도에 이경 스펙큘럼만 삽입한 후에, 이경과 연결한다.
> 6. 이경 스펙큘럼을 이경과 연결한 후, 자주 사용하는 손(오른손잡이라면 오른손)에 도구를 잡고 고정한다. 기구의 끝 부분을 잡을 때는 12시 방향 기준으로 기구를 거꾸로 잡는다.
> 7. 관찰하는 내내, 자주 사용하는 손의 손등 면을 대상자의 귀 위쪽 머리 부분에 손가락으로만 댄다. 이렇게 하면 스펙큘럼이 외이도 안 깊은 곳으로 갑자기 들어가는 것을 막을 수 있고, 대상자가 검사자 쪽으로 갑자기 머리를 돌려서 깊은 곳이 손상되는 위험으로부터 막을 수 있다.
> 8. 이경 렌즈로 보이지 않으면 원하는 방향으로 이개를 잡아당기면서, 이경 스펙큘럼과 외이도를 직접 보면서 이경 스펙큘럼을 1~1.5cm정도 더 삽입한다. 이렇게 하면 정확하게 조절하면서 스펙큘럼을 삽입할 수 있다.
> 9. 눈을 댄다.   10. 외이도와 내용물을 관찰한다.   11. 고막을 본다
> 12. 고막을 안정되게 시진하도록, 고막 움직임을 탐지하기 위해 양압과 음압 양을 잘 맞추어 통기 이경의 공 모양 접착 부분을 잘 이용한다.

- 고막의 주요 부분을 시진한다. 긴장부, 이완부, 추골의 손잡이 부분, 제부, 침골, 고막 신경을 주목한다.	- 표식이 있어야 검사자는 고막을 잘 관찰하게 된다. 골 표식(특히 침골)은 고막이 투명하다는 증거이다. 추골의 갑각은 윤곽이 잘 되도록 한다.
- 윤곽을 시진한다. 정상 고막은 전하방에서 부터 오목하다.	- 고막이 외이도 쪽으로 불룩해지면 추골의 손잡이가 잘 보이지 않게 된다. 중이염, 중증 중이염, 두개골이나 기저 부분 골절로 인해 삼출액이 축적되었음을 의미한다. 볼록해진 고막은 부통 급성 중이염이다. [그림 6-6]은 급성 중이염이다. 고막이 중이 쪽으로 움직이거나 퇴축되면 추골이 손잡이 부분이 더 잘 보인다. 중이염이 반복되고 치료되지 않으면 고막이 퇴축되고, 만성 중이염, 중증 중이염, 이관 기능장애를 일으킨다.

〈계속〉

검진	이론적 근거

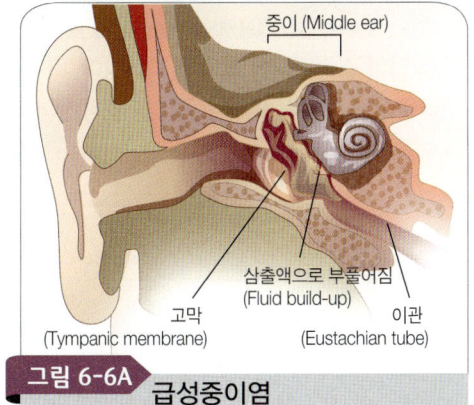

그림 6-6A 급성중이염

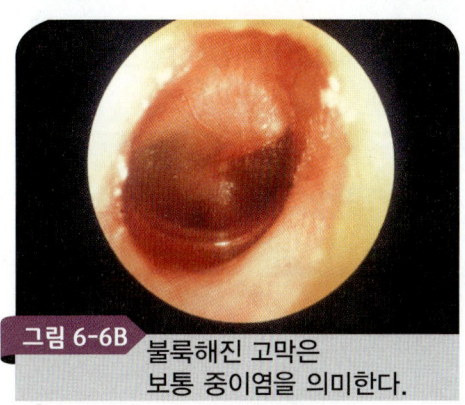

그림 6-6B 불룩해진 고막은 보통 중이염을 의미한다.

- 고막의 원추모양 빛 반사를 관찰된다. 이경을 사용하면 이경의 불빛이 반사되는 것인데 전하방 1/4에서 관찰된다.
- 투명도를 시진한다. 정상 고막에서는 반투명하여, 중이 구조물(추골의 손잡이 부분, 침골의 뼈 부분, 7번 뇌신경의 일부분)이 고막을 통해 보인다.

- 통합성을 관찰한다. 일반적으로 이완부에서 천공이 잘 생기지만 긴장부에서도 생길 수 있다. 천공은 중심부, 고막 표면 대부분, 가장자리에서 생길 수 있다. 천공은 한 개 또는 여러 개 일수 있다. [그림 6-7]을 보시오.
- 움직임을 시진한다. 통기 이경을 외이도에 넣고 기압을 변화시켜 움직이게 할 수 있는데, 이것은 고막이 들어갔다 나왔다 하며 유연하기 때문이다.

- 원추모양 빛 반사가 있다면 정상 고막이다. 원추모양 빛 반사가 구부러져 보인다면 고막이 불룩해졌거나 퇴축되었음을 의미한다.
- 고막이 반투명하지 않아 추골과 침골이 보이지 않는다면 천공은 되지 않았으나 만성 이염으로 인한 만성적인 반흔, 고실경화증, 천공과 치료가 반복되었는지 주목한다. 투명한 고막에서 공기 거품이 보이면 심각한 중이염과 삼출성 급성 중이염을 의미한다.
- 고막 천공은 삼출성 급성 중이염, 만성 중이염, 소음장애, 압력장애, 혼자서 귀후비기, 중이 진주종, 이물질로 인한 외상을 주목한다.

- 움직이지 않는다면, 반흔이나 삼출물의 압으로 인해 고막이 경직되어서다. 경직되는 경우는 중이염, 진주종, 만성 감염으로 인한 반흔이다. 유연성이 줄어들면 전도성 난청이 된다.

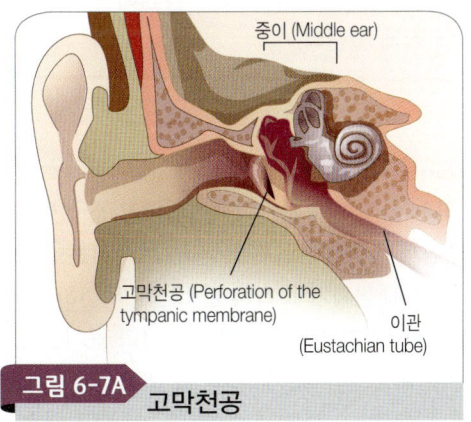

그림 6-7A 고막천공

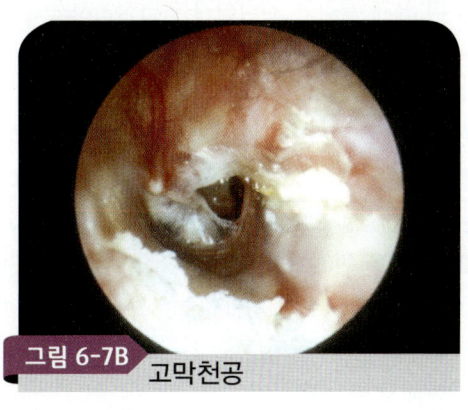

그림 6-7B 고막천공

1) 촉진

검진	이론적 근거
1. 이개를 후상방이나 후하방으로 조심스럽게 잡아당긴다[그림 6-8]. 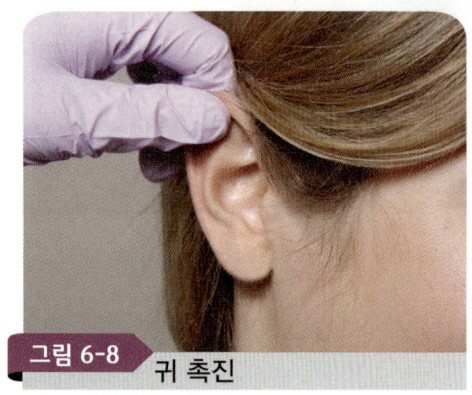 그림 6-8 귀 촉진	1. 이개의 움직임이 경직된다면 외이염(박테리아, 바이러스, 진균성), 연골염, 외상 출혈, 표피낭 감염을 의미한다.
2. 이주에 압력을 가한다.	2. 이주를 눌렀을 때 단단하다면 외이염이다.

신체검진에는 청력검사도 포함한다. [BOX 6-2]를 보시오.

BOX 6-2 청력검사

음차검사

음차검사는 대상자가 순음을 들을 수 있는지 검사한다.

Weber 검사

Weber 검사는 골 전도가 적절한지 사정한다. 음차의 손잡이만 잡고서, 512-cps 음차를 진동시켜 대상자 두개골 정중앙이나 이마, 치아에 댄다. 대상자에게 양쪽 귀에서 똑같이 잘 들리는지, 아니면 한쪽이 다른 쪽보다 더 잘 들리는지 질문한다. 원하는 답을 들으려고 유도질문을 하지 않는다. 만약 양쪽 귀에서 똑같이 들리지 않는다면, 어느 쪽 귀에서 더 크게 들리는지 묻는다. 이것을 소리가 한쪽 귀에 편중되었다고 말한다.

소리가 양쪽 귀에서 동일하게 들려야 한다. 한쪽으로 편중되어 들리면 비정상이며, 전도성 난청에서는 병변 있는 쪽이 더 크게 들리고, 감각신경성 난청에서는 병변이 있는 쪽이 더 작게 들린다.

Rinne 검사

Rinne 검사는 각각의 귀에서 골 전도와 공기 전도를 비교하는 검사이다. 음차의 손잡이만 잡고서, 512-cps 음차를 진동시켜 대상자의 한쪽 귀 유양돌기에 댄다. 대상자가 소리가 들리는지 확인하고, 더 이상 소리가 들리지 않는다면 신호를 보내도록 하여 소리가 들린 전체 시간을 잰다. 음차가 진동하므로 손잡이 이외 부분을 만지지 않고, 같은 쪽 귀에서 1인치(약 2.5cm) 떨어진 곳에 두어, 다시 한 번 대상자가 소리가 들리는지 확인하고, 더 이상 소리가 들리지 않는다면 신호를 보내도록 하여 소리가 들린 전체 시간을 잰다. 골 전도 시간과 공기전도 시간을 비교한다. 만약 공기 전도 시간이 더 길다면, 최소 2배가 되는지 확인한다(양성). 다른 쪽 귀에서 같은 방법으로 반복해서 검사한다.

〈계속〉

BOX 6-2 청력검사

Rinne 검사를 변환시켜 비슷하게 수행할 수 있는데, 음차가 소리가 나지 않을 때까지 두는 것이 아니라, 대상자에게 골 전도 소리가 더 큰지 공기 전도 소리가 더 큰지 질문한다. 만약 검사하는 귀에서 공기 전도 소리가 골 전도 소리보다 더 크다면, Rinne 검사 결과는 양성이다.

Rinne 검사 결과 양성은 정상이며 공기 전도 소리가 골 전도 소리보다 더 크고 더 길게 들린다. Rinne 검사 결과 음성은 영향을 받는 쪽 귀의 전도성 난청을 나타내며, 골 전도 소리가 공기 전도 소리보다 더 크고 더 길게 들린다. 감각신경성 난청의 경우에는 Rinne 검사 결과는 양성이지만 골 전도와 공기 전도가 모두 정상 강도와 비교하면 줄어든다.

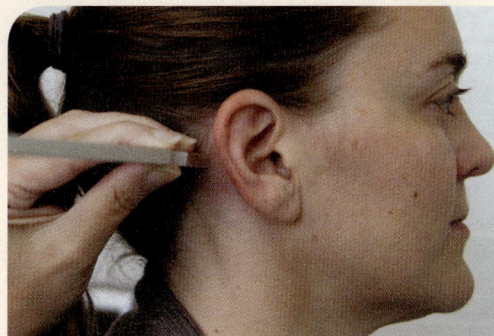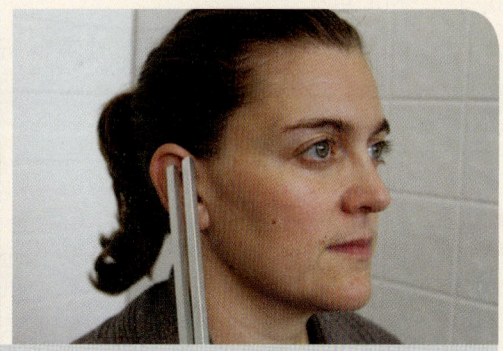

린네 검사(Rinne test)

속삭임 검사

청력을 총체적으로 선별하는 속삭임 검사(whisper test)는 여러 가지 변형이 있으며, 대상자가 음성 주파수 범위의 소리를 듣고 구별하는 능력을 검사이다. 독순술(입술읽기)을 하지 못하도록 입을 가리고, 대상자 앞이나 뒤에 서서 검사한다. 다음으로, 한 쪽 귀에서 약 2feet(약 60cm) 떨어진 곳에 서서 여러 음절의 단어를 말한다. 한 음절로 자음이 다르고 모음이 같은 단어(hat, bat, cat)나, 2음절로 비슷한 단어(baseball, staircase, daydream)를 말한다. 단어 대신 숫자(nine-four, three-seven)로 검사해도 된다. 검사하지 않는 다른 쪽 귀는 대상자 손이나 검사자 손으로 막아서 소리가 들리지 않도록 한다. 대상자에게 모음과 자음을 정확히 해서 따라 말하도록 한다. 50% 이상의 정확성을 보이는 경우 정상이다. 만약 대상자가 따라서 말하지 못한다면, 검사자가 소리를 좀 더 크게 말해서 대상자가 따라 말하면 통과한다. 다른 쪽 귀에서는 다른 단어를 사용하여 검사한다.

각각의 귀에서 한 개나 두 개의 단어를 바르게 따라 말한다면 정상 청력이다. 검사하는 귀에서 자음을 적어도 50% 이상 구분하지 못한다면 전도성 또는 감각신경성 난청이다.

4 진단적 추론

건강력과 신체검진에서 알아낸 결과를 토대로 하여 사정하고 계획을 세워야 한다. 예를 들어, 대상자는 여러 진단이 가능한 증상들을 보고할 수 있다. 그러나 과거력과 신체검진 결과를 통해 가능한 진단을 한두 개로 좁힐 수 있다. 이통은 일반적인 주호소다. [표 6-1]은 이통과 관련된 일반적 질환의 진단명을 설명하고 있다.

표 6-1 이통의 감별진단

감별진단	병력의 특이 소견	신체검진의 특이 소견	진단검사
급성 중이염	소아, 최근 상기도 감염, 발열, 간접흡연, 아픈 귀를 잡아당김, 불안	붉게 부풀어진 고막으로 지표나 빛 반사가 보이지 않는다.	N/A
만성 중이염	소아, 반복된 중이염 기왕력, 난청	두꺼워지고 움직이지 않고 퇴축된 고막 삼출액이 있는 고막 천공	N/A
장액성 중이염	소아, 난청	삼출물, 움직이지 않고 퇴축된 고막	고막검사
외상	최근의 외상, 귀 관통, 직접 귀 후빔, 귀의 이물질	고막 천공	N/A

특정 대상자

임신부

임신부 사정 시 다음을 주의한다.

- 임신 호르몬으로 인해 머리와 목의 혈관이 확장되어 코와 부비강에 이차적 충혈이 되므로, 귀 충혈과 귀 부유감이 생길 수 있다.
- 임신 중 바이러스 감염(풍진, 거대세포 바이러스)은 출산 후 선천적 귀 구조 이상과 청각 상실과 관련된다.
- 임신 중 흡연은 출산 후 신생아 귀 감염 위험을 높인다.
- 임신성 당뇨병, Rh 부적합증, 임신성 독혈증은 태아의 선천성 난청 위험을 높인다.
- 고막 부종으로 인해 청각 손상(특히 전도성)이 된다.
- 임신 기간에 이경화증이 악화된다.

신생아

일반적인 사항

신생아 사정 시 다음을 주의한다.

- 태아기 때 신장은 외이, 중이, 내이와 같은 시기에 발달한다. 귀 발달 장애가 있다면 신장도 유추할 수 있다.
- 출생 시 임신기간, 출생 시 몸무게, 신생아 중환자실 입원 기간에 대해 문진하는 것이 중요하다. 저체중아가 고음을 잘 듣지 못하는 것은 중환자실 장비 소음 노출로 인한 것이다.
- 임신 중 흡연은 출산 후 신생아 귀 감염 위험성을 높인다.
- 임신 중 바이러스 감염(풍진, 거대세포바이러스)은 출산 후 선천적 귀 구조 이상과 청각 상실과 관련된다.
- 임신성 당뇨병, Rh 부적합증, 임신성 독혈증은 태아의 선천성 난청 위험성을 높인다.
- 5일 이상 이독성 약물을 복용하고 환경 소음이 높으면, 조산아로 입원한 환아의 청각 발달에 부정적인 영향을 미친다.

- 신생아는 모든 영역의 소리를 구별하지만 고음에 가장 잘 반응한다.
  - 작은 종을 울려 청력 감별 검사를 한다. 울던 아기가 울음을 멈추거나, 조용하던 아기가 눈을 깜빡이면 소리를 들을 수 있음을 의미한다.
  - 신생아는 갑자기 소리가 나면 울거나 눈을 깜빡이며 반응하지만, 조용하고 차분하게 말하면 아기도 조용해진다.

시진

- 귀의 위치를 관찰한다. 한쪽 귀가 다른 쪽보다 낮게 위치한다면 비정상이다. 저위이는 다운 증후군과 같은 선천성 이상과 관련된다.
- 전이개 부속기(귀젖)나 피부동을 사정하고, 이것은 정상이거나 신장 또는 염색체 이상과 관련된다.

아동

일반적인 사항

- 3세 이하 아동의 약 75%가 적어도 한 번은 중이염에 걸린다. 아동의 42%가 중이염 때문에 항생제를 복용한다. 만성 중이염으로 진행되면 심각한 부작용을 초래할 수 있다.
- 영아나 유아는 부모의 무릎에 앉게 하는 것이 검진하기 쉽다.
- 검진을 '게임' 하듯이 한다면 아동과 협조가 잘 이루어진다.
- 검진하기 전에 아동, 부모와 친해지는 시간을 가져 신임을 얻는다. 만 1세가 되면 낯을 가리게 된다.
- 유아기에는 검진 기구를 두려워한다. 공포가 누그러지도록 잘 설명하여 기구와 친근해지도록 해준다[그림 6-9].

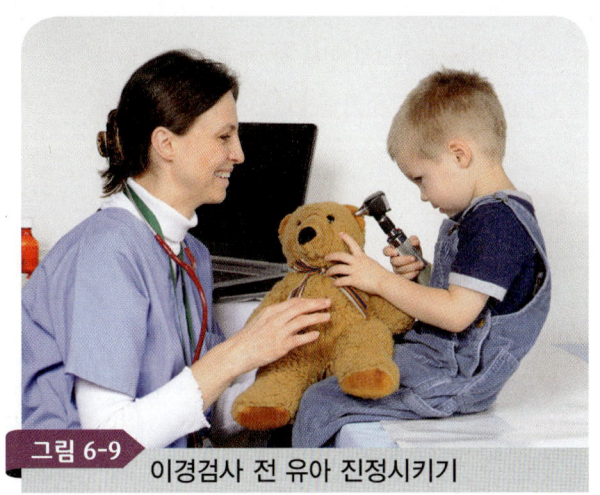

그림 6-9 이경검사 전 유아 진정시키기

다음과 같은 환아의 특성을 주의한다.

- 언어에 대한 수용성은 청각에 달려 있으며 특히 만 2세까지는 더욱 그렇다. 삼출성 중이염과 만성 중이염은 아동의 언어발달과 사회성 발달을 저해할 수 있다.
- 아동은 자신의 신체에 호기심을 가지고 놀기 때문에 귀를 가지고 장난을 한다. 열이 없거나 잠이 잘 안 오면 귀를 잡아당기는데 급성 감염과는 아무런 상관이 없다.

시진

- 이경검사를 하기 전에 외모를 잘 관찰하고 비침습적 검진을 한다.
- 아동은 이경 검사를 하기 위해 귀 위치를 잡을 때 주의한다. 3세 미만은 귀를 후하방으로 잡아당긴다.
- 다음을 주의한다.
  - 아동의 이관은 성인보다 짧다. 그래서 삼출액이나 미생물이 비인두에서 중이로 쉽게 이동한다.
  - 울게 되면 외이도와 고막이 빨갛게 되는데, 고막과 주변의 혈관을 잘 보이게 만들기 때문이다. 고막은 혈관 조직이고, 열은 혈관을 확장시켜 고막이 빨갛게 보이게 된다. 붉어졌다고 반드시 감염을 의미하는 것은 아니다.

노인

일반적인 사항

노인 대상자 사정 시 다음을 주의한다.
- 노인성 난청은 청각 상실의 주요 원인이다. 65세 이상 노인 중 30~40%는 어느 정도 노인성 난청을 경험한다.
- 약 70세까지 모든 연령대에서 이명의 유병률이 증가한다.
- 귀지가 축적되어 잘 안 들리기도 한다.
- 노화와 함께 현훈이 증가한다. 노년층의 귀 외의 원인으로 인한 현훈은 신경학적, 정신적, 심혈관 질환을 포함한다.
- 망상이나 불안으로 인해 잘 안 들리기도 한다.
- 40세 이후에는 여자보다 남자가 잘 못 듣는다.

시진

- 노인은 이개가 길어지고 두꺼워진다.
- 외이도의 연골 부분에서 털의 성장이 증가한다.
- 피부암을 시진한다. 이개에서는 광선 노출성 피부암이 일반적이다.

사례 연구

주호소 "제 딸이 오른쪽 귀를 잡아 당기며 밤새 울었어요."

면담을 통해 수집한 자료

수지는 12개월 된 여아로 황녹색 콧물, 기침, 식욕저하를 포함하여 5일간 감기 증상이 있었다. 어젯밤 집에서 고막체온계로 체온을 측정했을 때 38.8~39.8°C였다. 수지는 매우 짜증을 내고 오른쪽 귀를 간헐적으로 잡아당긴다. 엄마인 이 씨는 아세트아미노펜을 2회 주었다. 수지는 상기도 감염으로 항생제를 처방받았다. 귀에는 한 가지 다른 문제가 있었다. 2개월 전에 이통이

〈계속〉

사례 연구

있었지만 항생제 치료를 받지 않았고, 별문제 없이 회복되었다. 예방접종은 현재까지 모두 맞았다. 수지는 질병으로 인해 입원한 적이 한 번도 없었다. 엄마와의 관계가 좋아 보이며 아동학대의 흔적은 없다. 수지는 '엄마', '아빠', '공'과 같은 한 단어를 말하고 나이에 적절한 언어발달을 보인다. 자연 임신으로 38주에 정상 질식 분만을 하였고, 출생 시 몸무게는 3.41kg, 선천적 결손은 없다. 수지는 기어 다니는데 문제가 없고 탁자를 잡고 혼자서 일어서며, 종종 넘어지기도 하지만 머리를 들고 걸음마를 하려고 애쓴다. 의식을 잃은 적은 없고, 머리에 외상을 입은 흔적도 없다.

수지는 매일 액상 종합비타민제를 복용한다. 이 씨는 임신 기간 동안 이독성 약물을 복용했는지의 여부에 대해서 모른다. 수지에게 이독성 약물을 사용한 기록은 없다. 여아는 4개의 유치가 있고 상태는 좋다. 여아는 아목시실린(amoxicillin)에 알레르기가 있는 것으로 보인다(몇 달 전에 상기도 감염 처방약을 먹은 후 몸에 두드러기가 생겼다).

수지는 부모님과 7살 오빠, 5살 언니와 함께 살고 있으며 모두 건강하다. 아빠는 35세로 건강하며, 어릴 때 귀에 감염이 자주 있어서 18개월에는 고막에 관을 삽입하였다. 엄마는 30세로 과체중이지만 그 외는 건강하다. 친할머니는 60세로 당뇨, 고혈압, 심장병이 있다. 친할아버지는 65세에 교통사고로 사망하셨으며, 큰 건강 문제는 없었다. 외할머니는 65세로 과체중, 고혈압, 시력감퇴가 있다. 외할아버지는 65세로, 45세에 이경화증 진단을 받았고, 그 외 다른 건강 문제는 없다. 수지의 언니는 무척 건강하다. 수지의 오빠는 주의력 결핍/과잉행동 장애가 있어 약물 치료로 조절하고 있고, 전반적인 건강은 양호하다.

수지는 편의시설이 잘 갖추어진 중산층 지역에서 부모님과 핵가족으로 살고 있다. 부모는 둘다 직장에 다니며, 건강보험을 받고 있다. 수지는 하루 대부분을 주간 보호 시설에서 지낸다. 부모가 둘다 하루에 한 갑을 흡연하지만, 자녀를 위해서 실외에서 흡연했다고 말한다(자녀와 차에 탔을 때는 금연한다). 수지는 잠들 때 젖병을 물고 잠이 든다. 아프지 않을 때는, 저녁 8시에서 아침 6시까지 깨지 않고 잔다. 수지는 혼자서 손가락으로 밥을 먹는다. 지난 2-3일 동안, 밥을 잘 먹지 않았다. 지난 24시간 동안은 액체도 잘 섭취하지 못하여 24시간 동안 기저귀를 2-3개만 사용했다. 가족과의 상호작용은 12개월의 발달 과정에 적절해 보인다.

근거	요점
아동의 연령	이 연령대에는 중이염이 흔하다.
5일 전에 호흡기계 증상이 있었고, 최근 12시간 이내에 다른 문제도 있다.	상기도 감염은 귀 감염의 전구증상일 수 있다.
오른쪽 귀를 잡아 당긴다.	습관이거나 통증이나 다른 증상의 반응일 수도 있다. 귀를 잡아당기는 것 외에도 발열과 함께 식사를 하거나 잠드는 데 어려움을 겪는 것은 급성 감염과 관련이 있다.
열 때문에 잠들기 어렵다.	중이염은 수면을 방해한다.
기침, 발열(38.8~39.8°C)	호흡기 감염 과정을 암시한다.
아세트아미노펜 2회 복용	치료계획을 세울 때 해열제, 진통제의 영향을 고려한다.
주간보호시설	사람이 많아 감염 전파 가능성이 있다.
젖병을 물고 잔다.	중이로 내용물이 역류할 가능성이 있다.
부모의 흡연	간접흡연 노출과 중이염 사이의 관련성

이 름	박수지	날짜	2005. 10. 1	시간	09:00
		생년월일	1904. 10. 1	성별	여

병력

주 호 소	"제 딸이 오른쪽 귀를 잡아 당기며 밤새 울었어요."
현 병 력	12개월 여아로 5일간 상기도 감염 ; 12시간 전부터 발열, 오른쪽 귀를 잡아 당김, 잠을 못 잠, 짜증을 내며 움.
투 약	1. 매일 종합비타민제 복용 2. 아세트아미노펜. 1/2 티스푼, 열과 통증 시 매 4시간 × 2회
알레르기	아목시실린(amoxicillin) 알레르기일 수 있음-몇 달 전 복용 후 몸에 발진이 있었음.
과 거 력	**질 병** 소아 예방접종 모두 맞음. 상기도 감염 자주 있음. 중이염-2달 전. **수 술** 외상이나 수술경험 없음. 수혈 받은 적 없음.
가 족 력	오빠 1명(7세) 주의력 결핍/과잉행동 장애

언니 1명(4세) 무척 건강
아빠 (35세) 하루에 한 갑 흡연. 그 외는 건강. 어릴 때 귀 감염으로 고막에 관을 삽입했었음.
엄마 (30세) 과체중. 그 외는 건강. 하루에 한 갑 흡연.
외할머니 (65세) 과체중, 고혈압, 시력감퇴.
외할아버지 (65세) 45세에 이경화증. 건강 양호.
친할머니 (60세) 제2형 당뇨병, 고혈압, 심장병.
친할아버지 (65세) 교통사고로 사망. 당시 큰 건강 문제는 없었음.

사 회 력	편의시설이 잘 갖추어진 중산층 지역에서 부모님과 핵가족으로 살고 있음.

부모는 둘다 직장에 다니며 흡연함. 하루의 대부분을 주간보호 시설에서 보냄.
한 단어를 몇 개 말하고, 12개월 발달 과정에 적절한 언어발달을 보임. 잠들 때 젖병을 뭄.
아프지 않을 때는, 저녁 8시에서 아침 6시까지 깨지 않고 잤음. 혼자서 손가락으로 밥을 먹음.

계통별 문진

일반적인 사항	열이 있으며 아파 보임.	심혈관계	심장병 없음.
피 부	따뜻하고 발진 없음.	호흡기계	빠른 호흡. 자주 운다. 기침할 때 하얀 점액성 가래 나옴.
눈	움직이는 물체를 따라 반응함.	위장관계	지난 12시간 동안 잘 안 먹음.
귀	오른쪽 귀를 주기적으로 잡아당김.	비뇨생식기계	24시간 동안 기저귀 2~3개 사용함.
코/입/목	코 막힘. 황녹색 콧물.	근골격계	엄마가 큰 외상은 없었다고 말함.
유 방	엄마가 이상이 없다고 말함.	신 경 계	엄마가 발작장애는 없다고 말함.

신체 검진

체 중	9kg	체온	38.8℃(고막체온)	혈압	측정 안 함.
신 장	66cm	맥박	160회/min	호흡	40회/min

전반적인 외모 12개월 여아로 영양상태 좋음. 약간 지친 상태로 간혹 울며 엄마 무릎에 앉아 있음.
옷차림은 단정한 아이. 엄마한테 매달림. 얼굴이 붉고 예민해 보임.

피 부 깨끗함. 따뜻함. 건조. 부어 있음-피부를 두껍으로 집으면 정상으로 느리게 되돌아옴. 발진 없음.

머리/귀/눈/코/목 머리: 정상. 종양 없음. 경직 없음. 외상 흔적 없음. 천문 닫힘. 머리둘레 46cm.
눈: PERRL(양 동공이 둥글고 크기가 같으며 빛에 반응함). 안구운동 정상. 공막 흰색. 안구진탕 없음.
귀: 양측대칭. 성장 양호. 기형 없음. 오른쪽 귀를 만지면 아파함.

〈계속〉

이개: 피부 이상 없음. 외이도: 분비물, 부종, 이물질 없음. 청각: 보통 소리에 적절히 반응함. 유양돌기: 양측에 부종이나 홍반 없음. 고막: 오른쪽-외상없음. 고막이 선홍색이며 융기되어 경계(landmark)와 빛 반사가 보이지 않음. 왼쪽-외상없음. 가장자리에 혈관이 도드라지고 융기되지 않아 원추의 빛 반사와 경계가 보이고 투명함.	통기 이경(pneumatoscopy): 오른쪽 고막의 운동성이 떨어짐. 왼쪽 고막은 움직임. 콧구멍: 양쪽 코에서 황녹색의 진한 콧물이 많이 남. 비갑개의 홍반과 부종. 구강인후: 인두의 경미한 염증. 병변 없음. 혀는 중앙. 유치 4개 상태 양호. 편도는 삼출물 없이 약간 비대. 목/림프절: 목이 유연하고 턱을 가슴에 댈 때 통증이 없음. 경부림프절: 오른쪽-1~2cm 커짐. 움직이고 딱딱한 결절 없음. 왼쪽-정상.

심혈관계	약간 빈맥 (12개월은 90~150이 정상; 평균 119). 심잡음 없음.
호흡기계	호흡 시 양측에 잡음 없이 수포음 들림. 호흡수가 약간 증가. 호흡 시 흉골함몰이나 보조근육을 사용하는 증상 없음.
소화기계	복부는 부드럽고 연령에 맞게 불룩 나옴. 덩어리가 만져지지 않으며 압통 없음. 제대탈장 없음.
비뇨생식기계	생식기계 발달이 나이에 적절함. 둔부와 회음부: 피부가 깨끗하고 온전함. 기저귀 발진 없음.
근골격계	사지로 잘 기어 다님. 탁자를 잡고 혼자 일어섬. 주변에 지지물을 짚고 걸을 수 있음. 장난감을 집음. 근력이 나이에 적절함.
신 경 계	말소리를 들음. 검진자의 말에 반응함. 신경학적으로 연령에 적절한 발달을 보임.

기 타

임상 병리검사 없음.
특수 검사
최종 검진 결과 1. 오른쪽 귀의 급성 중이염 　　　　　　　　2. 상기도 감염

CHAPTER 7 코, 부비동, 입, 인후 장애

Nose, Sinus, Mouth, and Throat Disorders

1 코와 부비동 장애의 사정

1 해부 생리

코의 4가지 주요 기능
- 들숨과 날숨의 일차적인 장소
- 공기의 여과, 가온, 가습
- 냄새 감지(후각수용기의 자극을 통해)
- 발성 시 공명작용

부비동의 2가지 주요 기능
- 공기의 여과, 가온, 가습
- 발성 시 공명작용

1 외비

외비(external nose) 또는 바깥코는 뼈와 점막으로 덮여 있는 유연한 연골로 구성되어 있다. 외비의 상부 1/3은 경골인 반면, 하부 2/3는 유연한 연골이다. 두 개의 비골이 윗부분을 형성한다. 이 뼈는 중앙에서 서로 이어지고 외측으로 상악골, 전두골과 이어진다. 외비에는 비공 또는 콧구멍이라고 불리는 두 개의 외부 통로가 있다. 비공은 공기가 비강으로 드나드는 출입구가 된다[그림 7-1].

2 비강

비강(internal nose)[그림 7-2]은 비강의 앞에서 뒤로 이어져 비인두로 개구되며, 비중격에 의해 분리된 두 개의 비강으로 구성되어 있다. 각 비강의 외측벽에는 비갑개(turbinates)라고 불리는 세 개의 뼈 돌기가 있다. 비갑개에는 섬모가 자리한다. 또한 비갑개는 혈관이 많이 분포하며 점막으로 덮여 있다. 혈관은 들어오는 공기를 따뜻하게 한다. 점막은 코의 표면적을 증가시키고 습도를 조절한다. 비갑개는 섬모 운동과 분비된 점액을 이용하여 먼지와 이물질을 포집하여 공기를 여과한다. 그런 다음, 섬모 운동을 통해 목구멍 쪽으로 옮겨져 삼킨다. 각 비갑개 아래에는 부비동으로부터 점액을 배출하는 비도(meatus)가 있다.

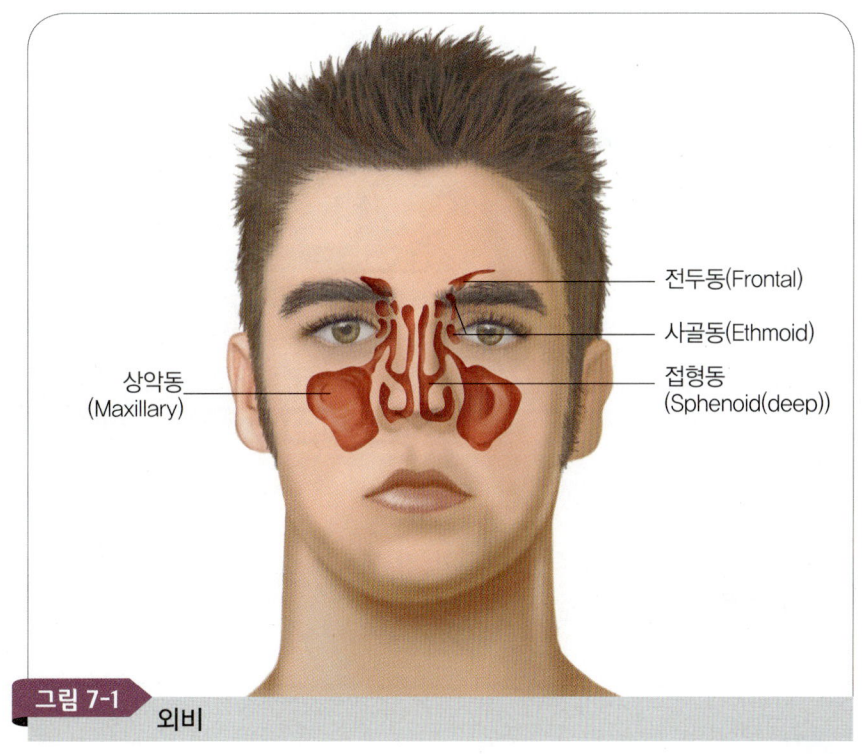

그림 7-1 외비

비강의 윗부분에 있는 점막에는 후각 수용기가 있다. 공기가 통과하면서 이 수용기들을 자극하면, 후신경이 뇌의 전두엽으로 신호를 보내 해석하도록 한다.

냄새는 맛의 중요한 구성요소이다. 둘은 밀접하게 관련되어 있다. 후각은 후신경의 자극에 의해 평가한다. 급성 후각 상실과 관련된 미각 능력의 감소는 거의 대부분 일시적이며 상기도 감염과 관련이 있다. 만성 후각 상실에 대해서는 잘 알려지지 않았으며 기본적인 사정을 위한 표준이 존재하지 않는다.

3 부비동

4쌍의 부비동(paranasal sinuses, 공기로 차있는 강)은 코 안 양측에 있다. 상악골(뺨부분) 눈 바로 아래에 있는 상악동, 눈썹 바로 위 전두골에 있는 전두동. 눈과 코 뒤에 있는 사골에 있는 사골동, 그리고 접형골동을 포함한다. 이러한 공기로 채워진 강은 머리뼈의 무게를 가볍게 하며 발성을 공명하는 작용을 한다.

코의 내부처럼, 각 부비동은 섬모와 점막으로 덮혀 있으며 이물질을 잡아 밖으로 밀어내는 작용을 한다. 부비동은 길을 통해 코 내부와 연결된다. 부비동은 코 안쪽이 자주 막히므로 자주 감염되는 부위이다.

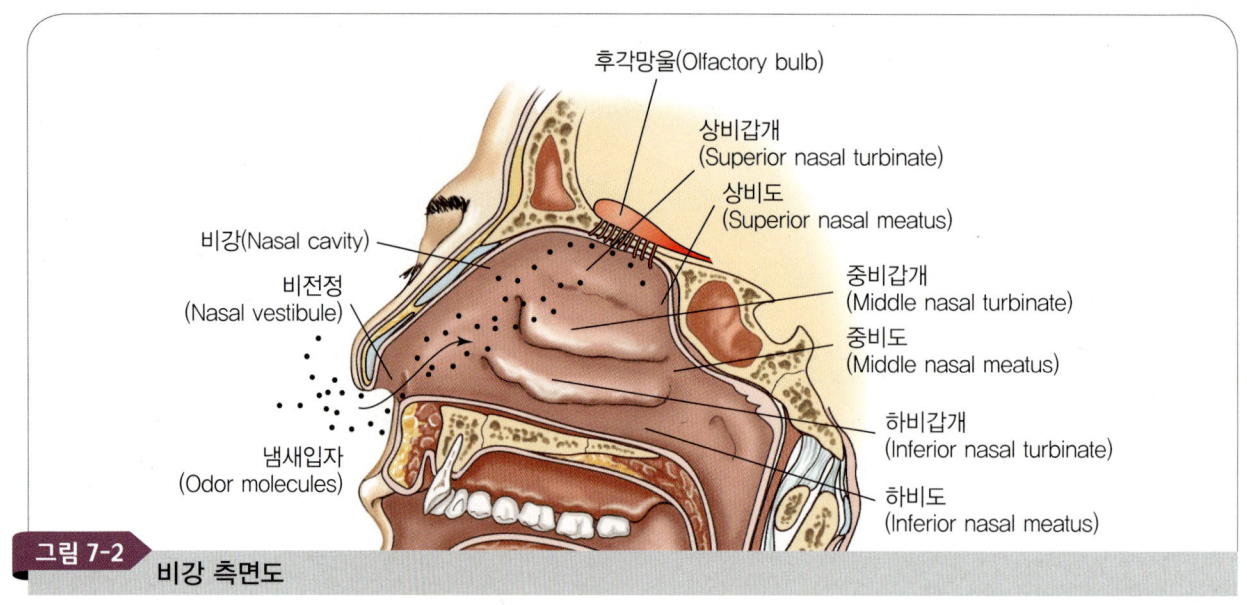

그림 7-2 비강 측면도

상악동과 전두동은 간접적인 검진이 가능한 반면, 사골동과 접형골동은 작고 머리뼈의 깊은 곳에 있어 직접적으로 검진할 수 없다.

2 건강력

자세한 현병력은 코에 대한 주호소를 성공적으로 사정하기 위해 필수적이다. 과거와 현재의 병력뿐만 아니라 가족력과 사회력도 중요하다. 신체검진 또한 중요한 정보를 제공할 수 있다. 비충혈과 비루는 대상자가 의료기관을 찾는 흔한 주호소이다. 예를 들어 냄새는 미각과 밀접한 관계가 있기 때문에 식욕과 영양 상태가 영향을 받을 수 있다. 맛과 냄새를 느낄 수 없을 때 대상자의 식습관은 깨진다. 덧붙여, 비충혈은 먹을 때 숨을 쉬기 어렵기 때문에 영양 섭취량을 감소시킨다. 감소된 섭취량은 변비 또는 설사와 같은 위장 관계 문제를 유도할 수 있다.

❶ 주호소와 현병력

> "숨을 못 쉬겠어요. 코가 막혀요."
>
> 최 씨는 45세 여성으로 지난 3일간 비충혈, 눈물, 피로감을 경험했다고 말한다. 분비물은 맑은 색이다. 그녀는 매년 봄마다 이러한 증상을 겪어 왔다고 한다.

대상자들은 일반적으로 비충혈, 재채기, 가려움, 비염(알레르기성, 혈관운동성, 기타), 농, 만성 분비물, 비출혈, 후각과 미각 감소 증상을 호소한다.

1) 비충혈

발병·지속시간	갑자기 발병하였는가 서서히 발병하였는가? 급성 발병이나 점진적 발병은 촉진 요인이나 관련 질환에 관한 정보를 제공한다.
기간과 양상	대상자가 비충혈(congestion)을 얼마나 오랫동안 경험하였는가? 비충혈이 급성 또는 만성 상태와 관련이 있는지에 대한 정보를 제공한다. 비충혈이 아침, 낮, 밤이나 자는 동안 또는 집, 직장, 친구 집과 같은 특정 장소에서 발생하는가? 특정 환경에서 발생하는 비충혈은 잠정적인 환경적 알레르기원을 의심해 볼 수 있다. 하루 종일 지속되는 비충혈은 급성 감염일 수 있다.
심각도	비충혈이 얼마나 심각한가? 일하는 데 또는 밤에 수면에 방해가 되는가? 증상의 심각도는 필요한 중재의 정도를 알아내는 데 도움이 된다.
관련 증상	객담이 있는 기침, 재채기, 가려움, 눈물과 같은 관련 증상이 있는가? 맑은 객담이 있는 기침은 알레르기비염과 관련이 있을 수 있다. 재채기나 눈물은 계절성 알레르기와 관련이 있을 수 있다.
촉발요인 악화요인	어떤 활동이나 환경적 사건과 함께 증상이 발생하는지 확인한다. 날씨/계절 변화와 발병이 관련이 있는가? 대상자의 비충혈이 집에서 더 악화된다면, 유사한 원인은 먼지 또는 애완동물에 알레르기가 있을 수 있다. 계절성 증상은 곰팡이와 관련된 알레르기를 암시한다. 겨울에 비충혈이 심해지는 것은 곰팡이 또는 감소된 습도와 관련이 있을 수 있다. 코를 비틀면 비충혈과 함께 통증 또는 압박감이 있는가? 코를 비틀때 비충혈과 함께 압박이 증가하거나 통증이 있다면 부비동염을 의미할 수 있다.
완화요인	비충혈을 감소시키는 요인은 무엇인가? 환경적 요인에 대해 질문한다. 대상자가 공기청정기가 있는 환경에서 비충혈이 완화된다면, 원인은 꽃가루에 의한 알레르기일 수 있다
완화요인	충혈제거제, 진해제, 알레르기 약물의 사용에 대해 질문한다. 처방약, 일반의약품, 한약에 대해 질문한다. *Acetaminophen(Tyrenol)* 또는 *ibuprofen*은 통증과 같은 상기도 감염의 징후와 증상을 경감시키는 데 도움이 될 수 있다. *diphenhydramine(Benadryl)*과 *loratidine(Claritin)*과 같은 일반의약품 충혈제거제는 비충혈 감소에 도움이 될 수 있다.
약물 복용	사용하고 있는 다른 약물, 특히 일반의약품 비강 스프레이에 대해 물어본 질문한다. 비강 스프레이는 3일 이상 사용하면 비충혈을 다시 재발하게 할 수 있다. 안지오텐신 전환 효소 억제제, 베타 차단제, 경구피임약은 비충혈을 증가시킬 수 있다.

2) 분비물(비루)

비루(rhinorrhea)는 흔히 발생하는 또 다른 일반적인 증상이다. 주의 깊은 병력이 비루의 원인을 알아내는 데 도움이 된다.

기간·양상·발병	대상자가 얼마나 오랫동안 증상을 경험하였는가? 이는 비루가 급성과 관련이 만성과 관련이 있는지에 대한 정보를 제공한다. 비루가 아침, 낮 동안, 밤에 자는 동안 또는 집, 직장 친구 집처럼 특정 장소에서 발생하는가? 특정 환경에서 발생하는 비루는 잠정적인 환경적 알레르기원을 의심해 볼 수 있다. 아침에 발생하는 비루는 알레르기비염일 수 있는 반면, 하루 종일 지속되는 비루는 상기도 감염 또는 감기일 수 있다.
질과 심각성	대상자에게 비루의 색, 양, 농도, 냄새를 포함하여 설명하도록 한다. 다량의 맑은 분비물은 알레르기를 의미하는 반면, 녹색이거나 색깔이 있는 분비물은 대부분 감염을 의미한다. 알레르기성 분비물은 냄새가 없는 반면, 감염성 분비물은 흔히 악취가 난다. 한쪽만 비루가 나오는 것은 이물질, 종양, 용종으로 인한 폐색을 의미한다.
관련 증상	열, 재채기, 안구의 가려움, 눈물을 포함한 관련 증상이 있는지 질문한다. 열은 급성감염을 암시한다. 재채기는 알레르기비염, 감기 또는 상기도 감염과 같은 문제들과 관련이 있을 수 있다. 통증, 특히 부비동 부분의 통증은 부비동염을 암시한다, 안구가 가렵거나 눈물이 나는 증상은 알레르기를 암시한다.
촉진요인	발병이 날씨/계절 변화 또는 환경적 문제와 관련이 있는가? 계절과 관련된 발병은 꽃가루 알레르기와 관련이 있다.
완화요인	비루를 감소시키는 요인은 무엇인가? 사용하는 약물과 다른 치료법에 대해 질문한다. 일반의약품인 항히스타민제는 알레르기성 비루를 완화시킬 수 있다.
기타 약물 복용	기타 사용하고 있는 약물에 대해 질문한다. 스프레이나 점적약과 같은 비강에 사용되는 약물은 비루를 증가시킬 수 있다.

3) 비출혈

주호소에 대한 병력, 특히 발병, 양, 촉진요인에 대한 주의 깊은 사정을 통해 원인을 파악할 수 있다.

발병·지속시간	비출혈(nasal bleeding)이 갑자기 발병하였는가 서서히 발병하였는가? 급성 발병은 보통 외상과 관련이 있다.
부위	출혈 부위가 양쪽인가 한쪽인가? 한쪽 코의 출혈은 보통 비공의 상처 또는 궤양과 관련이 있다. 양쪽 코의 출혈은 대개 전정(vestibule)이나 더 윗부분에서 발생한다.
양	출혈의 양은 얼마인가? 다량이나 지속적인 출혈은 항응고성 약물과 관련이 있을 수 있다. 처방받은 항응고제 약물, 일반의약품 진통제, 은행잎 추출물과 같은 일부 건강기능식품이 출혈을 연장할 수 있다.

〈계속〉

기간, 빈도	비출혈이 얼마나 지속되는가? 얼마나 자주 발생하는가?
	대량, 단기간의 출혈은 외상과 관련이 있으며 단독 사건으로 발생한다.
	만성출혈은 약물요법, 항암요법 또는 매우 건조한 환경과 약한 비점막과 관계가 있다.
촉진요인	출혈이 환경 변화 또는 외상과 관련이 있는가?
	대상자는 비충혈이나 폐색, 가려움증이나 자극 등의 또 다른 증상이 있는가?
	환경 변화는 점막의 건조를 유발하고 혈관을 더욱 약하게 만든다.
	가려움증이나 자극은 대상자가 코를 문지르거나 긁어 출혈을 유발할 수 있다.
완화요인	출혈을 감소시키는 요인은 무엇인가? 출혈을 멈추게 하는 데 어려움이 있는가?
	지혈의 어려움은 응고장애나 혈액 장애와 관련된 문제를 암시한다.
약물 복용	대상자가 사용하고 있는 약물은 무엇인가?
	대상자가 항응고요법을 받거나 아스피린을 사용하고 있는지 사정한다. 아스피린은 혈소판 응집을 억제하여 적절한 응고를 방해할 수 있다. 비강 스프레이를 과도하게 사용하면 비충혈의 재발과 비강 모세혈관의 약화가 유발될 수 있다.
	건강기능식품 역시 출혈의 원인이 되므로 사정하여야 한다. 은행잎 추출물은 항혈소판 작용과 관련된 출혈의 위험성을 증가시킨다.

4) 후각과 미각의 감소

발병·지속시간	얼마나 오랫동안 대상자는 후각 감소를 경험하였는가?
	후각상실이 발병한 시점과 기간을 확인하는 것은 후각상실이 급성 또는 만성 상태와 관련이 있는지를 알아내는 데 도움이 될 것이다.
촉진요인	후각상실이 새로운 약물, 질병 또는 건강과 관련이 있다면 확인한다.
	후각과 미각 둘 다 감소는 감기와 독감과 관련이 있을 수 있다. 다른 원인들은 일반적으로 알려져 있지 않다. 약간의 후각상실은 노화와 관련이 있을 수 있다. 일부 약물 역시 미각과 후각의 변화와 관련이 있을 수 있다.
약물 복용	대상자가 복용하고 있는 약물은 무엇인가?
	많은 약물들이 미각을 가리는 잔미(뒷맛)를 가지고 있다.

5) 부비동 통증과 압박

발병·지속시간	대상자가 얼마나 오랫동안 증상을 경험하였는가?
	이는 부비동 통증과 압박이 급성과 관련이 만성 상태와 관련이 있는지 알아내는 데 도움이 될 수 있다.
	부비동 통증과 압박(sinus pain and pressure)이 아침, 낮, 밤에 자는 동안 또는 집, 직장, 친구의 집처럼 특정 장소에서 발생하는가?
	이러한 정보는 가능한 원인을 확인하기 위한 단서를 제공하는 데 도움이 될 수 있다. 하루 종일 지속되는 아침에 발생하는 부비동 통증과 압박은 부비동 감염을 암시할 수 있다.

〈계속〉

질·심각성·부위	통증과 압박의 위치를 포함하여 통증과 압박 정도를 설명하도록 대상자에게 질문한다. 부비동염의 통증과 압박은 경증부터 중증까지 다양하다. 통증과 압박 부위는 질환 부위에 대한 단서를 제공할 수 있다. 예를 들어, 뺨과 상악골의 통증은 상악동염을 암시한다. 눈 부위는 사골동염, 눈썹 부위는 전두동염, 눈 아래는 접형골동염을 암시한다.
관련 증상	발열, 재채기, 비루를 포함한 관련 증상이 있는지 질문한다. 발열은 급성감염을 암시하며 재채기는 계절성 알레르기로 인한 알레르기부비동염과 관련이 있을 수 있다. 화농성 비강 분비물은 급성 부비동염에서 흔하게 나타난다. 알레르기부비동염은 물처럼 줄줄 흐르는 분비물과 관련이 있다. 코를 비틀거나 만져서 통증이나 압박이 증가하면 급성 부비동염을 암시한다.
촉진요인	최근에 감기나 세균성 감염에 이환된 적이 있는가? 알레르기가 있는 경우 최근에 알레르기비염을 경험하였는가? 코를 비틀거나 얼굴을 만지는 것과 같은 특정 행위와 함께 압박이나 통증이 심해지는가? 상기도 감염은 원인균에 따라 세균성이거나 바이러스성 급성 부비동염을 유발할 수 있다. 잠복기간이 긴 세균성 감염은 만성 부비동염을 유발할 수 있다. 알레르기부비동염은 흔히 알레르기비염을 동반한다.
완화요인	통증이나 압박을 감소시키는 요인은 무엇인가? 사용하는 약물과 다른 조치들에 대해 질문한다. 아세트아미노펜(acetaminophen)이나 이부프로펜(ibuprofen)과 같은 일반의약품은 부비동과 관련된 통증 완화에 도움이 될 수 있다. 일반의약품인 항스타민제는 통증과 압박을 일으키는 알레르기성 충혈을 완화시킬 수 있다. 냉요법 또는 온요법도 통증을 완화시키는 데 도움이 될 수 있다.

2 과거력

> 최 씨는 계절성 알레르기가 있다. 그녀는 천식이나 습진을 앓은 적이 없고, 외상이나 수술 경험도 없다고 한다. 최근에 감기나 독감을 앓은 일도 없었다고 말한다. 정기적으로 치과를 방문하고 있고 치아 상태는 양호하다고 보고하였다.

과거력은 코의 외상이나 수술에 관한 상세한 정보를 포함한다. 또한 상기도 감염과 알레르기 병력에 관해 확인해야 한다. 자세한 내용은 다음과 같다.

과거의 건강상태와 수술	용종, 부비동염이나 비중격 변이나 수술과 같은 호흡기계 문제뿐만 아니라 알레르기, 독감, 감기를 포함한 과거 건강상태에 대해 질문한다. 알레르기는 흔히 습진이나 천식과 관련이 있으며 이는 비증상이 함께 존재한다. 비충혈, 비루, 미각과 후각의 감소와 같은 징상과 징후는 독감이나 상기도 감염 후 1주일 내지 2주일 동안 지속된다. 수술은 이차적으로 흉터 조직 형성으로 인한 폐색을 초래할 수 있다.
외상	과거 외상에 관해 질문한다. 외상은 폐색을 유발할 수 있다.
용종	대상자는 용종의 병력이 있는가? 만성 알레르기가 있는 대상자에게서 흔하게 발견된다. 용종은 폐쇄성이다.
치과 병력	치과 병력을 확인한다. 수술이나 발치와 같은 과도한 치과 치료는 비강과 구강의 구조를 변형시킬 수 있다.

❸ 가족력

> 최 씨의 부모는 건강하며, 42세 여동생이 있다. 그녀는 천식, 암이나 습진에 대한 가족력은 없다고 한다. 그녀의 여동생과 부모님은 계절성 알레르기를 앓고 있다.

가족력은 대상자의 주호소의 숨겨진 원인에 대한 단서를 찾는 데 매우 중요하다. 알레르기와 같은 특정 건강상태는 보통 가족성 요인이 있다. 또한 용종이나 암과 같은 상태는 유전적으로 결정될 수 있다.

생존해 있는 친족의 연령	부모, 형제자매, 자녀의 관계와 건강상태를 포함한다.
사망	대상자와 사망한 자의 관계와 사망원인(특히 코나 부비동의 암과 같이 코에 영향을 주는 질환)을 포함한다.
만성질환	가족 중 만성질환자가 있는지 질문한다. 대상자와의 관계와 이환기간을 포함한다. 습진이나 천식과 같이 가족성, 유전성, 또는 대기나 화학물질 노출과 같은 환경성 질환에 초점을 맞춘다. *계절성 알레르기비염 대상자는 흔히 가족력이 있다.*
알레르기	알레르기에 대해 질문한다. *알레르기 가족력이 있는 대상자는 알레르기 징후와 증상의 위험이 있다.*

❹ 사회력

> 최 씨는 흡연을 하거나 간접흡연에 노출된 적이 없다고 한다. 그녀는 에어컨이 설치된 새집에서 혼자 살고 있으며 애완견이 있다. 비행기 여행은 하지 않는다고 한다. 직업은 컴퓨터 프로그래머이며 여가시간에 독서와 요리를 즐긴다. 술을 마시는 일이 드물고 기분전환용 약물은 복용하지 않는다.

사회력은 환경이 증상에 미치는 영향을 파악하는 데 도움을 준다. 비행기 여행이나 고도 변화는 혈관운동성 비염의 원인이 될 수 있다. 집, 직업, 여가 환경은 코와 부비동의 기능에 해로운 영향을 미칠 수 있다.

가족	대상자에게 현재의 가족과 관련된 비강의 병적 상태에 대해 설명하도록 요구한다.
직업	직장 환경에 관해 대상자에게 질문한다. *독소, 화학물질, 알레르기원에 노출되면 코의 건강문제가 발생할 수 있다.*
주택	대상자의 생활 환경, 냉난방 유형, 필터를 얼마나 자주 교환하는지 확인한다. *필터는 미생물의 은닉처가 될 수 있으며, 대상자의 감염 위험성을 증가시킨다. 덧붙여, 필터는 오염물질과 알레르기원을 품고 있어 자주 교체하지 않으면 대상자의 알레르기를 악화시킬 수 있다.*
취미	취미에 대해 질문한다. *모델이나 목공같이, 어떤 취미들은 비강 점막과 목을 자극할 수 있는 미립자를 증가시킨다.* *영구 마감 처리가 되어 있는 재료를 재봉하는 일도 자극원이 될 수 있다.*

〈계속〉

애완동물	애완동물이 있는지 사정한다. 애완동물이 있다면 어디에 재우는가? 집 안에서 키우는가 집 밖에서 키우는가? *애완동물 비듬은 비점막 증상과 관련된 알레르기의 유발요인이다.*
흡연	피우는 담배의 종류(담배, 시가, 파이프, 비흡연), 흡연 기간과 흡연량(담뱃갑-햇수(pack-year)=흡연 햇수×하루에 피운 담뱃갑 수), 흡연 시작 연령, 가정 또는 직장에서의 간접 흡연에 대한 정보를 얻는다. *직·간접 흡연은 코와 부비동의 암을 포함하여, 암과 밀접하게 연관이 있다.*
음주	대상자가 음주를 하는가? 어떤 종류의 술(예: 와인, 맥주, 양주)을 얼마나 마시는가?
기분전환용 약물 복용	종류와 양을 포함하여 기분전환용 약물을 복용하는지 질문한다.

5 계통별 문진

많은 비강 질환에서 코보다 다른 신체 계통에 징후가 나타난다. 가능한 한 종합 계통별 문진을 수행해야 하지만 시간이나 다른 제약 사항으로 인해 초점 계통별 문진만 수행할 수 있다. 이때 검진자는 비강 문제가 가장 현저히 나타나는 신체 계통에 초점을 맞추어 질문한다. 다음은 비강 질환에 대한 일반적인 증상을 요약한 것이다.

부위	증상과 징후	관련 질환
전신	발열	감기, 상기도 감염, 부비동염
피부	습진이나 알레르기성 반응/과민성 반응, 눈 밑의 다크 써클(allergic shiners), 코를 자주 비빔(알레르기 주름(allergic crease): 콧등을 가로지르는 주름이 관찰됨; 알레르기 경례(allergic salute))	알레르기비염
	코 부위에 멍이 들거나 벗겨짐	코의 외상/골절
	비공의 통증, 비루를 자주 닦은 부위가 갈라짐	감기, 상기도 감염, 알레르기비염
눈	가렵고 눈물이 남	알레르기비염
귀	이명과 귀의 꽉 찬 느낌	감기, 상기도 감염
호흡기계	숨참, 천식음, 기침(삼출성 혹은 비삼출성)	알레르기비염, 상기도 감염, 천식

3 신체검진

1 준비물품

펜 라이트 / 이경 / 비경이나 가능한 한 가장 큰 이경 / 장갑

2 신체검진 내용

코 검진은 주로 코 바깥부분의 시진과 촉진과 코 안쪽의 시진에 의존한다. 코를 사정할 때 부비동의 시진, 촉진, 타진, 필요하다면 광선투사법을 수행한다. 밝은 불빛이 필수적이다. 점막과 접촉을 하려고 할 때는 장갑을 낀다.

1) 시진

검진	이론적 근거
1. 코 바깥 부분의 전반적인 모양, 대칭성, 부종이 있는지 검사한다. 한쪽 비공을 막고 다른 쪽 비공으로 숨을 내쉬고 들이쉬게 하여 비공이 막혔는지 확인한다.	1. 코는 모양이 매끄럽고 대칭적이어야 한다. 비대칭은 과거의 골절과 편향 가능성을 암시할 수 있다.
2. 코 주위 피부가 병변, 색깔, 불규칙성이 있는지 검사한다.	2. 코는 코주위의 피부색과 유사해야 하며 병소가 없어야 한다.
3. 부비동에 부종이 있는지 검사한다.	3. 정상적으로, 부비동은 부어오름 없이 편편하게 보여야 한다. 부비동에 나타난 부종은 눈이나 눈썹 밑의 부종에 의한 것일 수 있으며 부비동 감염의 가능성을 암시한다.
4. 비루나 분비물이 흐르는지 관찰한다.	4. 분비물의 특성은 원인을 확인하는 데 도움이 될 수 있다. 예를 들어, 맑은 물 같은 분비물은 알레르기비염을 암시하는 반면, 농성 분비물은 감염을 암시한다.
5. 비강을 시진한다[그림 7-3]. 대상자에게 콧김을 내뿜도록 요청한다. 대상자가 머리를 뒤쪽으로 기울이도록 한다. 왼손과 손가락을 이용하여 이 자세에서 대상자의 머리를 안정시킨다. 엄지손가락으로, 코끝을 약간 위쪽으로 압박을 가하면서 코 내부에 비경의 불빛을 비춘다. 필요하다면, 비경(nasal speculum)을 사용하여 비공을 부드럽게 넓힌다.	5. 콧김을 내뿜는 것은 시진을 방해할 수 있는 분비물이나 코딱지를 코 안에서 제거한다. 이 자세는 코 내부구조를 잘 보이게 한다. 정확한 시진을 위해 적절한 조명이 요구된다. 비경은 비공을 넓혀, 좀 더 나은 시야를 제공한다.

〈계속〉

검진	이론적 근거
A. 비강 폐색과 비중격 연속성을 사정한다. 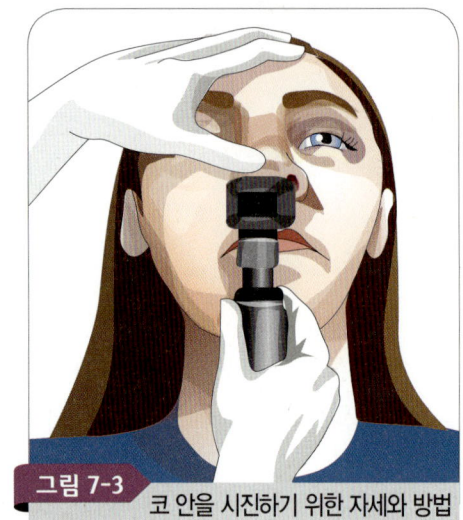 그림 7-3 코 안을 시진하기 위한 자세와 방법	A. 비강은 개방되어야 하며 폐색이 없어야 한다. 비중격은 편향이나 천공 없이 끊어지지 않아야 한다. 다른 비공을 막고 숨을 들이쉬고 내쉬는 능력은 막지 않은 비공의 개방을 암시한다. 이때 숨을 쉬지 못하는 것은 팽창, 비충혈, 용종, 이물질에 기인한 폐색을 암시한다.
B. 비갑개의 색깔, 피부결, 분비물을 사정한다. 점막의 색깔을 검사한다.	B. 비점막은 어두운 분홍색이며 촉촉하고 병소나 팽창이 없어야 한다. 일반적으로 분비물은 없어야 한다. 점막은 어두운 분홍색이며 분비물 없이 촉촉해야 한다. 창백하고 축축한 갑개는 알레르기를 암시한다. 감염이 있을 때는 일반적으로 부어 있는 홍반성 비갑개를 관찰할 수 있다.
C. 혹, 병소, 용종이 있는지 확인한다.	C. 비강은 혹, 병소, 용종 없이 깨끗하고 개방되어 있어야 한다. 병소는 코카인 남용, 외상, 만성 염증, 만성적으로 코를 푸는 행위와 관련이 있을 수 있다. 용종은 알레르기가 있는 대상자에게 나타날 수 있다.

2) 촉진과 타진

검진	이론적 근거
1. 코의 콧대와 연골 부분을 만져본다[그림 7-4]. 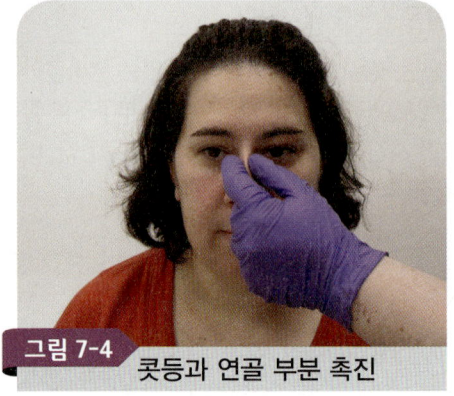 그림 7-4 콧등과 연골 부분 촉진	1. 코의 콧대 부분은 딱딱해야 하는 반면, 연조직은 만져져야 한다. 촉진 시 압통은 감염을 암시할 수 있다.

〈계속〉

검진	이론적 근거
2. 부비동을 촉진한다. 대상자의 눈썹 아래 전두동 쪽에 엄지손가락을 놓고 위쪽으로 압박을 가한다. 그런 다음 엄지손가락을 대상자의 뺨 쪽에 옮겨 가서 상악골이 있는 관골(광대뼈) 바로 아래쪽을 위쪽으로 부드럽게 압박을 가한다. 촉진하면서 연발음이 들리는지 확인한다. [그림 7-5]는 부비동 촉진을 그림으로 설명한 것이다.	2. 부비동은 양측에 압통이 없어야 한다. 촉진 시 압통은 알레르기비염이나 부비동 감염을 암시할 수 있다. 연발음은 다량의 삼출물 축적을 암시한다.

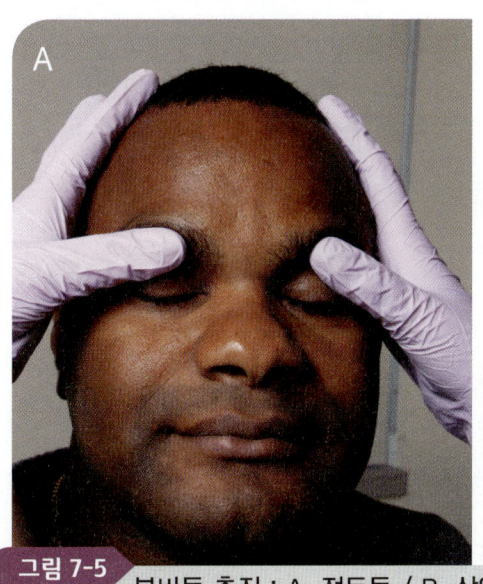 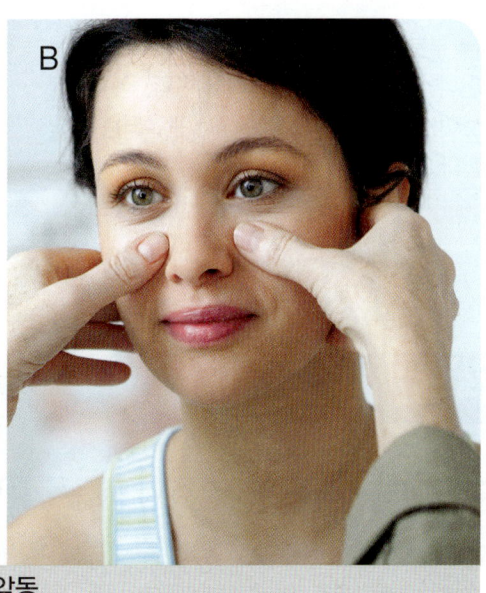

그림 7-5 부비동 촉진 : A. 전두동 / B. 상악동

| 3. 부비동을 타진한다. 전두동과 상악동에 압통이 있는지 가볍게 두드려 본다. [그림 7-6]은 부비동 타진을 그림으로 설명한 것이다. | 3. 부비동은 타진 시 공명음이 들리고 압통이 없어야 한다. 압통이나 탁음은 알레르기비염이나 부비동 감염을 암시할 수 있다. |

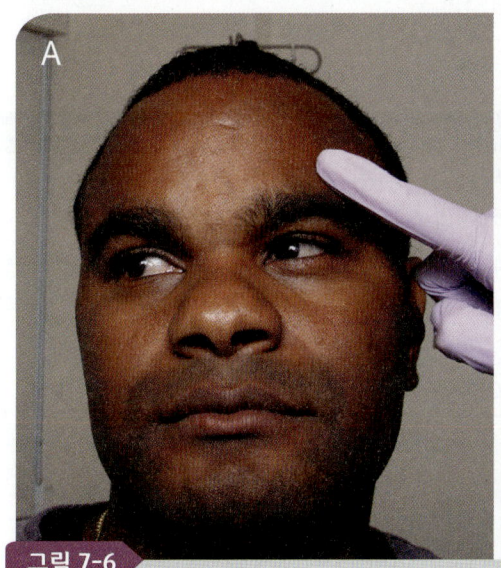 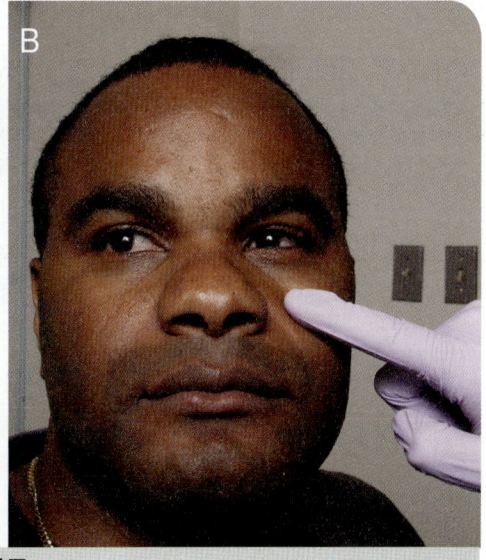

그림 7-6 부비동 타진 : A. 전두동 / B. 상악동

〈계속〉

검진	이론적 근거
4. 부비동의 촉진과 타진 시 압통이 있다면, 추가적인 정보를 수집하기 위해 부비동을 투시한다. A. 검진실을 어둡게 한다. 전두동을 투시하기 위해 눈썹 바로 아래 강하고 폭이 좁은 불빛을 비춘다. 불빛을 가리기 위해 다른 손을 사용한다. 양측 부비동을 통과한 빛을 비교한다. B. 상악동(뺨 부분)에 직접 불빛을 비춤으로써 상악동을 투시한다. 대상자의 입을 벌리게 한다. 경구개에 불빛이 보이는지 확인한다. 양측에서 관찰되는 불빛을 비교한다.	4. 투시진단은 부비동이 공기나 액체로 차있는지 알아내는 데 도움이 될 수 있다. A. 정상적으로, 부비동이 공기로 찼을 때, 불빛은 붉은빛으로 보인다. 그렇지 않다면, 부비동은 흔히 액체나 화농성 분비물로 차있다. B. 정상적으로 부비동이 공기로 찼을 때 불빛은 붉은빛으로 보인다. 그렇지 않을 경우 대부분 부비동에 액체나 화농성 분비물이 차 있다.

4 진단적 추론

건강력과 신체검진 결과를 바탕으로 사정하고 계획을 수립해야 한다. 예를 들어, 대상자는 여러 가지 진단이 가능한 증상과 징후들을 보고할 수 있다. 그러나 과거력과 신체검진에서 발견된 결과를 통해 가능한 진단 개수를 하나 또는 두 개로 좁힐 수 있다. 비충혈은 일반적인 주호소이다. [표 7-1]은 비충혈과 연관 있는 일반적인 장애의 감별진단을 설명한 것이다.

진단적 검사는 검진자가 진단을 내리는 데 도움을 줄 수 있다. [BOX 7-1]은 코의 질환을 진단하는 데 이용하는 일반적인 임상 검사와 기타 검사를 설명한 것이다.

● 표 7-1 비충혈의 감별진단

감별진단	병력 조사의 유의미한 결과	신체검진의 유의미한 결과	진단검사
이물질	3~5세 연령의 대상자	한쪽이 붉고 부어 있음, 부종, 분비물, 한쪽 비공의 보상적 개방	N/A
알레르기 비염	계절성 알레르기, 습진, 천식의 가족력	양측의 맑은 분비물, 축축한 비점막, 알레르기성혈관충혈(allergic shiner), 알레르기 주름	방사선알레르기흡착검사나 피내 민감성 검사, 호산구를 위한 비점막 표본 검사
부비동염	대상자가 몸을 숙일 때 심해지는 뺨과 눈 위부분의 둔통	진한 녹색에서 어두운 노란색 분비물(냄새가 날 수 있음), 투시 하에 붉은 빛이 없음	부비동 방사선 필름

BOX 7-1 코 장애를 진단하는 데 이용하는 일반적인 검사와 진단적 검사

알레르기 검사

- 방사선알레르기흡착검사(RAST)는 IgE 항체의 혈액 분석이다. 이 검사를 통해 증상을 유발하는 특정 알레르기원을 확인할 수 있다. 알레르기원에 노출되지 않으므로 과민반응의 위험은 없다.
- 피내 민감성 검사는 피부 아래 의심이 되는 특정 알레르기원을 주입하여 그 반응을 평가한다. 이는 불편할 수 있는 국소 알레르기 반응을 야기한다. 이러한 유형의 검사는 특정 알레르기원을 확인할 수 있다.
- 호산구 수 검사는 비강 점액 표본을 추출하여 수행한다. 이 검사는 알레르기 반응의 정도를 평가하는 데 유용하지만 알레르기원 특이성이 없다.

기타 검사

- 갑상선 자극 호르몬(TSH) 검사는 비충혈에 영향을 미칠 수 있는 TSH 수준과 갑상선의 기능을 알아내는 데 유용하다.
- 혈액응고 검사는 만성 비출혈의 원인을 알아내는 데 유용할 수 있다.
- 부비동과 비강의 방사선 검사는 비강의 구조, 신체적 편향, 종양 또는 다른 이물질의 이미지를 보여준다.
- 안면 부비동의 초음파로 부비동 안에 축적된 액체의 양을 알 수 있다.

특정 대상자

임신부

- 호르몬 변화는 비점막에 영향을 줄 수 있으며 비충혈을 악화시킨다.
- 순환 체액량의 증가는 비충혈의 원인이 될 수 있다.
- 호르몬 변화에 기인한 혈관 분포 증가는 비출혈의 원인이 될 수 있다.

신생아

일반적인 사항

신생아의 생리적 차이를 인식한다.

- 신생아(와 영아)는 정상적으로 비강 호흡을 하며 공기 통로를 깨끗하게 하기 위해 재채기를 한다.
- 신생아는 비점막의 분비물을 제거하지 못하므로, 비강 주사기를 이용하여 점막을 깨끗하게 할 수 있다.
- 분비물과 비충혈의 증가는 신생아의 수유와 수면을 방해할 수 있다.

시진

- 비공의 벌렁임을 사정한다. 이는 문제가 있음을 암시하며 철저한 호흡기 사정이 필요하다.
- 입을 다물고 한쪽 비공을 막아 비강의 개방을 확인한다. 불편함이나 고통에 주목한다. 후비공 폐쇄증(choanal atresia)이 의심되면 작은 카테터(10~12 Fr)를 비강과 비인두 내로 삽입해 본다. 정상적으로 카테터는 아무런 저항 없이 자유롭게 통과해야 한다. 반대쪽 비공에 검사를 반복한다.

아동

시진

- 이물질을 사정한다. 어린아이들은 코 안에 다양한 작은 물건들을 집어넣을 수 있다. 이러한 이물질의 범위는 땅콩과 건포도부터 인형 신발까지 다양하다.
- 영아와 유아의 비공의 벌렁임을 사정한다. 이것은 호흡곤란을 나타낸다.
- 비강을 시진하기 위해 비경을 사용하지 마라. 대신, 코의 내부 구조를 보기 위해서는 코끝을 위쪽으로 올리고 불빛을 이용한다.

촉진

부비동이 완전하게 발달하지 않아서 촉진할 수 없기 때문에, 영아와 유아의 부비동을 촉진하지 않는다. 전두동은 대략 6세에 완전히 발달한다.

노인

다음의 생리적 변화에 주목한다.

- 노인은 수화와 조직 통합성을 유지하는 능력이 감소하여, 점막의 취약성이 증가할 수 있다.
- 많은 노인들은 출혈을 증가시킬 수 있는 항응고요법 치료를 받고 있다.

사례 연구

주호소 "숨을 못 쉬겠어요. 코가 막혀요."

면담을 통해 수집한 자료

최 씨는 45세 여성으로 지난 3일간 비충혈, 눈물, 피로감을 경험했다고 말한다. 분비물은 맑은 색이다. 그녀는 매년 봄마다 이러한 증상을 겪어 왔다고 한다. 최 씨는 계절성 알레르기가 있다. 그녀는 천식이나 습진을 앓은 적이 없고, 외상이나 수술 경험도 없다고 한다. 최근에 감기나 독감을 앓은 일도 없었다고 말한다. 정기적으로 치과를 방문하고 있고 치아 상태는 양호하다고 보고하였다. 최 씨의 부모는 건강하며, 42세 여동생이 있다. 그녀는 천식, 암이나 습진에 대한 가족력은 없다고 한다. 그녀의 여동생과 부모님은 계절성 알레르기를 앓고 있다. 최 씨는 흡연을 하거나 간접흡연에 노출된 적이 없다고 한다. 그녀는 에어컨이 설치된 새집에서 혼자 살고 있으며 애완견이 있다. 비행기 여행은 하지 않는다고 한다. 직업은 컴퓨터 프로그래머이며 여가시간에 독서와 요리를 즐긴다. 술을 마시는 일이 드물고 기분전환용 약물은 복용하지 않는다.

〈계속〉

사례 연구

근거	요점
계절 주기	흔한 알레르기는 곰팡이와 꽃가루로 계절 변화와 관련이 있다.
맑고 물처럼 흐르는 분비물, 눈물, 비충혈, 피로	맑은 분비물은 대부분 알레르기 반응이며, 녹색 분비물은 세균성 감염, 흰색 분비물은 바이러스 감염에서 볼 수 있다. 눈물, 비충혈과 피로는 알레르기 증상과 관련이 있다.
대상자의 알레르기 병력, 알레르기 가족력과 관련이 있다.	알레르기는 보통 가족성 요인이 있다.

이 름 최 씨	날짜 2004. 10. 03.	시간 09:00
	생년월일 1959. 08. 04.	성별 여성

병력

주 호 소 "숨을 못 쉬겠어요. 코가 막혀요."

현 병 력 45세 여성으로 지난 3일간 비충혈, 맑은 분비물, 눈물, 피로가 있었음.

투　　약 최 씨는 처방받은 약물이 없고 일반의약품인 종합비타민제를 복용하고 있으며, 다른 건강기능식품은 복용하지 않는다. 가끔 널리 보급되어 있는 감기, 부비동 치료제와 두통이 있을 때 타이레놀을 복용한다. 경구 피임약과 호르몬 치료제는 사용하지 않는다.

알레르기 없음.

과 거 력 **질　병** 습진이나 천식 병력은 없음. 지난 몇 년간 경한 계절성 알레르기 병력을 경험함.
　　　　　 수　술 없음.

가 족 력 부모는 건강하며 둘 다 봄과 가을에 알레르기 증상을 앓고 있음. 여동생(42세)은 건강함.

사 회 력 컴퓨터 프로그래머. 비흡연가로 애완견이 있음. 최근 비행기로 여행한 적이 없음. 알코올 섭취는 드묾. 기분전환용 약물은 사용하지 않음. 집에 에어컨이 있음.

계통별 문진

일반적인 사항	기민하고 협조적임. 질병 없음.	심혈관계	문제 없음.
피　부	따뜻하고 건조함. 발진 없음.	호흡기계	호흡곤란, 천식 없음.
눈	근시용 안경 착용	위장관계	문제 없음.
귀	청력상실이나 가려움, 충혈 없음.	비뇨생식기계	문제 없음.
코/입/목	과거력 참조.	근골격계	문제 없음.
유　방	문제 없음.	신 경 계	문제 없음.

신체 검진

체　중	74.4kg	체온	37 ℃	혈압	135/72 mmHg
신　장	164.6cm	맥박	84회/min	호흡	14회/min

전반적인 외모 외관상 건강한 45세 여성. 약간 과체중, 기민하고 협조적임.

〈계속〉

피　　부	약간 태움. 만졌을 때 따뜻함. 발진 없음.
머리/귀/눈/코/목	두부 정상. 외이, 외이도, 고막 정상. 양측 눈은 약간 충혈. 분비물은 없음. 양측 눈언저리에 검은 멍 있음. 비갑개는 축축함. 전두동과 상악동 압통 없음. 투시검사 결과는 정상이며 샘병증(adenopathy)은 없음.
심혈관계	심잡음(murmurs) 없으며 심박동 정상임.
호흡기계	호흡은 정상이며 호흡곤란 없음. 폐엽의 청진음 정상.
소화기계	검사하지 않음.
비뇨생식기계	검사하지 않음.
근골격계	움직임에 어려움이 없으며 검사 테이블을 도움 없이 오르내림. 걸음걸이 정상임.
신　경　계	제1~12뇌신경 정상.
기　타	
임상 검사	현재는 없음. 알레르기가 있고 일상생활이나 일에 지장을 준다면, 대상자에게 방사선알레르기흡착검사 또는 피부과민검사를 통해 알레르기 검사를 받아야 함.
특수 검사	징후가 없음.
최종 검진 결과	계절성 알레르기와 관련된 알레르기비염

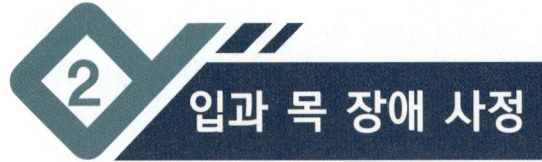

2 입과 목 장애 사정

1 해부 생리

입의 주요 기능	구강인두의 3가지 주요 기능
• 말할 때 필요한 소리의 생산을 도움 • 영양소 섭취와 저작, 타액 분비, 연하작용을 통해 소화의 초기 단계를 도움 • 미뢰를 통해 미각 제공 • 공기 출입의 추가 통로 역할	• 음식을 식도로 보냄 • 공명과 발음을 통해 말을 함 • 기도 역할

1 입

위턱과 아래턱은 입과 구강의 기본적인 구조를 형성한다. [그림 7-7]은 구강을 묘사하고 있다. 입술과 뺨은 구강의 외부 경계를 형성한다. 입술은 정면 경계 역할을 하며 입의 입구를 제공하고, 온도와 촉감에

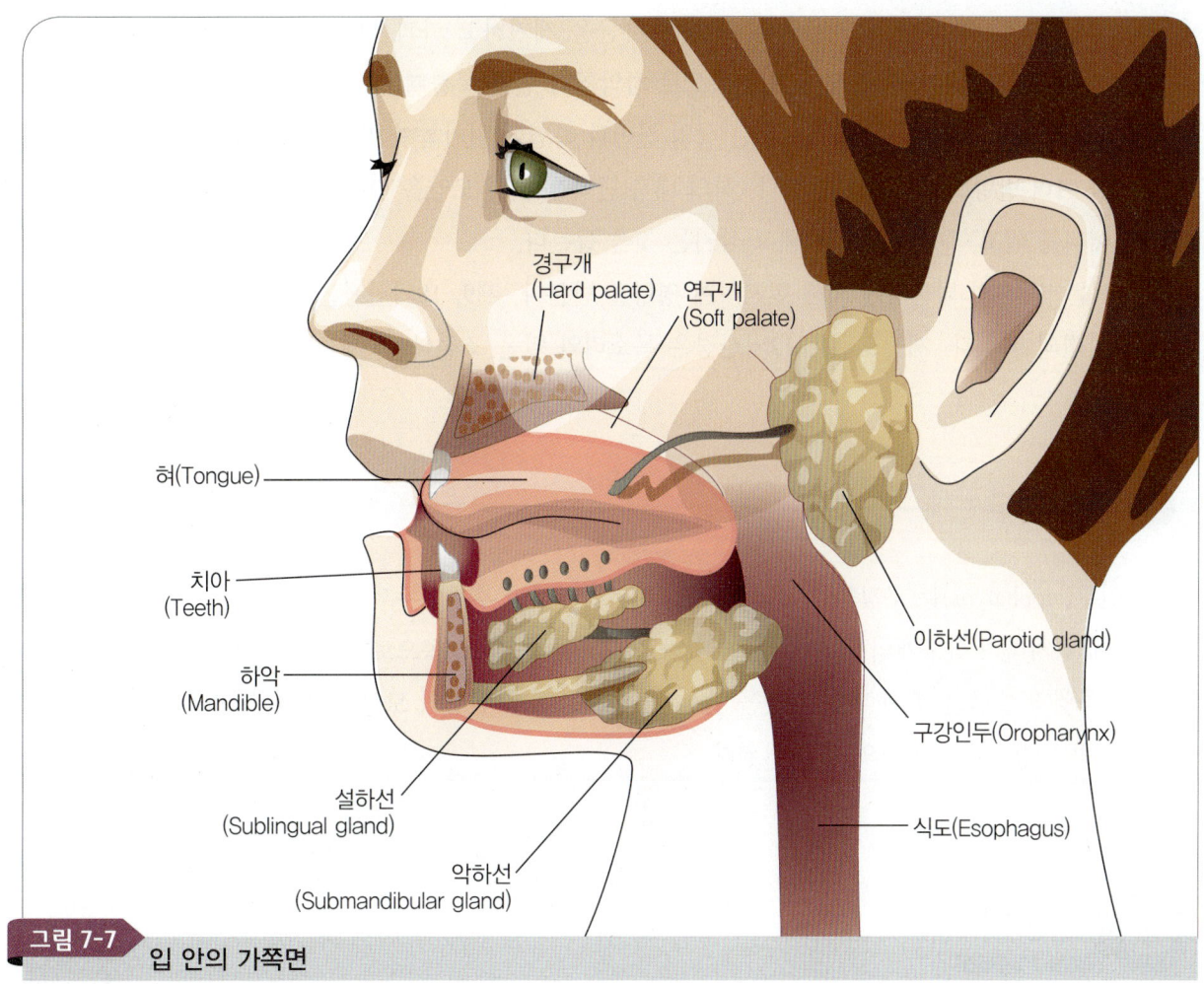

그림 7-7 입 안의 가쪽면

대한 감각 구조로 작용한다. 뺨은 구강의 측면 경계 역할을 하며 점막으로 덮여 있다.

구강에는 경구개(hard palate)와 연구개(soft palate), 치아, 혀, 치은(잇몸), 타액선, 편도선과 같은 구조가 있다. 구개는 비강과 구강을 나누며 입천장을 형성한다. 경구개는 입 앞쪽에 있으며, 연구개는 뒤쪽에 있다. 연구개 뒤쪽 가운데에는 설인신경에 의해 움직이는 구개수(uvula)가 있다. 연구개 위 비인두 위쪽에 인두편도가 있다(림프성 조직의 작은 덩어리).

치아(성인 32개)는 점막으로 덮여 있는 치은에 위치한다. 각각의 치아는 치근(치은에 박혀 있음)과 눈에 보이는 윗부분인 사기질 부분(치관)으로 이루어져 있다. 치아는 소화를 돕기 위해 음식물을 좀 더 작은 입자로 부수는 작용을 한다.

세 가지 주요 타액선은 이하선(parotid gland), 악하선(submandibular gland), 설하선(sublingual gland)이다. 이하선은 귀 전하방에 위치하며, 스텐슨관(Stensen's duct)을 통해 타액을 분비한다. 이 관들은 뺨에 위치하며, 두 번째 어금니 부위에 있다. 악하선은 구강의 바닥에 위치하며 와튼관(Waton's duct)을 통해 타액을 분비한다. 이 관들은 혀의 설소대(frenulum) 부위에 위치한다. 설하선은 혀 밑에 있으며, 입 바닥에 위치한 여러 개의 관들을 통해 타액을 제공한다. 타액선은 타액을 분비하며, 음식물 덩어리를 형성하기 위해 씹은 음식과 섞인다. 침 역시 충치를 일으킬 수 있는 세균을 제거하고 파괴함으로써 구강위생을 유지하는 데 도움을 준다. 혀는 입의 바닥에 있으며 뒤쪽으로 하악골과 설골(목뿔뼈)에 부착되어 있다. 위쪽 표면 위에, 혀유두라고 불리는 돌기가 있다. 혀유두는 혀의 전면과 측면에 위치하며 미뢰를 가지고 있다. 혀의 외측 근육은 혀를 여러 방향으로 움직이게 한다. 혀의 내측 근육은 혀의 모양을 변화시킨다. 이러한 움직임이 함께 음식 덩어리를 씹고, 구강인두로 보내고 삼키는 것을 돕는다.

입과 혀는 몇 개의 뇌신경에 의해 현저하게 영향을 받는다. 제9, 10뇌신경은 연하, 구개의 상승 및 구역 반사와 관련되어 있다. 제5, 7, 10, 12뇌신경은 목소리와 말을 조절하며, 제12뇌신경은 혀를 움직이는 데 관여한다.

❷ 구강인두

구강인두(oropharynx)는 구강과 연결되어 비인두와 합쳐지며 후두인두까지 이어진다. 구개편도는 구강인두 양쪽에 위치하며 연구개의 궁 바로 뒤에 있다. 구강인두는 식도 쪽으로 음식물을 이동시킨다. 구강인두는 또한 공명과 발음을 통해 말하는 것을 돕는다. 발성은 구강인두의 모양 변화와 크기에 의해 형성된다. 비인두처럼 구강인두는 공기의 통로가 된다.

2 건강력

입과 목은 소화 기능과 호흡 기능에서 주요 역할을 한다. 입과 목의 문제는 적절한 영양소를 획득하고 일상생활을 수행하는 기능과 같은 대상자의 능력에 영향을 줄 수 있다. 건강력은 입, 혀, 목의 암과 같은 장애의 가능한 위험요인의 단서를 제공하며, 예방교육을 위한 계획을 수립하는 데 유용한 정보를 제공한다.

❶ 주호소와 현병력

> **"목이 아파요."**
>
> 김 씨는 29세 남성으로 지난 2일 동안 목이 아팠으며, 열은 없었고 콧물이 약간 났다고 보고한다. 가끔 기침을 하지만 객담이나 귀의 통증, 눈의 자극 증상은 없었다고 한다. 유치원에 다니는 아이가 있으며 인후염 치료를 받고 있다. 김 씨는 통증 완화를 위해 아세트아미노펜(Acetaminophen)을 복용 중이다.

현병력은 주호소의 기간, 관련 증상, 완화방법과 증상의 심각도에 초점을 두어야 한다. 입과 목에 관련된 일반적인 증상은 인후통, 연하곤란, 치통, 치은출혈, 구취, 병변이다.

1) 인후통

발병·지속시간	갑자기 발병하였는가 서서히 발병 하였는가? 세균성 감염에 의한 인후통(sore throat)은 갑자기 발병하며, 집에 유사한 증상이 있는 누군가와 관련이 있을 수 있다. 바이러스와 관련된 징후와 증상은 서서히 발병하며 오래 지속된다. 이는 세균감염과 관련이 있을 수 있다.
기간	대상자가 인후통을 얼마나 오랫동안 경험하였는가? 얼마나 자주 인후통이 있었는가? 아침에 인후가 따끔거리는 증상은 구강호흡이나 건조한 환경과 관련이 있다.
특성·심각도	인후통의 특성과 심각한 정도를 표현하게 한다. 세균 감염과 관련된 인후통은 매우 아프며 연하를 방해할 수 있다. 바이러스와 관련된 인후통은 통증이 덜하다. 알레르기와 관련된 인후통은 자극적이거나 따끔거린다, 간질거린다고 표현한다.
관련 증상	발열, 쉰목소리, 연하곤란, 발진 등 관련 증상에 관해 질문한다. 발열은 급성감염 시에 나타날 수 있다. 쉰목소리는 상기도 감염이나 알레르기 또는 흡연, 자극제 흡입 또는 과도한 목소리 사용 때문일 수 있다. 연하곤란은 바이러스 또는 세균 감염과 관련이 있을 수 있다. A군 β 용혈성 연쇄상구균 감염(GABHS)은 복부와 팔에 거칠고 미세한 발진이 나타날 수 있다.
촉진요인	인후통이 환경 변화나 다른 변화에 의해 발생하는가? 알레르기와 관련된 인후통은 계절이나 애완동물 또는 다른 알레르기원과의 접촉에 의해 발생한다.
완화요인	통증을 완화하는 요인은 무엇인가? 가글과 진통제가 증상을 완화시킨다면, 인후통이 염증 반응과 관련되어 있음을 나타낸다. 부비동 약물을 복용하여 통증이 경감된다면 알레르기 관련 불편감을 의미한다.
약물 복용	대상자가 현재 복용하고 있는 약물은 무엇인가? 대부분의 약물에서 부작용으로 구강건조가 나타난다. 대상자가 구강호흡을 하게 하여 목을 건조시키고 인후통과 미각 변화를 유발한다.

2) 연하곤란

발병·지속시간	갑자기 발병하였는가, 서서히 발병하였는가? 세균 감염에 의한 연하곤란은 대개 인후통과 함께 갑작스럽게 발병한다. 바이러스 관련 증상과 징후는 대개 서서히 발병하고 오래 지속된다. 이는 세균감염과 관련이 있을 수 있다.
기간·빈도	대상자가 연하곤란(dysphagia)을 얼마나 오랫동안 경험하였는가? 얼마나 자주 연하곤란이 있었는가? 주로 인후통과 관련된 연하곤란은 이 문제가 통증 부위의 염증, 부종과 관련이 있음을 나타낸다. 장기간 지속되거나 통증 없이 지속되는 연하곤란은 신경계 장애, 불안, 식도장애나 입과 목의 암을 암시할 수 있다.
특성·심각도	연하곤란의 특성과 심각한 정도를 표현하게 한다. 인두의 세균 감염과 관련된 연하곤란은 심각할 수 있지만 바이러스와 관련된 증상은 덜 심각하다.

〈계속〉

관련 증상	구토, 역류, 체중감소, 식욕부진, 쉰목소리, 호흡곤란, 기침을 포함한 관련 증상에 대해 질문한다. *연하곤란은 식도장애와 관련된 가장 흔한 증상이며 유일한 증상일 수 있다. 구토, 역류, 체중감소와 연관된 연하곤란은 식도 문제를 암시하며 탈수, 영양문제를 일으킬 수 있다.* *호흡곤란이나 기침과 관련된 연하곤란은 기도폐쇄나 후두암을 유발할 수 있다.*
촉진요인	연하곤란이 고체나 액체와 관련이 있는가? 식품의 온도에 따라 증상이 다른가? 매운 음식에 영향을 받는가? *고형식품과 액체를 포함한 연하곤란은 이완불능증, 만성인두염, 식도경련 또는 신경근 장애와 관련될 수 있다. 고형식품과 관련된 연하곤란(액체를 포함한 연하곤란으로 진행)은 근위축성 측삭경화증(루게릭병) 또는 진행전신피부경화증과 같은 신경근 장애를 나타낼 수 있다. 매운 식품은 통증을 악화시킬 수 있으며 일반적으로 인후통을 동반한다. 뜨겁거나 찬 음식은 염증이 있는 점막을 자극하거나 진정시킬 수 있다.*
완화요인	만약 있다면, 무엇이 연하곤란을 완화하는가? 여러 번 나누어서 삼키거나 물을 마시거나, 자세를 바꾼 후 문제가 사라지는가? *여러 번 나누어 삼키는 것은 자극받아 건조하고 아픈 목을 촉촉하게 해 주는 타액을 제공한다. 자세변경이나 물을 마심으로써 경감되는 연하곤란은 식도경련과 같은 식도 질환을 나타낸다.*
약물 복용	대상자가 현재 복용하고 있는 약물은 무엇인가?

3) 치은출혈

발병·지속시간	치은출혈(bleeding gums)을 언제 처음 알았는가? *이 정보는 원인을 확인하고 만성질환인지 급성질환인지에 밝혀내기 위한 단서를 제공한다.*
기간·빈도	얼마나 자주, 얼마나 많이 치은출혈이 있었는가? *양치질 동안 발생하는 다량의 치은출혈은 재생불량성 빈혈이나 혈우병과 같은 응고와 관련된 근본적인 혈액 장애 또는 와파린이나 헤파린과 같은 특정 약물의 사용을 나타낼 수 있다. 비타민 C나 K 결핍과 같은 영양결핍 역시 치은출혈과 연관이 있다.*
촉진요인	출혈은 치아 위생이나 호르몬 변화와 관련이 있는가? *출혈은 사춘기나 임신의 호르몬 변화와 관련될 수 있다. 임신 첫 3개월이나 6개월에 나타나는 치은출혈은 정상적인 생리적 반응이다.* *치아 위생과 관련된 치은출혈은 보통 칫솔질 또는 치은염으로 인한 외상과 관련이 있다.*
관련 증상	통증, 염증, 불쾌한 맛 등 관련 증상에 관해 질문한다. *붉고 부어 있고, 통증이 있는 치은은 치은염과 관련이 있다.* *출혈을 동반한 구강의 불쾌한 맛은 치주질환을 암시할 수 있다.*
약물 복용	아스피린이나 비스테로이드성 항염증 약물(NSAIDs), 건강기능식품과 같은 일반의약품을 포함하여 복용하고 있는 약물에 대해 질문한다. *피임약과 호르몬대체요법은 치은출혈의 위험성을 증가시킬 수 있다.* *헤파린이나 와파린과 같은 항응고 약물이나 아스피린이나 NSAIDs와 같이 혈소판 응고에 영향을 줄 수 있는 약물은 치은출혈의 위험성을 증가시킬 수 있다. 은행잎 추출물 같은 어떤 건강기능식품 역시 응고를 지연시킬 수 있다.*

4) 구취

특성	구취(halitosis)를 설명하도록 대상자에게 요구한다.
	당뇨병의 달콤한 입김은 과일향으로 설명된다. 대장폐색은 호흡 시 대변냄새와 관련이 있을 수 있다. 곰팡이 냄새, 달콤한 냄새, 쥐 냄새는 간성 혼수를 나타낸다.
	신부전 대상자의 호흡은 가끔 곰팡이 냄새이거나 암모니아 냄새가 난다(신질환 말기). 곰팡이 냄새는 감기나 만성 부비동염과도 동반될 수 있다. 마늘이나 양파와 같은 특정 식품은 특유의 냄새를 유발할 수 있다.
관련 증상	충치, 치은출혈이나 안면 통증을 포함하여 후비루나 인후통, 건조하고 마른 기침, 다뇨, 다식, 다갈, 혈변과 토혈 등 관련 증상에 관해 질문한다.
	충치와 치은염을 동반한 구취는 치주 질환을 나타낼 수 있다. 구취를 동반한 인후염, 후비루나 기침은 부비동염을 나타낼 수 있다. 다뇨, 다음, 다갈은 고혈당증을 암시한다.
	호흡 시 대변냄새와 동반된 혈변이나 토혈은 장폐색을 암시할 수 있다. 구강과 상기도 부분의 감염 역시 원인이 될 수 있다. 상복부 통증과 연관된 구취는 역류와 연관이 있을 수 있다. 연하 시 통증이 심해지는 삼출성 인후염은 특유의 악취를 가지고 있다.
촉진 요인	칫솔질, 흡연 유무, 당뇨나 신질환 병력과 같은 다른 가능한 요인들에 대해 질문한다.
	칫솔질을 잘 하지 않는 것은 구취의 가장 흔한 원인이다. 흡연 역시 원인이 될 수 있다.
	약물 부작용으로 인한 구강 건조증이나 방사선 치료는 촉진요인이 될 수 있다.
	뜨겁거나 찬 음식 섭취 역시 치통을 악화시킬 수 있다.
약물 복용	건강기능식품을 포함하여 복용하고 있는 약물에 대해 질문한다.
	많은 약물이 미각에 영향을 미치며 호흡에 영향을 미칠 수 있다. 예를 들어, 살리실산염(salicylate)은 과일향 냄새의 원인이 될 수 있다. 마늘 캡슐의 복용은 구취의 원인이 될 수 있다.

5) 치통

발병·지속시간	갑자기 발병하였는가 서서히 발병하였는가?
	시린이(tooth sensitivity)가 있거나 치통의 기간이나 빈도, 강도의 증가가 나타난다면 치아충전제 상실, 외상 혹은 치아 관리 소홀의 최근 병력이 있을 수 있다. 치아관리를 잘하고 있는 15~25세 사이 대상자의 경우 서서히 발생하지만 지속적인 통증은 사랑니가 나는 것 때문일 수 있다.
부위·방사	통증 부위를 설명한다. 통증이 퍼지는가?
	충치는 치통(toothache)의 가장 흔한 원인이다. 충치가 진행됨에 따라, 통증이 증가하고 지속된다. 통증은 치은, 턱, 안면 구조로 방사될 수 있다.
관련 증상	치아변색, 치은 주위로부터의 삼출물, 구취와 부종을 포함하여 관련 증상에 관해 질문한다.
	변색, 삼출물, 구취와 부종은 치주질환과 이차적인 감염을 암시할 수 있다.
	안면 부종이나 비대칭은 치아나 치은의 부식과 감염을 암시할 수 있다.
촉진요인과 악화요인	통증을 촉진시키거나 악화시키는 요인은 무엇인가?
	찬 식품 섭취가 통증을 증가시킨다면, 시린이를 암시한다. 시린이가 있거나 치통의 빈도와 강도가 증가한다면 치아충전제 상실, 외상이나 치아 관리 소홀이 원인일 수 있다. 사랑니가 올라오면서 생기는 통증은 턱을 벌리거나 다물 때 심해질 수 있다.

6) 구강궤양

발병·지속시간	갑자기 발병하였는가 서서히 발병하였는가? 구강궤양(mouth ulcerations)이 계절성이거나 재발하는 경향이 있는가? *겨울과 봄에 가장 흔히 발생하는 구강궤양(canker sores)은 갑자기 발생하며 재발할 수 있다.*
질·특성· 심각도	색깔, 부위, 삼출물을 포함하여 궤양을 설명한다. 얼마나 아픈가? *포진성 병변이 있는 대상자는 발진 전 일정기간 욱씬거렸다고 가끔 호소한다. 포진성 병변은 보통 입주위에 발생하며 하루 정도 지나면 딱딱해진다.* *구강궤양은 흔히 입안과 구강점막에 발생한다. 농가진은 며칠 동안 계속 꿀색 삼출물이 생긴다. 보통 코와 입 주위에 발생하며 뺨으로 퍼질 수 있다. 볼점막, 혀, 구개, 치은에 돋아오른 부드러운 플라그는 칸디다 감염증을 암시한다. 이러한 플라그는 닦아낼 수 있다.* *문질러서 제거할 수 없는 흰 병변은 만성적인 치아 자극이나 흡연에 의해 발생할 수 있다. 이는 또한 세균성이형성증이나 초기 편평세포암을 암시할 수 있다. 구각구순염(입가가 딱딱해지거나 찢어짐)은 보통 성가시지만 통증이 아주 심한 것은 아니다. 이는 영양결핍이나 입을 계속벌리고 있어서 피부가 약해진 것이다.*
촉진 요인	특정 식품을 섭취한 후 궤양이 나타나는가? 대상자는 적절하게 영양분을 섭취하는가? 질환을 앓고 있는가? 흡연을 하는가? 최근 구강에 외상이 있었는가? *가공하지 않은 파인애플이나 신 음식, 효소 음식이나 매우 뜨거운 음식은 구강궤양의 원인이 될 수 있다. 비타민 결핍은 구각구순염을 유발할 수 있다. 단순포진은 다른 질환이나 스트레스 기간 후에 발생할 수 있다. 구강암은 보통 흡연과 관련이 있다. 외상은 구강병소의 가장 흔한 원인이다. 예를 들어, 구강점막을 마찰하는 치아교정기가 궤양을 유발할 수 있다.*
약물 복용	일반의약품, 한약치료를 포함하여 대상자가 현재 복용하고 있는 약물에 대해 질문한다. *페니실린, 설파제, 아스피린, 바비튜레이트와 같은 많은 약물의 알레르기 반응은 보통 구강궤양으로 발전한다. 스테로이드성 흡인제는 칸디다증을 유발할 수 있다. 구강궤양은 항암치료제의 흔한 부작용이다.*

❷ 과거력

> 김 씨는 학령전기에 편도절제수술을 받았다. 그는 매년 한두 번 상기도 감염을 앓는다고 한다. 당뇨병과 같은 만성질환과 알레르기는 없다. 정기적인 치과 치료를 받고 있다. 최근 구강 외상은 없었다.

과거력은 구강 외상, 수술에 관한 상세한 정보를 포함한다. 또한 상기도 감염과 알레르기 병력에 관해 확인한다. 이러한 병력에 관한 상세한 내용은 다음과 같다.

과거의 건강 상태와 수술	당뇨병, 심혈관 질환, 알레르기, 상기도 감염과 성 매개성 질환을 포함하여, 건강상태에 관해 질문한다. *당뇨병의 미세혈관성 합병증으로 인해, 구강과 치은의 철저한 구강 사정이 필요하다.* *심혈관 질환은 치은 질환에 기여한다. 특정 심혈관계 약물(phenytoin, nifedipine)은 대상자가 치은 질환에 쉽게 이환되게 할 수 있다. 비충혈을 수반하는 알레르기는 대상자가 입으로 숨쉬게 하며, 이는 구강*

〈계속〉

과거의 건강 상태와 수술	점막을 마르게 하여 자극의 위험성을 증가시켜 궤양으로 진전된다. 알레르기와 부비동염과 관련된 후비루는 인후염을 유발할 수 있다. 상기도 감염과 만성 부비동염 병력은 구취를 야기할 수 있다. 과거에 수술, 특히 구강과 목 수술을 했는지 질문한다. 날짜와 결과를 기록해 둔다.
치과 병력	구강 위생과 치과적 문제에 대해 질문한다. 치과적 문제와 치료는 구강 상태에 중대한 영향을 줄 수 있다. 불소 사용과 치아홈 메우기는 충치를 예방할 수 있다. 치료받지 않는다면, 치은염은 치주염과 치아상실을 유발할 수 있다. 치아상실은 부정교합과 저작 문제를 유발할 수 있다.
구강이나 목의 외상이나 손상	부러지거나 빠진 치아와 목을 포함하여 구강 외상 병력에 관해 질문한다. 치료를 요하는 구강 외상이나 손상은 현병력의 단서를 제공할 수 있다. 예를 들어, 인공치아를 사용한다면, 감염과 통증은 느슨해졌거나 위치가 잘못된 보철과 관련이 있을 수 있다.
섭식 장애	대상자는 섭식장애 병력이 있는가? 병적 기아 대상자는 구토 시 위산으로 인해 치아에 미세한 균열과 사기질 부식이 있다.

❸ 가족력

> 김 씨는 계절성 알레르기 병력이 있으나 습진과 천식 병력은 없다. 그의 어머니는 살아 계시며, 혈압이 약간 높고 식이요법과 경구약으로 조절되는 당뇨병을 앓고 있다. 아버지는 뇌졸중으로 67세에 사망하였으며 두 명의 형은 건강하다.

암과 같은 질환은 가족력이 있다.

생존해 있는 친족의 연령	부모, 형제자매, 자녀의 관계와 건강상태를 포함한다. 학령전기와 학령기 아동은 호흡기 질환에 과다하게 노출될 수 있으며 가족에게 전염시킬 수 있다.
사망	대상자와 사망한 자의 관계와 사망 원인(특히 입이나 목에 영향을 주는 질환)을 포함한다. 구강암은 유전적 소인이 있기 때문에 가족력이 중요하다.
만성질환/장애	가족 중 만성질환이 있는지 질문한다. 대상자와의 관계를 포함한다. 습진이나 천식과 같이 유전성이 있는 입과 목의 질환에 초점을 맞춘다. 구강암의 위험성은 구강암 가족력에 따라 증가한다.
유전적 결함	유전적 결함이나 출생 시 결함에 대한 병력이 있는가? 구개열 장애는 복합적인 증후군과 관련이 없거나 있을 수 있다. 구개열은 대부분 출생 시에 진단받으며 코와 입의 기능에 미치는 장애의 영향은 현재의 구개열과 관련 증상과 치유과정에 따라 달라진다. 상세한 병력은 코와 목에 미치는 구개열의 영향을 결정하는 가장 중요한 요소이다.

④ 사회력

> 김 씨는 이혼했다. 유치원에 다니는 4살 난 아들이 있다. 하루에 한 갑 담배를 피운다. 약물 복용이나 구강 성교는 하지 않는다. 의류회사에 다니며 현대식 연립주택에 거주하고 있다.

가족	현재의 가족을 설명하도록 대상자에게 질문한다. 유치원에 다니는 아동과 학령기 아동은 가족에게 전파시킬 수 있는 다수의 급성 질환과 만성 질환에 노출되어 있다.
직업	대상자의 직업과 스트레스 수준에 대해 질문한다. 스트레스 정도는 소홀한 치아 위생, 스트레스를 줄이는 수단으로서 흡연과 같은 나쁜 건강 습관을 가져올 수 있다. 여럿이 일하는 것은 질병 전파를 일으킬 수 있다.
흡연	피우는 담배의 종류(담배, 시가, 파이프, 비흡연), 흡연기간과 흡연량(흡연 햇수×하루에 피운 담뱃갑 수) 흡연시작 연령, 가정 또는 직장에서의 간접 흡연에 대해 질문한다. 흡연은 혈관 수축을 야기하며 치은과 구강 점막에 영향을 줄 수 있다. 담배는 발암성 인자이며, 흡연은 구강암 위험성 증가와 관련된다.
음주	술을 마시는가? 마신다면, 어떤 종류를, 얼마나 많이 마시는가? 음주는 구강암과 구취의 유발요인이 될 수 있다.
기분전환약물 복용	대상자는 기분전환약물을 복용하는가? 만약 그렇다면, 어떤 종류를, 얼마나 많이, 얼마나 자주 복용하는가? 마리화나 흡연은 흡연과 같은 많은 건강 문제의 원인이 될 수 있다.
피어싱	대상자는 구강 피어싱이 있는가? 혀 피어싱은 장신구의 끊임없는 마찰과 관련하여 미세한 치아의 사기질 균열의 원인이 될 수 있다.
성생활	대상자에게 성에 대한 병력을 설명하도록 한다. 구강 성교나 다중 성교, 피임기구 없이 하는 성교는 단순포진이나 임질을 포함하여 성 매개 질환의 위험성을 증가시킨다.

⑤ 계통별 문진

많은 구강 질환과 장애에서 구강이나 목 외의 다른 신체 계통에 징후가 나타난다. 가능한 한 포괄적인 전반적인 검토가 이루어져야 한다. 그러나 시간과 다른 제약 때문에 의료진은 단지 초점을 맞춘 전반적인 검토를 수행할 수 있다. 초점을 맞춘 전반적인 검토가 이루어지는 동안, 의료진은 증상이 있을 거 같은 구강이나 목 문제가 있는 신체부위에 초점을 두고 질문을 한다. 다음은 구강과 목 문제의 일반적인 증상을 요약한 것이다.

부위	증상과 징후	관련 질환
전신	열	인두염, 포진성인두염, 편도주위 농양, 단순 포진
귀	통증	인두염
코	비충혈	바이러스성 인두염
위장관계	속쓰림	위식도성 역류 질환(GERD)
	식욕부진, 복통	포진성인두염
호흡기계	기침	GERD, 바이러스성 인두염
	호흡곤란	후두개염, 편도 주위 농양

3 신체검진

❶ 준비물품

장갑 / 광원 / 이경 / 펜 라이트 / 설압자 / 거즈

❷ 신체검진의 구성요소

구강과 목에 대한 신체 검진은 시진과 촉진을 포함한다. 대상자의 점막과 접촉할 때는 장갑을 착용한다.

1) 시진

구강 사정은 먼저 시진에 기초를 둔다. 좋은 불빛은 필수적이다. 펜 라이트나 이경을 사용할 수 있다.

검진	이론적 근거
1. 대상자를 똑바로 앉도록 하고 검진자의 눈높이에 있게 한다. 대상자에게 질문한다. 말할 때, 구강과 입술의 움직임을 관찰하고 비대칭이 있는지 주목한다.	1. 대상자는 입과 입술의 대칭적인 움직임으로 분명하게 말할 수 있어야 한다. 비대칭은 입과 입술에 연결된 뇌신경과 연관된 문제를 암시할 수 있다. 부정교합이나 치아 상실은 명확한 발음을 방해할 수 있다. 구강의 비대칭은 흔히 뇌졸중, 신경계 감염이나 외상과 같은 신경계 손상과 연관된다.
2. 입술의 대칭성, 색깔, 부종, 병소를 검사한다.	2. 입술은 대칭적이고, 핑크빛이며 병소가 없어야 한다. 입술선의 병소는 종종 단순포진과 연관된다. 입술 가장자리가 찢어지는 것은 비타민 결핍과 연관된다. 입술주위가 창백해지는 것은 빈혈이나 쇼크와 관련이 있다; 파래지는 것(청색증)은 저산소혈증을 암시한다.

〈계속〉

검진	이론적 근거
	입술 주위의 붉그스레한 색은 진성 적혈구 증가증이나 일산화탄소 중독을 동반한 만성 폐쇄성 폐질환(COPD)을 암시할 수 있다. 입술 부위의 부종은 국소나 전신의 급성 감염을 암시할 수 있다. 이는 또한 아나필락시스와 같은 심각한 알레르기 반응과 관련될 수 있다.
3. 입안에 있는 치아 장치들을 제거하고 입을 크게 벌리게 한다. 구취에 주목한다.	3. 치아 장치는 구강을 보는 데 방해가 될 수 있다. 비정상적인 냄새가 없어야 한다. 달콤한 과일향은 당뇨병성 케톤혈증을 암시할 수 있다. 대장 폐색은 호흡시 대변 냄새가 날 수 있다. 곰팡이 냄새, 달콤한 냄새나 쥐 냄새(이제 막 벤 건초냄새)는 간성혼수를 암시할 수 있다. 신부전 대상자의 호흡은 곰팡이나 암모니아 냄새가 난다(신질환 말기). 곰팡이 냄새는 또한 감기나 만성 부비동염에서 동반된다. 마늘이나 양파와 같은 특정 음식은 특유의 냄새를 낼 수 있다. 불량한 구강위생은 불결한 냄새를 유도할 수 있다.
4. 불빛과 설압자를 이용하여[그림 7-8], 빰점막과 치은의 색깔, 궤양, 병소나 외상이 있는지 관찰한다. 빰 안쪽에 2번째 어금니 맞은편에 있는 이하선 개구부(Stensen duct)를 관찰한다.	4. 빰 점막과 치은은 핑크빛이며, 매끄럽고, 병소나 외상이 없어야 한다. 개구부는 또렷히 보여야 하며 붉거나 부종이 없어야 한다. 관에서 분비되는 타액이 보여야 한다. 백반증이라 불리는 혀 반점은 구강암을 암시할 수 있다. 백반증은 전암 증상의 병변으로 고려된다[그림 7-9].

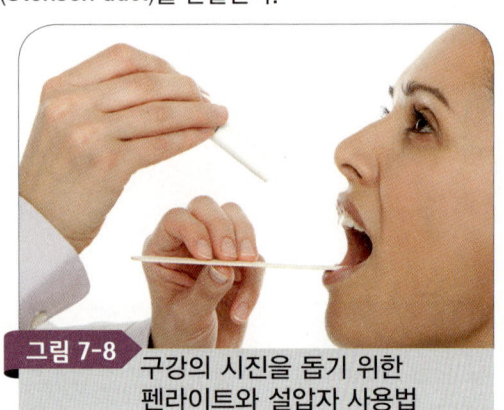

그림 7-8 구강의 시진을 돕기 위한 펜라이트와 설압자 사용법

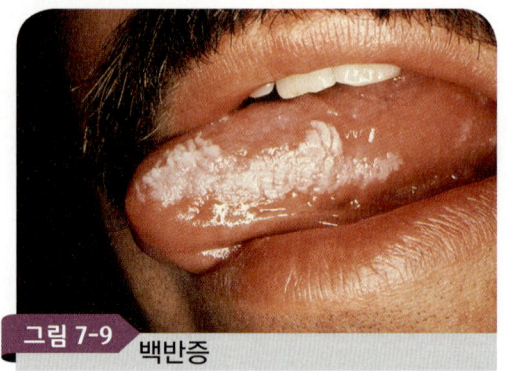

그림 7-9 백반증

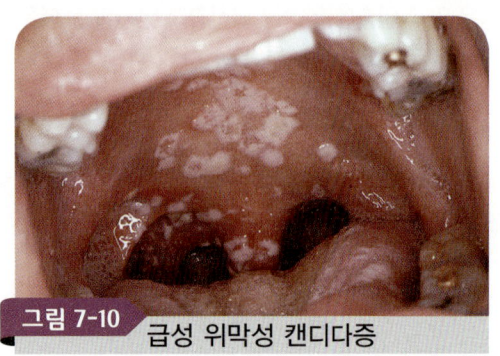

그림 7-10 급성 위막성 캔디다증

붉어지거나 출혈을 남기는, 긁으면 벗겨질 수 있는, 하얗고 치즈같고 응유같은 반점은 캔디다성 감염을 암시한다[그림 7-10]. 갈색 반점은 구강 미란을 암시한다. 쉽게 출혈이 되는 붉어지고 부은 치은은 치은염이나 비타민 결핍을 암시한다. 치은 과형성은 임신기와 사춘기 동안 흔히 발견된다. 치은을 따라 검붉은 회백색선은 납중독을 암시한다. 개구부에서 타액이 분비되는 것이 보이지 않으면 타액이 분비되는 관이 막혔음을 암시할 수 있다.

〈계속〉

검진	이론적 근거
5. 혀를 관찰한다. 대상자에게 혀를 내밀어 보도록 한다.	5. 혀는 구강저의 가운데 있어야 한다. 혀를 내미는 능력은 제7뇌신경이 손상되지 않았음을 암시한다.
A. 색에 주목한다.	A. 정상적인 혀의 색깔과 결에 변화가 있다. 전형적으로 혀는 핑크빛이며 유두 모양의 돌기가 있으며 축축하다. 균열이 있을 수 있다. 붉게 반짝이며 유두모양의 돌기가 없는 혀는 나이아신(niacin)이나 비타민 B_{12}와 같은 비타민 결핍을 암시한다. 큰 혀는 갑상선 기능저하증이나 다운 증후군을 암시할 수 있다.
B. 병소나 덩어리가 있는가?	B. 혀는 눈에 보이는 병소 없이 매끄럽고 반짝이며 분홍빛이어야 한다. 입안에 있는 병소중, 특히 혀의 밑바닥에 있는 것은 암을 암시한다.
C. 혀를 구개에 닿게 하여 혀 밑바닥의 색깔, 결, 붉은 빛을 띠는 증상, 자극이나 병소를 관찰한다. 또한 설소대에 주목하고 와튼관의 개구부와 설소대 양쪽에 있는지 관찰한다.	C. 대상자는 혀를 구개 쪽으로 움직일 수 있어야 한다. 그렇게 할 수 없음은 제7뇌신경에 문제가 있을 수 있음을 암시한다. 설소대는 중앙에 보이며 타액선 부위에 타액이 보여야 한다. 짧은 설소대는 대상자가 혀를 움직이는 데 제한이 될 수 있다.
D. 혀 바깥쪽을 관찰한다. 장갑을 착용하고 거즈를 사용하여 혀를 이리저리 돌려본다. 색깔, 피부결, 병소나 궤양이 있는지 관찰한다.	D. 혀 바깥쪽은 핑크빛이며, 촉촉하고 병소가 없어야 한다. 최근이나 오랫동안 궤양이나 병소나 백반증이 있었다면 암을 암시할 수 있다. 구강궤양은 혀의 바깥쪽에 있을 수 있다.
6. 치아의 위치, 색, 개수를 관찰한다. 충치나 질환의 다른 징후가 있는지 관찰한다.	6. 치아는 하얗고 편평하게 일정 간격을 두고 있어야 한다. 거식증 대상자의 앞니의 변색은 사기질 손실을 암시할 수 있다. 갈색, 분필같이 흰, 탈색된 것처럼 보이는 부위는 충치를 암시할 수 있다. 노란색에서 갈색의 치아색은 흡연자나 커피나 차를 많이 마시거나, 과량의 불소 섭취자에게서 나타날 수 있다.
7. 머리를 약간 뒤로 젖혀 입을 크게 벌리게 한다. 구개에 불빛을 비추라. 경구개과 연구개의 색깔과 모양을 관찰한다.	7. 경구개는 창백하게 보여야 한다. 연구개는 핑크빛이고 촉촉하며 부드럽고 매끄러우며 움직일 수 있어야 한다. 노란 구개는 황달을 의심할 수 있다. 하얀 반점이나 플라그는 캔디다성 감염을 암시한다. 어두운 자줏빛 병소는 솟아 올랐든 편평하든 구강의 카포시 육종을 암시한다.
8. 대상자에게 입을 벌리고 "아" 해보라고 한다. 구개수의 움직임을 관찰한다.	8. 구개수는 대칭적으로 올라와야 한다. 비대칭인 움직임이나 구개수가 움직이지 않으면 제4, 10뇌신경의 기능 부전이나 뇌혈관 사고와 같은 신경계 문제를 암시한다.
9. 설압자로 혀를 누르고, 목구멍 안쪽을 관찰한다.	9. 설압자를 사용하면 시야 확보가 용이하다.
A. 편도의 모양과 크기, 삼출물을 주목한다.	A. 편도는 어렸을 때 가장 크며 나이와 함께 작아진다. 많은 성인들이 의례적으로 편도절제술을 하는 경향이 있다. 편도는 없거나 있을 수 있다. 삼출물은 없어야 한다. 붉어지고, 하얗거나 노란 삼출물이 있는 커진 편도는 편도염을 암시한다. 삼출물은 흔히 세균감염과 관련이 있다.

〈계속〉

검진	이론적 근거
B. 연구개 후벽에 있는 병소와 색깔을 주목한다.	B. 연구개 후벽은 핑크빛이고 축축하며 삼출물이나 병소가 없어야 한다. 연구개 후벽이 붉어지면서 노랗거나 하얀 삼출물은 후두염을 암시한다. 후벽 점막이 노랗게 보이는 것은 부비동로부터의 후비루와 연관이 있을 수 있다.

2) 촉진

검진	이론적 근거
1. 입술의 촉진은 일상적으로 수행되지는 않는다. 그러나 미용상 확대를 위해서는 권고된다.	1. 입술 확대를 위해 주입된 물질은 움직일 수 있어서 비대칭의 원인이 될 수 있다. 이들은 또한 병소나 덩어리를 가릴 수 있다.
2. 치은의 압통과 단단함, 출혈의 증거를 찾기 위해 치은을 만져본다.	2. 정상적인 치은은 압통이 없고 촉진 시 출혈이 없다. 압통이나 통증이나 출혈에 대한 호소는 감염이나 치주염을 암시한다.
3. 혀를 잡기 위해 거즈와 장갑을 사용하여, 혀의 결과 밀도를 촉진한다[그림 7-11]. 그림 7-11 혀의 촉진 A. 덩어리나 병소에 주목한다. B. 검진자가 손가락으로 누르는 뺨 바깥쪽 표면 부위를 대상자에게 안쪽 뺨을 혀끝으로 밀어보도록 요청함으로써 혀의 힘을 사정한다.	3. 부비동은 타진 시 공명음이 들려야 하고 압통이 없어야 한다. 압통이나 탁음은 알레르기비염이나 부비동 감염을 암시할 수 있다. A. 혀는 단단하면서 덩어리나 암 없이 유연해야 한다. B. 일반적으로 혀는 외부 압박에 대한 저항력이 강하다. 제12뇌신경에 문제가 있거나 짧은 설소대로 인해 혀의 움직임이 제한될 때에는 압박에 저항하는 것이 어려울 수 있다.
4. 손가락 끝을 이용하여, 목부위의 림프절을 촉진한다: 턱끝 아래 귀 앞(이개전), 귀 뒤(이후방), 두개저 뒤쪽에 위치한 귀 뒤(후두부), 귀 바로 아래(편도) 앞쪽에 아래턱 각, 턱 중간에 위치한(악하) 대략 뺨 아래, 아래턱 끝 바로 아래(이하) 회전하듯이 움직이면서 양손으로 각 부위를 촉진한다. 양쪽을 비교하면서 림프절의 크기, 모양, 움직임, 밀도, 압통을 사정한다.	4. 림프절은 만져지지 않아야 한다. 그러나 가끔 어떤 결절은 만져지며, 만약 만져진다면 부드럽고 움직이며 압통이 없어야 한다. 보통 이러한 것들은 중요하지 않다. 압통이 있는 림프절은 감염을 암시한다. 예를 들어, 후이개 림프절 확대는 귀 감염과 관련이 있을 수 있다. 편도 결절 확대는 인후염이나 편도염을 암시할 수 있다. 이하림프절이나 악하림프절 확대는 치은이나 구강의 염증을 암시할 수 있다. 딱딱하거나 고정된 림프 결절은 악성 종양일 수 있다. 림프절이 전반적으로 확대되어 있다면(임파선염), 면역결핍이 근본적인 원인일 수 있다.

〈계속〉

검진	이론적 근거
5. 대상자의 미각 능력을 사정한다. 대상자의 혀 바깥쪽과 끝에 단맛과 짠맛을 내는 물질을 발라 본다.	5. 대상자는 단맛과 짠맛을 정확하게 구별할 수 있어야 한다. 감소된 미각과 맛을 구별하는 능력의 상실은 아연과 같은 영양 결핍이나 제7뇌신경의 문제를 암시할 수 있다. 어떤 약물은 대상자의 미각을 변화시킬 수 있다.

4 진단적 추론

 건강력과 신체검진 결과를 바탕으로 사정하고 계획을 수립해야 한다. 예를 들어, 대상자는 여러 가지 진단이 가능한 증상과 징후들을 보고할 수 있다. 그러나 과거력과 신체검진에서 발견된 결과를 통해 가능한 진단을 한두 개로 좁힐 수 있다. 인후통은 일반적인 주호소이다. [표 7-2]은 인후통과 연관 있는 일반적 장애의 감별진단을 설명한 것이다.

표 7-2 인후통의 감별진단

감별진단	병력의 특이 소견	신체검진의 특이 소견	진단검사
후비루와 관련된 자극	계절성 알레르기 (대부분 봄과 가을에 흔함) 누워있으면 더 심해지는 경도에서 중간 정도의 통증	목구멍 뒤쪽으로 맑은 비루가 넘어감, 비충혈, 축축한 비갑개	N/A
세균성 인후염, 편도염	급성 발병, 가족력이 있음. 흔히 겨울이나 초봄에 발생함, 전신 증상은 거의 없음.	흰색에서 노란색의 삼출물을 동반한 인두나 편도의 홍반, 101°F 이상의 열	배양검사와 민감성 검사 quick beta strep
바이러스성 인후염, 편도염	빠른 발병, 전신증상, 기침, 비루, 결막염	삼출물은 드묾	없음

특정 대상자

임신부

- 임신 시 영양소 요구량의 증가와 관련하여 임신한 대상자는 충치의 위험군이 될 수 있기 때문에, 충치를 주의 깊게 관찰한다.
- 임신과 연관된 흔한 증상인 치은의 과형성이나 치은출혈에 주목한다.

신생아

- 아구창과 연관이 있는 백색 반점을 관찰한다. 이는 신생아에게 흔하게 나타난다.
- 신생아의 구개를 관찰한다. 완전해야 한다.
- 구순열을 관찰한다. 구순열은 위 입술에 작은 파임에서부터 입술과 코 내부 천장에 까지 이르는 얼굴 구조물의 전체적인 분리까지의 범위일 수 있으며, 경구개이나 연구개이나 둘 다에 개구부를 수반하는 구개열은 보통 정중앙에 있다.
- 신생아의 구개에 작고 둥글고, 반짝이며 경계가 분명한 낭종이 있는지 관찰한다. 엡스타인진주종(Epstein's pearls)이라고 불리는 이 낭종은 중요하지 않은 소견이며 약 일주일 뒤 점차 사라진다.
- 치은에 작고 하얀 상피 진주가 있는지 관찰한다. 이는 일부 신생아에게서 발생하는 중요하지 않은 양성 소견이다.
- 제왕절개 분만에 의한 신생아가 구강에 분비물이 더 많음을 예견한다.
- 신생아의 혀를 사정할 때, 혀가 보통 크고 돌출되어 보이며 설소대가 짧음을 인식한다.

아동

- 신체검진 동안 아동을 부모의 무릎에 앉게 한다. 이를 통해 협조를 촉진하며 아동의 불안을 감소시킨다[그림 7-12].
- 치아를 주의 깊게 관찰한다. 젖니가 나옴과 빠짐, 간니의 형성과 나옴을 사정한다. 치아 형태는 다양하나, 약 6개월에 첫 젖니가 나오며 약 3세까지 20개의 젖니가 모두 나온다. 위쪽으로 올리고 불빛을 이용한다.

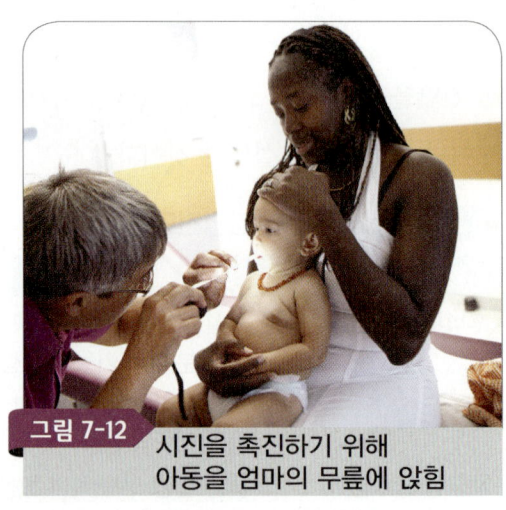

그림 7-12 시진을 촉진하기 위해 아동을 엄마의 무릎에 앉힘

노인

- 노인은 종종 치아 상실, 틀니의 사용, 치주질환, 미각의 변화, 충치, 침분비의 감소로 인한 마른 입과 연관된 문제를 경험하며, 이는 노인의 영양상태를 손상시킬 수 있다.
- 구강암과 관련된 흡연력을 사정한다.
- 노화에 따라 많은 사람들이 미각 상실을 호소한다. 어떤 연구에서는 노화에 따라 약간씩 미각이 감소한다고 증명하지만, 약물 치료가 미각 변화의 주요한 원인이다. 심혈관계 약물 치료 중인 대상자는 치은 과형성 또한 경험할 수 있다.
- 혀 밑 정맥류를 관찰한다. 노인에서는 정상 소견이다.
- 타액선의 나이와 관련된 변화 때문에 노인에게서 구강점막이 약간 더 마르며, 더 연약해짐을 예견한다.

사례 연구

주호소 "목이 아파요."

면담을 통해 수집한 자료

김 씨는 29세 남성으로 지난 2일 동안 목이 아팠으며, 열은 없었고 콧물이 약간 났다고 보고한다. 가끔 기침을 하지만 객담이나 귀의 통증, 눈의 자극 증상은 없었다고 한다. 유치원에 다니는 아이가 있으며 인후염 치료를 받고 있다. 김 씨는 통증 완화를 위해 아세트아미노펜(Acetaminophen)을 복용 중이다. 김 씨는 학령전기에 편도절제수술을 받았다. 그는 매년 한두 번 상기도 감염을 앓는다고 한다. 당뇨병과 같은 만성질환과 알레르기는 없다. 정기적인 치과 치료를 받고 있다. 최근 구강 외상은 없었다. 김 씨는 계절성 알레르기 병력이 있으나 흡진과 천식 병력은 없다. 그의 어머니는 살아 계시며, 혈압이 약간 높고 식이요법과 경구약으로 조절되는 당뇨병을 앓고 있다. 아버지는 뇌졸중으로 67세에 사망하였으며 두 명의 형은 건강하다.

김 씨는 이혼했다. 유치원에 다니는 4살 난 아들이 있다. 하루에 한 갑 담배를 피운다. 약물 복용이나 구강 성교는 하지 않는다. 의류회사에 다니며 현대식 연립주택에 거주하고 있다.

근거	요점
유치원에 다니는 아들이 있음	학령전기, 학령기 아동은 세균과 바이러스로 인한 상기도 감염을 전파할 수 있다.
발열이나 지속적인 기침은 없음	열은 보통 세균성 감염과 연관 된다. 객담이 없는 기침은 바이러스 감염과 관련이 있다.
하루에 한 갑 흡연함	흡연은 감염과 점막 자극의 원인이 된다. 만성적인 객담이 없는 기침은 흡연과 관련이 있다.

이 름 김 씨	날짜 2005. 7. 2	시간 16:15
	생년월일 1976. 10. 03	성별 남

병 력

주 호 소	"목이 아파요."
현 병 력	지난 2일간 목이 아픔. 타이레놀 복용함. 열은 없음. 경한 맑은 콧물과 객담이 없는 기침. 귀통증이나 눈 자극증상은 없음.
투 약	두통 시 가끔 타이레놀 복용함.
알 레 르 기	경한 계절성 알레르기. 약물 알레르기는 없음.
과 거 력 **질 병**	일년에 1~2회 상기도 감염. 구강 외상은 없음. 정기적으로 치과치료 받음. 만성질환 없음.
수 술	학령기에 편도절제술 받음.
가 족 력	경한 계절성 알레르기; 습진이나 천식은 없음. 어머니는 당뇨병을 잘 조절하고 있음. 경한 고혈압. 아버지는 67세에 뇌졸중으로 사망함.
사 회 력	의료회사에 근무함; 이혼함. 흡연량은 하루에 한갑. 마약류는 복용하지 않음. 구강성교는 하지 않음. 유치원에 다니는 아들이 경한 상기도 감염.

계통별 문진

일반적인 사항	기민함, 협조적임, 질환 없음.	**심혈관계**	SOB, 흉통 없음.

⟨계속⟩

계통별 문진

피부	피부에 변화나 발진 없음; 썬크림 사용함.	호흡기계	가끔 객담없는 기침.
눈	콘텍트 렌즈 착용; 다른 문제 없음.	위장관계	문제 없음.
귀	청력상실, 코막힘, 가려움 없음.	비뇨생식기계	문제 없음.
코/입/목	목이 아픔, 경한 콧물.	근골격계	문제 없음.
유방	문제 없음.	신경계	문제 없음.

신체 검진

체중	95.31 kg	체온	37℃	혈압	142/89 mmHg
신장	183 cm	맥박	76회/min	호흡	12회/min

일반적인 사항 기민하고 협조적임, 걱정거리 없음.

피부 따뜻하고 건조함. 발진 없음.

머리/귀/눈/코/목 두부 정상. 외이, 외이도 정상. 양측 눈은 약간 충혈됨. 삼출물은 없음. 비갑개 분비물 거의 없음. 전두동과 상악동은 압통 없음. 코 투시검사 결과 정상. 구강 정상이며, 목에 경한 홍반 관찰됨. 삼출물 없음. 샘병증은 없음.

심혈관계 심박동과 속도 정상. 심잡음(murmurs) 없음.

호흡기계 폐엽의 청진음 정상

소화기계 검사하지 않음.

비뇨생식기계 검사하지 않음.

근골격계 걸음걸이 정상임. 움직임에 어려움이 없으며 검사 테이블을 도움 없이 오르내림.

신경계 제1~12뇌신경 정상.

기타

임상 검사 아들이 양성이면 베타 용혈성 세균검사(beta strep)

특수 검사 없음.

최종 검진 결과 담배로 인한 인두 자극

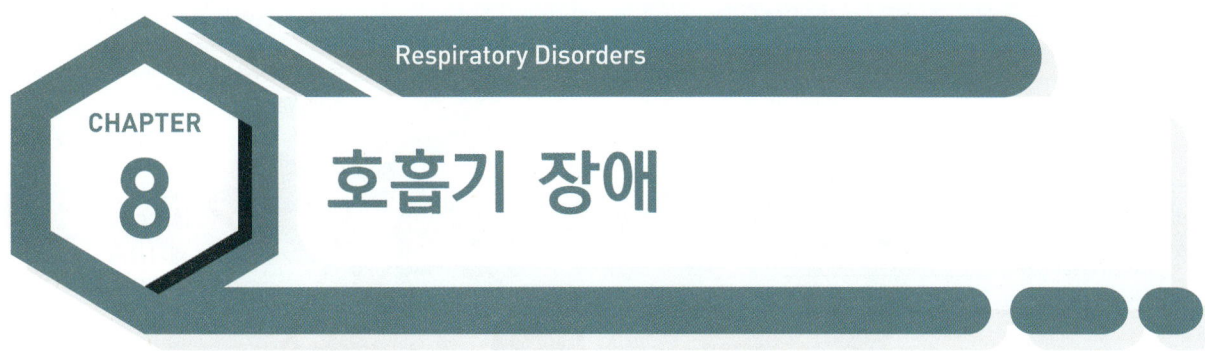

CHAPTER 8 호흡기 장애

1 해부 생리

호흡기계는 순환계를 통해 신체의 모든 세포에 산소를 공급하는 기관들로 구성되어 있으며, 다음과 같은 기능을 담당한다.

- 이산화탄소 제거를 돕는다.
- 질병을 일으키는 유기체와 독성물질로부터 몸을 보호한다.
- 조직의 산-염기 균형 조절을 돕는다.
- 후각 수용체에서 냄새를 감지한다.
- 발성을 돕는다.

만약 호흡 기능이 몇 분 이상 중단되면 돌이킬 수 없는 심각한 조직손상이 일어난다.

1 호흡

호흡기계와 순환기계는 호흡(respiratrion)이라고 불리는 두 단계의 과정을 통해 세포에 산소를 운반하고 이산화탄소를 제거하는 역할을 함께 담당한다. 호흡의 첫 번째 단계는 외부의 환경으로부터 폐로 산소를 끌어들이는 흡기(inhalation)로부터 시작한다. 산소는 혈관을 통해 심장으로 이동하고, 심장은 산소가 풍부한 혈액을 조직으로 순환시킨다. 조직의 세포는 산소를 에너지 생산과정(세포호흡)에 사용하고, 최종생성물로 이산화탄소를 배출한다. 호흡의 두 번째 단계는 세포에서 이산화탄소를 체순환을 통해 심장으로 전달하여 신체 조직에 노폐물이 치명적인 수준으로 축적되는 것을 예방하는 것에서 출발한다. 심장은 이산화탄소가 가득한 혈액을 폐로 내보내며, 호기(exhalation)를 통해 체내의 이산화탄소를 제거함으로써 호흡 주기가 완료된다.

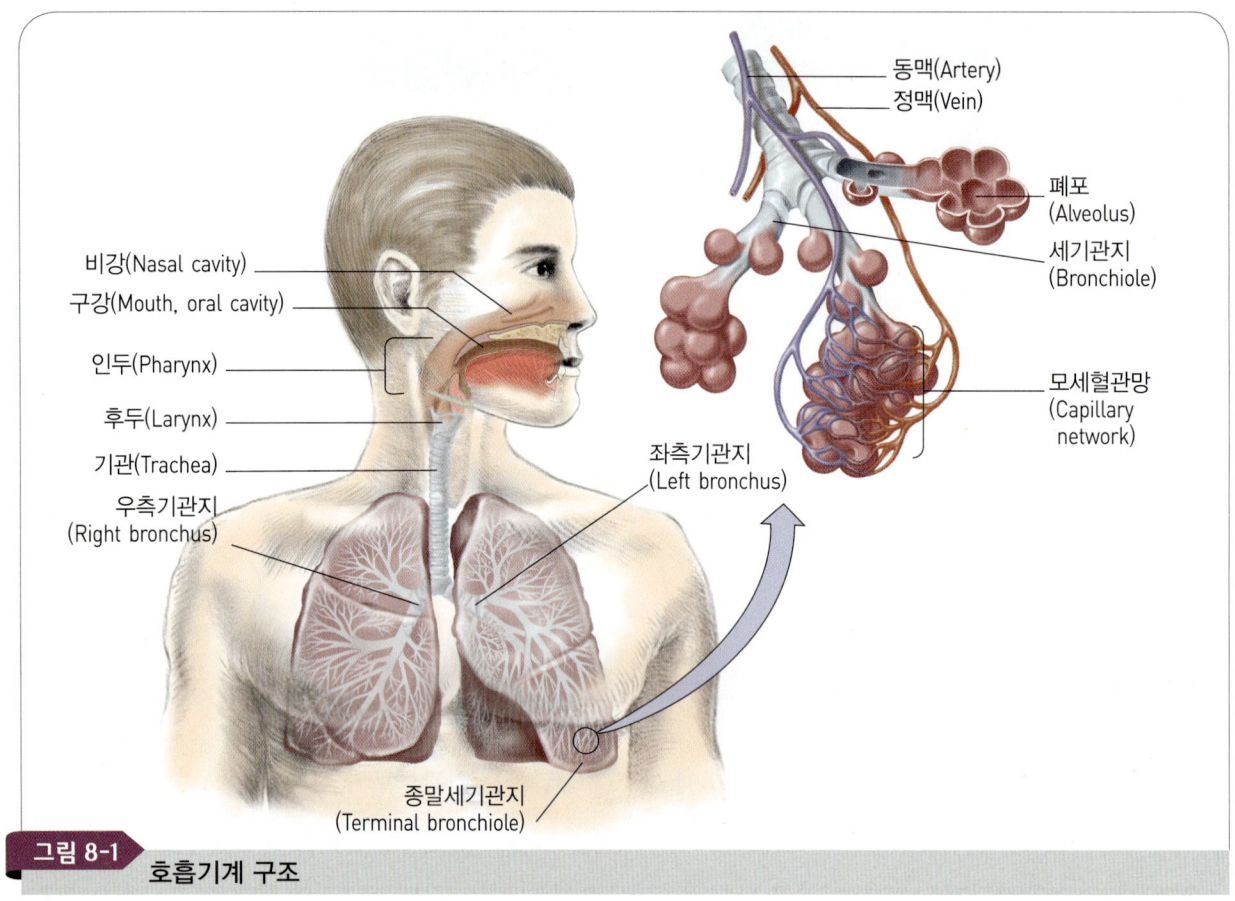

그림 8-1 호흡기계 구조

2 기도

상부기도는 코(nose), 인두(pharynx) 또는 인후(throat)로 구성되어 있다. 하부기도는 후두(larynx), 기관(trachea), 기관에서 양쪽 폐로 갈라지는 두 개의 기관지(bronchi), 기관지에서 갈라져 나와 분지를 형성하는 세기관지(bronchioles)와 폐(lungs)로 구성되어 있다. [그림 8-1]은 호흡기의 구성요소를 보여준다. 코, 인두, 후두, 기관, 기관지 및 세기관지들은 폐의 안과 밖으로 공기가 이동할 수 있게 한다.

호흡은 신경계의 지배를 받으며 폐 내외부의 자발적인 공기의 흐름을 제어한다. 이것은 호흡 중추인 뇌간에서 시작된다. 뇌간은 횡격막과 늑골에 동시에 신호를 보낸다. 폐의 아래에 위치하고 있는 횡격막은 크고 둥근 모양의 근육으로 신경계의 자극을 받으면 편평해지면서 밑으로 내려간다. 이러한 횡격막의 움직임은 폐의 공간을 확장시키고 더 많은 공기가 폐 속으로 들어갈 수 있게 한다. 늑간근이 신경 자극을 받으면, 수축하여 흉곽이 위와 바깥쪽으로 확장된다. 이러한 움직임은 흉강의 용적을 확장시킨다. 확장된 흉곽의 공간은 공기가 폐 안으로 들어갈 수 있도록 해준다.

신경 자극이 중단되면 횡격막과 늑간근이 이완하고 호기가 발생한다. 호흡 중추는 정상적인 상태에서 1분에 12~20회 정도의 자극을 전달하여 분당 12~20회 정도 호흡이 일어난다.

뇌손상으로 뇌간의 호흡중추가 손상될 경우 대뇌피질에서 호흡을 조절한다. 만약 호기가 발생하지 않는다면 혈액 내에 이산화탄소가 축적되어 혈액이 산성화된다. 경동맥과 뇌간의 화학수용기에서 혈액의 산성화가 감지되면 대뇌피질로 신호를 보내 뇌간의 신호를 무시하고 흡기와 호기를 유발한다. 호기 시 이산화탄소를 배출하여 혈액의 산성도를 정상으로 되돌린다.

사람은 흡기량을 제한적으로 통제할 수 있다. 지나친 폐의 확장을 예방하기 위하여 신전수용기(stretch receptors)에서 폐의 용량을 측정한다. 용량이 불안정한 한계점에 도달했을 때 신전수용기는 흡기의 근육들을 차단하고 공기의 흡입을 감소시키는 신호를 호흡중추에 보낸다.

2 건강력

1 주호소와 현병력

> "기침이 점점 심해지고 있고, 지금은 가슴도 아파요."
>
> 박 씨는 58세 남성으로 이틀 전부터 좌측 늑막성 흉통, 호흡곤란, 기좌호흡, 간헐적인 발열과 오한이 있었다. 그리고 기침 시 누런 객담을 배출했으며, 어제는 객담의 색이 갈색에 가까웠다. 기침을 하면 늑막성 흉통이 좌상위 사분면(LUQ)으로 방사된다. 오심은 없지만 어제는 구토를 한 번 했다. 오늘 아침에 콧물과 인후통이 있었지만 지금은 호전되었다.

현병력은 간호사가 협의의 진단을 내리는 데 도움을 준다.

1) 기침

기침은 폐에 문제가 있을 때 일반적으로 나타나는 증상이다. 기침은 대게 깊은 숨을 들이쉬기 전에 발생한다. 기침의 원인은 부분적이거나 아니면 전반적인 문제와 관련될 수 있으며, 기도의 전 영역에서 발생할 수 있다. 비록 기침이 임의적으로 발생한다고 하더라도 기침은 이물질, 감염원, 혹은 기도를 억압하는 종양과 같은 자극물에 대한 자발적인 반응이다. 기침은 또한 불안을 나타낼 수 있다.

발병·지속시간	갑자기 발병하였는가? 서서히 발병하였는가?
	갑작스러운 발병은 발열을 동반한 감염을 암시한다. 발열이 없다면 이물질이나 흡입성 자극물질이 원인일 수 있다.
지속기간	기침이 얼마나 오랫동안 지속되었는가?
양상	기침이 가끔씩, 규칙적으로, 혹은 발작적으로 나타났는가? 시간이 지나면서 양상이 변화되었는가?
	발작성 기침(paroxysmal cough)은 폐결핵에서 흔하게 나타난다.
	기침이 하루 중 특정 시간대에 발생하는가?
	저녁에 주로 발생하는 기침은 스트레스를 암시하기도 한다.

〈계속〉

질(상태)	기침이 건조한가, 습한가, 젖어 있는가, 거친가, 쉰 소리인가, 짖는 듯한가, 거품이 있는가, 삼출성인가, 비삼출성인가? 습한 기침은 감염으로 인해 발생할 수 있으며 객담을 동반할 수 있다. 마른 기침의 원인은 심장 질환, 안지오텐신 전환효소 억제제(ACE)의 사용, 알레르기, HIV 바이러스 감염 등 으로 다양하며, 소리로 구별할 수 있다. 종양 등으로 인해 기도가 압박되어 나타나는 마른 기침에서는 쇳소리가 나고, 크룹(croup)에 의한 마른 기침에서는 쉰 소리가 난다. 백일해는 발작성 기침이 끝날 때 흡기성 천명음(inspiratory whoop)을 들을 수 있다.
소리의 높이와 세기	기침 소리가 크고 높은 음인가? 아니면 부드럽고 상대적으로 저음인가? 높은 음의 기침은 대게 기도의 압박을 나타내는 반면 낮은 음의 기침은 분비물이나 염증이 있음을 나타낸다.
중증도	기침 때문에 대상자가 피곤해하거나 잠을 못 자거나 혹은 대화에 지장을 받거나 흉통이 발생하는가? 대상자의 반응은 기침이 얼마나 심각한지와 일상생활 활동들을 어떻게 방해를 하는지 설명해준다. 방해 정도가 심해지면 기저질환의 심각성도 증가한다.
객담 배출	객담을 동반하는가? 지속 정도, 빈도, 활동 시 발생하는지 혹은 하루의 특정 시간과 관련이 있는지 사정한다. 운동할 때나 이른 아침에는 객담이 더 많이 생성되며 기관지가 자극을 받아 수축이나 염증을 유발할 수 있다. 양, 색깔(맑은지, 점액성인지, 화농성인지, 혈액이 약간 섞여 있는지(blood-tinged), 대부분이 혈액인지(mostly blood)) 및 냄새(이 장의 객담 부분 참조)에 대해 질문한다. 혈액이 약간 섞여 있는 객담은 대개 폐렴이나 활동성 폐결핵을 나타낸다. 녹색 객담은 급성기관지염에서 볼 수 있는 호중구 생산을 의미한다.
촉발요인	기침이 날씨, 운동, 대화, 혹은 깊이 숨을 들이키는 것과 관련이 있는가? 촉발요인들은 질병의 유형에 관한 단서를 제시한다. 예를 들어 운동과 관련된 기침은 운동성 천식을 원인으로 제시한다. 기침이 자세에 영향을 받는가? 만일 비스듬히 기대거나 똑바른 자세를 취한 후에 기침이 발생한다면 비루나 상기도의 분비물과 관련이 있다.
관련 증상	점검해야 할 관련 증상은 숨참, 호흡 시에 나타나는 흉통이나 압박감, 발열, 코감기, 비출혈, 시끄러운 호흡, 쉰 소리, 구토, 질식, 스트레스이다. 발열은 세균 감염 가능성을 나타낸다.
완화요인	증상을 완화시키거나 악화시키는 것은 무엇인가? 처방받은 약이나 처방받지 않은 약물을 복용했는가? 흡입기를 사용했는가? 치료는 얼마나 효과적이었는가?
다른 약물 복용	다른 약물을 처방받거나 처방받지 않고 복용한 적이 있는가?

2) 흉통

흉통은 심혈관계, 호흡기계, 내분비계를 비롯하여 다양한 전신적인 장애와 관련되어 발생한다. 병력

청취는 원인을 규명하는 데 도움을 준다.

발병·지속시간	갑자기 발병하였는가 서서히 발병하였는가?
지속기간	흉통이 얼마나 오랫동안 지속되었는가?
촉발요인	최근에 외상이나 상기도 감염을 경험했는가? 흉곽의 외상으로 인한 흉통은 보통 심장의 통증과 유사하다. 따라서 검진자는 초점을 좁히고 정확한 진단을 내리기 위해 신체검사 중에 이 영역을 구체적으로 기술할 필요가 있다. 흉부에 외상이 있다면 대상자가 흡기 시 흉통을 경험하는 반면, 심장의 통증은 흡기와 관련이 없다.
관련 증상	얕은 호흡, 발열, 비정상적인 흉곽 확장, 기침, 호흡과 관련된 불안, 목이나 팔쪽으로 방사되는 통증 등을 포함하여 중요한 관련 증상을 사정한다. 발열과 관련된 흉통은 늑막염이나 늑연골염과 같은 감염이 진행되고 있음을 암시한다.
완화 및 악화요인	증상을 완화시키거나 악화시키는 것은 무엇인가? 온찜질이나 지지대, 진통제를 사용한 적이 있는가? 처치의 효과는 어떠했는가?
다른 약물 복용	다른 약물을 처방받거나 처방받지 않고 복용한 적이 있는지 질문한다.

3) 객담

객담의 생성은 일반적으로 기침과 관련이 있다. 객담 양이 많아지고 주기적이라면 질환이 있음을 의미한다.

발병·지속시간	갑자기 발병하였는가 서서히 발병하였는가? 급성으로 발병한 경우(갑작스러운 경우), 감염이 거의 확실하다.
지속기간· 빈도	얼마나 자주 발생하는가? 객담 생성의 빈도는 어느 정도인가? 만성은 일부 의미 있는 해부학적 변화(예: 종양, 공동, 기관지확장증) 의 가능성을 나타낸다. 간헐적으로 나타나는 객담은 만성감염질환과 관련이 있다.
양	객담의 양은 얼마나 많은가? 경미한 양은 만성 감염성 질환과 폐암과 관련이 있다.
색깔·혈액 검출	색깔을 기술한다. 객담에 혈액이 섞여 있는가? 박테리아 감염은 노란색, 녹색, 적갈색(노란 객담에 섞인 혈액), 맑거나 투명한 객담을 유발한다. 객담은 혈액 줄무늬(blood streaked)를 띠거나 화농성, 점액성이거나 점성이 있을 수 있다. 바이러스 감염은 보통 점액성 또는 점성이 있는 객담과 관련이 있다. 흔하지는 않지만 혈액 줄무늬가 있을 수도 있다. 만성 감염성 질환은 때때로 객담에 다량의 혈액이 섞이기도 한다. 폐암의 경우 혈액 줄무늬가 있는 객담이 보이기도 하는데 이는 종양이 조직을 침범한 경우에 나타난다. 폐경색(pulmonary infarction)은 객담에 다량의 혈액이 섞여 응고될 수 있다. 이것은 경색 부위의 조직 괴사나 허혈이 원인이다. 이와 같이 객담 속에 있는 다량의 혈액은 결핵에서도 나타나는데 이는 감염된 조직의 침범 때문이다. 객담 속의 혈액이 비출혈(혈액의 색깔과 양에 주의한다)과 관련이 있는지를 확인하는 것이 중요하다. 비출혈은 다량의 선홍색 혈액을 보인다.
냄새	호흡과 객담의 냄새에 대해 질문한다. 연쇄구균(streptococci) 감염과 분변매복은 호흡이나 객담의 냄새를 일으키는 원인이 된다.

4) 호흡곤란(숨참)

대상자가 호흡곤란으로 숨쉬기 힘들어하는지를 확인한다. 대개 폐 또는 심장의 병리적 문제가 있을 때 나타난다. 호흡곤란은 기저질환의 심각성 정도에 따라 증가한다.

발병·지속시간	호흡곤란이 갑자기 발병하였는가 서서히 발병하였는가? 대상자는 발병하기 며칠 전에 구토나 질식 사건을 경험한 적이 있는가? *흡인(질식)은 기도폐색으로 호흡곤란을 일으키는 흡인성 폐렴을 유발할 수 있다.*
지속기간	호흡곤란이 얼마 동안 지속되었는가?
양상·촉진요인	휴식 시에도 호흡곤란을 경험하는가? 어떤 체위에서 가장 편안한가? 수면 시에 몇 개의 베개를 사용하는가? 하루 중 특정한 시간에 호흡곤란이 발생하는가? 식사할 때 호흡이 곤란한가? 걸을 때만 경험하는가? 숨쉬기가 힘들어서 계단을 오를 때는 중간에 멈추거나 쉬어야 하는가? 일상생활활동(ADLs)에서 호흡곤란이 발생하는가? *기좌호흡(orthopnea)은 대상자가 누워 있을 때 숨참이 시작되거나 증가하는 현상이다. 대상자는 수면을 위해 한 개 이상의 베개를 필요로 할 수 있다.* *직립 자세에서 호흡곤란이 증가하는 증상은 편평호흡(platypnea)이라고 한다. 폐기종이나 만성기관지염, 천식이 있는 대상자에서 볼 수 있다. 발작성 야간 호흡곤란(paroxysmal nocturnal dyspnea, PND)은 수면 중에 갑자기 숨참이 나타나는 증상이다. 똑바로 앉은 자세가 도움이 된다. PND는 울혈성 심부전증이나 폐고혈압이 있는 대상자에게 자주 나타난다.*
중증도	호흡곤란은 대상자의 활동을 어느 정도 제한하는가? 호흡과 함께 피로를 느끼는가? 호기 또는 흡기 때 힘이 드는가? 대상자가 호흡 능력에 대해 불안감을 갖고 있는가?
관련 증상	통증이나 불편감(분출성 노력이 요구되는 특정 지점과 부위의 관계 포함), 기침, 발한, 발목 부종을 비롯하여 중요한 관련 증상을 사정한다. *발목 부종은 울혈성 심부전이 주요 원인이다.* *통증은 늑막염(pleuritis)이나 심막염(cardiac pericarditis)을 의심할 수 있다.*

5) 비정상적인 호흡수

빈호흡(tachypnea)은 25회 이상의 빠른 호흡이다. 빈호흡은 과다환기를 동반한다. 완서호흡 혹은 서호흡(bradypnea)은 분당 12회 이하의 느린 호흡으로 신경학적 질환이나 임종 전, 쿠스말호흡(Kussmaul's breathing)에서 흔히 볼 수 있다. 과호흡(hyperpnea)은 휴식 시의 정상상태보다 좀 더 깊고 빠른 호흡이다. 과호흡도 신경학적 병리상태에서 볼 수 있다.

발병·지속시간	갑자기 발병하였는가 서서히 발병하였는가? 호흡수가 지속적인가? *빠르고 얕은 호흡(빈호흡)은 과다환기 또는 불안이나 근심의 반응으로 나타날 수 있다.*
호흡수	호흡수가 얼마인가? *호흡수가 분당 12회 이하이면 신경적 장애나 전해질 불균형, 감염, 늑막염으로 인한 통증 반응을 암시한다. 중추신경계 장애와 대사질환은 빠르고 깊은 호흡(과호흡)을 유발할 수 있다.*

〈계속〉

호흡리듬/ 호흡양상	호흡리듬/호흡양상의 다양성에 주목한다. [표 8-1]은 다양한 호흡양상을 보여주고 있다. 눈으로 관찰할 수 있을 정도가 아니면 비정상을 판별하기는 어렵다.
관련 증상	관련 증상에 대해 질문한다. 과다호흡은 늑골골절이나 늑막염의 통증을 완화시키려는 증상이다. 간염이나 간경화, 비정상적인 복수로 인한 과도한 간비대는 횡격막을 눌러 과다호흡을 유발한다. 완서호흡(느린호흡)은 폐순환의 건강을 암시하기도 하나 대부분은 척수손상처럼 대사성 혹은 신경성 질환을 의심한다.

표 8-1 비정상적인 호흡양상

호흡양상	특징	원인	다이어그램(diagram)
쿠스말호흡 (Kussmaul)	항상 깊고 대부분 빠른 호흡	대사성 산증	
체인-스토크스호흡 (Cheyne-Stokes)	빠르고 강한 호흡에 이어 무호흡이 주기적으로 보임	뇌손상, 약물로 인한 호흡부전, 심부전, 수면 중인 어린이나 노인	
한숨(Sigh)	규칙적인 호흡양상 중 간간이 보이는 깊은 호흡	정서적 고통, 저환기	
비오호흡(Biot)	불규칙하고 다양한 호흡깊이와 무호흡이 동반되고, 호흡주기상 규칙성과 반복성은 없고 무호흡기간이 불규칙하게 나타난다. 좀 더 심각해지면 실조성 호흡(ataxic breathing)이라고도 칭한다.	두개내고혈압, 약물중독, 뇌손상	

2 과거력

> 박 씨는 어린 시절부터 천식이 있었고, 알부테롤 흡입제를 다 쓰고난 후 한동안 약물을 사용하지 않고도 잘 지내왔었다. 과거에 외상이나 수술을 경험한 적은 없으며, 독감예방주사와 폐렴백신을 맞았다고 하였다.

검진자는 과거의 모든 질병, 외상 사건, 수술에 초점을 맞추고 자세하게 질문해야 한다. 이 정보는 간호의 세부계획을 세우는 데 도움이 되는 중요한 정보를 제공한다.

과거력 또는 수술	흉부 외상 또는 수술을 받은 적이 있는가? 폐질환으로 입원한 적이 있는가? 관련이 있는 날짜를 기록한다. 정보는 최근의 주호소 또는 질병의 합병증이나 질병 진행과의 관계를 나타낼 수 있다(예: 반흔조직, 경축, 암 수술 등).

〈계속〉

과거력 · 수술	결핵, 기관지염, 폐기종, 기관지확장증, 천식, 낭포성 섬유증과 같은 만성 폐질환, 알레르기, 아토피 피부염, 재발성 구토와 질식, 재발성 폐렴 또는 위식도 역류가 있었는가? 진단날짜, 치료, 약물요법 준수여부 등을 질문한다. *만성폐질환은 최근 질환의 치료 효과를 저하시킨다.* 대상자에게 다른 만성질환이 있는가? *심질환, 암, 혈액질환은 산소운반능력을 감소시켜 호흡기계 기능을 상당히 저하시킨다.*
산소 또는 환기보조기구의 사용	대상자가 산소 또는 환기보조기구를 사용하는가? 산소의존성이나 지속적인 산소사용의 필요성을 사정한다. *산소 또는 환기보조기구를 사용한다는 것은 기저질환의 진행이나 병적 상태 또는 질병 상태의 진전을 암시한다.*
면역력	독감예방주사와 폐렴구군백신을 해마다 정기적으로 접종했는지 확인한다.
진단검사	마지막 흉부 X선 촬영과 결핵 검사에 관해 질문한다. 날짜와 결과를 확인한다.

3 가족력

> 박 씨의 부모님은 모두 생존해 있다. 아버지는 현재 82세로 고혈압을 진단받았다. 관상동맥질환, 천식, 당뇨, 암에 대한 가족력은 없다.

가족구성원의 병력에 대한 정보를 통해 대상자의 주호소에 중요한 영향을 미치는 유전적 소인을 찾아낼 수 있다. 유전 가계도에 만성질환(예: 관상동맥질환, 고혈압)을 가진 가족구성원과 사망한 가족구성원을 표시하고 사망원인을 제시하는 것이 중요하다. 이것은 치료계획을 수립할 때 특정 검사의 진행 여부를 결정하는 데 도움을 준다.

생존해 있는 친족의 연령	대상자와 가족구성원의 관계와 건강상태를 포함한다. 친척 중에 천식과 같은 호흡기 질환을 가지고 있는 구성원이 있는가?
사망	대상자의 질환, 사망연령, 사망원인과의 관계성을 포함시킨다. 호흡기 질환으로 인한 사망에 대해 자세히 살펴본다.
만성질환	만성질환을 앓고 있는 가족구성원이 있는가? 만성질환을 앓고 있는 구성원과의 관계와 얼마나 오랫동안 질환을 앓았는지도 확인한다. 호흡기 질환에 대해서도 살펴본다. *천식에 대한 가족력은 대상자의 천식 위험성을 증가시킨다.*
유전적 결함	가족의 유전질환과 선천성 결손을 확인한다. 모든 유전질환(예: 선천성 심장기형)을 포함한다.

4 사회력

> 박 씨는 흡연을 하지 않으며 기분전환약물은 복용하지 않는다. 술은 금요일 저녁에 외식을 한 경우 와인을 2잔 정도 마신다. 박 씨는 출판사에서 영업사원으로 일하고 있으며 아직 결혼은 하지 않았다.

사회력은 대상자의 사회적 상호작용 능력을 평가하는 데 도움이 된다. 취미와 사회활동과 함께 음주, 흡연, 기분전환약물 복용 등에 대해 구체적으로 질문한다. 석면이나 2차 흡연과 같은 환경적인 독성물질이나 공기오염물질에 대한 노출도 확인한다.

가족	대상자에게 가족 단위에 대해 설명하게 한다. 가족은 몇 명인가? 건강한 상태인가? 호흡기 질환을 가지고 있지는 않은가?
직업	현재와 과거의 직업에 대해 질문한다(일의 특성, 신체적·정서적 노력과 스트레스의 정도, 환경적인 위험요소, 화학물질 노출, 동물, 수증기, 먼지, 호흡기 자극물질(예: 석면), 알레르기원, 보호기구의 사용, 호흡기 감염, 인플루엔자와 결핵에 대한 노출).
주거환경	지리적인 위치를 포함하여 알레르기원, 난방 형태, 냉방기와 가습기 사용, 환기 등 대상자의 주거환경에 대해 질문한다. 호흡곤란과 감염 발생에 대한 날씨의 영향도 파악한다.
식이·영양상태	지난 몇 달 사이에 체중감소와 비만에 있었는지 질문한다. 삼키는 데 어려움은 없는가? *MSG로 조리된 음식처럼 특정 음식에 노출되면 감염성 천식이 발생할 수 있다.*
여행	정상적인 지리적 위치를 벗어난 여행이나 해외여행을 포함하여 대상자의 여행 경력에 대해 질문한다. [BOX 8-1]은 여행과 관련된 질환에 대해 기술하였다. *해외 여행과 청결하지 않은 물이나 음식을 섭취하는 것은 미생물에 대한 노출과 질환의 위험성을 증가시킨다.*
활동/운동	호흡기 증상으로 인해 활동이나 일상생활 수행능력, 부동상태, 좌식습관, 생활습관에 어떤 변화가 있었는가? *좌식생활은 호흡기 장애의 위험성을 증가시킨다.*
취미	대상자의 취미에 대해 질문한다. 특히 펭귄이나 앵무새와 같은 조류를 기르거나 목공, 용접 등 독성 물질에 대한 노출 가능성이 있는 취미를 갖고 있는지 살펴본다.
흡연	담배의 종류(예: 엑스터시, PCP, 코카인, 헤로인), 흡연 기간, 흡연량(담뱃갑-햇수(pack-year)=흡연 햇수×하루에 피운 담뱃갑 수)에 대해 질문한다. 금연 성공 또는 실패에 영향을 준 요인들과 금연을 위한 노력, 가정이나 직장에서 다른 사람들이 흡연하는 정도에 대해 질문한다. *흡연은 기관지염, 폐암, 만성폐쇄성폐질환과 같은 다양한 호흡기 질환에 대한 대상자의 위험을 증가시킨다.*
음주	술을 마시는가? 얼마나 많이? 어떤 종류인가? 하루 중에 언제? 얼마나 오랫동안 술을 마셨는가?
기분전환약물 사용	기분전환약물을 복용하는가? 어떤 종류(예: 엑스터시, PCP, 코카인, 헤로인)를 얼마나 복용하는가? 하루 중 언제 복용하는가? 혼자서 사용하는가 아니면 다른 사람과 함께 복용하는가?

BOX 8-1 여행과 관련된 질환

- 아프리카 수면병(African trypanosomiasis)
- 후천성면역결핍증/인간 면역 결핍 바이러스
- 고산병
- 아메바성 감염
- 광우병(mad cow disease, BSE), 변종크로이츠펠트 야콥병(nvCJD)
- 캄필로박터 감염
- 샤가스병(African trypanosomiasis)
- 콜레라
- 콕시디오이데스 진균증
- 크립토스포리디아증(크립토스포리디아감염)
- 뎅기열
- 설사
- 디프테리아, 파상풍, 백일해
- 뇌염
- 대장균
- 사상충
- 편모충증
- 한타바이러스
- 머릿이(이 기생충)
- 간염
- 히스토플라즈마증
- 인플루엔자
- 레슈마니아증(레이슈마니아 감염)
- 웨스트 나일 바이러스 또는 서부 나일 바이러스
- 렙토스피라증
- 라임병
- 말라리아
- 홍역, 유행성 이하선염, 풍진(MMR)
- 뇌막염
- 노로바이러스 감염
- 사상충증
- 패스트 또는 흑사병
- 소아마비
- 광견병
- 리케챠 감염
- 로타바이러스
- 살모넬라증(살모넬라감염)
- 옴
- 주혈흡충병
- 성병(STDs)
- 세균성 이질(이질 감염)
- 두창
- 결핵
- 장티푸스
- 발진티푸스(리케챠 감염)
- 수두
- 장염비브리오
- 바이러스성 출혈성 발열 (예: 에볼라열, 라사열, 마버그열, 리프트계곡열)
- 황열

④ 계통별 문진

많은 호흡기 질환과 장애가 호흡기계 외의 다른 신체 계통에서 나타난다. 가능하면 종합 계통별 문진이 이루어지는 것이 좋겠지만 시간과 다른 제약으로 인해 검진자는 초점 계통별 문진을 수행할 수밖에 없는 경우가 많다. 초점 계통별 문진을 수행하는 동안, 검진자는 호흡기계 문제가 가장 잘 나타나는 체계에 대한 질문에 초점을 맞춘다. 다음 표는 호흡기계 문제들의 일반적인 특징을 요약한 것이다.

계통	증상과 징후	관련 질환
전신	발열, 오한	폐렴, 바이러스성 상기도 감염, 기관지염, 늑막염
	전신쇠약, 체중 감소, 피로	결핵, 폐암
피부	창백, 청색증	저산소증, 흡인성 폐렴
심혈관계	심전도 장애, 흉통	만성폐쇄성폐질환, 기관지염, 폐렴, 결핵, 늑막염, 흉막삼출

〈계속〉

계통	증상과 징후	관련 질환
위장관계	식사 시 기침 영아의 수유 부족 식욕부진	천식 폐렴 결핵
신경계	두통, 의식저하(의식수준 감소), 불안	급성기관지염, 폐기종, 급성천식발작

3 신체검진

1 준비물품

매직 마커나 아이 라이너(은색은 검은 피부에 좋다); 씻어 내고 피부에 얼룩이 남지 않게 한다. / 센티미터 단위가 표시된 테이프나 눈금자, 종형과 판형이 있는 청진기(어린이를 판형의 직경이 작은 청진기를 사용하는 것이 좋다.) / 대상자의 사생활을 보호할 수 있는 가리개

2 신체검진 내용

호흡기계를 사정할 때는 시진, 촉진, 타진, 청진을 통해 흉부와 폐를 검진한다. 이 중 한 가지 방법만으로는 질병 과정을 정확하게 진단할 수 없다. 흉부를 시진하거나 촉진하지 않고 폐 청진만으로 정확하게 진단하기는 어렵다. 예를 들어 타진 시의 둔탁음(dullness)은 양측 흉막삼출과 대엽성 폐렴(lobar pneumonia)에서 나타난다. 그러나 흉막삼출에서는 호흡음이 들리지 않지만 폐렴에서는 호흡음이 들린다. 촉진 시에 흉막삼출에서는 촉각진탕음(tactile fremitus)이 들리지 않지만 대엽성 폐렴에서는 증가한다. 이러한 차이를 감별하여 정확하게 사정할 수 있어야 한다.

1) 시진

검진	이론적 근거
1. 직립 자세에서 가능하다면 대상자를 지지하지 않고 시진한다. 자세를 유지하기 위한 노력과 호흡양상을 관찰하기 위함이다. 관찰이 용이하도록 옷을 벗고 흉부를 노출한다.	1, 2, 3, 4. 이러한 행동들은 감지가 힘든 미세한 박동, 퇴축, 변형(예: 미약한 오목가슴)의 발견을 돕는다.
2. 실내의 온도와 청진기를 따뜻하게 준비하고 흉부의 움직임을 잘 볼 수 있도록 광원을 비춘다.	
3. 대상자의 자세를 변경하여 광원이 다른 각도로 비출 수 있도록 한다.	

〈계속〉

검진	이론적 근거
4. 대상자가 침대를 벗어나기 어려운 경우, 필요에 따라 침대를 올리거나 내린다. 또한 침대의 작동을 위해 충분한 공간이 필요하다.	
5. 전반적인 외모를 시진한다.	
A. 피부를 시진한다. 이때 창백한 부위가 있는지 확인한다.	A. 피부 색깔은 혈액 순환이 적절한지를 알려준다. 창백 또는 청색증은 낮은 산소포화도 또는 저산소혈증을 의미할 수 있다.
b. 얼굴과 입 주위를 시진한다.	
• 청색증과 입술오무림(pursing)이 있는지 입술을 관찰한다.	• 입술오무림은 호기 노력이 증가한 것과 관련이 있다. 청색증은 저산소혈증의 잠재된 증거이므로 청색증이 관찰되면 저산소상태가 심각한 수준으로 진행되고 있음을 알 수 있다.
• 대상자의 호흡 냄새를 맡아본다.	• 호흡기계 감염은 대상자의 호흡에서 악취를 일으킬 수 있다. 당뇨병과 같은 대사질환에서는 대상자의 호흡에서 과일 냄새를 맡을 수 있다.
• 비공이 벌렁거리는지 관찰한다.	• 흡기 시 코벌렁임(nasal flaring)은 공기 부족의 일반적인 증거이다. 특히 폐포 문제와 상당히 연관이 있을 때 나타난다.
C. 곤봉지(clubbing finger)를 관찰한다.	C. 곤봉지는 폐에서 만성섬유성 변화가 있는 대상자에서 흔히 발견된다. 천식과 폐기종처럼 다른 만성질환이 폐에 침범되었을 때는 곤봉지와는 관련이 없다.
6. 흉곽을 시진한다.	
A. 흉곽(전면부와 후면부)의 형태와 대칭성을 확인한다. [그림 8-2]는 흉곽의 주요 위치를 보여준다.	A. 흉곽의 주요 위치는 적절한 기술을 할 수 있게 한다. 흉곽은 위쪽으로는 쇄골이 선명하고 흉골이 평평하게 되어 있어 구별이 확실하다. 흉부는 대칭이 아니지만 각 면을 다른 면과 비교하는 데 사용할 수 있다.

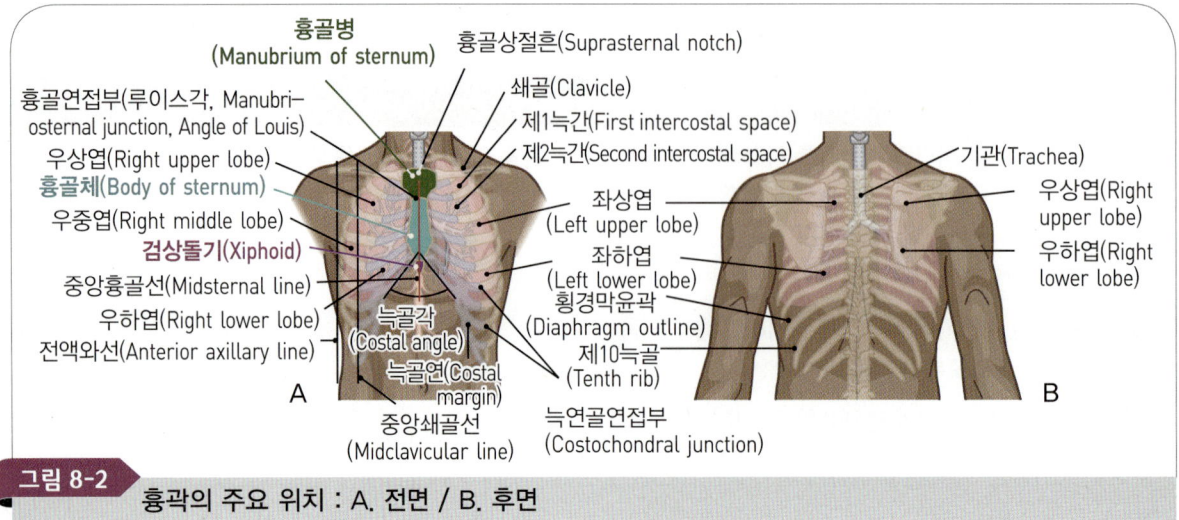

그림 8-2 흉곽의 주요 위치 : A. 전면 / B. 후면

〈계속〉

검진	이론적 근거

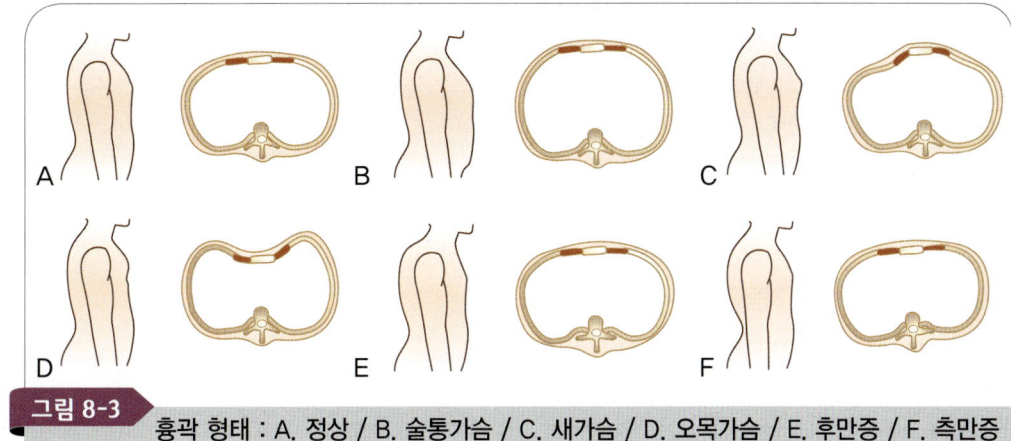

그림 8-3 흉곽 형태 : A. 정상 / B. 술통가슴 / C. 새가슴 / D. 오목가슴 / E. 후만증 / F. 측만증

[그림 8-3]은 흉곽기형을 보여준다. 흉곽의 전후직경은 좌우직경보다 정상적으로 작고, 절반 정도인 경우도 많다.

만성천식, 폐기종 또는 낭포성 섬유증과 관련된 술통가슴(barrel chest)[그림 8-3B]은 장기간의 호흡 장애로 인한 결과이다. 늑골은 수평이며, 척추는 후만증을 보이고, 흉골각이 더 두드러진다. 호흡곤란으로 인해 기관은 후방으로 전위된다.

흉골이 튀어나온 새가슴(Pectus carinatum, pigeon chest)과 검상돌기 위쪽의 흉골 아래가 움푹 들어간 오목가슴(pectus excavatum, funnel chest)은 호흡기계나 심장질환의 원인이 될 수도 있다[그림 8-3C, D].

또한 척추의 변형에 주목한다. 후방(후만증, kyphosis)이나 측면(측만증, scoliosis)으로 변형될 수 있다. [그림 8-3E, F]

B. 과잉유두(supernumerary nipple, SNs)가 있는지 확인한다.

B. 과잉유두는 선천적인 기형이다. 특히 백인 대상자들에게서 발견된다. 그들은 흉벽 전면에 정상적으로 나타나는 2개의 유두 외의 유두나 관련 조직으로 정의한다. 과잉유두는 배아 유선을 따라 위치한다(배아 유선은 팔의 액와를 지나는 지점에서 양측으로 뻗어 있다. 서혜부 위쪽에서 가슴과 복부 아래로, 대퇴의 안쪽에서 끝난다.). 과잉유두는 유방조직과 유선이 형성되어 있는 유방과다증(polymastia)이라고 부르는 형태로 나타나거나 일부 유방조직이 부분적으로 나타날 수 있다.

C. 흉부에 표피상으로 나타나는 정맥순환 패턴을 살펴본다.

C. 흉부의 정맥순환패턴은 심장질환, 혈관폐색이나 질환의 징후일 수 있다. 이는 흉부 압박에 의해 유발된다.

D. 지방 부위나 뼈 돌출 부위를 관찰한다.

D. 지방량이나 늑골 돌출은 영양상태에 대한 정보를 제공한다.

〈계속〉

검진	이론적 근거
E. 호흡수를 측정한다. 잘못 측정될 수도 있으므로 예기반응(anticipatory response)을 피하기 위해 호흡수를 측정하는 것을 대상자가 알지 못하도록 한다. 맥박을 측정하는 동안에 호흡수를 잰다. 대상자가 깨어 있을 때와 잠들었을 때 호흡수는 다르게 나타난다.	E. 호흡수는 분당 12~20회이어야 한다. 호흡수와 심박동수와의 비는 약 1:4이다. 분당 20회 이상의 호흡수는 호흡곤란, 폐색, 불안, 통증을 평가하는 데 필요하다.
F. 호흡양상을 확인하고 대상자가 숨을 쉴 때 가슴이 어떻게 움직이는지(예: 역행성 운동(paradoxical movement))를 자세히 집중한다. 리듬의 변화를 확인하고 대상자가 너무 얕게 또는 너무 힘들게 숨을 쉬지는 않는지 확인한다.	F. 가슴은 대칭적으로 확장되어야 한다. 역행성 호흡(paradoxical breathing)은 기흉을 암시한다.
G. 대상자가 숨을 들이쉬고 내쉴 때 호흡양상을 관찰한다.	G. 흉벽의 기형을 확인한다. 흉부의 비대칭은 종양이나 폐수종, 기흉에 의해 폐의 팽창이 제한되거나 폐의 허탈(무기폐)이 발생할 때 볼 수 있다. 폐기능 저하가 있을 때는 흉벽이 돌출된다. 호기단계 지연은 종양이나 동맥류, 심장비대로 인한 세기관지의 압박이나 폐색이 원인일 수 있다. 이런 경우 늑골각이 90° 이상으로 벌어진다. 흉벽의 함몰(retraction)은 기도의 폐색을 암시한다. 흉강내압이 음압이 되면, 폐색을 극복하려는 노력으로 폐근육조직이 수축한다. 함몰 정도는 호흡기 폐색 정도에 따라 달라진다. 심각한 호흡기 폐색(예: 기관이나 후두 포함)에서는 협착음(stridor)이 특징적으로 나타나고 흉벽은 흉골이 수축되는 것처럼 보인다. 한쪽 기관지가 이물질로 인해 폐색되면(일반적으로 오른쪽에 발생. 입구가 더 넓고 해부학적으로 좀 더 곧은 구조를 갖고 있기 때문이다.) 일측성 함몰이 나타난다. 하부 흉복의 함몰은 천식이나 기관지염에서 볼 수 있다. 기관지나 세기관지를 통한 공기의 유입이 차단될 때 이러한 징후들이 나타난다.

2) 촉진

검진	이론적 근거
1. 맥박, 강도, 덩어리, 병변, 돌출이나 눌림, 비정상적인 움직임 등에 주의하면서 흉곽 근육과 늑골을 촉진한다. 대상자의 체위나 자세에 관심을 기울인다.	1. 양측의 대칭성에 주목한다. 흉골과 검상돌기는 유연하지 않고 고정되어야 한다. 흉추는 똑바르고 균형을 이루어야 한다. 척추 후만증이나 전만증[그림 8-3]은 호흡기능을 심각하게 손상시킬 수 있다. 호흡기능이 현저히 감소된다.
2. 악설음(crackle)이나 마찰음(rub)이 있는지 촉진한다 [그림 8-4]. 오랫동안 통증이 있었던 부위는 제외한다.	2. 부분적인 강직은 일반적으로 기관의 질병이다. 굳은 표정은 불안이나 감염, 통증을 암시한다.

〈계속〉

검진	이론적 근거
대상자의 얼굴이 부드러운 표정인지를 주시한다. 근육의 긴장도를 알아보기 위해 부드럽게 손을 대고 움직여본다. 피부와의 접촉을 멈추지 않고 한 부위에서 다른 부위로 움직인다.	마찰음(crepitus)은 '쌀이 바삭거리는' 느낌으로 촉진과 청진이 가능하다. 피하조직 속에 공기가 있는 것은 호흡기계의 어느 부위에서 새거나 감염 때문이다. 이것은 보통 앞쪽과 액와 쪽으로 흉곽에 넓게 퍼져 있거나 일부분(예: 목의 기저부와 상흉골 절흔 위쪽으로)에 제한되기도 한다. 촉진 시 거친 진동이 나타난다면(일반적으로 흡기 시에 느껴진다.) 검진자는 폐에 대한 마찰을 일으키는 늑막조직의 감염으로 늑막조직의 마찰음을 의심할 수 있다. 손가락을 비비는 소리처럼 들린다[그림 8-4].

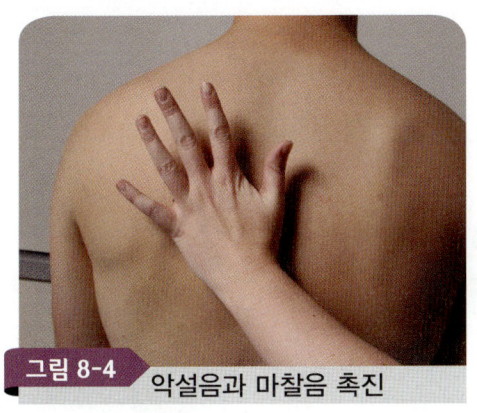

그림 8-4 악설음과 마찰음 촉진

3. 흉곽 확장을 관찰한다.
 첫 번째, 흉부 후면을 사정한다. 대상자의 뒤에 서서 10번째 늑골의 위치에 있는 척추를 따라 엄지를 놓고, 손바닥을 뒤쪽 측면의 표면에 가볍게 닿도록 한다. 대상자가 숨을 들이쉬고 내쉬는 동안에 엄지의 움직임을 관찰한다[그림 8-5].
 대상자의 앞쪽에서 마주보고 검상돌기와 늑골의 가장자리를 따라 엄지를 놓고 똑같은 과정을 진행한다. 손바닥을 앞쪽 측면의 가슴에 올려놓고 대상자의 호흡에 따라 엄지의 움직임을 관찰한다. 대칭성에 주목한다.

3. 엄지손가락 움직임의 대칭성 상실은 폐의 확장에 문제가 있음을 나타낸다. 폐 허탈의 징후이다.

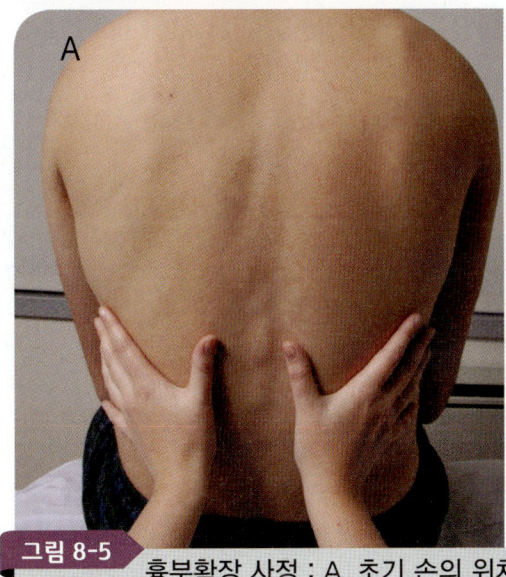 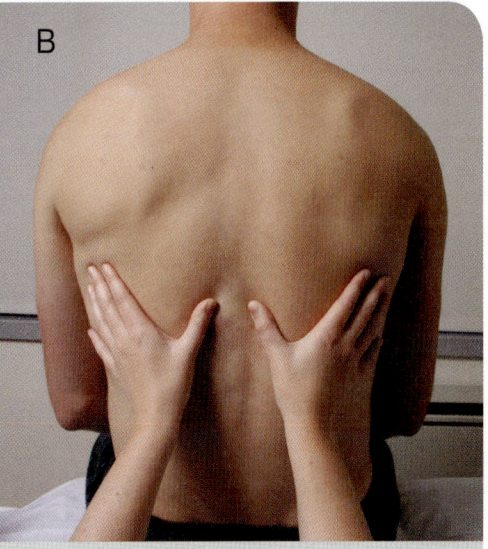

그림 8-5 흉부확장 사정 : A. 초기 손의 위치 / B. 흡기에 따른 움직임

〈계속〉

검진	이론적 근거
4. 촉각진탕음(tactile fremitus)을 사정한다. 　촉각진탕음은 음성 또는 기타 언어들로부터 야기되는 흉벽의 촉진할 수 있는 진동이다. 진탕음은 제2 또는 제3 늑간강 뒤에서, 그리고 종종 기관분기부에서 가장 잘 느껴진다. 대상자 목소리의 강도와 흉벽의 두께에 따라 진탕음은 다양하다. 　[그림 8-6]은 촉각진탕음의 촉진 위치를 보여준다. 검진자는 진탕음을 불분명케 하는 대상자의 견갑골 부위는 피한다. 손의 척골면이나 손가락의 바닥면으로 흉부 뒤를 순서대로 촉진하는 동안 대상자가 '99'와 같은 숫자나 '하나 하나'을 말하도록 한다. 촉진하는 동안 가볍지만 확실하게 터치하도록 한다. 대상자 흉부 뒤의 양면을 동시에 대칭적으로 비교하거나 한 손으로 양면 사이를 빠르게 번갈아 비교한다(수행하기가 더 어렵다). 　[그림 8-7]은 촉각진탕음의 촉진을 보여준다.	4. 진탕음은 기관지 폐쇄, 기흉, 폐기종, 경화, 감염 또는 부종에 의하여 감소되거나 나타나지 않을 수 있다. 증가된 촉각진탕음은 진동이 거칠고 크다. 흉수, 덩어리/종양 또는 다량의 객담이 있을 때 나타난다.

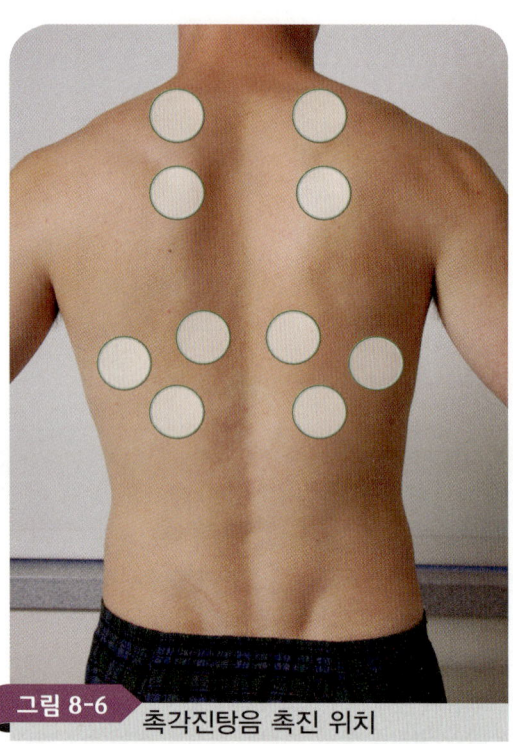

그림 8-6 촉각진탕음 촉진 위치

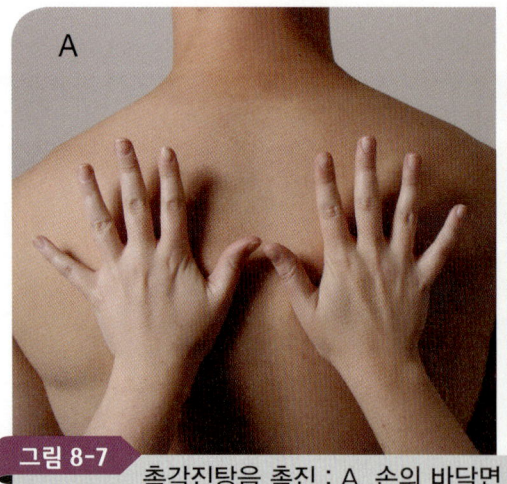 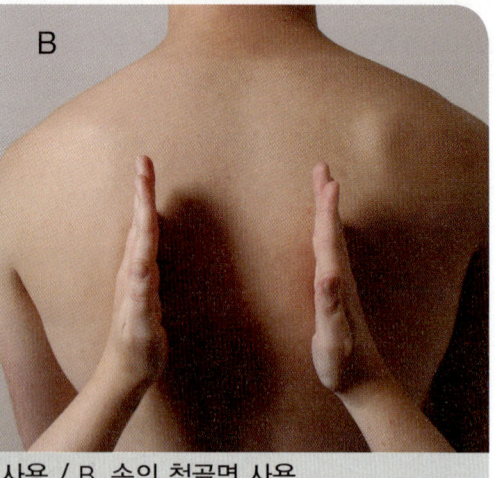

그림 8-7 촉각진탕음 촉진 : A. 손의 바닥면 사용 / B. 손의 척골면 사용

5. 기관의 위치를 확인한다. 검지손가락을 흉골상절흔에서 기관 옆쪽에 놓고 각 쇄골상부의 가장자리와 흉쇄유돌근 내부경계의 위쪽 공간을 따라 옆에서 옆으로 살살 움직인다[그림 8-8].	5. 오른쪽으로 약간의 편차는 정상이다. 하지만 편차가 클 때는 무기폐, 갑상선 비대, 폐경화, 섬유증, 흉막삼출, 긴장성 기흉, 종양, 반대쪽 림프절 비대와 같은 문제 때문일 수 있으며 종양에 의해 당겨질 수도 있다.

〈계속〉

검진	이론적 근거

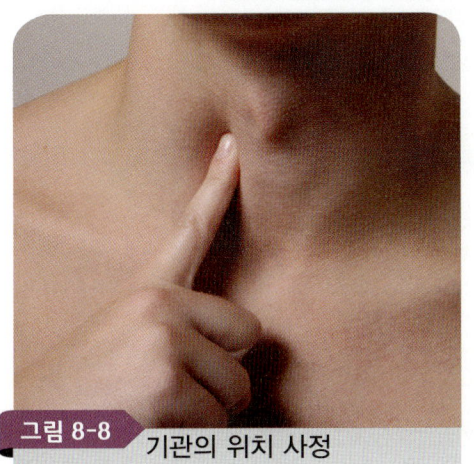

그림 8-8 기관의 위치 사정

3) 타진

검진	이론적 근거
1. 흉부를 타진한다. 직접적 또는 간접적 방법으로 흉부를 타진할 수 있다.	1. 타진음은 흉부 전체에서 들리며 복부에서도 들린다.
2. 흉부의 양측 전면을 비교한다. 늑간강 전부를 상부에서 하부로, 안쪽에서 옆쪽으로 순서대로 이동하여 타진한다. [그림 8-9]는 타진 위치를 보여준다. [그림 8-10]에 설명된 바와 같이 대상자가 머리를 앞으로 숙이고 가슴 앞쪽으로 팔을 교차하여 접도록 한다. 다음, 머리 위로 팔을 들게 하고 가슴의 앞과 옆쪽을 타진한다.	2. 공명음(resonance)은 폐 뒤쪽의 전면에서 들려야 한다. 과공명음이 들린다면 이는 폐기종, 기흉, 천식과 같은 과도팽창과 관련이 있을 수 있다. 둔탁음(dullness)이나 편평음(flat sounds)은 종종 기흉, 감염, 또는 천식과 관련이 있다. 검진 자세는 견갑골을 옆으로 이동시키고 후흉부를 더 많이 노출하여 검진자는 폐의 더 많은 부분을 타진할 수 있게 한다.

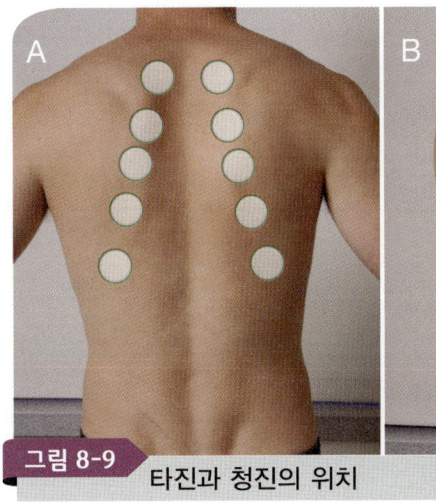 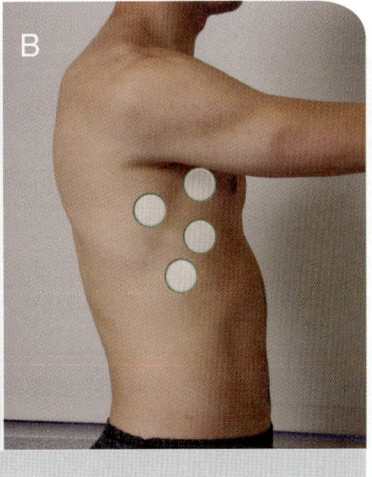

그림 8-9 타진과 청진의 위치

〈계속〉

검진	이론적 근거

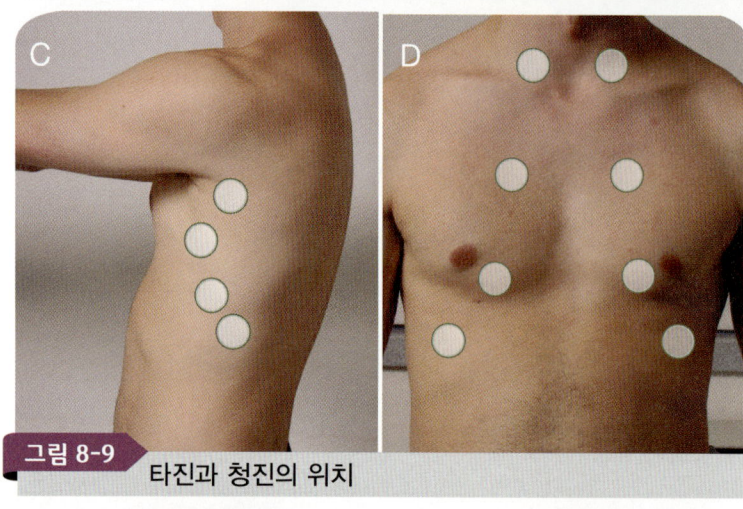

그림 8-9 타진과 청진의 위치

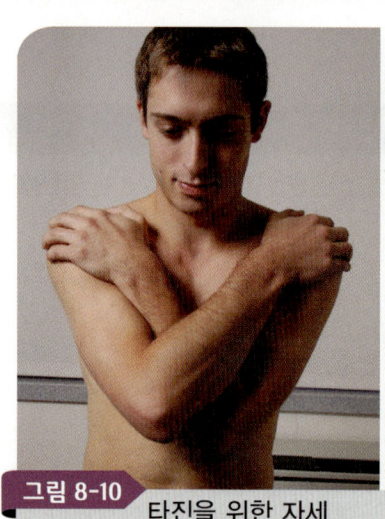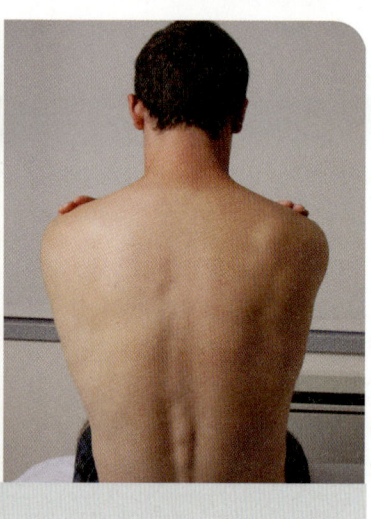

그림 8-10 타진을 위한 자세

3. 횡격막 운동(diaphragmatic excursion)을 확인한다 [그림 8-11]. 횡격막은 간의 해부학적 위치 때문에 오른쪽이 왼쪽보다 더 높다는것을 기억한다. 대상자에게 숨을 깊이 들이마신 뒤 참으라고 지시한다. 두 번째 또는 세 번째 늑간부터 시작하는 견갑골 선을 따라 공명음에서 둔탁음으로 바뀌는 간의 경계에 위치할 때까지 타진을 한다. 이 위치를 견갑골 선에 펜으로 표시한다. 대상자가 편안하게 정상호흡을 몇 분동안 하고나면 다른 쪽에도 절차를 반복한다. 대상자에게 숨을 몇 번 쉬게 한 후, 가능한 만큼 숨을 내쉬도록 한다. 최대 호기 후 횡격막의 위치를 확인하기 위해 대상자가 최대한 내쉬었을 때 바로 숨을 멈추도록 한다. 표시된 지점부터 위쪽으로 타진을 하며, 둔탁음에서 공명음으로 변하는 지점에 표시를 한다.	3. 운동 거리는 보통 3~5cm이다. 폐기종, 복수, 종양, 또는 늑골 골절이나 근육열상 등으로 인해 심한 통증을 느낄 때 횡경막 하강이 제한될 수 있다.

〈계속〉

검진	이론적 근거
대상자가 정상적으로 숨을 쉬도록 한다. 다른 쪽도 반복한다. 각각 면의 표시 사이의 거리(cm)를 측정한다.	

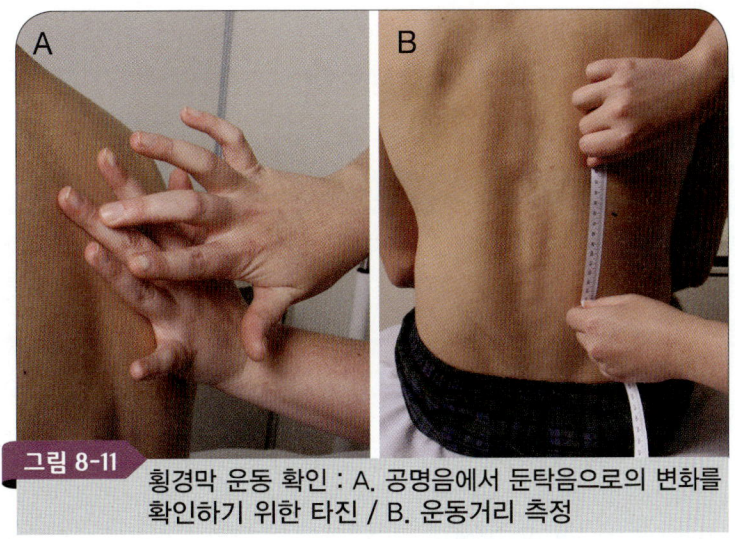

그림 8-11 횡격막 운동 확인 : A. 공명음에서 둔탁음으로의 변화를 확인하기 위한 타진 / B. 운동거리 측정

4) 청진

(1) 호흡음

호흡음은 기도를 통한 공기의 흐름에 의해 발생한다. 호흡음은 음조, 강도, 질, 그리고 흡기와 호기 단계의 상대적인 지속 시간을 특징으로 하여 폐포음, 기관지 폐포음, 기관지음으로 분류된다. [표 8-2]는 호흡음의 분류를 나타낸다.

● 표 8-2 호흡음의 분류

호흡음	위치	설명
폐포음(vesicular)	건강한 폐 조직	음조와 강도가 낮다.
기관지 폐포음(bronchovesicular)	주기관지; 폐 기저부 주변에서 들린다면 비정상	음조와 강도가 중간이다.
기관지음(bronchial)	기관의 전면; 폐 기저부 주변에서 들린다면 비정상	음조와 강도가 높다.

공동성 호흡음(amphoric breath sounds)은 경화나 긴장성기흉에서 들리는 속이 비어 있는 낮은 음조의 비정상음이다. 해면호흡음(cavernous breath sounds)은 섬유화 병변이나 공동(cavity)이 있을 때 들리는 빈고막음이다. 농흉과 같은 액체 또는 삼출물이 흉막 공간 안에 축적되었을 때, 폐가 과도팽창 되었을 때, 또는 비골통증으로 호흡이 얕을 때, 호흡음은 잘 들리지 않거나 많은 경우 결여되기도 한다. 조직의 경화가 나타나는 질환에서 공기로 채워진 폐포보다 소리 전달을 더 촉진하기 폐렴과 같이 호흡음을 듣기가 더 쉽다.

(2) 비정상적 호흡음

비정상적인 호흡음은 대부분 폐 청진 시 정상호흡음에 음이 추가되거나 우발음(adventitious sounds)이 들린다. 이 소리들은 악설음(crackles: 이전에는 수포음(rales)이라고 함), 건성수포음(rhonchi), 천명음(wheezes), 마찰음(friction rubs)을 포함한다[표 8-3]. 악설음은 종종 흡기의 시작과 끝에서 들리는 불연속적인 음이며 건성수포음과 천명음은 호흡주기 동안에 연속적으로 들린다.

● 표 8-3 비정상적인 호흡음(우발음)

호흡음	설명	원인	청진법
악설음 (Crackles; 가는, 중간, 거친,)	흡기 동안에 자주 들리고, 악설음은 가늘고, 음조가 낮거나 높으며, 기간이 짧고, 거칠고, 몇 초간 지속한다. 치음악설음은 고음이고, 공명악설음은 저음이다. 호흡가지 위쪽에서 악설음이 발생할 때는 건조한 특성을 지니며, 아래쪽에서 발생할 때는 젖은 소리가 난다.	액체에 의한 공기 흐름	대상자에게 흡기 시 입을 열도록 한다.
건성수포음 (Rhonchi)	큰 기도에서 발생하며, 건성수포음은 악설음보다 더 오래 끌고 지속되기 쉬운 낮은 음조의 소리이다. 천식에서와 같이 작은 기관지에서 치음수포음이 더 많고, 높음 음조의 건성수포음이 발생한다. 기관지염과 같이 기관지가 커짐에 따라 더 낮은 음조의 건성수포음이 발생한다.	고체 또는 단단한 분비물을 통한 공기 통과	악설음과 건성수포음을 구별하는 것이 어려울 수도 있다. 일반적으로 건성수포음은 기침 후 사라지는 경향이 있는 반면에 악설음은 그렇지 않다. 만약 이러한 소리가 나타난다면 기침 전후의 심호흡 소리를 몇 차례 들어본다.
천명음 (Wheezes)	흡기나 호기 동안에 들리며, 고음이며, 연속적이고 음악 소리 같다.	수축된 통로를 통한 공기의 흐름에 의해 발생한다. 종종 급성 기관지염이나 천식의 기관지경련 시 양측에서 들린다. 만약 한쪽에서만 들린다면 이물질에 의한 폐색일 수 있다. 만약 천명음이 계속 들린다면 종양이나 농양이 기도의 일부분을 압박하고 있는 것이다.	협착음은 종종 흉벽보다 목에서 더 크게 들린다.

〈계속〉

표 8-3 비정상적인 호흡음(우발음)

호흡음	설명	원인	청진법
마찰음 (Friction rub)	마찰음은 주로 기도 바깥쪽에서 발생한다. 건조하고 낮은 소리이며 탁탁 치는 소리, 비비는 소리가 들린다. 흡기와 호기 모두에서 들린다.	늑막염이나 심막염같은 늑막이나 흉막조직의 감염이 원인이다.	숨을 멈추면 마찰이 중단되기 때문에 마찰음이 사라진다(마찰이 심장에서 원인이라면 소리는 사라지지 않는다).
종격동음 (Mediastianal crunches, Hamman's sign)	종격동음은 호기말에 들린다. 낮고 축축하고 탁탁 치는 소리를 낸다. 소리는 심박동과는 동시성이 있고, 호흡과는 비동시성을 가지고 있다.	종격동기종	대상자에게 왼쪽으로 기대거나 왼쪽으로 돌아눕도록 해서 소리가 커지는지를 확인한다.
진탕음 (Succession splashes)	진탕음은 크고 축축한 소리이다. 폐 내부나 늑막강에서 첨벙거리는 소리와 비슷하게 들린다.	폐 내부나 늑막강안에 공기나 수분이 있기 때문이다.	대상자를 앉힌 후 청진기를 폐 전체에 올려놓고 대상자의 어깨위에 손을 놓고 어깨를 흔든다. 이런 움직임은 옆에서 옆으로 수분을 첨벙거리게 한다.

검진	이론적 근거
1. 대상자가 똑바로 앉아 있을 수 있다면, 입으로 천천히 깊게 숨을 쉬도록 한다.	1. 이것은 소리의 강도, 높이, 질, 지속기간을 좀 더 잘 들리게 한다.
2. 청진기의 판막을 사용하여 폐음을 듣는다. 청진기의 판막을 피부 위에 놓는다. 호흡음을 평가하는 동안에 지나친 움직임을 피한다.	2. 판막은 고음의 소리를 더 잘 전달한다.
3. 흉곽을 청진한다([그림 8-9]는 청진 위치이다).	
A. 흉곽의 뒷면을 청진한다. 촉진을 하는 동안에 대상자를 앉아 있도록 한다. 흉곽 뒤쪽이 넓어지도록 머리를 앞으로 숙이고 팔을 가슴 앞에서 겹친다. 그러면, 흉곽 바깥쪽을 청진하기 위해 팔을 머리 위로 들어 올린다. 다음에 가슴 앞쪽을 청진하기 위해 어깨를 뒤쪽으로 하고 앉아 있도록 한다.	A. 각각의 검진 시 동일한 경로를 사용하는 것은 폐 전 영역을 커버할 수 있게 한다. 청진하는 영역의 아래부위 기관들을 구별하고, 비정상적인 호흡의 존재를 통해 관련된 큰 혈관들을 확인할 수 있다. 예를들어, 감소된 소리는 폐허탈을 의미한다.
B. 앙와위, 좌위, 와위에서 대상자를 체계적으로 청진한다. 짧은 시간 동안 한쪽과 다른 쪽, 기저부에서 첨부까지 소리를 비교한다.	B. 우중엽 소리와 좌하엽의 소리는 각각의 액와에서 가장 잘 들린다. 이러한 부위의 이상은 무기폐나 섬유화로 인해 일어난다.

4 진단적 추론

건강력과 신체검사에 기초하여 사정하고 계획을 수립해야 한다. 예를 들어 대상자는 여러 가지 진단이 가능한 증상을 보고할 수 있지만, 과거력과 신체검진 결과를 바탕으로 진단을 한두 가지로 좁힐 수 있다. 기침은 흔한 주호소이다. [표 8-4]는 기침과 관련하여 일반적인 질환들의 감별진단을 보여준다.

표 8-4 기침의 감별진단

구별진단	병력의 특이 소견	신체검진의 특이 소견	진단검사
기관지염 (급성, 만성)	기침, 오한을 동반한 발열, 근육통, 비충혈, 인후통, 객담배출, 흡연력	정상호흡음 또는 전반적으로 퍼진 악설음/건성수포음, 인후, 약한 호흡곤란	흉부 X선 촬영(폐렴 감별을 위해), 산소포화도, 객담배양
폐렴*	증상과 징후가 상당히 다양하나 객담배출, 발열, 흉막통과 함께 기침을 동반한다.	상기된 외모, 혼돈(confusion), 침범된 폐 전반에 걸친 악설음, 건성수포음, 감소된 호흡음이나 늑막마찰음, 침범된 폐를 타진 시 둔탁음, 촉각과 성대 진탕음 감소, 그렁거리는소리, 코벌렁임, 빈호흡	흉부 X선 촬영, 객담배양, 일반혈액검사, 기관지내시경
결핵	결핵 노출 병력, 객담 유무와 기침, 피로, 발열, 야간발한, 오심, 흉막통증	청진 시 악설음, 과다호흡, 호흡음 감소	투베르쿨린 피부반응 검사, 객담배양, 흉부 X선 촬영, 골 X선 촬영, 질환의 진행 정도를 확인하기 위한 다른 검사들

* 높은 사망률과 유병률로 인해 폐렴을 정확하게 진단하는 것, 합병증이나 내재된 질환들을 파악하는 것, 적절하게 대상자를 치료하는 것이 중요하다.

특정 대상자

임신부

건강력을 수집하는 동안에 다음을 주의한다.

- 임신의 주수 또는 분만예정일(EDC)
- 운동 형태와 에너지 소모
- 다태아 유무, 양수과다증, 자궁이 커지면서 횡격막을 위쪽으로 이동시키는 다른 상황들
- 신체적 변화를 인지한다.
- 임신부는 인체구조와 환기의 변화를 경험한다.
- 호흡곤란은 임신에서 흔하게 나타나며, 일반적으로 정상적인 신체변화에 기인한다.
- 늑골각(임신 전에는 약 68°)이 임신 3기에는 약 103°까지 증가한다.
- 폐활량이 100~200mL까지 증가하는데 이것은 정상 호기율에서 최대 흡기후에 뱉어낼 수 있는 공기의 양이다.
- 일회 호흡량(tidal volume)은 미세환기와 함께 40% 증가한다.
- 전반적으로, 임신부는 호흡수가 더 증가하지 않고 좀 더 깊은 호흡으로 환기가 증가한다.

신생아

일반적인 사항

- 건강력을 수집하는 동안에 다음을 주의한다.
  - 미숙아 출생
  - 호흡결핍증후군
  - 일시적인 과다호흡
  - 환기보조기구와 보조기구의 사용기간
  - 폐기관지의 이형성증
- 출생 후 1분과 5분의 Apgar 점수는 신생아의 호흡노력에 대하여 많은 것을 알려준다. 다른 것은 정상이지만 호흡이 불충분한 신생아는 심박동수, 근육긴장도, 카테터에 대한 반응, 피부 색깔에서 초기 점수가 1이거나 0이기도 한다. 억압된 호흡은 종종 분만중의 진정상태나 태아의 불충분한 혈액공급과 같은 산모의 환경에 원인이 있거나 점액에 의한 물리적 폐색의 결과이다.
- 신생아의 폐기능은 다양한 환경적 요인에 특히 민감하다. 호흡양상은 실내온도, 식이, 수면에 따라 다양하다. 출생 후 첫 몇 시간 동안은 분만 전에 산모에게 주어진 약물의 수동적 이동으로 호흡 노력이 억제될 수 있다.
- 신생아의 폐와 가슴에 대해 성인과 유사하게 지속적으로 사정한다.

시진

- 신생아의 호흡에 문제가 없는지 시진한다.
- 쇄골위 절흔의 수축과 흉쇄유돌근의 수축을 시진한다. 호흡 장애에 대한 중요한 징후로 고려해야 한다.
- 신생아가 공기를 보유하고 산소를 증가시키려고 시도하는 동안 갇힌 공기 또는 폐의 수분을 내보내기 위한 과정에서 나타나는 기도의 그르렁거리는 소리를 관찰한다. 계속된다면 주의를 기울여야 한다. 이는 호흡기 협착이나 폐색을 의미한다.
- 호흡 장애의 증상으로 코벌렁임이 신생아 시기뿐만 아니라 다른 연령에서도 나타나는지 살펴본다.
- 흉곽의 크기나 형태에 주의하면서 살펴본다. 가슴둘레를 측정한다. 건강한 정상아는 일반적으로 30~36cm에 이르고 때로는 머리둘레보다 2~3cm 적다. 미숙아에서는 이 차이가 증가한다. 자궁 내 성장 지연이 있는 영아는 머리에 비해 가슴둘레가 상대적으로 더 작다. 당뇨병 조절이 안 된 산모의 영아는 상대적으로 큰 가슴둘레를 보인다. 대략적으로 측정하면, 두 유두 사이의 거리가 대략 가슴둘레의 1/4 정도이다.
- 유두의 크기에서 대칭인지, 부종이나 분비물이 있는지를 관찰한다. 검진자는 일반적으로 충분히 발달하지는 않았지만 초기 유두에서 그려진 선을 따라서 과잉유두를 관찰할 수 있다. 아프리카계 미국인 신생아에서는 흔하지 않지만 백인에서 신생아의 과잉유두는 다양한 선천적인 기형과 관련이 있다.
- 손과 발의 청색증은 신생아에게는 일반적이며, 관련 요인이 없다면 추운 환경에서는 며칠 동안 지속될 수 있다.
- 분당 호흡수를 측정한다[표 8-5]. 예상되는 호흡수는 분당 80회의 호흡이 일반적이지만, 분당 30~80까지 다양하다. 일반적으로 자궁절제술로 출산한 영아는 정상분만 영아보다 더 빠른 호흡수를 보인다. 실내온도가 아주 따뜻하거나

차갑다면, 호흡수에서 두드러지는 변화가 나타난다. 대부분이 빈호흡(tachypnea)이며 때로는 완서호흡(bradypnea)까지 다양하다.

- 호흡의 규칙성에 주목한다. 영아는 비강호흡(nose breathers)을 한다. 이것은 마치 영아들이 입을 벌리고 호흡하기보다 호흡곤란을 야기시키는 것을 선호하는 것처럼 보이기도 한다. 출생 시 미숙아일수록 호흡양상의 불규칙성이 더 증가한다. 10~15초까지 길게 지속되는 무호흡이 있은 후 상대적으로 격렬한 호흡이 연속적으로 나타나는 형태의 주기적인 호흡이 일반적으로 나타난다. 무호흡 기간이 길어지고 영아가 중심부 쪽으로 청색증(예: 입, 얼굴, 몸통에서 청색증이 나타난다면)을 띠게 된다면 주기적인 호흡은 고려해야 할 요인이다. 미숙아에서 주기적인 호흡양상이 지속되는 것은 영아가 만삭 상태에 가까워짐에 따라 무호흡 기간이 감소하면서 제대연령과 관련이 있다. 만삭인 영아는 주기적인 호흡이 출생 후 몇 시간 안에 사라진다.
- 흉부 확장을 관찰한다. 신생아는 호흡노력을 위해 본래 횡격막에 의지하며, 점차적으로 늑간 근육이 추가된다(반면에 영아의 상당수는 복부근육을 동시에 사용하는 것이 일반적이다). 흉부 확장이 비대칭적이라면, 한쪽 폐의 이상을 의심할 수 있다(예: 기흉, 횡격막 탈장).

● 표 8-5 정상 신생아와 소아의 호흡수

연령	분당 호흡수
신생아~1년	30~80
1~3년	20~40
3~6년	20~30
6~10년	16~20
10~17년	16~20
17년 이상	12~20

촉진

- 대칭성의 소실, 비정상적인 종양이나 마찰음에 주의하면서 늑골과 흉골을 촉진한다. 골절된 쇄골 주위의 마찰음은 겸자분만(forceps delivery)을 힘들게 한 후에 흔하게 나타난다.
- 신생아의 검상돌기가 성인이나 청소년보다 좀 더 유동적이고 두드러지는지를 관찰한다. 손가락 아래에서 약하게 앞뒤로 움직이는 날카로운 끝이 있다.

타진

- 신생아에서 타진은 일반적으로 신뢰할 만하지 않다. 성인의 손가락은 신생아의 흉부에 비해 너무 크며, 특히 미숙아의 경우 그렇다.
- 직접적 혹은 간접적인 타진을 통해 근본적인 문제를 놓치기 쉽다. 공명음의 소실이 발견되면 청소년이나 어른에서 발견되는 둔탁음처럼 중요하게 생각해야 한다.

청진

- 호흡음의 위치를 찾기가 힘들다. 특히 미숙아의 아주 작은 가슴의 경우 더욱 힘들다. 호흡음은 청진되는 부위의 엽에서 다른 엽으로 쉽게 전달된다. 그러므로 일부 부위에서 호흡음이 소실됐다면 발견하기 힘들 수도 있다. 때로는 양쪽 흉부를 이중벨 청진기를 사용하여 대칭적으로 청진하는 것이 도움이 된다.

- 태아의 수분이 완전히 깨끗해지지 않기 때문에 출생 후에 곧 악설음과 건성수포음이 들리는 것은 일반적이다. 청진한 결과들이 대칭적이지 않을 때마다 문제를 의심해야 한다(예: 태변의 흡입).
- 장관 속의 꾸르륵거리는 소리, 약한 움직임, 상기도의 점액은 모두 우발음에 기여하여 신생아의 사정을 어렵게 한다. 위장관의 꾸르륵거리는 소리가 가슴에서 계속 들린다면 횡격막 탈장을 의심할 수 있지만 이러한 소리를 확대 해석하는 것은 때로 오판을 부를 수 있다.
- 협착음은 고음의 찌르는 듯한 소리이며, 대부분 흡기 시에 들린다. 이것은 상기도 부위의 손상에 의한 것이다. 어떤 연령에서도 나타날 수 있으므로, 중요하지 않은 것으로 지나쳐서는 안 된다. 특히 흡기(I)가 호기(E)보다는 3~4배 더 길어지는데 I/E 비율이 3:1 또는 4:1까지도 길어진다. 기침, 쉰 목소리, 수축을 동반하는 협착음은 후두개 연화, 선천성 장애, 크룹, 감염의 부종 반응, 알레르기원, 흡연, 화학물질, 이물질흡인 등 기도나 인두에 심각한 문제가 있음을 나타낸다. 기도가 좁은 신생아는 종양이나 농양, 이중대동맥궁(double aortic arch)에 의한 압박에 쉽게 영향을 받는다.

아동

일반적인 사항

병력을 청취 시 환아의 부모에게 다음 사항을 질문한다.
- 작은 물질이나 장난감, 음식물의 흡인 가능성
- 부적절한 체중 증가(운동편협성 운동내성의 좋은 증거)
- 형제자매 중의 영아돌연사 과거력
- 영아시기에 섭취곤란(발한, 청색증, 빠른 피로감의 증가, 식이에 대한 무관심)
- 등유나 탄화수소의 소화 가능성
- 무호흡 경험; 무호흡 모니터링의 사용

시진

- 흉부의 '곡선형태'을 관찰한다. 어린아이의 가슴이 완만하다면 낭포성 섬유증같은 만성폐쇄성폐질환이 과거 2살 때에 있었을 가능성이 있다. 5, 6살 때에 술통형 가슴이 보인다면 내재된 질환을 암시한다.
- 흉곽의 근육을 관찰한다. 아이들은 6, 7세까지 호흡을 할 때 늑간근을 사용한다. 아동의 호흡 시 늑간 움직임이 확실하게 보인다면 폐 또는 기도 문제를 암시한다.

청진

- 5~6세보다 작은 아이들은 검진자가 만족스러울 만큼 흡기를 충분히 할 수 없으므로(특히 감지하기 어려운 천명음이 들릴 때), 손전등을 불어보게 하거나 티슈 조각을 불어서 날려보게 해서 듣기가 어려운 호기말 음을 확인한다.
- 아동을 뛰어다니게 한다. 아동이 뛰고 난 후 호흡을 좀 더 깊게 하게 되면 호흡음을 더 쉽게 들을 수 있다.
- 신체적인 특성에 주목한다. 아동의 흉부는 성인보다 얇고 공명이 더 잘 되기 때문에 흉곽 내 음을 잘 들을 수 있고, 과다공명음은 아동에서는 흔하다.

- 아동은 얇은 흉벽 때문에 성인보다 호흡음이 크고 거칠게 들리며, 기관지음이 더 잘 들린다.
- 기관지폐포음은 흉부 전반에 걸쳐 들을 수 있다.
- 아동이 울 때 기회를 잡아라. 흐느낌(sob)은 심호흡 후에 흔히 나타난다. 흐느낌 자체는 성대 공명을 평가할 수 있고 촉각진탕음을 느낄 수 있게 한다. 양손(양 손바닥과 손가락)을 모두 사용한다. 울던 아동이 가끔 호흡을 멈추면 심음을 들을 수 있다. 이렇게 호흡이 지속되다가 잠깐 멈출 때, 호흡음과 심잡음(murmur)을 구별할 수 있는 기회가 된다.

노인

일반적인 사항

- 노인의 사정 과정은 예상되는 결과들에서 다양성은 있으나 젊은 성인들과 동일하다. 노인은 젊은 대상자들보다 숨을 깊게 쉬고 참는 것이 더 어렵고, 쉽게 피로감을 느낀다. 사정의 진행속도와 요구사항들은 개인의 필요에 맞춰야 한다. 노인의 경우, 폐의 병리적인 상태는 폐의 기저부에서 발생하므로 피로를 느끼기 전에 먼저 이 부위를 검진한다.
- 노인은 만성호흡기질환(폐암, 만성기관지염, 폐기종, 결핵)의 위험이 있기 때문에 다음과 같은 사항에 주의한다.
    - 흡연
    - 기침, 활동 시 호흡곤란, 무호흡
    - 피로
    - 급격한 체중 변화
    - 잦은 호흡기 감염에 노출 및 빈도, 폐구균백신접종, 매해 인플루엔자 접종
    - 발열, 수면 중 발한
    - 호흡기에 미치는 날씨의 영향
    - 활동의 감소나 부동
    - 삼킴 장애
    - 주증상으로 인해 일상생활습관이나 활동의 변화

시진

- 흉곽확장을 관찰한다. 노인에서는 흉곽확장이 감소될 수 있다. 대상자는 호흡근의 약화, 전반적인 신체적 장애, 몸을 많이 움직이지 않는 생활습관 등의 이유로 호흡근을 덜 사용하게 된다. 늑골관절의 석회화로 흉곽의 확장, 부속근 사용을 방해한다. 뼈 돌기가 두드러지고 피하조직이 감소된다.
- 척추와 흉추의 배열을 시진한다. 흉추의 배측만곡(후만증)이 두드러지는지 요추곡선이 편평해졌는지를 관찰한다. 전후직경이 좌우직경과 비교하여 증가되어 있다.

청진

- 일부 노인의 경우 폐의 팽창이 증가하여 과다공명이 나타난다.
- 이러한 결과는 다른 징후의 존재 여부와 관련하여 평가되어야 한다.

사례 연구

주호소 "기침이 점점 심해지 있고, 지금은 가슴도 아파요."

면담을 통해 수집한 자료

박 씨는 58세 남성으로 이틀 전부터 좌측 늑막성 흉통, 호흡곤란, 기좌호흡, 간헐적인 발열과 오한이 있었다. 그리고 기침 시 누런 객담을 배출했으며, 어제는 객담의 색이 갈색에 가까웠다. 기침을 하면 늑막성 흉통이 좌상위 사분면(LUQ)으로 방사된다. 오심은 없지만 어제는 구토를 한 번 했다. 오늘 아침에 콧물과 인후통이 있었지만 지금은 호전되었다..

박 씨는 어린 시절부터 천식이 있었고, 알부테롤 흡입제를 다 쓰고난 후 한동안 약물을 사용하지 않고도 잘 지내왔었다. 과거에 외상이나 수술을 경험한 적은 없으며, 독감예방주사와 폐렴백신을 맞았다고 하였다. 박 씨의 부모님은 모두 생존해 있다. 아버지는 현재 82세로 고혈압을 진단받았다. 관상동맥질환, 천식, 당뇨, 암에 대한 가족력은 없다.

박 씨는 흡연을 하지 않으며 기분전환약물은 복용하지 않는다. 술은 금요일 저녁에 외식을 한 경우 와인을 2잔 정도 마신다. 박 씨는 출판사에서 영업사원으로 일하고 있으며 결혼은 하지 않았다.

근거	요점
2일간의 주호소 병력	숨참, 발열, 오한이 심해지면서 증상이 악화되었다(2일간).
기침 중 좌상위사분면(LUQ)으로 방사되는 좌측 흉막성 통증	통증은 폐렴과 같은 세균 감염과 관련이 있으며 호흡양상을 변화시킨다.
호흡곤란/기좌호흡	호흡양상의 변화는 응급치료가 필요함을 암시한다.
배출성 기침, 갈색으로 변한 누런 객담	적갈색의 객담은 세균 감염을 암시한다.
구토	탈수나 2차 진단(담낭질환)을 확인한다.
비루, 인후통	감기나 독감의 증상이다.
좌엽의 호흡음 감소	폐렴의 증상이다.

이　름	박 씨	날짜	2005. 9. 15.	시간	09:40
		생년월일	1946. 7. 10.	성별	남

병력

주 호 소	"기침이 점점 심해지 있고, 지금은 가슴도 아파요."
현 병 력	박 씨는 58세의 남성으로 이틀 전부터 좌측 늑막성 흉통, 호흡곤란, 기좌호흡, 간헐적인 발열과 오한이 있었다. 그리고 기침 시 누런 객담을 배출했으며, 어제는 객담의 색이 갈색에 가까웠다. 기침을 하면 늑막성 흉통이 좌상위 사분면(LUQ)으로 방사된다. 오심은 없지만 어제는 구토를 한 번 했다. 오늘 아침에 콧물과 인후통이 있었지만 지금은 호전되었다.
투　　약	알부테롤-답답함이 있을 때 필요시 2 퍼프를 사용, 마지막 사용은 3개월 전
알레르기	삼나무에 대한 계절성 알레르기
과 거 력	**질　병** 어릴 때부터 천식 앓음. 플루 백신을 접종함. **수　술** 수술, 외상, 수혈 모두 없음.
가 족 력	고혈압(+), 관상동맥질환, 당뇨, 암(−)
사 회 력	흡연나 기분전환약물 복용(−), 음주(금요일에 와인 2잔 정도), 영업직, 미혼

〈계속〉

계통별 문진	
일반적인 사항 발열, 오한	**심혈관계** 좌측 늑막성 흉통
피 부 창백함을 비롯하여 어떤 변화도 없음.	**호흡기계** 현병력 참고
눈 시력 변화 없음.	**위장관계** 오심 없음. 어제 구토 1회 있었음.
귀 통증이나 다른 증상 없음.	**비뇨생식기계** 없음.
코/입/목 콧물, 인후통 – 해결됨.	**근골격계** 없음.
유 방 없음.	**신 경 계** 없음.

신체 검진		
체 중 81.6kg	**체온** 37.4℃	**혈압** 100/60mmHg
신 장 172cm	**맥박** 120회/min	**호흡** 24회/min

전반적인 외모 58세 남성, 호흡장애가 어느 정도 있고 현재 외모는 단정한 편임.

피 부 따뜻하고 건조함. 색깔 변화 없음.

머리/귀/눈/코/목 두부 정상. 동공반사 정상. 각막반사 정상. 청력 정상. 코 분비물, 폐색, 변형 없음. 구강인두 점막 병변 없이 깨끗함.

심혈관계 빈맥, 심잡음(murmurs) 없음.

호흡기계 청진 시 우측 깨끗함. 좌상엽은 청진 시 호흡음 감소가 두드러지고 깨끗함. 좌하엽과 우측 폐 가운데 부분을 가로질러 E-to-A 변화 있음. 우하엽에서 건성수포음이 들림.

소화기계 정상 장음. 부드러움. 경화가 의심되는 흉통 부위와 가까운 좌상위사분면 경계부를 제외하고 고창음(tympany)이 들림.

비뇨생식기계 사정하지 않음.

근골격계 근력: 4-5/5, 대칭. 맥박: 양측 1+

신 경 계 의식 명료하고 지남력 있음. 제2~12뇌신경 정상. 심부건반사 2+, 바빈스키 반사 음성.

기 타

임상 검사 객담 그람염색: 백혈구 다량 검출, 상피세포 거의 없음. 중등도의 그램 양성구균 검출

객담배양검사와 혈액배양검사 결과 기다리는 중.

Na 142 mEq/mL	Scr 0.9 mg/d	72% Neutrophils	Mg 1.3 mEq/L
K 3.7 mEq/mL	Glu 126 mg/dL	12% Bands	Phos 2.7 mg/dl
Cl 99 mEq/mL	Hgb 14.2 mg/dL	14% Lymphs	CPK 256 IU/L
CO_2 20 mEq/L	Hct 42%	2% Monocytes	
BUN 7 mg/dl	WBC $14.7 \times 10^3/mm^3$	Ca 8.2 mEq/L	

소변검사(UA): 탁한 소변, SG 1.018, pH 5.0, 단백질>300mg/dL, 케톤 미량 검출, 혈액 중등도 검출. 2WBCs/hpf, 4RBCs/hpf, 세균 없음.

특수 검사 흉부 X선 촬영: 좌하엽의 상하 분절의 경화. 그 외 부분은 깨끗함. 정상 크기의 심장.

최종 검진 결과 1. 좌하엽 폐렴, 폐렴구균(pneumococcal) 감염 의심.
                2. 소변검사 결과 단백질, 케톤 검출. 불확실한 병인으로 인해 크레아틴키나아제(CPK) 상승.

CHAPTER 9

Cardiovascular Disorders

심혈관 장애

1 해부 생리

> 심혈관계는 심장과 동맥, 정맥, 모세혈관을 포함한 혈관의 폐쇄체계(closed system)로 이루어져 있다. 심장은 끊임없이 혈관을 통해 혈액을 내보내며 그 혈액은 중심 순환(central circulation)을 통해 심장으로 되돌아간다. 심혈관계는 다음과 같은 기능을 수행한다:
> - 항상성(homeostasis)을 유지한다.
> - 전신의 조직에 산소를 공급한다.
> - 혈액을 통해 영양분과 노폐물을 교환한다.

1 심장

심장(heart)은 속이 비어 있는(hollow) 근육성 기관으로 양쪽 폐 사이에 종격동 가운데 위치하며 심낭으로 둘러싸여 있다. 흉골 뒤 정중선의 바로 왼쪽으로 비스듬하게 횡격막 위에 위치한다. 심장은 원뿔 모양이며 대략 꽉 쥔 주먹 만한 크기로 분당 5~6L의 혈액을 전신으로 공급한다.

심장에는 네 개의 방(chamber)이 있다. 위쪽 두 개의 방은 우심방과 좌심방이라고 하고, 아래쪽 두 개의 방은 우심실과 좌심실이다[그림 9-1]. 심방(atria)은 벽이 얇고 압력이 낮은 방으로 대정맥(vena cava)과 폐정맥(pulmonary vein)에서 혈액을 받아 각 각의 심실에 공급한다. 두꺼운 근육 층이 감싸고 있는 심실(ventricles)은 심방에서 폐로부터 산화된 혈액을 받아서 대동맥을 통해 전신에 혈액을 내보낸다. 우심방과 우심실은 심장의 오른쪽 부분을 구성하며 좌심방과 좌심실은 심장의 왼편을 구성한다. 동맥혈과 정맥혈을 구분하는 심장 중격에 의해 심장의 좌우를 나눈다. 우심실은 심장의 전면부와 하부 표면을 구성하는 반면, 좌심실은 심장의 후면부와 외측면을 구성한다.

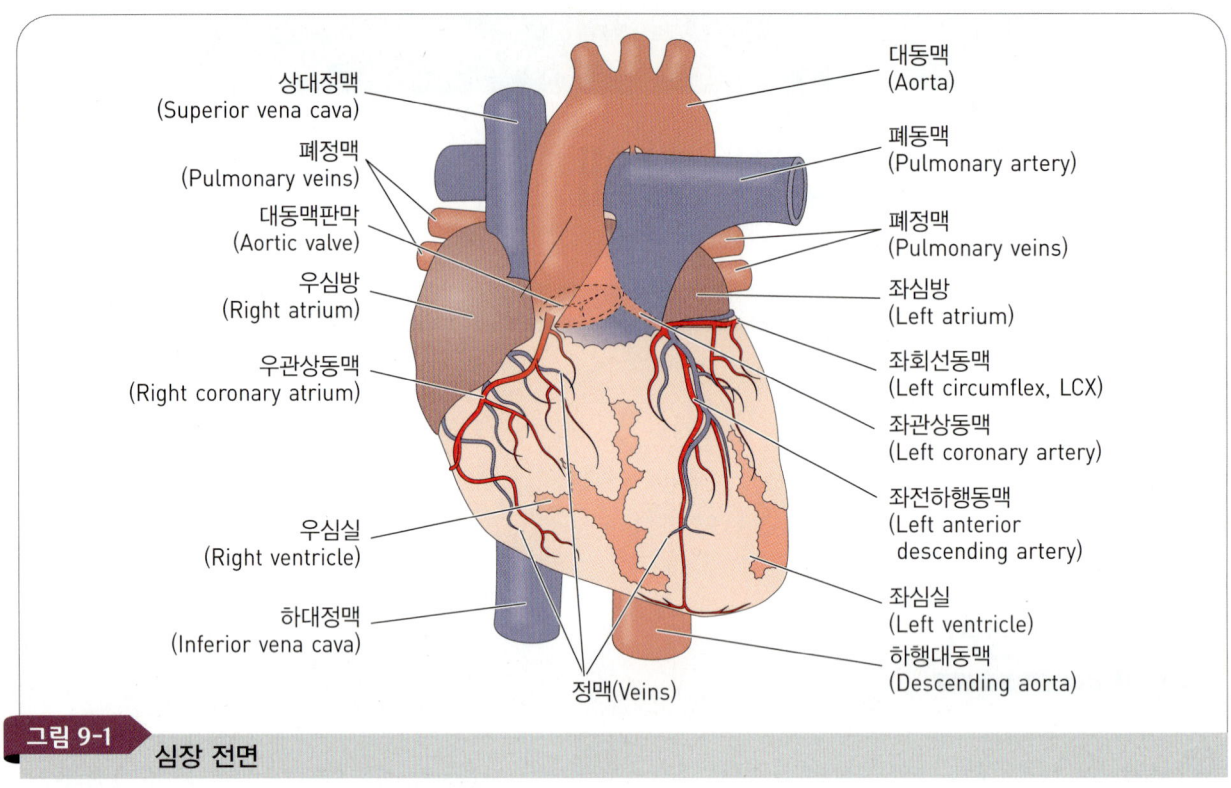

그림 9-1 심장 전면

    심장은 심외막(epicardium), 심근(myocardium), 심내막(endocardium)의 세 겹의 심장 근육으로 이루어져 있다. 심외막은 심장 가장 바깥 쪽을 보호하는 얇은 막이다. 심근은 중간에 위치한 두꺼운 근육 층으로, 스스로 수축하는 근섬유가 있어 심장을 수축시키고 심장에서 혈액을 내보내는 역할을 한다. 심장의 가장 안쪽 층인 심내막은 판막 안쪽을 구성하는 얇은 막으로 되어 있다. 심낭(Pericardium)은 섬유성 막으로 액체로 가득 차 있으며 심장을 둘러싸고 심장의 움직임을 제한하면서 감염에 대한 방어 작용을 한다.

    심장 판막(valve)은 한 방향으로만 혈액이 흐르도록 하는 덮개(flap)와 같은 구조이다. 심장 판막에는 방실판막(atrioventricular(AV) valves)과 반월판막(semilunar valves)의 두 종류가 있다. 방실판막인 삼첨판막(tricuspid valves), 승모판막(mitral valves)은 심실이 수축할 동안 혈액이 심방으로 역류하는 것을 방지한다. 삼첨판막은 우심방과 우심실 사이에 위치하며 삼각형 모양의 세 개의 첨판(cusp)으로 구성되어 있다. 승모판막은 좌심방과 좌심실 사이에 있으며 두 개의 첨판으로 이루어진다. 삼첨판과 승모판은 심실이 이완되면서 혈액이 심방에서 심실로 흐를 때 열린다.

    반월판막은 각각 세 개의 첨판을 지니고 있으며 폐동맥판막(pulmonic valves)과 대동맥판막(aortic valves)이 있다. 반월판막은 심실이 수축하는 동안 열리며 혈액이 폐동맥과 대동맥으로 흐르게 한다. 심실 이완 중에는 판막이 닫히며 혈액이 심실로 역류하는 것을 방지한다. 폐동맥판막은 우심실과 폐동맥 사이에 있으며 대동맥판막은 좌심실과 대동맥 사이에 위치한다. [그림 9-2]는 심장 판막에 대한 그림이다.

    심장의 위쪽 넓은 부분을 기저부(base)라고 한다. 기저부는 심장의 상단 부분과 혈액을 우심방과 좌심방에 공급하는 큰 혈관들(대동맥, 폐 혈관 및 대정맥)을 포함한다. 심장의 하단 좁은 끝 부분은 심첨(apex)이라고 부른다.

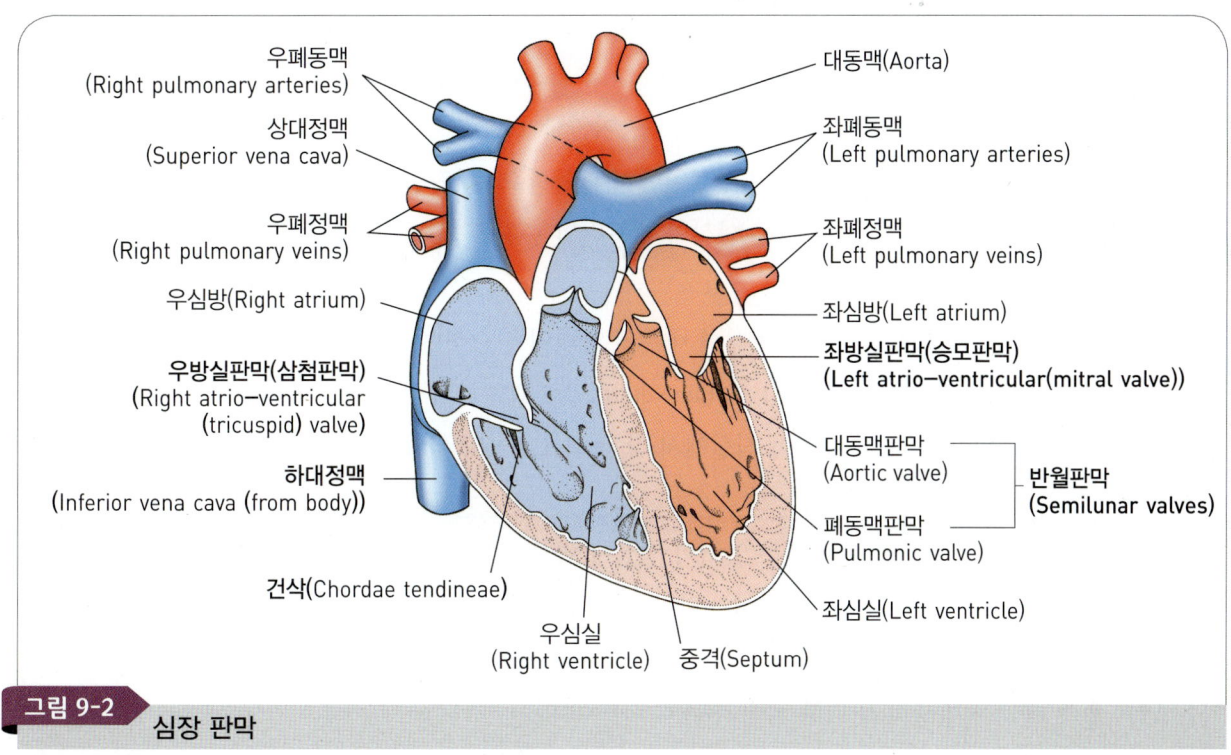

그림 9-2 | 심장 판막

2 동맥과 정맥

동맥(arteries)은 정맥(veins)보다 더 질기고 장력이 있으며 덜 팽창한다. 동맥벽은 심실 수축 후 동맥 압력이 증가할 때 동맥을 손상으로부터 보호한다. 동맥은 심장에서 멀어질수록 더 작아지며 가장 작은 지점의 동맥은 모세혈관(capillaries)이 된다. 모세혈관은 산소와 영양분을 전달하고 심장세포(cardiac cell)에 있는 노폐물을 제거한다. 모세혈관은 동맥에서 모세혈관을 통해 정맥으로 되면서 더 커진다. 따라서 혈액은 모세혈관을 통해 동맥에서 심장세포로, 또 정맥으로 흐른다. 정맥에서 혈액은 낮은 압력으로 흐르기 때문에 그 방향으로 혈액 흐름을 유지하기 위해 정맥벽은 더 얇고 판막을 필요로 한다. 일반적으로 정맥은 혈액 저장고 역할을 할 수 있으며, 필요시 혈액량을 현저하게 늘릴 수 있다.

관상동맥(coronary arteries)은 심근에 영양분이 풍부한 혈액과 산소를 공급한다. 관상정맥(coronary veins)은 혈액을 대순환(체순환)으로 되돌려준다. 관상동맥은 대동맥판막 바로 위에 있는 대동맥의 기저부에서 뻗어 나간다. 대부분 우관상동맥은 우심방과 우심실에 혈액을 공급한다. 또한 이것은 동방결절(sinoatrial node, SA node)과 방실결절(aterioventricular node, AV node)에 혈액을 공급한다. 좌관상동맥은 좌전하행동맥(LAD)과 좌회선동맥(Left circumflex, LCX)으로 나뉜다. 좌전하행동맥은 심실 사이로 심장의 전면부에 혈액을 공급한다. 좌회선동맥은 심장의 후면부에 혈액을 공급하며 좌심방과 좌심실 사이로 흐른다.

3 심장 주기

심장 주기(cardiac cycle)는 심장이 율동적으로 수축, 이완함에 따라 수축기(systole)와 이완기(diastole)의 두 가지 단계로 이루어진다. 수축기는 혈액이 우심실에서 폐동맥으로, 좌심실에서 대동맥으로 분출됨에 따라 발생하는 심실 수축을 의미한다. 이완기는 심실의 수동적인 충전을 의미하며 심방 수축에 뒤이어 발생하고 혈액을 심방에서 심실로 이동시킨다.

수축기 동안 혈액이 심실 내로 박출되면 심실 내부의 압력이 상승하여 방실판막이 닫힌다. 방실판막의 폐쇄는 제1심음(S_1)을 유발한다. 심음을 "럽-덥(lub-dub)"으로 표현하면 제1심음은 "럽(lub)"이다. 동시에 대동맥판막과 폐동맥판막이 열리고 혈액이 심실에서 각 동맥으로 배출된다. 판막이 열릴 때는 조용해서 심음이 들리지 않는다.

심실의 혈액이 거의 비워지면 동맥 내부 압력이 심실 압력보다 더 높아져서 반월판막이 닫힌다. 대동맥판막과 폐동맥판막의 폐쇄는 제2심음(S_2)을 유발한다. 이것은 럽-덥(lub-dub)의 "덥(dub)"이다. 제3심음(S_3)은 이완기 초기에 심실로 혈액이 빨리 채워지면서 나타나는 소리와 관련이 있다. 제4심음(S_4)은 이완기 후기에 남아 있는 혈액을 방출하기 위한 심방 수축과 관련이 있다.

심장은 [그림 9-3]에서 보듯이 내인성 전기 전도 체계(intrinsic electrical conduction system)를 가지며 이것은 외부 자극(심장의 자동성)이 없을 때도 심실이 수축을 하도록 한다. 이 전기적 자극은 심장 주기 동안 발생하는 각각의 심근 수축(탈분극)을 촉진한다. 이 자극은 우심방 벽에 있는 동방결절(SA node)에서 발생한다. 동방결절은 심장 고유의 페이스메이커(pace maker)라고도 불린다. 동방결절은 자동으로 분당 60~100번의 자극을 보낸다. 이 자극은 양쪽 심방을 거쳐 심방 중격에 위치한 방실결절(AV node)로 이동한다. 방실결절은 자극을 낮추어 심실이 활성화되기 전에 심방 수축을 끝내도록 한다. 그 후 자극은 히스속(bundle of His), 히스속지(bundle branch), 심실의 심근에 위치한 푸르키니에섬유(purkinje fiber)로 전달된다. 심실 수축은 심내막에서 심외막으로, 심첨에서 기저부로 간다. 심장의 전도계를 통한 전기적 활동은 심전도(electrocardiogram, ECG)에 기록되며 이는 [BOX 9-1]에 묘사되어 있다.

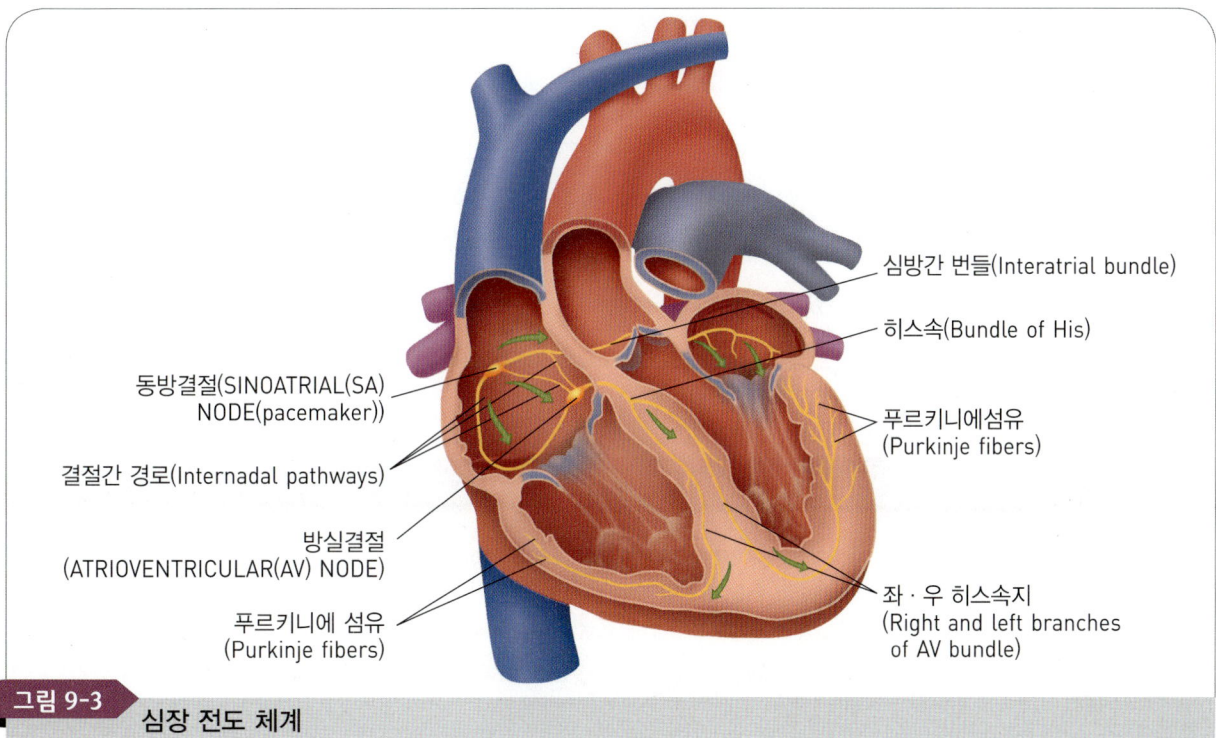

그림 9-3 심장 전도 체계

BOX 9-1 심전도

심전도(Electrocardiograms, ECG)는 전기적 활동이 심근섬유를 통하여 이동한 것을 기록한 것이다. 심근의 수축과 이완 두 단계를 기록하는데, 이를 탈분극, 재분극이라고 한다. 탈분극(Depolarization)은 심근을 통한 자극의 확산인 반면, 재분극(repolarization)은 자극을 받은 심근이 휴면 상태로 돌아오는 것이다. 심전도는 심근의 수축을 기록하는 것이 아니라 심장의 전기적 변화를 기록한다. 심근 수축은 보통 전기적 탈분극 직후에 일어난다.

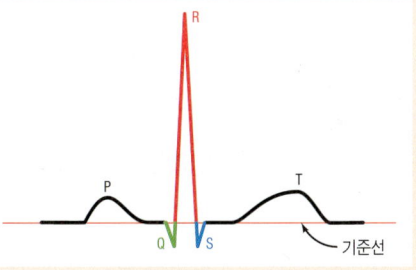

- 심전도(ECG)는 파형으로 전기적 활동을 기록한다. P파, PR 간격, QRS파, ST 분절, T파, U파(드물게)가 있다.
- P파는 동방결절(sinoatrial, SA node)에서 심방을 통해 퍼지는 탈분극을 나타낸다.
- PR 간격은 심방의 탈분극(Depolarization)과 심실의 탈분극 시작 사이의 시간을 나타낸다.
- T파는 심실의 재분극 또는 심실의 심근이 휴지기로 회귀하는 것을 의미한다.
- U파는 항상 존재하는 것은 아니지만 심실 재분극의 마지막 단계를 나타낸다.
- QRS군은 심실에 전기적 자극이 퍼지는 탈분극을 나타낸다.
- ST 분절은 심실의 탈분극 시간이다.

2 건강력

심혈관계의 비침습성 사정은 대상자의 심장 상태에 대하여 유용하고 비용 대비 효율성이 높은 정보를 쉽게 얻을 수 있다. 대상자의 과거 병력을 조사하면서 혈역학적(hemodynamic) 진단 장비로 얻은 자료는 의사가 신속한 진단과 처방을 내릴 수 있도록 도와준다.

① 현병력과 주호소

> *"누가 내 가슴을 찌르는 것 같이 아픈데 이 통증이 절대 사라질 것 같지 않아요."*

송 씨는 69세 남성으로 5년간 운동성 협심증(exertional angina)과 관상동맥질환(coronary artery disease, CAD)을 가지고 있다. 협심통은 보통 활동을 멈추면 감소하며 이따금 흉통 완화를 위해 니트로글리세린 설하정을 사용하였다. 환자가 NTG를 설하로 투여했을 때 전에 비해서 효과가 줄어들었다. 통증의 정도를 1~10 척도로 나누면 통증이 3~6으로 증가했다. 통증은 흉골하부에서 시작하여 왼팔 아래로 퍼지며 발한과 오심이 동반된다. 송 씨는 현재 호흡곤란, 기좌호흡, 실신, 심계항진이나 기침 증상은 없다.

1) 흉통

발병 · 지속시간	흉통(chest pain)이 갑작스럽게 시작되는가 서서히 심해지는가? 통증이 얼마나 지속되는가?
특징	통증의 양상을 설명한다. 통증이 타는 듯한가, 쥐어짜는 듯한가, 칼로 찌르는 듯한가, 쑤시는 듯한가, 짓누르는 듯한가, 통증이 날카로운가 혹은 둔한가?
위치	어디가 아픈가(예: 흉골, 등, 견갑골)? 팔, 목, 턱 또는 치아로 방사되는가?
정도	대상자에게 통증의 정도를 1~10 척도로 표현하도록 한다. 대상자의 일상생활(ADLs)에 영향을 미치는가, 수면을 방해하는 정도인가 또는 아예 잠들지 못하게 할 정도인가?
악화요인과 완화요인	통증을 악화시키는 것은 무엇인가?(예: 육체적 활동, 식사, 기침, 감정적 경험) 통증을 완화시키는 것은 무엇인가?(예: 휴식, 체위변경) 이러한 정보는 원인에 대한 단서와 근골격계 통증, 늑막통증, 위장관계 질환과 같은 다른 진단에 대한 가능성을 제공할 수 있다.
알코올 · 기분전환약물 복용	알코올을 섭취하거나 약물을 복용한 적이 있는가? 특히 코카인 같은 기분전환용 약물은 관상동맥의 경련을 일으킬 수 있기 때문에 복용 여부를 확인해야 한다(특히 10대나 성인).
관련 증상	사정해야 할 중요한 관련 증상에는 불안, 호흡곤란, 오심, 구토, 발한, 실신, 축축한 피부, 창백함 등이 있다.
약물 복용	처방받은 약물이나 일반의약품, 한약 및 대체요법을 비롯하여 어떤 약물을 복용하였는가? 이 문제에 대해 이전에 의료전문가를 만난 적이 있는지 물어보고 효능을 규명하기 위해 처방된 치료법을 알아내는 것이 중요하다.

표 9-1 일반적인 흉통 유형의 특성

유형	통증의 특성
협심증성 (Anginal)	일반적으로 흉골하부에서 발생. 격한 운동, 감정적 경험, 음식 섭취로 인해 악화되고 휴식과 니트로글리세린과 같은 약물로 완화됨. 발한, 오심, 구토가 자주 동반됨.
안정형 (Stable)	반복적인 양상으로 발생. 운동 요구로 악화. 30초~수 분 이상 지속됨. 휴식이나 전형적인 약물요법으로 치료.
불안정형 (Unstable)	통증이 확산되면서 강도가 점점 세지는 양상으로 발생. 지속시간은 안정형보다 더 길지만 보통 20분 미만임. 통증을 완화시키는 데 오래 걸리고 때때로 정맥 내 니트로글리세린 투여가 필요함.
늑막성(Pleural)	호흡, 기침과 함께 발생. 숨을 참을 때 완화되는 날카로운 통증.
위장관성 (Gastrointestinal)	흉골하부의 타는 듯한 통증으로 이따금 흉골상부 쪽으로 퍼짐. 엎드린 자세에서 심해지며 제산제나 음식물 섭취로 완화됨.
근골격성 (Musculoskeletal)	몸을 꼬거나 구부리는 동작을 할 때 악화됨. 지속시간이 길고 만성적이며 보통 국소적인 통증 지점에서 발생함.

[표 9-1]은 일반적인 흉통 유형을 설명한 것이다. 흉부의 불편감에 대한 호소는 보통 모호하고 진단하기 어렵다. 통증의 질과 부위를 포함해서 관련된 증상에 대해 사정한다. 침습성 진단 검사를 실시하기 전에 다른 진단을 고려해보는 것이 중요하다.

대상자 중 23%가 전형적인 흉통 없이 급성 심혈관계 질환을 경험한다는 것을 기억해야 한다. 노인, 당뇨병 환자, 여성에게서 이러한 증상이 나타날 수 있다.

1) 심계항진

심계항진(palpitation)과 리듬 장애는 흔하게 발생하며 허약감, 실신을 유발할 수 있다. 장애의 유형과 양상을 구분하는 것이 중요하다. [그림 9-4]는 일반적인 부정맥의 심전도(ECG)를 설명하고 있다.

발병 · 지속시간	갑작스럽게 시작되는가 서서히 심해지는가? 심계항진이 얼마나 지속되는가?
특징	심계항진이 규칙적인가 불규칙적인가? 심계항진이 계속 나타나는가 간헐적으로 나타나는가?
악화요인과 완화요인	무엇이 심계항진을 악화시키는가?(예: 불안, 육체적 활동, 기분전환약물 복용) 무엇이 심계항진을 완화시키는가?(예: 기침, 압박)
관련 증상	심계항진, 호흡곤란, 흉통, 흐린시력, 어지러움, 쓰러질 것 같은 기분을 느끼는 것과 관련이 있는가?

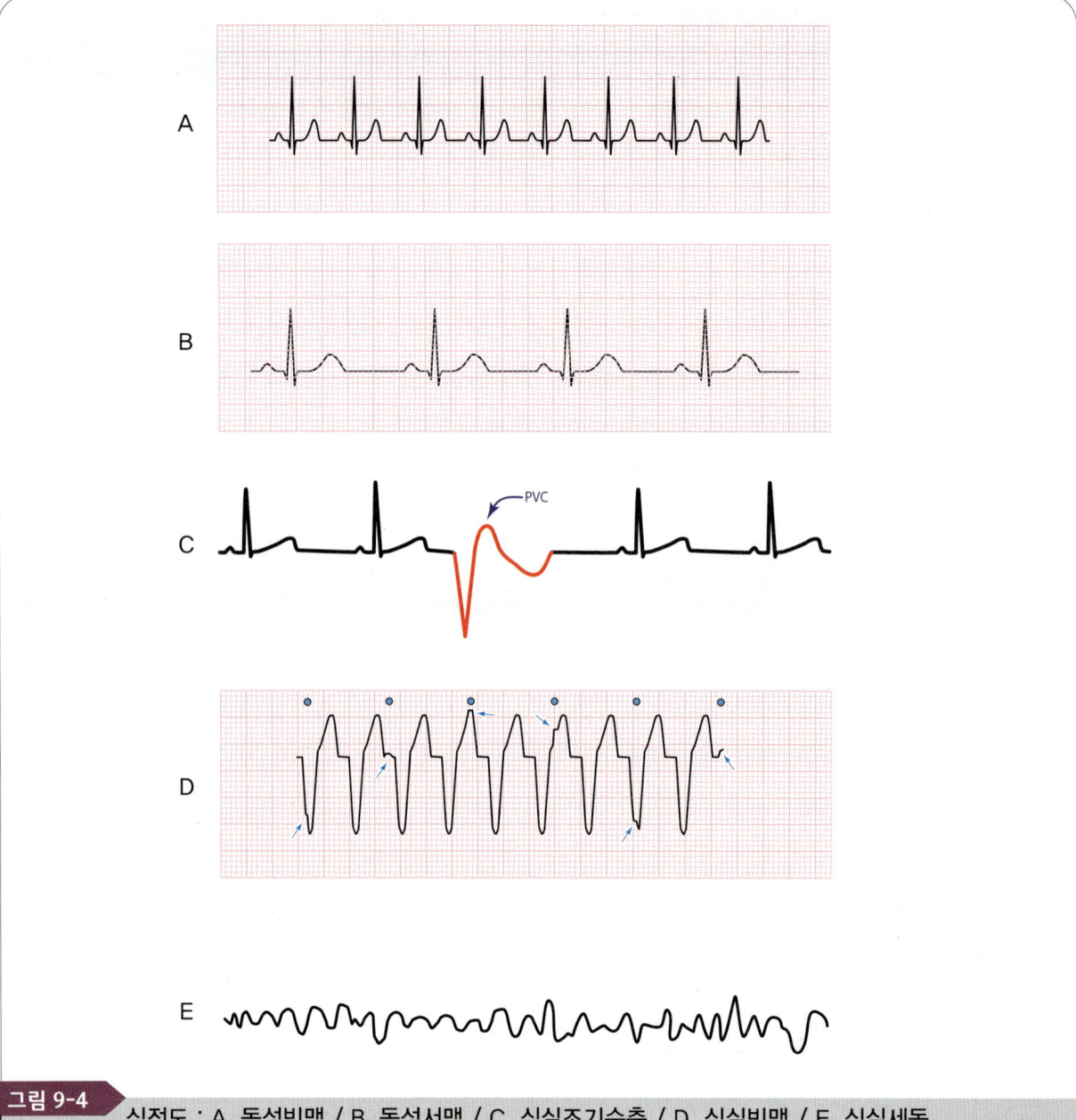

그림 9-4 심전도 : A. 동성빈맥 / B. 동성서맥 / C. 심실조기수축 / D. 심실빈맥 / E. 심실세동

2) 호흡곤란

호흡곤란(dyspnea)은 심장과 호흡기계에서 흔하게 나타나는 주호소이다. 호흡곤란은 심근허혈, 심근경색증, 울혈성 심부전증, 폐질환과 관련이 있을 수 있다.

발병·지속시간	갑작스럽게 시작되는가 서서히 심해지는가? 얼마나 지속되는가?
악화요인과 완화요인	호흡곤란을 악화시키거나 완화시키는 것은 무엇인가? 대상자에게 신체적, 감정적 스트레스로 인해 호흡곤란이 악화되는지 물어보고, 만일 그렇다면 얼마나 악화되는지 물어본다. 평지를 걸을 때 발생하는가 아니면 오르막길을 걸을 때 발생하는가? 밤에 호흡을 돕기 위해 베개를 사용하는가? *이러한 요인들은 운동 내성과 심실 기능을 확인하는 데 도움이 되며 심부전의 징후일 수 있다.*

〈계속〉

관련 증상	호흡곤란이 흉통과 연관되어 있는가? 기침을 하는가? 삼출성인가 비삼출성인가?
	이 정보는 호흡곤란의 체계적 원인을 규명하는 데 도움을 준다.

3) 실신

대상자가 실신(syncope) 경험이 있다면, 심혈관계 이상에 대한 가능성을 반드시 확인해야 한다.

발병	갑작스럽게 시작되는가 서서히 심해지는가?
관련 증상	대상자가 다음과 같은 관련 증상을 경험하는가?(예: 흉통, 심계항진, 호흡곤란)
	흉통을 동반하는 실신은 심근 허혈이나 위장관계 장애와 관련이 있다. 심계항진은 심방세동이나 다른 부정맥의 징후이다.
촉진요인	무엇이 실신을 유발하는가?(예: 갑작스러운 체위 변경(기립성 저혈압) 또는 운동)

4) 피로

발병 · 지속시간	피로(fatigue)가 일시적인가 지속적인가?
특징	일상생활 활동을 방해하는가? 업무 수행을 방해하는가? 평소보다 일찍 잠자리에 드는가?
관련 증상	피로가 협심증, 호흡곤란 또는 심계항진과 관련이 있는가?
	육체적, 심리적 스트레스와 관련이 있는가?
	다른 증상과 동반되는 피로는 심근 질환과 연관이 있을 수 있다.

5) 부종

발병 · 지속시간	부종(edema)이 아침에 나타나는가? 시간이 지나면서 나타나거나 악화되는가? 얼마나 지속되는가?
관련 증상	사정해야 할 주요 동반 증상에는 호흡곤란, 발한, 기좌호흡, 정맥류가 있다.
	호흡곤란과 기좌호흡을 동반한 부종은 울혈성 심부전의 징후인 폐울혈을 암시할 수 있다. 정맥 내 혈량 증가로 인한 정수압의 증가는 정맥류(varicose veins)를 일으키는 부종을 초래한다.
	또한 대상자들은 심장 이상 소견 전 또는 후에 소화불량이나 오심을 호소할 수도 있다.
	삼첨판막과 승모판막은 심실이 이완할 때 열리며 혈액이 심방에서 심실로 들어가게 한다.
완화요인과 악화요인	증상을 완화시키거나 악화시키는 것은 무엇인가?(예: 거상(elevation), 압박, 마사지요법, 열)
	대상자가 어떤 약물(처방받은 약, 일반의약품, 한약, 대체요법 포함)을 복용하는가?

6) 하지 근경련과 통증

발병 · 지속시간	무엇이 통증 또는 근경련을 야기하는가? 활동할 때 발생하는가 쉴 때 발생하는가? 발등 쪽으로 굽혔을 때(dorsiflexion)와 발바닥 쪽으로 굽혔을 때(plantareflexion) 중 어느 경우에 통증이 발생하는가? 통증의 발현이 급성인가 만성인가?
특징	통증/근경련의 양상은 어떠한가?(예: 타는 것 같음, 쑤심, "charley horse–과로 또는 타박상에 의한 근육의 강직과 통증")

〈계속〉

관련 증상	온도 변화, 색깔 변화, 탈모, 발적, 궤양 등 다리의 피부에 변화가 있는가?
	이것들은 모두 말초혈관(Peripheral vascular) 질환의 지표이다.
	말초혈관의 죽상경화증은 관상동맥질환(CAD)을 예측할 수 있는 지표이다.
	대상자가 최근에 수술을 받은 적이 있거나 움직이지 못한 적이 있는가?
	부동과 최근 수술은 심부정맥혈전증(deep vein thrombosis)의 위험을 증가시킨다. 심부정맥혈전증의 증상에는 심부하퇴정맥의 압통과 열감, 약간의 발목 부종을 동반한 부기, 원인불명의 열(fever)이 있다.
	말초혈관 질환과 심부정맥혈전증은 도플러 혈류계 검사로 진단할 수 있다.

2 과거력

대상자의 과거력을 자세히 살펴보는 것은 과거의 질병이나 생활양식 중 심혈관질환의 위험을 증가시킬 수 있는 요인이 있는지 밝히는 데 도움이 된다.

> 송 씨는 5년 전에 심도자술(cardiac catheterization) 검사를 통해 좌전하행관상동맥(LAD) 질환을 진단받았으며, 그 당시에 스텐트(stent)를 삽입하여 관상동맥의 흐름을 원활하게 하였다. 송 씨는 20년 전 고혈압을 진단받았으며 당뇨병이나 고콜레스테롤혈증(hypercholesterolemia)을 앓은 적은 없다고 하였다. 과거에 어린 시절에 질병을 앓거나 수술한 경험, 외상을 입은 경험도 없었다. 현재 극심한 피로감을 느끼며 일상생활을 수행하기 어려운 상황이다.

과거 외상 또는 수술	과거 외상이나 수술, 특히 심혈관계와 관련된 것들에 대해 질문한다. 대상자가 과거에 심혈관질환으로 입원한 적이 있는가?
	이러한 사건들은 현재의 주호소 또는 증상의 악화나 현재 나타나고 있는 심혈관질환의 합병증과 관련이 있을 수 있다.
만성 심장 질환의 유무	알고 있는 관상동맥질환이나 울혈성심부전에 대해 질문한다.
	경동맥 질환(carotid artery disease)과 말초혈관 질환을 포함하여 죽상경화증(Atherosclerosis) 같은 질환의 유무는 관상동맥질환을 동반할 가능성이 높으며 치료를 복잡하게 할 수 있다.
다른 만성 질환의 유무	다른 만성 질환에 대한 진단을 받았는가?
	고혈압, 비만, 당뇨병, 고지혈증과 같은 질환은 심혈관질환을 일으킬 수 있는 위험성이 상당히 높다.
	갑상선 질환과 빈혈은 잠재적으로 심장 기능을 약화시킬 수 있다.
활동 혹은 운동불내성	대상자가 쉽게 피로감을 느끼는지 알아본다.
	또한 최근에 한 운동과 운동불내성에 관해 질문한다.
	피로는 심혈관 부전이나 이상의 증상일 수 있다.
	좌식생활 방식은 심혈관질환의 위험을 높인다.
어린 시절의 병력	심잡음(murmurs)과 같은 선천성 질환의 단서에 대해 질문한다.
	특히 판막 손상으로 이어질 수 있는 류마치스성 열(rheumatic fever)에 대해 질문한다.

③ 가족력

> 송 씨의 부모는 둘 다 사망하였다. 그의 어머니는 70세에 폐암으로 사망했다. 아버지는 고혈압(HTN), 관상동맥질환, 당뇨병의 병력이 있었으며 65세에 심근경색증(myocardial infarction)으로 사망하였다. 송 씨의 남동생은 65세이며 생존해 있고 관상동맥질환 병력이 있다.

생존해 있는 친족의 연령	직계 친족의 관계와 건강상태를 포함한다.
사망	사망 원인, 연령, 관계를 포함한다. 친척 중 특히 젊은 나이나 중년에 급사한 사람이 있었는가?
만성 질환	만성 질환 병력이 있는가?(예: CAD, HTN, DM) 얼마 동안 앓았는가? 그 사람과 대상자의 관계는 어떻게 되는가?
유전적 결함	가족의 모든 유전적 장애와 선천적 장애를 포함한다(예: 선천성 심장질환, 심실중격결손). 대상자와 가족 구성원의 관계가 어떻게 되는가?

④ 사회력

> 송 씨는 퇴직한 비행기 조종사로 아내의 사망 후 홀로 살고 있다. 성인이 된 자녀가 셋 있으며 주 중에 몇 번 그를 방문한다. 그는 매일 1.6km씩 걷지만 최근에는 주호소로 인해 그렇게 할 수 없었다. 지난 25년간 하루에 담배 한 갑씩 피웠으며, 매주 맥주를 세 병 정도 마신다고 하였다. 기분전환약물은 복용하지 않는다.

가족	대상자에게 현재 가족 단위를 설명하도록 한다.
직업	대상자의 직업이 육체적으로 힘든 활동과 스트레스를 주는지 질문한다(또한 대처 방법에 대해 함께 질문하는 것이 중요하다.).
여가 활동	대상자가 취미를 갖고 있는가? 취미활동을 하면 이완감을 느끼는가?
운동	어떤 종류의 운동을 하는가?(예: 달리기, 걷기, 자전거 타기) 매주 몇 번이나 하는가? 매회 몇 시간 동안 하는가?
흡연	담배의 종류는 무엇인가? 시작한 나이는?(금연한 적이 있다면) 금연한 나이는? 금연을 몇 차례나 시도했는가? 대상자는 하루 중 간접흡연에 어느 정도 노출되는가? 흡연량(담뱃갑-햇수(pack-year)=흡연 햇수×하루에 피운 담뱃갑 수)은 얼마인가?
음주	어떤 종류의 술을 마시는가?(예: 소주 또는 맥주) 몇 살부터 음주를 시작했는가? 음주량은 얼마인가? 얼마나 자주 마시는가?
기분전환약물 복용	대상자가 기분전환용약물(recreational drugs)을 복용하는가? 복용량은 얼마인가? 얼마나 자주 복용하는가? 어떤 종류의 약물(코카인, 헤로인, 처방받은 약물)인가?

5 계통별 문진

많은 심혈관계 질환과 장애의 징후가 심혈관계 외의 다른 신체 계통에서 나타난다. 가능한 한 종합 계통별 문진을 수행해야 하지만 시간이나 다른 제약사항으로 인해 초점 계통별 문진만 수행할 수 있다. 초점 계통별 문진을 수행하는 동안 검진자는 혈관 문제의 징후가 가장 두드러지는 체계에 대한 질문에 초점을 맞춘다. 다음은 심혈관계 질환의 일반적인 징후이다.

부위	증상과 징후	관련 질환
일반적인 사항/체질	피로, 체중 감소 또는 증가, 수면 패턴의 방해	관상동맥질환, 감염성 심내막염, 울혈성 심부전증(CHF), 후천성 판막질환. 피로는 빈혈이나 갑상선 장애와도 관련이 있다.
	열, 오한	감염성 심내막염, 심낭염
피부	색소 침착 또는 촉감 변화, 탈모, 온도 변화, 부종	말초혈관질환, 심부정맥혈전증
	냉습피부	심근경색증(MI)
눈	흐린시력, 복시, 시력감퇴, 현기증, 두통 (발병, 지속시간, 부위, 촉진요인)	고혈압
호흡계	기침(객담 유무), 호흡과 관련된 통증, 호흡곤란 또는 기좌호흡, 청진 시 악설음 또는 천명음	울혈성 심부전증(CHF), 심내막염, 후천성 판막질환
위장관계	오심, 구토, 식욕부진	울혈성 심부전증(CHF), 심근경색증(MI)
근골격계	관절통	감염성 심내막염

3 신체검진

1 준비물품

마킹 펜슬 / 센티미터 자 또는 줄자 / 청진기 / 천(drapes) / 적당한 크기의 커프가 달린 혈압계

2 신체검진 내용

다른 신체 계통에서 얻은 정보는 심혈관계 진단에 상당한 영향을 끼치게 된다. 예를 들어 폐 검사에서 기록된 악설음(crackle)과 간비대 또는 복부검사에서 나타난 비장은 우심부전을 진단하는 데 도움을 줄 것이다. 자세한 신체사정과 함께 각 계통에 초점을 맞춘 검사는 신속한 진단과 치료에 도움이 된다. 심혈관계 진찰은 시진, 촉진, 타진, 청진과 혈압 측정이 포함된다. 검사를 하는 동안 커튼을 치거나 천으로 몸을 덮어 주는 등 사생활을 보호하는 것이 중요하다.

〈계속〉

1) 시진

검진	이론적 근거
1. 실내의 온도가 쾌적하고 주변이 조용한지 확인한다.	1. 쾌적한 분위기가 검사를 돕는다.
2. 대상자에게 상의를 벗고 똑바른 자세로 앉도록 한다.	2. 검진자가 비정상을 눈으로 확인하는 데 도움을 준다.
3. 대상자에게 천을 준다. 흉부의 각 부분을 보기 위해 필요에 따라 가리개를 치운다.	3. 가리개는 적절한 보호공간을 제공한다.
4. 측면등이 있는지 확인한다.	4. 빛은 그림자가 내재한 심장의 움직임을 강조하여 보여준다.
5. 키와 몸무게를 포함한 대상자의 일반적인 외모를 검사한다.	5. 비만은 심장질환의 위험요인이다.

6. 얼굴을 시진한다.
  A. 피부와 입술을 시진한다.
 	
  B. 눈을 검사한다.
    • 색깔, 병변, 돌출이 있는지 시진한다.
    • 망막 혈관의 시각적 변화를 보기 위해 검안경을 이용하여 안저검사(fundoscopic exam)를 시행한다. 이 부분의 검사는 희미한 불빛과 함께 진행되어야 한다.
	A. 각각 빈혈을 나타내는 창백과 산소 포화도 감소를 의미하는 청색증을 확인할 수 있다. 입술, 피부, 점막의 푸르스름한 색깔 변화는 순환하는 헤모글로빈의 산소 포화도 감소를 나타낸다. 이것을 중심청색증(central cyanosis)이라고 하며 폐 기능 감소, 우-좌 심장 단락(right-to-left cardiac shunting) 또는 저산소증이 원인일 수 있다.
	B. 황색판종(Xanthelasmas: 안와골막 조직에 납작하며 약간 부풀었고 불규칙적으로 생기는 황색병소)는 종종 비정상적인 지질 대사를 암시하기도 한다.
	안구돌출증(Exophthalmos: protrusion of the eyeballs)은 갑상선 기능항진증의 징후일 수 있다. 그러나 이는 울혈성 심부전을 암시하는 안와골막 부종의 증가를 나타낼 수도 있다. 노년환(Arcus senilis)은 홍채 주변의 얇고 옅은 색의 주변고리(circumferential ring)이다. 40세 미만의 대상자에서 노년환이 나타날 경우 지질 장애를 의미하며 보통 고지혈증의 징후이다. 60세 이상의 대상자에게 많다. 망막 혈관 상태는 고혈압으로 인한 다른 혈관 변화 외의 범위나 심각성에 대한 많은 정보를 제공한다.

7. 피부와 조상(손발톱바닥)을 시진한다.	7. 손발톱바닥이나 사지에서 흔히 볼 수 있는 말초 청색증은 혈관 질환이나 심박출량 감소로 인한 혈류의 국소적 감소로 인한 것이다. 곤봉형(clubbing) 손발톱바닥은 보통 만성적인 저산소증에 의한 결과이다. 곤봉형 손가락은 만성호흡기질환, 선천성 심장 질환 특히 좌-우 단락(left-to-right shunt)에서 나타날 수 있다.
8. 부종 유무, 모발 분포, 양쪽 사지의 온도 변화를 기록한다.	8. 부종이 신체 계통의 병리적 장애의 결과일 수 있지만, 이는 심장 기능의 중요한 지표가 된다. 좌심실이 제대로 기능하지 못하면 심박출량이 감소한다. 이는 체액의 이상 정체와 신장으로 가는 혈액 흐름이 손상되는 결과를 낳는다. 혈관 내 체액량 증가는 말초 부종을 촉진시킬 수 있다. 피부색깔과 온도의 변화와 비정상적인 모발 분포는 말초혈관 질환을 나타낼 수 있다.

〈계속〉

검진	이론적 근거
9. 흉벽을 검사한다.	
A. 대상자를 반듯이 눕게 한 다음 흉벽이 완벽하게 보일 수 있도록 침대 양쪽 주변을 잘 움직여야 한다. 측면등은 흉벽의 미세한 이상을 보여주는 데 사용될 수 있다.	A. 검진자는 흉벽의 이상 증세를 살펴볼 수 있다(예: 오목가슴(pectus excavatum), 새가슴(pectus carinatum), 술통가슴(barrel chest)). 이것들은 구조적인 기형이며 심혈관 질환의 징후가 아니다.
B. 심첨맥박(apical pulse) 부위를 확인한다. 성인은 대부분 왼쪽 5번째 늑간과 좌측 쇄골중앙선이 만나는 지점에 심첨맥박이 위치한다. 심첨맥박은 최대박동점(point of maximal impulse, PMI)이라고도 부른다.	B. 심첨박동은 흉벽에서 볼 수 있는 유일한 정상적인 박동이다. 만약 박동이 있다면 강도, 크기, 위치를 기록해야 한다. 심첨박동은 보이지 않는 경우도 있는데 이는 비만, 큰 유방 또는 과한 근육조직 때문이다. 그 외 다른 경우, 병리적인 상태를 나타낼 수도 있다.
10. 경정맥 압력을 측정한다. [그림 9-5]은 경정맥의 위치를 보여준다. [BOX 9-2]는 경정맥압의 파형을 묘사하고 있다.	10. 경정맥은 상대정맥으로 직접 들어가기 때문에 우심장 활동력을 측정하는 좋은 지표가 된다. 내경정맥의 박동 수준은 우심방 압력을 측정하기 위해 사용된다.

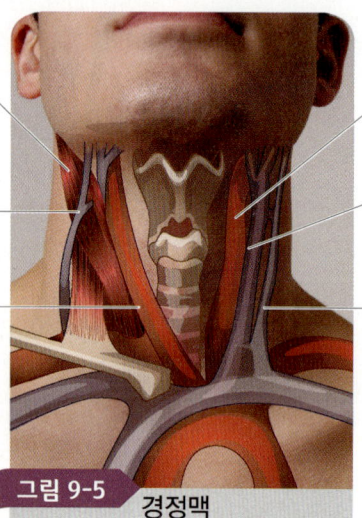

그림 9-5 경정맥

BOX 9-2 경정맥압 파형(waveforms of jugular venous pressure)

우심장의 활동은 경정맥의 맥박을 촉지하거나 울혈 상태를 눈으로 관찰하여 확인할 수 있다. 경정맥 맥박 파형은 5개로, 3개의 양성 파형과 기울기가 감소하는 형태의 파형 2개가 있다.

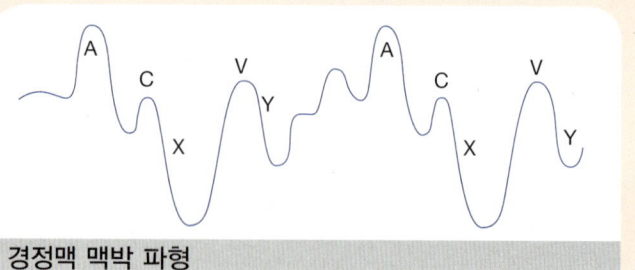

경정맥 맥박 파형

〈계속〉

| 검진 | 이론적 근거 |

BOX 9-2 경정맥압 파형(waveforms of jugular venous pressure)

A파 A파는 시진 시 처음으로 보이며 삼첨판이 닫히기 직전 우심방이 수축할 때의 정맥압을 나타낸다. 큰 A 파동은 삼첨판 협착증에서 보이며 부분적으로 막힌 삼첨판 입구에 대항하는 우심방 수축의 결과일 수 있다. 또한 이것은 심근증(cardiomyopathy) 또는 폐성심(corpulmonale)처럼 우심실의 탄력성 감소 상태에서 보일 수 있다.

C파 C파는 수축기 동안 삼첨판의 폐쇄로 인하여 강력하게 뒤쪽으로 밀어내어 전달되는 자극이다.

X파 하강 아래로 향하는 X파 경사는 수동적으로 심방에 혈액이 채워질 때 나타나는 파형이다.

V파 V파는 두 번째로 보이는 파형으로 삼첨판이 닫히면서 우심실 수축의 결과로 인한 우심방의 압력과 늘어난 혈량을 반영한다. 두드러지게 나타나는 V 파는 종종 삼첨판역류증이나 일차성 우심부전(primary right heart failure)을 암시한다.

Y파 하강 V파 다음으로 내려가는 Y파는 삼첨판이 열렸을 때 빠르게 심실로 혈액이 채워지면서 나타나는 파형이다.

대상자의 머리를 45° 각도로 올린 상태로 반듯이 눕힌다. 측면등(tangenitaul)이 흉골 각 위 목 정맥을 비출 때까지 침대의 높이를 조정한다. 루이스각(Angle of Louis)과 경정맥 박동의 가장 높은 수치 사이의 수직 거리를 측정하기 위해 센티미터 자를 사용하며 이 기록에 5cm를 더한다. 이는 우심방이 흉골각보다 5cm 아래에 위치하기 때문이다. [그림 9-6]은 경정맥압(JVP)을 측정하는 방법을 보여준다.

정상적인 경정맥 압력은 8cm H₂O보다 낮다. 8cm H₂O 이상이면 우심실과 삼첨판 기능을 더 사정해야 한다.
정확한 측정을 하기 위해서는 맥박이 100회 이상이 되지 않아야 한다.

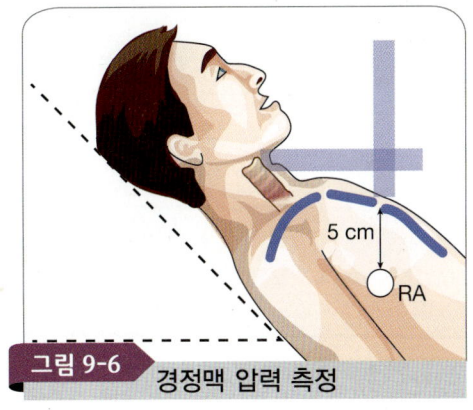

그림 9-6 경정맥 압력 측정

2) 촉진

검진	이론적 근거
1. 심장을 덮는 흉벽 부분인 전흉부를 촉진하는 동안 대상자를 반듯이 눕게 한다. 손바닥 쪽과 손바닥 측면에 있는 손가락 끝은 압박과 진동에 가장 민감하다. 네 손가락의 끝을 가슴 위에 부드럽게 올려 두고 심장의 움직임에 따라 손이 들어올려지도록 한다.	1. 촉진은 촉감으로 심장의 우심증(dextrocardia), 심실비대(ventricular hypertrophy), 융기(heave), 올림(lift), 진전(thrill)과 같은 이상을 사정한다.
2. [그림 9-7]처럼 심첨맥박(point of maximal impulse, PMI)을 만져본다. 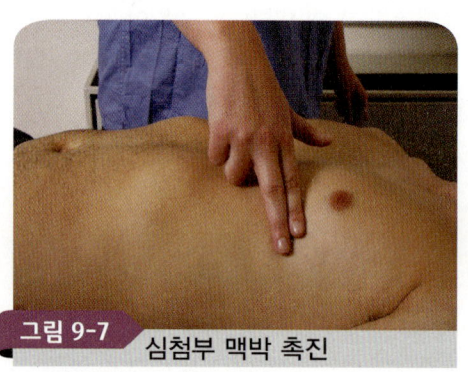 그림 9-7 심첨부 맥박 촉진	
A. 쇄골중앙선(midclavicular line)과 흉골연(sternal border)으로 PMI의 위치를 파악한다. 앞에서 언급했듯이 PMI는 5번째 늑간에서 좌측 쇄골중앙선 사이에 위치한다.	A. PMI의 좌우 편차로 기저질환의 변화를 알 수 있다. 또한 비만, 큰 유방, 과한 근육조직이 촉진을 방해하고 있지 않은지 고려한다.
B. 크기를 파악한다.	B. PMI는 반경 1cm 내로 촉진되어야 한다. 1cm보다 큰 것은 비정상으로 간주한다. 예를 들어 심첨박동의 확대와 결합된 측방 변위는 좌심실 비대의 징후일 수 있다.
C. 강도를 확인한다.	C. 부드럽고 짧게 자극한다. 융기 또는 올림(heave or lift)은 예상보다 분산되고 격렬하다. 좌측 흉골연 주변의 올림(lift)은 우심실 비대를 나타낼 수 있다. 진전(thrill)은 촉진할 수 있으며 거친 심잡음(보통 grade IV)을 수반한다. 이것은 일반적으로 혈류 흐름의 장애(반월판막 중 하나의 결함과 관련된)를 나타낸다. 대동맥 부분에서 진전이 촉진될 때는 대동맥 협착이나 고혈압일 수 있다.
D. 심첨 맥박 수와 규칙성을 확인한다	D. 정상적인 심장 박동은 분당 60~100회로 율동적으로 뛰어야 한다. 이 비율이 흡기 시 증가하고 호기 시 감소하면, 이를 호흡성 동성부정맥(respiratory sinus arrhythmia)이라고 한다. 아동에서 발견할 수 있다.

〈계속〉

검진	이론적 근거
3. 대상자를 똑바로 눕힌 후 목 아래쪽의 경동맥을 촉진하기 위해 손가락 끝을 사용한다[그림 9-8]. 손가락 끝은 압력에 매우 민감하다. 경동맥박동은 반드시 경동맥체(carotid bodies) 아래 부위에서 촉진해야 한다. 자극을 받으면 심장 박동이 감소할 수 있기 때문이다.	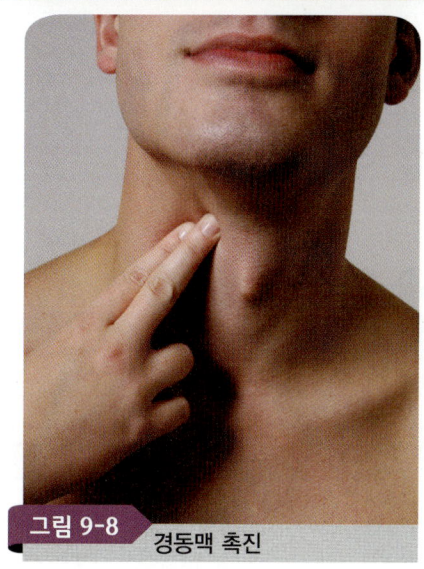 그림 9-8 경동맥 촉진
A. 경동맥을 살짝 누르고 각각 따로 촉진한다. 절대 동시에 경동맥박동을 촉진하지 않는다.	A. 아무리 부드럽게 눌러도 플라그(plaque)로 인한 압박이나 동맥경화증에 의한 완전 폐색으로 뇌로 가는 혈류의 흐름을 차단할 수 있다. 따라서 한 번에 하나의 경동맥만 촉진해야 한다.
B. 경동맥을 촉진하는 동안 다른 손은 전흉부에 둔다. 경동맥박동과 제1심음(S_1)이 동시에 들리는지 확인한다.	B. 맥박이 똑같지 않으면 경동맥 폐색(carotid obstruction)을 의심해 볼 수 있다.
4. 대상자가 계속 똑바로 누운 자세에서 다른 6개의 주요 동맥 혈관(상완, 요골, 척골, 슬와, 족배동맥과 후경골동맥)을 양쪽으로 촉진한다. 맥박이 있는지, 횟수는 같은지, 뛰는 강도는 어떠한지 확인한다.	4. 사지의 맥박을 각각 측정하면서 양쪽을 비교한다. 맥박은 진폭에 따라 0~4의 등급으로 나뉜다. +4 강함(bounding) +3 정상(full, increased) +2 약함(expected: faintly palpable, weak and thready) +0 없음absent 맥박이 뛰지 않는 것은 말초 혈액 순환 폐색의 징후일 수 있다. 말초 맥박의 부재는 도플러 검사로 확인할 수 있다. 맥박의 감소는 말초로 혈액 순환이 잘 되지 않음을 의미하며 부종이 있으면 맥박의 진폭(amplitude)이 감소될 수 있다.
5. 사지의 동맥 순환을 사정하기 위해 모세혈관이 채워지는 시간(refill time)을 주목한다. 손발톱을 하얗게 만들기 위해 손톱바닥을 압박한다. 압박을 풀면 혈액과 손톱의 색이 3초 안에 되돌아와야 한다.	5. 손톱의 색이 바로 돌아오지 않는다면 동맥부전을 의심해 볼 수 있다.
6. 사지의 요흔성 부종(pitting edema)을 유의한다. 요흔성 부종은 일단 손가락을 떼면 피부에 자국이 남는다.	6. 부종은 신체 계통의 병리적 기능 장애의 결과일 수 있다. 그러나 부종은 심장 기능의 중요한 지표이다. 예를 들어 우심부전이 오면 체액량이 증가하며 이는 혈관강내 정수압이 증가된다.

〈계속〉

검진	이론적 근거
	요흔성 부종은 심부전, 신 부전(renal insufficiency), 간 부전(liver failure) 또는 정맥 정체를 초래하는 정맥 부전의 결과일 수 있다. 요흔성 부종은 [표 9-2]에서처럼 1+~4+로 분류한다. 요흔성 부종이 만약 양쪽에 모두 나타나면 울혈성 심부전을 의미할 수 있다. 한쪽만 나타난다면, 주요 정맥 폐쇄(major venous occlusion)를 고려해 보아야 한다.

● 표 9-2 요흔성 부종 사정

점수	의미	부종 깊이	되돌아 오는 시간
4+	매우 깊음	8mm	2~5분
3+	중간	6mm	1~2분
2+	약함	4mm	10~15초
1+	경미함	2mm	빨리 사라짐

검진	이론적 근거
7. 사지의 혈전성 정맥염을 사정한다.	7. 혈전성 정맥염은 대상자를 폐색전과 만성 정맥 부전증으로 만들기 쉽다. 심부 정맥염은 경골 반대편 장딴지를 누르면 통증이 유발되고, 압통, 근육이 단단해진다. 또한 열감(heat)이나 원인불명의 열(fever), 빈맥이 나타난다.

3) 타진

타진(Percussion)은 심첨맥박(PMI)을 확인할 때 시진이나 촉진보다는 신뢰가 덜 가는 사정 방법이다. 좌, 우심실 비대는 다른 사정 방법을 활용하는 것이 좋다. 흉부 X선 촬영은 검진자에게 폐나 골격계통에 대한 정보뿐만 아니라 심장 경계면을 자세하게 보여준다.

검진	이론적 근거
1. 심장 경계면을 타진한다. 전액와선부터 타진하기 시작하여 가운데로 옮겨 가면서 흉골을 향해 늑간강을 따라 타진한다. 좌측에서는 심첨맥박 근처에서 공명음이 감소하고 둔탁음을 들을 수 있다. 심첨맥박은 보통 좌측 쇄골중앙선과 5번째 늑간이 만나는 지점에 위치한다.	1. 공명음에서 둔탁음으로의 예기치 않은 변화는 비만, 임신, 과한 근육, 병리적 상태로 인한 심실비대가 원인일 수 있다.

4) 청진

검진	이론적 근거
1. 청진하기 전 대상자를 따뜻하고 이완된 상태로 만들어준다. 검사를 진행할 때도 조용한 환경을 유지하도록 한다.	1. 대상자가 편안함을 느끼는 것이 중요하다. 또한 오한, 떨림, 주위의 소음은 저주파인 심장 박동의 청진을 방해할 수 있다.

〈계속〉

검진	이론적 근거
2. 대상자가 몸을 살짝 앞으로 기울인 채로 똑바로 앉게 하고 상의를 벗겨낸다[그림9-9]. 피부에 따뜻한 청진기를 직접 대고 5군데의 모든 청진 부위를 먼저 판형(diaphragm)으로 청진한 다음 종형(bell)으로 청진한다. [그림9-10]은 5곳의 기본 청진 부위이다. 대동맥판, 폐동맥판, 2번째 폐동맥판, 삼첨판과 승모판 또는 심첨 부위이다.	2. 판형은 고음의 심장 잡음을 더 잘 들을 수 있는 반면, 종형은 혈액이 채워질 때 나는 저음을 더 효과적으로 들을 수 있다.

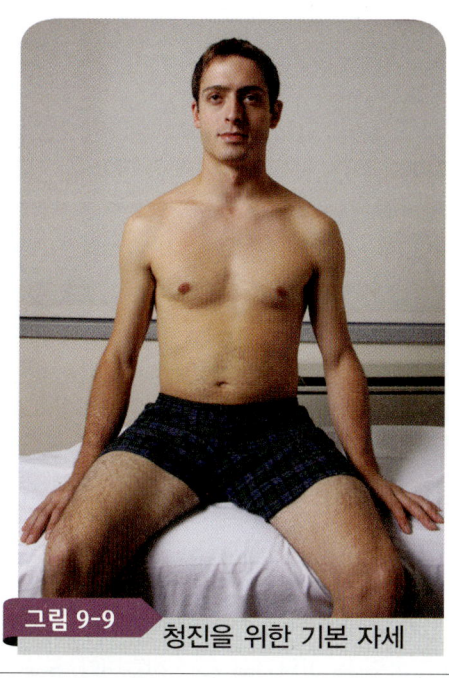

그림 9-9 청진을 위한 기본 자세

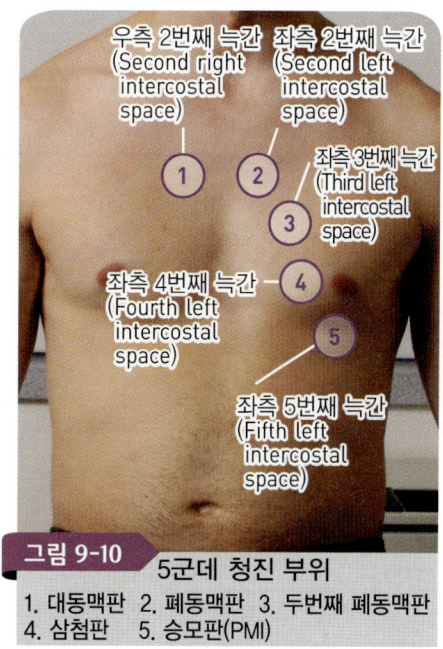

그림 9-10 5군데 청진 부위
1. 대동맥판 2. 폐동맥판 3. 두번째 폐동맥판
4. 삼첨판   5. 승모판(PMI)

| 3. 대상자의 상태가 괜찮으면, [그림 9-11]에 묘사된 것처럼 반듯이 누운 자세와 왼쪽으로 누운 자세에서 청진을 한다. | 3. 대상자의 자세를 바꾸면 검진자가 다양한 소리를 들을 수 있다. 예를 들어, 높은 소리의 심장 잡음은 똑바로 선 자세에서 더 잘 들리며 저음인이 이완기 혈액 충만 때 나는 소리는 왼쪽으로 누운 자세에서 더 잘 들린다. 심장의 우심증(Dextrocardia)이 있는 대상자는 심장의 우측 회전 때문에 오른쪽으로 누운 자세에서 검사를 해야 한다. |

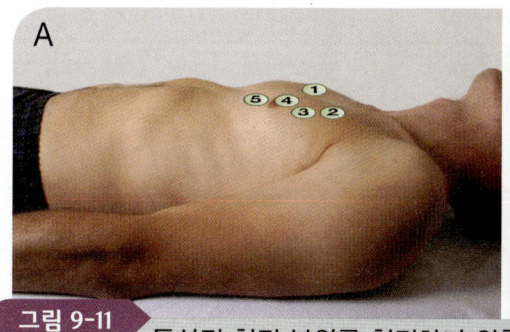 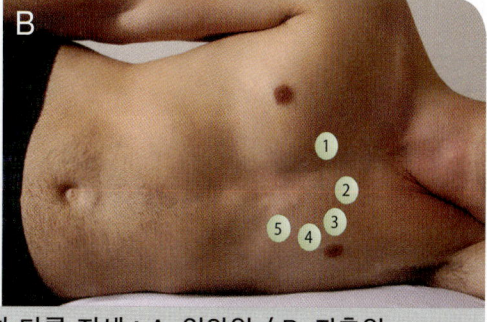

그림 9-11 통상적 청진 부위를 청진하기 위한 다른 자세 : A. 앙와위 / B. 좌측위

〈계속〉

검진	이론적 근거
4. 청진을 할 때 빠르게 한 부위에서 다른 부위로 이동하는 것보다 천천히 순차적으로 움직이는 것이 중요하다.	4. 너무 빠르게 움직이면 비정상 징후를 놓칠 수 있다.
A. 모든 부위에서의 심장 주기의 각 구성요소를 분리시킨다. 그러나 청진 부위를 5군데로 국한하지 않도록 한다. 청진기로 심장 박동 소리를 따라가면서 강도, 높이, 위치, 방사, 기간과 시간의 미묘한 차이점을 감지할 수 있도록 시간 간격을 둔다.	A. 이러한 구분은 심장 잡음 혹은 판막 기능장애 같은 잠재적인 이상에 대한 중요한 의학적 단서를 제공한다.
B. 심음을 구별한다. [BOX 9-3]은 심음에 대하여 설명하고 있다. 정상외 심음은 [표 9-3]과 같이 심장주기(cardiac cycle)의 위치에 따라 분류한다. 심잡음(murmurs)은 시기, 강도, 패턴, 위치, 방사에 따라 분류하고 평가한다([표 9-4]는 다양한 심잡음에 대해 설명하고 있으며, [표 9-5]는 심잡음의 분류를 보여준다.).	b. 정상외 심음은 심장의 이상을 나타내는 징후로 추가적인 검사가 필요하다. 심잡음은 심장과 대혈관의 와류성 혈류에 의한 진동으로 들을 수 있는 소리이다. 이는 정상 또는 비정상 판막, 잘 열리지 않는 판막 또는 비대된 심실을 통하여 앞쪽으로 흐르는 혈액, 기능부전의 판막 역류, 중격결손 또는 동맥관 개존증으로 인해 혈류 속도가 높아져 생긴 결과이다. 심각한 잡음은 대부분 판막의 해부학적 장애로 발생한다. 많은 심잡음 특히 어린이, 청소년, 어린 운동 선수들에게 나타나는 잡음은 양성(benign)이다. 큰 심실에서 작은 혈관으로 수축기 혈류가 활발하게 흐르기 때문이다. 이완기 잡음은 항상 중요하며 잠재적인 심장 질환의 징후이다.

BOX 9-3 심음

네 개의 기본적인 심음은 S_1, S_2, S_3, S_4이다. S_1은 수축기의 시작을 알리며 S_2는 이완기의 시작 신호이다. S_1과 S_2는 특유의 "럽-덥(lub-dub)" 소리로 그 변화가 중요한 진단 단서가 되기 때문에 청진 시 각각 따로 구별하여야 한다. S_3, S_4는 때로 정상외 심음(extra-cardiac sounds)으로 분류되지만 병리적 상태의 필수적인 징후는 아니다. S_3, S_4는 대상자의 병력, 다른 소리, 심장주기의 이상과 관련하여 사정해야 한다.

제1심음(S_1)

S_1은 제1심음으로 승모판과 삼첨판이 닫힐 때 나는 소리이다. 승모판이나 심첨부에서 가장 크게 들리며 청진기의 판형으로 잘 들린다. 혈액의 점도가 증가하거나 승모판 협착이 있을 때 강하게 들린다. 지방 축적(비만으로 인한) 또는 체액 축적(심낭액으로 인한), 전신 고혈압이나 폐 고혈압, 승모판의 섬유증이나 석회화가 있을 때는 심음이 약해진다. 마지막 상태는 류마티스열(rheumatic fever)로 인해 나타날 수 있다. S_1이 한 가지 소리로만 들리는 게 일반적이지만, 좌, 우심실의 비동시적인 수축으로 인해 분리음이 나타날 수도 있다. S_1 분리음은 삼첨판에서 가장 잘 들린다.

〈계속〉

검진	이론적 근거

BOX 9-3 심음

제2심음(S_2)

S_2는 제2심음으로 대동맥판과 폐동맥판이 닫힐 때 들리는 소리이다. S_2는 대동맥 주위의 심장 기저 부분에서 청진기의 판형으로 가장 잘 들을 수 있다. 우심실의 수축기 분출 시간이 좌심실보다 길기 때문에 폐동맥 판막은 대동맥 판막보다 약간 늦게 닫힌다. 이러한 비동시성 판막 폐쇄 시 생리적 분리음(physiologic splitting)이 발생하며 폐동맥판 주위에서 호기가 정점에 달했을 때 가장 잘 들린다.

S_2의 비정상적 분리음은 우심실에서 혈액이 비워지는 것이 지연되고, 폐동맥판이 닫히는 시간이 지연되면서 나타난다. 이 상태는 우각차단(right bundle branch block)이나 폐동맥판 협착에서도 나타날 수 있다. 역행성 분리음(paradoxic splitting)은 좌각차단(left bundle branch block)에서 발생하며 이는 대동맥 판막이 늦게 닫히면서 나타난다. 이는 역전성 분열음(reverse split)이라고도 하며 호기 동안 나타난다. 고정성 분리음(Fixed splitting)은 호흡의 영향을 받지 않으며 심방 중격결손이 있을 때 특징적으로 나타난다. S_2는 전신성 고혈압과 폐고혈압, 운동, 승모판 협착증과 울혈성 심부전이 있을 때 강해진다. 저혈압으로 인한 쇼크와 같은 상태, 대동맥판 협착이나 폐동맥판 협착과 지방 축적 또는 심장의 체액량 과다가 있을 때는 S_2가 약해진다.

제3심음(S_3)

S_3는 심방에서 나오는 혈액의 수동적인 흐름으로 인해 이완기 초기에 나는 소리이다. 이 소리는 낮은 음역대이며 대상자가 좌측으로 누웠을 때 청진기의 종형으로 가장 잘 들린다. 대상자가 다리를 들었을 때 정맥 귀환량이 증가하면서 소리가 더 쉽게 들릴 수 있다. S_3 음을 들을 수 있는 심장주기 리듬은 "켄(ken)-터(tuc)-키(ky)"의 리듬과 비슷하다. S_3는 심실 분마음(gallop) 또는 원시 수축기 분마음(protosystolic gallop)이라고 한다.

이 소리는 아이들과 젊은 성인들에게는 정상적이지만 40세 이상에게는 수축기 장애의 징후이며 비정상적으로 빠르게 심실이 혈액으로 채워지는 것을 나타낸다. S_3는 충만압력(filling pressure)이 증가하거나 심실이 순응하지 않으면 강도가 증가한다. S_3는 S_2에 이어 바로 나타나므로 S_3와 S_2를 생리적으로 구별하는 것이 어렵다. S_3는 심첨에서 가장 잘 들리며 호흡에 의해 영향을 받지 않는 단일한 소리인 반면, S_2는 호흡에 따라 달라지며 폐동맥판 주위에서 가장 잘 들린다.

제4심음(S_4)

S_4는 S_1 직전에 나타나며 이완기말에 들린다. 대상자가 좌측위를 취했을 때 심첨이나 승모판막 주위에서 청진기의 종형으로 가장 잘 들을 수 있다. S_4의 심장주기 리듬은 "테(ten)-네(es)-시(see)."와 유사하다. 심방 분마음(atrial gallop) 또는 수축기전 분마음(presystolic gallop)이라고도 한다.

S_4는 이완기 장애 시 특징적으로 들리며 수축성 과부하(후부하)로 인한 심실의 순응도 감소로 발생한다. 관련 질환으로 고혈압, 관상동맥질환, 임신 같은 고박출 상태(high-output states), 심근경색증과 대동맥판 협착증이 있을 때 나타날 수 있다. S_4는 심실에 저항이 걸리고 심방이 수축할 때 소리가 생성된다. 그러므로 심방세동(artial fibrillation)이나 방실해리(atriventricular(AV) dissociation) 같은 리듬에서는 들리지 않는다.

〈계속〉

● 표 9-3 정상외 심음

소리	부위 / 특징	동반 조건
수축기 박출클릭(Systolic ejection clicks)		
승모판 박출클릭 (Mitral ejection click)	심첨에서 가장 잘 들림. 가장 흔한 **박출클릭**.	승모판 탈출증(Mitral valve prolapsed), 승모판 역류증(클릭음이 부드럽게 울리는 심잡음 동반)
대동맥판 박출클릭 (Aortic ejection click)	기저부와 심첨에서 가장 잘 들림(보통 심첨에서 더 큼). 호흡과 무관함.	상행 대동맥류, 대동맥 교착증(COA), 대동맥 확장을 동반한 고혈압, 대동맥판 협착증, 대동맥 폐쇄
폐동맥판 박출클릭 (Pulmonary ejection click)	폐동맥 주위의 기저부에서 들림, 호흡에 의해 현저하게 변함, 흡기 시 강도 감소(사라질 수도 있음), 호기 시 강도 증가.	폐동맥판 협착증, 폐 고혈압, 폐동맥(원인 불명성 폐동맥 확대), 갑상선 기능 항진증
이완기음(Diastolic sounds)		
승모판 개방음(Opening snap of the mitral valve)	심첨 바로 안쪽에서 가장 잘 들림, 기저부를 향해 방사, 심실의 혈액 충만음보다 더 날카롭고 높은 음역대.	승모판 협착증 (90% 이상의 경우에서 발견)
삼첨판 개방음(Opening snap of the tricuspid valve)	승모판막의 더 크게 열리는 소리와 구별하기 힘듦. 종종 승모판 소리에 묻힘.	심방중격결손일 경우 가끔 들리지만 진단적 가치는 제한적임.
기타		
심낭 마찰음 (Pericardial friction rub)	대상자가 똑바로 선 자세로 살짝 앞으로 기운 상태에서 때 왼쪽 흉골의 가장자리에서 가장 잘 들림, 높은 음역대, 긁는 듯한 소리, 숨을 참아도 없어지지 않음(늑막마찰음과 다름).	고혈압이 원래 있는 요독성 심낭염, 종격동에 공기가 참. 심근경색증(첫 주에 몇 시간 동안만 나타날 수 있음).
종격동 잡음 (Mediastinal crunch)	무작위, 오도독 소리 또는 삐걱거리는 소리(crunching or grating sounds). 심장과 호흡 주기와 간접적으로 관련이 있음. 호만 징후(Hamman's sign)라고 불리기도 함.	심장 수술로 유발될 수 있음.

● 표 9-4 심잡음의 종류

종류	시기	부위 / 방사 / 특징
수축기 잡음(Systolic murmurs)		
승모판 역류증 (Mitral regurgitation)	전수축기 (Holosystolic)	– 왼쪽 흉골연의 심첨에서 가장 잘 들림. – 액와중앙선에 방사하며 때때로 좌측 하부 흉곽으로 방사함. – 호흡의 영향을 받지 않음.
삼첨판 역류증 (Tricuspid regurgitation)	전수축기 (Holosystolic)	– 3번째에서 5번째 늑간(intercostal space, ICS)의 흉골연에서 가장 잘 들림. – 호흡으로 강화됨.

〈계속〉

표 9-4 심잡음의 종류

종류	시기	부위 / 방사 / 특징
심실중격결손증 (Ventricular septal defect)	전수축기 (Holosystolic)	- 3번째에서 5번째 늑간의 왼쪽 흉골연에서 가장 잘 들림. - 흉골연으로 방사할 수 있음.
대동맥판 협착증 (Aortic stenosis)	수축기 중반 (Midsystolic)	- 일반적으로 두번째 늑간에서 가장 잘 들리지만 가끔 3, 4번째 늑간, 심첨의 하부 흉골연에서도 들림. - 경동맥으로 방사함.
폐동맥판 협착증 (Pulmonary stenosis)	수축기 중반 (Midsystolic)	- 왼쪽 두 번째 늑간에서 가장 잘 들림. - 경동맥으로 방사할 수 있으며 오른쪽보다 왼쪽이 더 잘 들림.
이완기 잡음(Diastolic murmurs)		
승모판 협착증 (Mitral stenosis)	초기 이완기 (Early diastole)	- 승모판 주위에서 가장 잘 들림. - 보통 방사하지 않음.
삼첨판 역류증 (Tricuspid regurgitation)	이완기 (Diastolic)	- 삼첨판 주위 또는 상복부에서 가장 잘 들림. - 약간 방사함.
대동맥판 역류증 (Aortic regurgitation)	이완기 1/3 지점 (Present through the first third of diastole)	- 심장기저부의 대동맥부위에서 가장 잘 들림. - 호흡에 의해 변하지 않음.
폐동맥판 역류증 (Pulmonic regurgitation)	이완기 (Diastolic)	- 폐동맥판 주위에서 가장 잘 들림. - 방사 없음.

표 9-5 심잡음의 분류

특성	설명
시간	초기, 중기, 말기, 전수축기, 이완기 또는 지속적임.
강도	1단계-매우 희미함. 조용한 방에서도 거의 안 들림. 2단계-낮지만 조용한 방에서 들림. 3단계-진전(thrill) 없이 중간 정도의 소리로 들림. 4단계-진동음과 같이 쉽고 크게 들림. 5단계-매우 크며 쉽게 진동음을 만지면서 들을 수 있음. 6단계-매우 크고 진동음을 촉진하고 볼 수 있음. 흉부에서 청진기로 완벽히 들을 수 있음.
양상	상승, 하강 또는 상승/하강(다이아몬드 모양이라고도 불림.)
위치	가장 큰 강도를 나타내는 부분에서 해부학적 표지점과 관련되어 설명됨. 즉 대동맥판, 승모판, 폐동맥판과 삼첨판이 있는 부분에서 가장 잘 들림.
방사	신체 다른 부분에서 잡음이 들리는 것을 의미함(심음이 가장 높은 강도로 들리는 곳에서 가장 멀리 떨어진 부위).

4 진단적 추론

건강력과 신체검사 결과를 바탕으로 사정하고 계획을 수립해야 한다. 대상자는 여러 가지 진단이 가능한 증상을 보고할 수 있다. 그러나 과거력과 신체사정을 통해 진단을 한두 가지로 좁힐 수 있다. 흉통은 일반적인 주호소이다. [표 9-6]은 흉통과 관련된 일반적인 장애의 다른 진단들을 설명하고 있다.

[BOX 9-4]는 심혈관계와 관련된 문제들에 대한 일반적인 진단 검사에 대해 설명하고 있다.

표 9-6 흉통의 감별진단

감별진단	병력의 특이 소견	신체검진의 특이 소견	진단 검사
심근경색증 (Myocardial infarction)	갑작스러운 흉통 발생. 짓누르는 듯한 느낌. 팔, 어깨 또는 목으로 방사통이 동반되며, 주로 쥐어짜는 듯한 흉통과 함께 오심증상이 동반. 피로, 운동 불가.	발한, 호흡곤란, 불안, 서맥 또는 빈맥, 심계항진	12-lead 심전도(ECG) 심초음파, 심도자술, 심근효소(CK-MB), 트로포닌 아이(troponin I)
대동맥 절개 (Aortic dissection)	어깨나 등으로 퍼지는 찢어지는 듯한 흉통의 갑작스런 발병. 고혈압 있음.	고혈압. 대동맥 이완기 잡음	심초음파, CT스캔
심낭염 (Pericarditis)	팔, 어깨, 등, 또는 목으로 퍼지는 날카로운(sharp) 통증이 다양하게 나타남. 기침하면 심해짐. 열이 남.	빈맥, 심낭 마찰음	심전도, 백혈구 검사(WBC) 흉부 x선 촬영

※ CT, computed tomography; ECG, electrocardiogram; WBC, white blood cell count.

BOX 9-4 진단적 검사

심혈관 문제로 인해 흉통이 나타나는 경우 진단을 위해 많은 검사가 시행된다. 다음 검사들은 유용한 진단 정보를 제공할 것이다.

심전도(Electrocardiogram, ECG/EKG)

12유도 심전도는 심장 내 전기적 활동의 3차원적 모습을 보여준다. 이것은 심장의 상태에 대해 기본적인 정보를 제공한다.

심초음파(Echocardiogram, echo)

심초음파는 변환기(transducer)라고 불리는 기기를 통해 고주파의 초음파를 이용하는 방법이다. 이 기기는 음파의 반사파가 심장의 다른 부분에 맞고 다시 튀어올 때 음파의 반사파를 포착한다. 이 반사파는 비디오 스크린으로 볼 수 있는 움직이는 심장 사진으로 바뀐다. 심장 잡음(murmurs or clicks), 심장비대, 원인불명의 흉통, 호흡곤란 또는 불규칙적인 심장박동의 원인을 확인할 수 있다.

〈계속〉

BOX 9-4 진단적 검사

심초음파의 기능은 다음과 같다.
- 심장 벽의 두께와 움직임을 검사한다.
- 심장 판막을 보고 얼마나 잘 작동하는지 검사한다.
- 인공 심장 판막이 얼마나 잘 작동하는지 측정한다.
- 심장의 크기와 모양을 잰다.
- 심장이 혈액을 분출하는 능력을 측정한다. 초음파를 하는 동안, 각 심장박동마다 심장에서 분출하는 혈액 양이 얼마인지 계산할 수 있다(박출률).

복부 초음파(Ultrasound of abdomen)

복부 초음파는 확실한 질병력이 있거나 현재 동맥류의 증상을 보이는 나이 든 성인에게 적절한 진단 검사이다.

흉부 X선 촬영(Chest x-ray)

흉부 X선 촬영은 심장 구조를 시각적으로 볼 수 있는 비침습적이고 경제적인 검사이다. 심장과 대혈관은 중간 정도의 밀도로 필름에서는 회색 영역으로 나타난다. 이는 또한 폐의 병리적 가능성을 배제하는 데 도움을 줄 수 있다.

혈액검사(Hematologic studies)

혈액검사(ABG, CBC, chemistry panel, lipid panel, coagulation studies, CK-MB, and troponin I)는 혈액의 다양한 구성 성분과 특성(이산화탄소, 산소, 적혈구, 전해질, 혈중지질농도, 혈액응고시간)을 분석한다. CK-MB 동종효소는 손상된 심근 조직에 대한 정보를 제공한다. 그러나 트로포닌 I(Troponin I)가 심근경색증 진단을 위한 더 나은 진단 지표이다.

심도자술(Cardiac catheterization)

진단 검사의 결과에 따라 심근 손상의 악화를 방지하기 위해 대상자는 긴급하게 침습적인 치료법이나 수술이 필요할 수 있다. 심도자술은 관상동맥 혈류에 관한 심층적인 정보를 제공할 수 있는 침습적인 혈역학 검사이다. 또한 동맥의 혈류 회복을 위해 풍선요법이나 스텐트 삽입술을 시행하기도 한다.

특정 대상자

임신부

임신은 심혈관계의 중요한 변화와 관련이 있다.
- 임신부의 혈액량은 단태아 임신 시 약 1,600mL, 다태아 임신 시 2,000mL 증가한다.
- 임신 첫 3개월 동안 혈액량이 증가하고 약 30주에 정체기에 접어든다.
- 단태아 임신(single pregnancy) 시 혈액 양이 임신 전보다 약 50% 증가한다.
- 혈액 양은 출산 후 3~4주면 임신 전의 상태로 돌아온다.
- 임신부의 심장 박동은 빠르면 임신 7주부터 증가한다.

- 심박 수는 임신 전보다 약 20% 증가한다. 이것은 혈액량의 증가를 수용하기 위한 보상적인 작용이다.
- 임신부의 심박출량은 대략 임신 10주에 증가하고 25~32주에는 임신 전의 50%에 이른다.
- 임신부의 혈압은 임신 첫 3개월간 감소하고 그 다음 3개월 동안 최저치에 도달한 후 임신 마지막 2개월 동안 임신 전의 혈압 수치로 돌아간다.
- 시진, 촉진, 타진, 청진 방법은 비임신 대상자와 동일하다. 그러나 대상자가 앙와위를 취할 때 자궁의 좌측 변위가 필요한 대동정맥 증후군(aortocaval syndrome)이 나타날 수 있다.
- 대동정맥 증후군은 태아의 무게로 인한 대혈관 압박으로 인해 나타나며 이르면 임신 13~16주에 발생할 수 있다.
- 타진 시 심첨 부위의 좌측 변위를 발견할 수 있다. 임신한 대상자에게서 흔하게 볼 수 있다.

신생아

일반적인 사항

- 신생아의 심장 상태 검사는 태아에서 폐 순환의 갑작스러운 변화로 인해 힘들 수 있다는 것을 명심한다.
- 생후 24시간 이내에 심장을 검사하고 2~3일 후에 다시 검사한다.
- 혈압을 측정한다(모든 신생아의 기본 측정). 심장의 이상이 의심되는 경우 사지에서 모두 혈압을 측정한다. 다리보다 팔의 혈압이 현저하게 높게 나타나는 것은 대동맥 축착(coarctation of the aorta)의 징후이다.
- 피부, 폐, 간 검사를 포함하여 심장을 정밀하게 검진한다.

시진

피부를 자세하게 검진한다. 피부와 점막은 분홍색이어야 한다. 출생 시 청색증은 대혈관의 전치, 팔로 4징증(tetralogy of Fallot), 심각한 중격결손(severe septal defects) 또는 폐동맥판 협착(pulmonic stenosis)의 징후일 수 있다. 말단청색증(acrocyanosis: 손발의 청색증)은 정상적으로 나타날 수 있으며 보통 출생 후 몇 시간 이내에 감소한다.

촉진

- 1분 동안 심첨맥박을 측정한다.
- 해부학적 변화에 대해 살펴본다. 신생아의 심장은 심첨이 좌측 유방선에서 더 수평으로 놓여 있다. 결과적으로 심첨맥박은 4번째 늑간과 5번째 늑간 사이보다 더 높은 위치에서 그리고 보다 안쪽에서 촉진할 수 있다. 심첨박동의 변위는 기흉(pneumothorax: 심첨박동이 기흉의 반대 쪽으로 이동), 우심증(dextrocardia: 심첨박동이 우측으로 이동), 또는 횡격막탈장(diaphragmatic hernia)의 징후일 수 있다. 횡격막탈장은 좌측에서 자주 발생하기 때문에 심첨박동은 대개 우측으로 이동한다.
- 맥박 횟수는 일정하지 않으며 신체 활동, 울음, 각성의 영향을 받는다.
- 간을 촉진한다. 간이 단단하고 커진 것은 우심부전을 의미하며 성인과 달리 폐울혈보다 선행된다.

청진

- 심음을 검사한다. 심음의 세기는 신생아의 심장 기능을 나타내는 중요한 단서이다. 심음의 감소는 심부전의 유일하고 명백한 증거가 될 수 있다.
- 변화를 살펴본다. S_2 분리음은 신생아에게 흔하며, 출생 후 몇 시간 이내에 발생한다. 빈맥을 사정한다.
- 지속적인 빈맥은 잠재적인 심장 관련 질환의 징후이다.
- 동성 빈맥은 불안, 통증, 열, 저산소증, 과호흡 또는 저혈량 같은 스트레스 요인에 대한 일반적인 반응이다.
- 성인과 달리, 신생아의 심박출량은 1회 박동량보다 심박 수에 더 의존한다. 빈맥은 심박출량의 감소에 대한 전형적인 생리적 반응이다.
- 심잡음을 주의깊게 청진한다. 90%가 일시적이며 태아에서 폐 순환으로 인한 변화 때문에 유발된다. 이러한 심잡음은 보통 1단계나 2단계의 강도이며 다른 징후나 증상과는 관련이 없다. 확실한 심잡음은 동맥관 개존증(patent ductus arteriosus), 폐 또는 대동맥판 협착증 또는 작은 중격 결손을 암시한다.

아동

맥박, 혈압, 호흡 기능, 일반적인 신체 성장과 발달에 대한 종합적인 평가가 필요하다(아동의 정상 혈압 수치는 [표 9-7] 참조).

시진

심장질환을 가지고 있는 아동을 검사할 때는 정신 발달 지연, 곤봉지(clubbing)와 청색증을 세심히 관찰한다.

촉진

심첨맥박의 위치를 확인한다. 8세가 되면, 심첨맥박이 쇄골중앙선상의 5번째 늑간에서 촉진된다.

청진

소아과 대상자를 위한 정상 소견의 변화에 주목한다.

- 심박 수가 흡기 시 빨라지고 호기 시 느려지는 동성 부정맥은 아동에게 정상적으로 나타날 수 있다.
- S_3는 일반적으로 아동과 젊은 성인에게 나타나며 심첨이나 승모판 부위에서 청진기의 종형으로 가장 잘 들린다.
- 아동의 심박 수는 성인보다 더 변동이 심하고 스트레스 요인에 더 민감하며, 분당 10~20회 정도의 변화가 있다(아동의 정상 심박 수는 [표 9-8] 참조).

표 9-7 아동의 정상 혈압

나이	수축기 혈압(mmHg)	이완기 혈압(mmHg)
출생(12시간, 1,000g 미만)	39~59	16~36
출생(12시간, 3kg)	50~70	25~45
신생아(96시간)	60~90	20~60
6개월	87~105	53~66
2년	95~105	53~66
7년	97~112	57~71
15년	112~128	66~80

표 9-8 아동의 정상 심박 수

나이	각성 시(회/분)*	수면 시(회/분)*
신생아~3개월	85~205	80~160
3개월~2년	100~190	75~160
2년~10년	60~140	60~90
10년 이상	60~100	50~90

※ 분당 심박 수

노인

- 노화에 따라 심혈관계에도 생리적 변화가 온다는 것을 숙지한다.
- 젊은 성인들과 동일한 검사 절차를 따른다. 고령의 대상자는 심혈관 기능을 측정할 때 연령을 고려하여 몇 가지를 수정한다.
- 노인에게는 검사 속도를 늦추도록 한다. 일부 대상자는 자세를 바꿀 때 숨이 찬 현상이 일어날 수 있으며 불편함으로 인해 특정 자세를 취할 수 없는 경우도 있다.
- 가능하면 양팔의 혈압을 측정하고 기록한다. 측정 결과의 차이가 크면, 더 높은 쪽의 혈압이 신뢰할 만하다. 수축기 혈압은 노화에 따라 혈관 탄력성의 감소로 인해 증가하고 이완기 혈압은 노화의 영향을 덜 받아 거의 같거나 감소한다.
- 고혈압을 사정한다. 노인의 고혈압은 수축기압은 140mmHg 이상, 이완기압은 90mmHg 이상으로 정의한다.
- 복부대동맥, 신장동맥, 장골 동맥의 시진, 촉진, 청진을 통해 복부동맥류를 검사한다. 복부대동맥류(abdominal aortic aneurysm, AAA)는 비교적 흔하게 나타나며, 노인에게 주로 영향을 미치는 치명적인 질환이다. 복부대동맥류로 인해 매년 1만 5천 명이 사망하며 2000년에는 미국에서 65~74세 백인 남성의 주요 사망 원인 중 10위를 차지했다. 고령화와 함께 대퇴, 장골, 슬와대동맥류뿐만 아니라 복부대동맥류의 발생이 확실히 증가하고 있다. 어떤 대상자가 복부대동맥류로 진행될 위험성이 있는지, 동맥류를 진단받은 대상자를 적절하게 검사하는 방법을 이해하는 것이 중요하다. 보통 장골동맥은 하복부 사분면에서 동맥류처럼 촉진된다. 대상자는 대퇴맥박과 슬와맥박의 유무와 대동맥류

확장 가능성을 검사해야 한다. 슬와 또는 대퇴동맥 맥박이 현저하게 나타나면, 복부대동맥류나 말초동맥류를 확인하기 위해 초음파검사를 시행한다.

시진

검사를 하는 동안 노화와 관련된 변화에 주목한다.
- 노인의 흉곽은 척추후만증이 있으면서 흉강의 전후 직경이 커진다(이는 심첨박동(PMI) 촉진을 더 어렵게 한다.).
- 목, 이마, 사지 표면의 혈관이 두드러지고 구불구불하게 나타난다.
- 박동(pulsation)을 보기 위한 복부 시진은 심혈관계를 사정하기 위해 필요하다.

촉진

말초 맥박은 노인 대상자에게서 촉진하기 힘들다. 말초의 혈류는 모세혈관 충만, 통증, 감각과 체온을 통해 확인할 수 있다. 복부를 촉진하는 동안 배꼽 위 중앙선을 깊이 누른다.

대동맥 박동은 대부분의 사람들에게서 쉽게 느껴진다. 윤곽이 뚜렷하고 직경이 3cm보다 큰 박동성 덩어리는 대동맥류를 암시한다. 보통 장골동맥은 하복부 사분면에서 동맥류처럼 촉진될 수 있다. 대퇴맥박과 슬와맥박의 유무와 대동맥류 확장 가능성을 검사해야 한다. 슬와 또는 대퇴동맥 맥박이 현저하게 나타나면, 복부대동맥류나 말초동맥류를 확인하기 위해 복부 초음파와 하지 동맥 초음파를 실시하여야 한다.

청진

정상 소견과 비교하여 노화와 관련된 변화를 파악해야 한다.
- 심내막이 두꺼워진다. 심장 판막은 경화되고 섬유화에 의해 손상되며 이로 인해 심잡음이 들린다.
- 심근의 콜라겐 형성이 증가하며, 이로 인해 노인의 심장은 딱딱해진다. 따라서 심근의 유연성이 감소하며 그로 인해 1회 심박동량과 심박출량이 감소한다.
- 심장의 미주신경 긴장도(vagal tone) 증가로 인해 휴식 시 심박 수가 감소한다.
- 노화는 심전도의 변화를 초래한다. 이소성박동(ectopic beats)은 정상일 수도 있고 그렇지 않을 수도 있다. 부정맥에 대한 추가 조사가 필요하다.
- S_4는 노인의 심혈관계 사정을 시에 보다 일반적으로 청진할 수 있다. 이는 심실 벽의 경직이 심화되면서 발생하며 비대나 허혈과 관련이 있을 수 있다.
- 동맥류 가능성은 노화에 따라 증가한다. 반드시 대동맥, 신장동맥, 장골동맥, 대퇴동맥에서 잡음과 진동음을 청진하여야 한다.

사례 연구

주호소 "누가 내 가슴을 찌르는 것 같이 아픈데 이 통증이 절대 사라질 것 같지 않아요."

면담을 통해 수집한 자료

송 씨는 69세 남성으로 5년간 운동성 협심증(exertional angina)과 관상동맥질환(coronary artery disease, CAD)을 가지고 있다. 협심통은 보통 활동을 멈추면 감소하며 이따금 흉통 완화를 위해 니트로글리세린 설하정을 사용하였다. 환자가 NTG를 설하로 투여했을 때 전에 비해서 효과가 줄어들었다. 통증의 정도를 1~10 척도로 나누면 통증이 3~6으로 증가했다. 통증은 흉골하부에서 시작하여 왼팔 아래로 퍼지며 발한과 오심이 동반된다. 송 씨는 현재 호흡곤란, 기좌호흡, 실신, 심계항진이나 기침 증상은 없다.

송 씨는 5년 전에 심도자술(cardiac catheterization) 검사를 통해 좌전하행관상동맥(LAD) 질환을 진단받았으며, 그 당시에 스텐트(stent)를 삽입하여 관상동맥의 흐름을 원활하게 하였다. 송 씨는 20년 전 고혈압을 진단받았으며 당뇨병이나 고콜레스테롤혈증(hypercholesterolemia)을 앓은 적은 없다고 하였다. 과거로 어린 시절에 질병을 앓거나 수술한 경험, 외상을 입은 경험도 없었다. 현재 극심한 피로감을 느끼며 일상생활을 수행하기 어려운 상황이다.

송 씨의 부모는 둘 다 사망하였다. 그의 어머니는 70세에 폐암으로 사망했다. 아버지는 고혈압(HTN), 관상동맥질환, 당뇨병의 병력이 있었으며 65세에 심근경색증(myocardial infarction)으로 사망하였다. 송 씨의 남동생은 65세이며 생존해 있고 관상동맥질환 병력이 있다.

송 씨는 퇴직한 비행기 조종사로 아내의 사망 후 홀로 살고 있다. 성인이 된 자녀가 셋 있으며 주 중에 몇 번 그를 방문한다. 그는 매일 1.6km씩 걷지만 최근에는 주호소로 인해 그렇게 할 수 없었다. 지난 25년간 하루에 담배 한 갑씩 피웠으며, 매주 맥주를 세 병 정도 마신다고 하였다. 기분전환약물은 복용하지 않는다.

근거	요점
5년간의 관상동맥질환 병력	질환의 발전 가능성이 있다.
1일 주호소 기록	흉통이 기존의 치료법으로 완화되지 않는다. 응급 진단 검사와 치료가 필요하다.
흉통의 정도	통증의 강도가 3에서 6으로 두 배 증가했다.
기존 치료법이 이제 효과가 없음	과거력에 의하면, 감소되지 않은 불안정 협심통(unstable angina)을 의미한다.
흉골하 통증	협심통의 전형적인 부위이다.
흉통의 방사	협심증은 사지, 목 또는 턱으로 방사통이 나타날 수 있다. 흉통의 방사는 심근경색증(MI)의 가능성이 있는 불안정 협심증의 진단을 지지한다.
발한	발한은 일반적으로 협심증과 관련이 있지만 심근경색에서도 나타날 수 있다.
오심	오심은 일반적으로 협심증과 관련이 있지만 심근경색에서도 나타날 수 있다.

이 름 송 씨	날짜 2005. 1. 13	시간 14:00
	생년월일 1935. 12. 17	성별 남

병력

주 호 소 "누가 내 가슴을 찌르는 것 같이 아픈데 이 통증이 절대 사라질 것 같지 않아요."

현 병 력 5년간 운동성 협심증(exertional angina)과 관상동맥질환(coronary artery disease, CAD)이 있었다. 협심통은 보통 활동을 멈추면 감소하며 이따금 흉통 완화를 위해 니트로글리세린 설하정을 사용하였다. 이 기존의 치료법은 그동안 효과가 없는 것으로

〈계속〉

나타났다. 통증의 정도를 1~10 척도로 나누면 통증이 3~6으로 증가했다. 통증은 흉골하부에서 시작하여 왼팔 아래로 퍼지며 발한과 오심이 동반된다. 송 씨는 현재 호흡곤란, 기좌호흡, 실신, 심계항진이나 기침 증상은 없다.

투　　약　아스피린: 매일 혈전예방을 위해 81mg씩 복용. 이날 오전에 마지막으로 복용.
니트로글리세린 설하정: 3회 복용했으나 흉통은 완화되지 않음.
메토프롤롤(Metoprolol): 항고혈압제로 1일 2회 25mg 복용. 이날 오전에 마지막으로 복용.
종합비타민제: 비타민 보충을 위해 매일 오전 1알 복용. 이날 오전에 마지막으로 복용.
니코틴 패치: 금연을 돕기 위해 매일 21mg 붙임. 이날 오전에 교환.
※ 1차 진료에서 흉통이 갑자기 악화되는 경우, 가능하면 응급차가 오는 동안 다음 사항을 실행한다.
　: 산소 2L를 비강 흡입한다. 아스피린 325mg 2알을 복용한다. 니트로글리세린을 최대 3알까지 5분마다 설하로 투여한다.

알레르기　없음.

과　거　력　**질　　병**　5년 전 심도자술 검진 당시 좌전하행관상동맥(LAD) 질환 진단받고 스텐트 삽입함.
　　　　　　　　　　2년 전 고혈압 진단 받음. 당뇨병 또는 고콜레스테롤혈증 병력 없음. 어린 시절 병력 없음.
　　　　　　수　　술　과거 수술이나 외상 경험 없음.

가　족　력　부모 사망. 어머니는 폐암으로 사망함. 아버지는 고혈압, 관상동맥질환, 당뇨병 병력이 있었음. 남동생은 65세이며 생존해 있고 관상동맥질환을 앓은 적이 있음.

사　회　력　퇴직한 항공기 조종사. 아내의 사망 후 홀로 살고 있다. 성인이 된 자녀가 셋 있으며 주 중에 몇 번 그를 방문한다. 그는 매일 1.6km씩 걷지만 최근에는 주호소로 인해 그렇게 할 수 없었다. 지난 25년간 하루에 담배 한 갑씩 피웠으며, 매주 맥주를 세 병 정도 마신다고 하였다. 기분전환약물은 복용하지 않는다.

계통별 문진

일반적인 사항	피로감, ADL 수행 불가	**심혈관계**	흉통, 실신, 심계항진 없음.
피　부	축축하고 창백	**호흡기계**	2주 전 금연. 기침, 호흡곤란, 기좌호흡 없음.
눈	원시, 안경 착용.	**위장관계**	오심
귀	청력 일부 손실. 최근에는 변화 없음.	**비뇨생식기계**	소변 볼 때 어려움 없음.
코/입/목	변화 없음.	**근골격계**	변화 없음.
유　방	변화 없음.	**신 경 계**	변화 없음.

신체 검진

체　중	109kg	**체온**	37℃(고막체온)	**혈압**	145/92mmHg
신　장	177.8cm	**맥박**	63회/min	**호흡**	20회/min

전반적인 외모　과체중, 흉부 불편감을 호소하며 침대에 누워있는 남성. 약간 불안해 함.

피　부　피부 긴장도는 정상이며 약간 창백하고 축축함.

머리/귀/눈/코/목　좌우 동공의 크기가 동일하며 빛에 잘 반응. 귀와 코는 깨끗하고 분비물 없음.

심혈관계　제1심음과 제2심음이 들리고 규칙적임. 분리음, 심잡음, 기타 심음 안 들림.
양측 하지 맥박 1+. 양측 상지 맥박 2+. 경동맥 잡음 없음.

호흡기계　폐 양쪽 다 청진상으로는 깨끗함.

소화기계　복부 사분면에서 장음 확인. 복부는 크지만 촉진상 압통은 없고 부드러움.

비뇨생식기계　검사하지 않음.

근골격계　근력이 3~4/5 정도이며 좌우 대칭적임.

신 경 계　의식이 명료하고 지남력 있음. 제2~12뇌신경 정상. 심부건반사 2+, 바빈스키반사 음성.

〈계속〉

기 타	
임상 검사	
동맥혈가스분석	PH: 7.38; PO_2: 71; PCO_2: 37; HCO_2: 23
전혈구 검사	Hct: 40%; Hgb: 13.7g/dL; RBC: 5,100,000/mm³; WBC: 7,200/mm³; Plt:225,000/mm³
화학 검사	Na: 141mEq/mL; K: 4.8mEq/mL; Ca 8.6mEq/mL; Cl: 100mEq/mL
	Mg: 1.7mEq/mL; Phos: 3.8mg/dL; BUN: 8mg/dL; Cr: 0.8 mg/dL; Glu: 118mg/dL
Lipid	Total: 222mg/dL; Trigly: 400mg/dL; LDL: 145mg/dL; HDL: 22mg/dL
Coagulation study	PT: 11.5sec; INR: 1.1; PTT: 65sec
CK-MB	>5%
Troponin I	Elevated

특수 검사 심전도: 12유도 중 V_1-V_4까지 ST 분절 상승되어 있고 I, aVL에서 T파가 역전되어 있다.

흉부 X선 촬영: 노화에 의한 경미한 섬유성 변화가 있으며 깨끗함. 심장은 약간 커져 있음.

최종 검진 결과 지질 상승은 고콜레스테롤혈증의 징후임.

심근효소와 트로포닌 I의 상승은 심근경색증의 지표임.

심전도상 전벽심근경색(anterior wall MI) 소견 보임.

응급 심도자술 의뢰함.

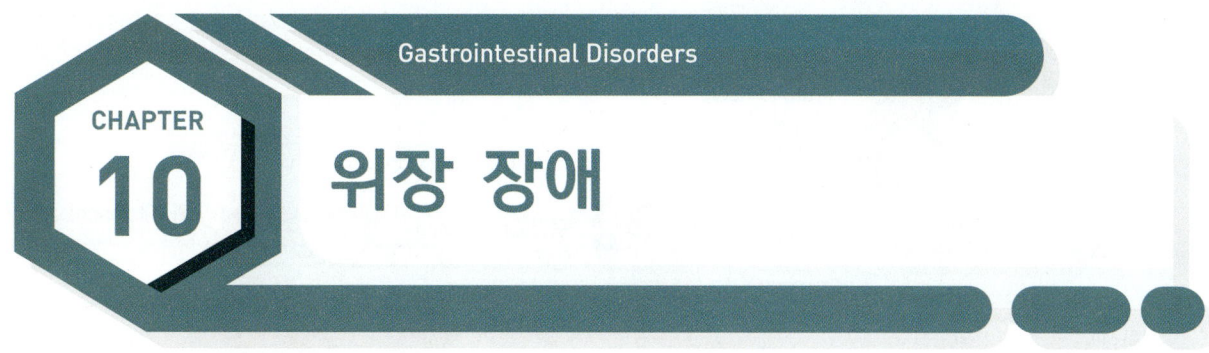

CHAPTER 10 위장 장애
Gastrointestinal Disorders

1 해부 생리

위장계는 인체의 가장 큰 내분비기관으로서 소화관에서 분비, 운동 및 혈류를 조절하는 여러 가지 호르몬을 분비한다. 호르몬과 효소는 다음과 같은 기능을 수행한다.

- 단백질 소화
- 탄수화물 소화
- 지방 소화
- 당원을 포도당으로 분해
- 지방조직을 중성지방으로 분해
- 아미노산으로부터 당원 신생
- 조직의 포도당 이용을 자극하는 인슐린 생산

1 위장계

위장계(gastrointestinal tract)는 구강, 인두, 식도, 복강기관들로 구성되어 있다[그림 10-1]. 복강에는 고형기관(solid organs)과 중공기관(hollow organs)이 있다. 고형기관은 원래의 형태를 유지하는 반면 중공기관은 내용물에 따라 형태가 달라진다. 고형기관에는 간, 비장, 췌장, 부신, 신장 및 난소가 있다. 중공기관에는 위, 담낭, 소장, 결장, 방광, 자궁이 있다.

편의상 복부를 설명하기 위해 복벽을 두 개의 가상선(검상돌기에서 치골결합까지의 수직선과 제와부를 가로지르는 수평선, [그림 10-2])에 의해 4분면으로 나눌 수 있다. [BOX 10-1]은 각 사분면에 자리한 기관들을 보여준다.

복벽 청진이나 촉진을 통해 각 기관을 시각화하는 것이 중요하다.

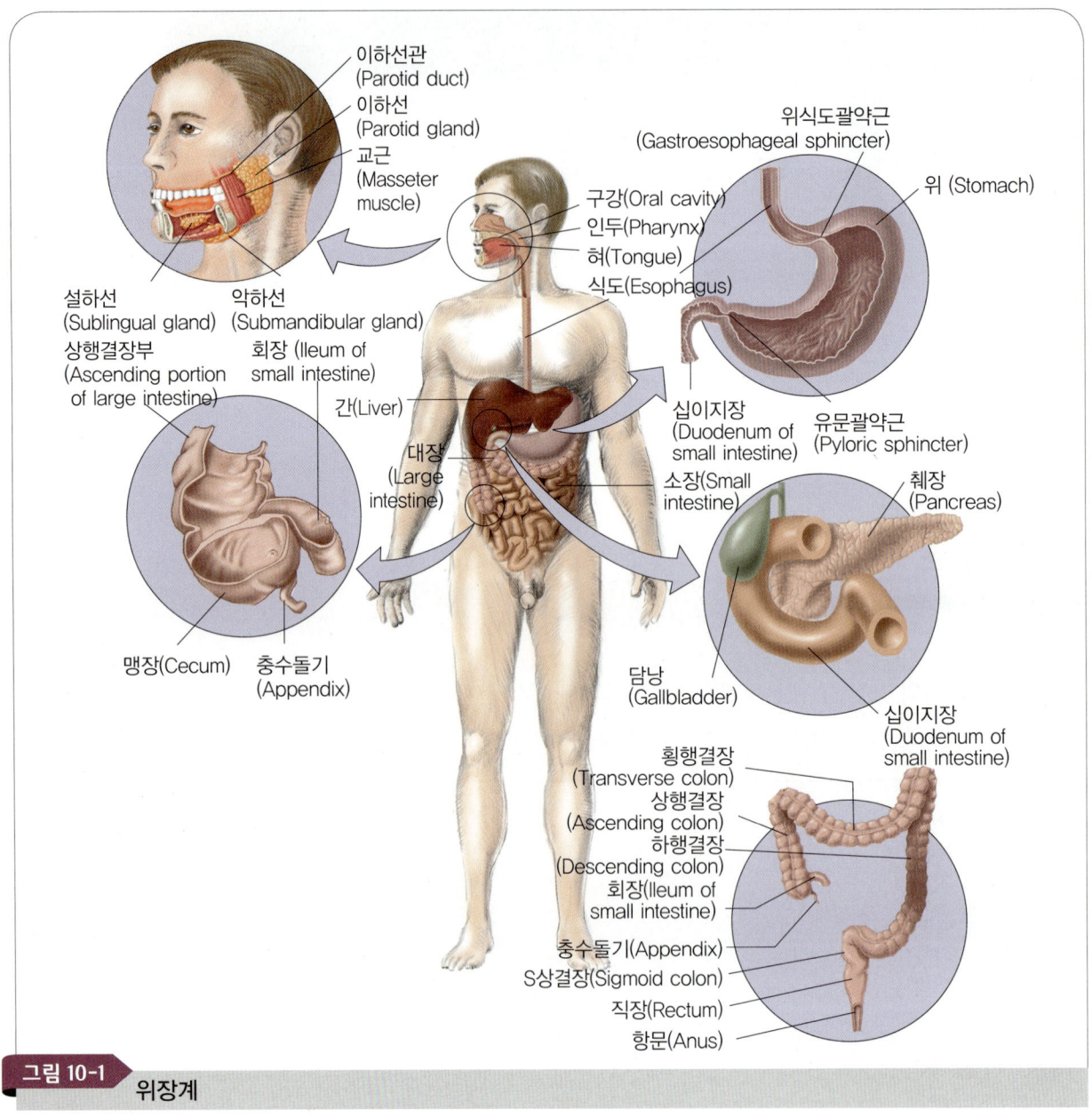

그림 10-1 위장계

2 소화

　소화(digestion)에서 음식은 구강과 인두를 거쳐 식도를 통과하여 위로 들어가 위액에 의해 혼합된다. 저작된 음식 덩어리가 위에서 위액과 혼합되면 연동운동에 의해 십이지장으로 들어간다. 대부분의 소화는 위와 십이지장에서 이루어진다. 연동운동은 위의 중간 부위에서 시작하여 유문부로 향한다. 연동운동은 공장과 회장에서도 이루어지나 장폐색이 있지 않는 한 강하지 않다.

　췌장은 소화 및 세포에 의한 포도당 흡수 과정에서 중요한 내분비 기능과 외분비 기능을 둘 다 수행한다. 담즙은 간에서 분비하고 장에서 지방 소화 및 흡수를 돕는다. 췌관과 담관은 십이지장 내로 연결되어

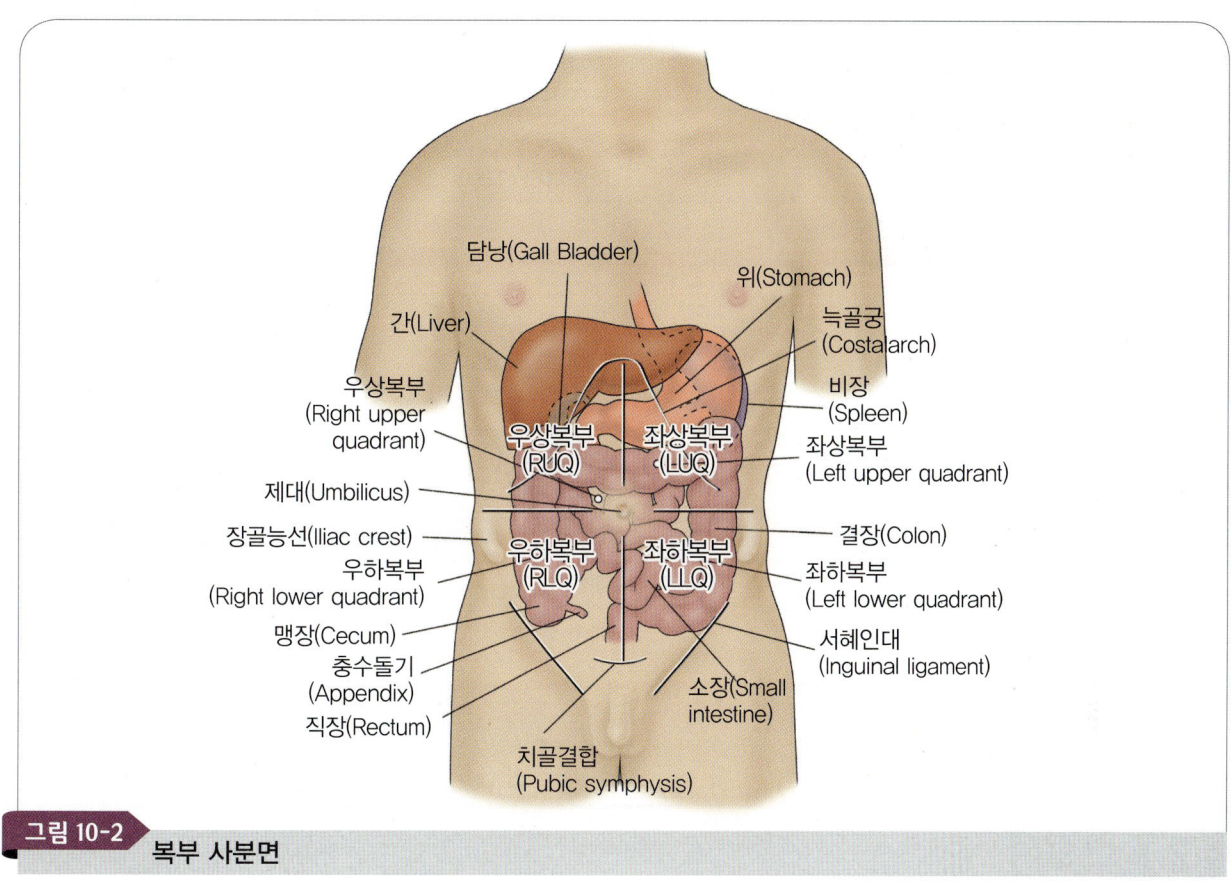

그림 10-2 복부 사분면

있다. 회장의 말단부, 맹장과 충수돌기는 상행결장의 일부이다. 대장은 상행, 횡행, 하행, S상 결장, 직장과 항문관으로 구성되어 있다.

대부분의 수분 재흡수는 상행결장에서 일어난다. 대변은 하행 결장과 S상 결장에서 만들어지고 배출 전에 직장에 머무르게 된다.

BOX 10-1 사분면 내의 복부기관들

우상복부(Right Upper Quadrant, RUQ)	좌상복부(Left Upper Quadrant, LUQ)
간(우엽)	위
담낭	간(좌엽)
십이지장	비장
췌장(두부)	췌장(체부)
우측 신장(상극)	좌측 부신
우측 부신	좌측 신장(상극)
결장의 간상 굴곡	결장의 비장 굴곡
상해결장(일부)	횡행혈장(일부)

〈계속〉

BOX 10-1 사분면 내의 복부기관들

우상복부(Right Upper Quadrant, RUQ)	좌상복부(Left Upper Quadrant, LUQ)
횡행결장(일부)	하행결장(일부)
위(유문부)	
우하복부(Right Lower Quadrant, RLQ)	**좌하복부(Left Lower Quadrant, LLQ)**
우측 신장(하극)	좌측 신장(하극)
맹장	하행결장(일부)
충수돌기	S상결장
상행결장(일부)	좌측 난소
우측 난소	좌측 난관
우측 난관	자궁
우측 요관	좌측 요관
우측 정삭	좌측 정삭

2 건강력

건강력 사정 시에는 식이 및 배변습관이나 기능과 관련된 위장계 증상들을 포함해야 한다. 또한 주호소, 과거력, 수술 및 독성 물질 노출 여부를 포함해야 한다.

1 주호소와 현병력

> **"배가 아파요."**
>
> 조 씨는 49세의 비만한 여성으로 3일 동안 간헐적으로 상복부와 우상복부(RUQ) 통증이 있었으며, 지난 4시간 동안 통증이 더 심해졌다. 현재 오심과 구토가 있으며, 체온을 측정해 보지는 않았으나 열감이 있다고 말하였다. 오한이나 상기도 감염은 없다.

1) 복통

대부분의 복부 질환은 통증을 동반한다.

발현	통증이 급작스럽게 나타나는가, 서서히 심해지는가?
	잠에서 깰 정도로 갑작스런 심한 통증은 급성 천공, 염증 또는 복부기관이 꼬여서 나타날 수 있다.

〈계속〉

위치	통증의 위치와 방사 여부를 확인한다. 또한 처음 통증이 발생된 위치는 통증의 원인을 파악하는 데 중요하다. [표 10-1]은 여러 가지 위장 장애와 연관된 복통의 위치와 양상에 대한 설명을 제공한다.
지속시간	통증을 경험한 지 얼마나 되었는가? 통증은 얼마나 오래 지속되는가?
발생빈도 · 규칙성	통증이 특정시간 대에 발생하는가? 발생 시기는 언제였는가?
유발요인	특정 음식 섭취, 알코올 섭취, 흡연, 약물 복용이나 스트레스와 같은 통증을 일으킬 만한 원인이 있는가? *한 예로, 위식도역류질환(GERD)은 식후 30~60분 내에 통증이 발생한다.*
관련 증상	통증 사정 시 중요한 관련 증상에는 식욕부진, 체중 감소, 피로, 발열, 고창, 트림과 복부팽만감 등이 있다. *분출구토(projectile vomiting)는 두부손상, 뇌 병소 또는 유문 폐색 시에 발생한다.* *발열은 바이러스 증후군과 충수돌기염 시에 발생한다.* *발한, 어지럼증과 흉통은 심근허혈/경색 시에 발생한다.* *유문 협착은 폐색을 일으켜 구토, 식욕 증가 및 체중 감소를 가져온다.*
완화요인	증상을 완화 혹은 악화시키는 것은 무엇인가? 처방받은 약물이나 치료요법이 있는가?

표 10-1 위장 질환과 연관된 통증의 위치와 양상

위장 질환	통증의 위치와 양상
충수돌기염	제와부 주위나 상복부 통증. 산통으로 시작하여 우하복부(RLQ)로 국소화된다.
담낭염	심한 상복부 혹은 우상복부(RUQ) 통증이 어깨로 방사된다.
게실염	복부의 왼쪽으로 방사되는 상복부 통증이 있다(특히 식사 후).
장폐색	심하고 갑작스런 경련성 통증이 제와부와 상복부로 퍼지며, "꽉 쥐는 듯한" 통증으로 표현된다.
복부 동맥류 누출	동맥류 부위에서 서서히, 박동이 느껴질 정도의 통증이 등이나 옆구리 쪽으로 방사된다. "찢어질 것 같은" 통증으로 표현할 수 있다.
췌장염	좌상복부(LUQ), 제와부 혹은 상복부에 급성으로 몹시 고통스런 통증이 옆구리와 왼쪽 어깨로 방사되며 통증이 너무 심하여 실신하기도 한다.
위나 십이지장 궤양 부위의 천공	갑작스런 우상복부(RUQ) 통증이 어깨로 방사되며 "타는 듯한" 통증으로 표현된다.
복부기관 파열	통증이 특정 부위가 아닌 "복부 전체"에서 느껴진다.
담석	우상복부(RUQ)에서 강한 통증이 나타나며, "경련성" 통증으로 표현된다.

2) 오심과 구토

구토 없이 오심 발생	구토 없이 오심이 있는가? *구토가 없는 오심은 간세포질환, 임신 및 전이성 질환이 있는 대상자에게 흔한 증상이다.*
오심 · 구토와 통증의 관계	오심 · 구토가 복통과 관련이 있는가? 통증이 나타나기 전에 오심이 있었는가? *구토와 복통의 관계는 중요하다.* *급성 충수돌기염 시 통증은 몇 시간 내에 구토를 유발한다.*

〈계속〉

대변 변화	변비, 설사, 식욕부진 혹은 대변 색의 변화가 있는가? 대변의 변화로 오심과 구토의 원인을 알 수 있다.
구토물의 특성	구토물의 색은 어떠한가? 구토물의 색은 원인을 파악하는 데 도움이 된다. 급성 위염 시 위 내용물을 토하게 된다. 담도 문제가 있을 시에는 녹황색 구토물이 나온다. 구토물에서 특이한 냄새나 악취가 나는가? 장폐색 시 대변 냄새가 나는 액체와 함께 담즙 물질을 토하게 된다.
발생빈도	얼마나 자주 구토를 하는가? 독소는 지속적인 구토를 유발한다.
식사와 구토의 관계	구토가 식사와 관련이 있는가? 만일 있다면 식사 후 얼마나 빨리 구토하는가? 특정 음식을 먹고 난 후에만 구토하는가? 음식과 관련된 구토는 원인을 찾는 실마리가 된다. 지방 음식 섭취로 발생되는 구토는 담낭질환과 관련이 있을 수 있다.
관련 증상	오심과 구토를 사정하는 데 중요한 관련 증상들은 발열, 현훈, 두통 등이다. 발열은 급성 담낭염 혹은 급성 충수돌기염과 같이 국소적인 복부 질환이 있을 때 나타날 수 있다. 메니에르병(Meniere's)과 미로염(labyrinthitis)과 같은 내이질환은 구토를 유발할 수 있다. 편두통, 뇌진탕, 뇌종양 혹은 다른 공간 점유 병변, 수막염과 지주막하 출혈은 오심, 구토와 관련이 있다.
완화요인	증상을 완화시키거나 악화시키는 것은 무엇인가? 처방받은 약물이나 치료요법이 있는가? 일반의약품을 복용하였는가? 디지털리스(digitalis), 아스피린, 비스테로이드성 항염제, 항고혈압제, 항생제와 같은 많은 약물들이 위 자극이나 위염을 일으킬 수 있다.
음주·기분 전환약물 복용	술을 마시거나 기분전환약물을 복용한 적이 있는가? 알코올은 위 자극이나 위염을 일으킬 수 있다.

❷ 과거력

> 조 씨는 위장수술이나 외상, 소화성 궤양 질환이나 지질 이상은 없었다. 피임약과 때때로 두통이 있을 때 아스피린을 복용한 것 외에는 어떤 약물도 복용하지 않았다. 어린 시절에 홍역, 볼거리, 풍진과 수두를 앓았다.

과거의 건강 문제와 수술	과거의 건강 문제에 대한 질문을 한다. 수술한 적이 있는가? 과거의 수술이 영양상태에 영향을 미칠 수 있다. 식도 절제는 지방 흡수불량, 비정상적 연하 및 폐색과 관련이 있다. 위 절제는 급속이동증후군(dumping syndrome), 빈혈, 위 배출 속도 지연 및 흡수 불량과 관련이 있다. 췌장 절제는 인슐린, 글루카곤 및 췌장소화효소의 불충분한 분비와 관련이 있다. 소장 절제는 지방변, 지방 흡수불량, 빈혈(비타민 B_{12} 흡수 장애), 단장 증후군(short bowel syndrome)과 관련이 있다.

〈계속〉

최근 입원 또는 위장질환	현재 소화성 궤양, 위장 출혈, 간이나 췌장 질환 또는 복부 외상을 진단받았는지 사정한다. *이 문제들은 영양 및 비타민 결핍을 가져올 수 있다.*
식사 및 배변습관	식습관, 식욕, 과도한 허기나 갈증, 연하곤란, 가슴앓이, 음식 불내성, 과도한 트림 및 질병의 원인을 파악하는 데 도움이 될 만한 배변습관에 관하여 질문한다. *배변습관, 대변 양상, 장운동 횟수, 대변 경도, 변비나 설사, 혈변, 흑색변, 직장출혈이나 치질이 진단을 내리는 데 단서가 될 수 있다.*
투약	관장, 제산제, 위장에 부작용을 가져오는 약물(예: 심장병 약물), 흡수를 방해하는 약물에 관하여 질문한다. 아스피린을 얼마나 자주 복용하는가?

❸ 가족력

조 씨의 아버지는 65세, 어머니는 63세에 사고로 사망하였다. 50세의 언니와 54세인 오빠는 둘 다 건강하게 잘 살고 있다. 두 아들이 있으며 모두 건강하다. 암에 대한 가족력은 없다.

생존해 있는 친족의 연령	부모, 형제, 자매 및 자녀의 관계와 건강 상태를 포함한다.
사망	사망자와의 관계, 연령, 원인을 포함한다.
만성질환	가족의 만성질환에 관하여 질문한다. 질병이 있는 가족구성원과의 관계와 가족구성원이 질병을 앓은 기간을 포함한다.
유전적 결함	선천성 결손증을 포함한 가족의 유전적 장애를 파악한다. *낭포성 섬유증 시 위장 증상이 나타날 수 있다. 따라서 낭포성 섬유증의 가족력을 파악하는 것이 중요하다.*

❹ 사회력

조 씨는 교사로 남편과 함께 살고 있다. 성인이 된 두 아들도 같은 지역 내에 거주하고 있다. 그녀는 음주, 흡연을 하지 않으며 기분전환약물도 복용하지 않는다. 정원을 가꾸는 일과 친구, 가족과 함께 시간을 보내는 것을 즐긴다.

가족	대상자에게 현 가족단위에 관하여 질문한다.
직업	과거의 직위, 자원봉사활동 및 지역사회활동에 관하여 질문한다. 만일 대상자가 퇴직했다면 퇴직한 지 얼마나 되었고, 어떻게 적응하고 있는지 질문한다. 독성 물질에 노출된 적이 있는가?

〈계속〉

여가활동	취미, 운동 및 여행 등에 대해 질문한다.
흡연	담배의 종류, 흡연 기간과 흡연량(담뱃갑-햇수(pack-year)=흡연 햇수×하루에 피운 담뱃갑 수)에 대해 질문한다.
음주	대상자가 음주를 하는가? 얼마나 마시는가? 어떤 종류(포도주, 맥주, 양주)의 술을 마시는가? 언제부터 얼마나 자주 마셨는가?
기분전환약물 복용	대상자가 기분전환약물을 복용하는가? 얼마 많이, 얼마나 자주 복용하는가? 언제부터 어떤 종류(코카인, 헤로인, 펜시클리딘, 엑스터시)의 약물을 복용하는가?

5 계통별 문진

많은 위장 질환과 장애는 위장계보다 다른 신체계통에서 임상 징후들이 나타난다. 다음은 위장질환에서 나타나는 공통적인 임상 징후를 요약해 놓은 것이다.

부위	증상과 징후	관련 질환
일반적인 사항/체질	체중감소나 증가 운동불내성, 피로	궤양성 대장염, 담낭암, 췌장암 간암
활력징후	빈맥, 저혈압, 체온증가	수분과 전해질 불균형
눈	두통(위치, 발현시간, 지속시간, 유발요인); 현훈; 몽롱함; 상해; 복시, 눈물흘림, 맹점, 통증을 포함한 시각 문제	수분과 전해질 불균형
구강/인후	치과 문제, 잇몸 출혈, 의치, 목이 뻣뻣함, 통증, 압통, 갑상샘이나 다른 부위에 있는 덩어리	영양실조, 수분과 전해질 불균형, 위식도역류질환(GERD)
피부계	발진, 소양증, 색소 변화, 피부가 촉촉하거나 건조, 탄력성, 다모 또는 탈모 변화, 조갑 변화, 황달	간염, 간경화증, 간암, 담낭암, 췌장암
호흡기계	통증(위치, 특성, 호흡과의 관계에 관하여 질문), 숨참, 천식음, 천명음, 기침(하루 중 언제 기침을 하는지, 객담이 있다면 객담의 양과 색깔에 관하여 질문), 객혈, 호흡기 감염, 결핵(또는 결핵 노출), 발열 또는 야간발한	위장출혈, 이차적 적혈구 상실이 나타나는 경우 산소운반능력이 감소하기 때문에 호흡기계 불규칙성은 위장질환의 정도를 나타낸다.
근골격계	통증, 부종, 발적, 또는 근육이나 관절의 열감; 운동 제한; 근력 약화; 위축; 경련	수분과 전해질 장애
내분비계	다갈, 다뇨, 무력증, 호르몬 치료, 성장, 이차적 성 발달, 더위나 추위에 예민해짐	수분과 전해질 장애

3 신체검진

1 준비물품

설압자 / 청진기 / 장갑 / 윤활제 / 잠혈검사도구 / 센티미터로 표시된 테이프나 자 / 대상자를 덮을 가리개

2 신체검진 내용

신체검진 시 보통 시진에 이어 촉진, 타진, 청진을 시행하나 복부 검진 시 청진은 시진 직후에 시행해야 한다. 청진은 장운동 및 혈관 통합성에 관한 정보를 제공한다. 타진은 복부기관의 크기와 밀도, 공기, 액체, 덩어리의 위치에 관한 정보를 제공한다. 촉진은 복부기관의 크기와 긴장도를 파악하기 위해 표재성 및 심부촉진을 한다.

1) 시진

검진	이론적 근거
1. 대상자를 검진테이블이나 침상에 편안하게 눕도록 한다. 복부를 노출시키고 홑이불로 대상자를 덮어준다. 검진자는 대상자의 오른편에 서 있는다. 2. 실내를 따뜻하게 유지한다.	1, 2. 대상자에게 편안한 체위를 취하는 것은 복통이 있는 대상자를 검진하는 데 도움이 되기 때문이다. 검진자가 대상자 오른편에 서는 것은 간의 직경을 쉽게 측정하기 위한 것이다. 또한 대부분의 검진자들은 오른손잡이이다.

3. 얼굴, 손, 피부를 포함하여 전반적인 외모를 살펴본다.
  A. 얼굴을 살펴본다.
    – 일시적 소진 상태인지 살펴본다.
    – 구강과 구강 점막 주변 피부를 살펴본다.
 	
    – 호흡 시 냄새를 맡아본다.
	3. 보통 대상자의 전반적 외모는 건강상태를 알 수 있는 중요한 정보를 제공한다.
	    – 일시적 소진은 영양 결핍을 의미한다.
	    – 구강 주변의 멜라닌 침전물은 포이츠-제거스 증후군(Peutz-Jeghers syndrome [그림 10-3])을 의미하며, 양성 장용종과 관련이 있다. 용종은 출혈을 일으키고, 장염전증 또는 폐색을 일으키지만 일반적으로 악성은 아니다.
	    – 입냄새는 흔히 위장 질환과 관련이 있다[표 10-2].

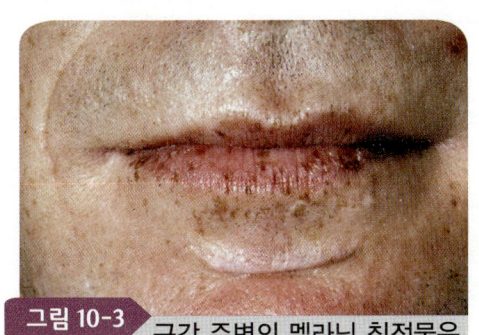

그림 10-3 구강 주변의 멜라닌 침전물은 포이츠-제거스 증후군을 의미한다.

표 10-2 입냄새와 관련된 위장 질환

위장질환/장애	입냄새 특성
식도나 위의 신생물	호흡 시 심한 악취
소화성 궤양	산성 호흡
간부전	매스껍고 지독한 악취
식도게실	썩은 냄새
심한 장폐색	대변 냄새
문맥 우회술을 한 간경화증	부패한 계란과 마늘 냄새

〈계속〉

검진	이론적 근거

B. 피부를 살펴본다.
   - 황달이 있는지 피부와 결막을 살펴본다. 만일 있다면 백열등은 황달을 가릴 수 있으므로 자연광을 이용한다.
 	
   - 피부색이나 반흔이 있는지 관찰하고 발진이나 병소가 있다면 기록한다.
	- [그림 10-4]는 황달이 결막에서 처음 나타나기 때문에 이를 묘사한 것이다. 황달은 성인의 경우 혈청 빌리루빈 수치가 2.5mg/dL 이상, 신생아의 경우 6.0mg/dL 이상일 때 나타난다. 고빌리루빈혈증 시 전신적인 소양증이 나타난다.
	- 반흔은 과거 수술 병력이나 유착을 형성할 수 있는 외상을 확인할 수 있게 한다.

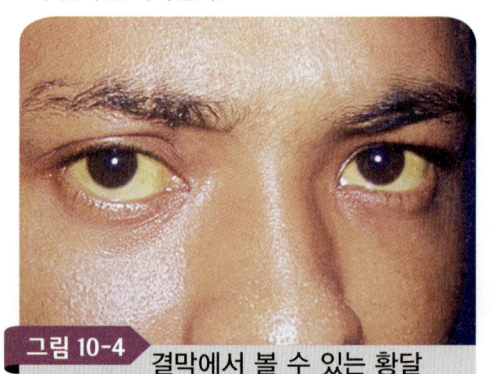

그림 10-4 결막에서 볼 수 있는 황달

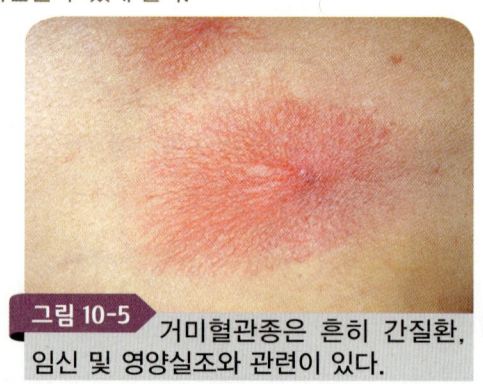

그림 10-5 거미혈관종은 흔히 간질환, 임신 및 영양실조와 관련이 있다.

검진	이론적 근거

- 거미혈관종(spider angiomas)이 있는지 확인한다.
 	
C. 손과 조갑을 살펴본다.
   - 수장홍반(palmar erythema)이 있는지 확인한다.
   - 조갑을 살펴본다.
	- [그림 10-5]는 거미혈관종을 묘사한 것으로 보통 제대 위에서 발견할 수 있는 확장된 피부혈관이다. 이 병소는 흔히 간 질환, 임신과 영양 실조와 관련이 있다. 혈관종은 간 질환의 심각성에 따라 진전되기도 하고 퇴화되기도 한다. 전형적으로 임신 2-4달 째에 나타나고 분만 시에 사라진다.
	- 수장홍반은 손바닥이 붉게 변하는 것으로 보통 거미 혈관종을 동반한다.
	- 간경화증이 있을 경우 조갑에서 반월의 크기 증가(반반조갑)가 나타난다.

4. 복부를 살펴본다. 적절한 조명은 필수적이다.
  A. 연동운동, 비대칭, 복부팽만을 보기위하여 침상발치에서부터 대상자의 복부를 관찰한다.
 	
  B. 대상자의 제대를 관찰한다.
 	
  C. 가능하다면 복부둘레를 측정한다.
	A. 장폐색 시 연동운동은 침상 발치에서 볼 수 있다. 간 비대나 비장비대로 인한 비대칭은 시진으로 확인할 수 있다. 복부팽만은 위장 장애의 가장 흔한 임상징후이다. 가장 흔한 원인은 지방, 가스, 대변, 체액과 섬유성 종양이다.
	B. 정상적으로 제대를 검상돌기와 치골결합 사이의 중앙점의 1cm 이내에 위치한다. 1cm 이상의 편위는 철저한 검진을 필요로 한다.
	C. 복부둘레 측정은 복부팽만 증가 또는 감소를 확인할 수 있는 중요한 방법이다.

〈계속〉

검진	이론적 근거
D. 복부의 피부를 확인하고 색깔, 반흔, 발진이나 병소를 관찰한다.	D. 제대 주위의 반상출혈(Cullen's sign)은 자궁 외 임신파열과 급성 괴사성 췌장염의 고전적 징후이다. 제대 주위가 푸른색으로 변색되는 것은 복강내 출혈을 의미한다. 옆구리 반상출혈(Grey-Turner's sign)은 복부 내 혹은 복강후면 출혈 또는 췌장염으로 인한 상해를 의미한다. 이때 하복부와 허리 부위 변색이 있을 수 있다.

2) 청진

검진	이론적 근거
1. 복부를 청진한다. 청진기를 손바닥에 문질러 따뜻하게 한다. 복부 4 사분면 각각에서 흉부 쪽에 약간 여유를 두고 청진한다. 각 사분면에서 2~5분간 음을 확인한다.	1. 소장에서의 정상음은 고음이면서 '꼴깍꼴깍' 하는 소리가 난다. 결장음은 저음이면서 '우르르' 소리가 난다. 정상적으로 장음은 분당 5~35회 들린다. 장음은 매우 크고 연동항진(hyperperistalsis)이 나타날 수 있다. 설사나 장폐색 초기에 소리가 높아진다. 장폐색 시 고음의 방울소리가 난다. 장음 소실이나 감소는 마비성 장폐색, 복막염 또는 급성 복부 질환으로 인한 것이다.
2. 혈관음을 청진한다. 청진기를 복부 동맥 위에 놓는다.	
A. 잡음(bruits)을 청진한다. 잡음은 심장 잡음과 유사한 혈관음이다. [그림 10-6]은 잡음 청진 부위를 묘사한 것이다.	A. 수축기와 이완기 잡음은 부분적으로 동맥혈류가 막힌 경우와 관련이 있다. 상복부에서의 수축기 잡음은 정상이다.
B. 정맥음을 청진한다. [그림 10-7]은 정맥음을 들을 수 있는 위치를 표시한 것이다.	B. 정맥음은 드물다. 이것은 지속적인 윙윙거리는 소리처럼 들리는데, 문맥과 정맥계 간의 측부순환 시에 증가한다.

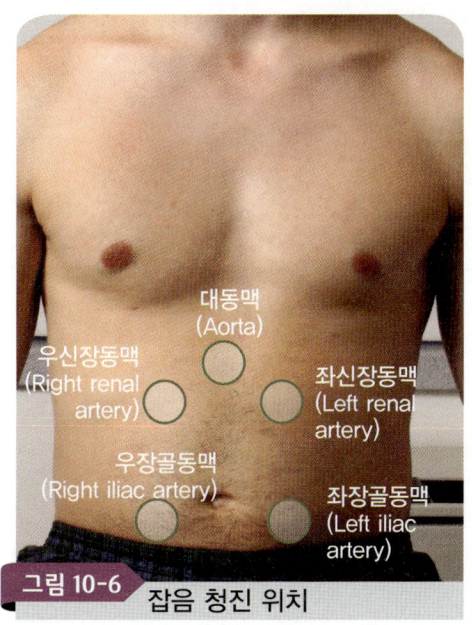

그림 10-6 잡음 청진 위치

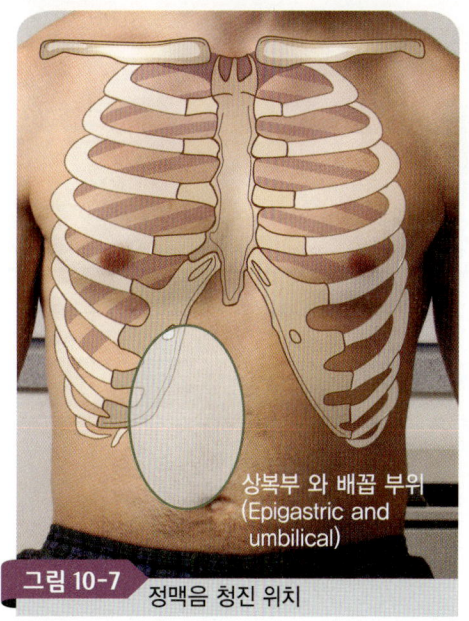

그림 10-7 정맥음 청진 위치

〈계속〉

검진	이론적 근거
C. 마찰음을 청진한다[그림 10-8]. 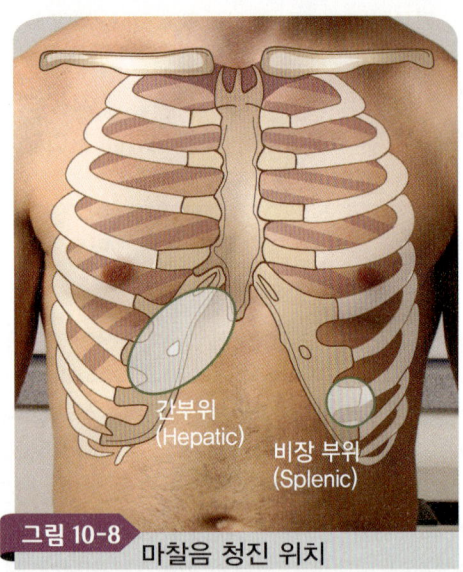 그림 10-8 마찰음 청진 위치	C. 마찰음 또한 드물다. 마찰음(rub)은 사포로 문지르는 것 같은 소리이다. 간에서의 마찰음(friction rub)은 간 종양과 담관암 시 들을 수 있다. 또한, 마찰음(rub)은 간 생검 후에 들을 수 있고, 바이러스성 간염, 알코올성 간염 및 담낭염 시 들을 수 있다.

3) 타진

검진	이론적 근거
1. 복부를 타진한다. 대상자는 앙와위를 취한다. 　A. 모든 사분면을 타진하여 탁음(dullness)이 들리는 부위를 확인하고 표시한다. 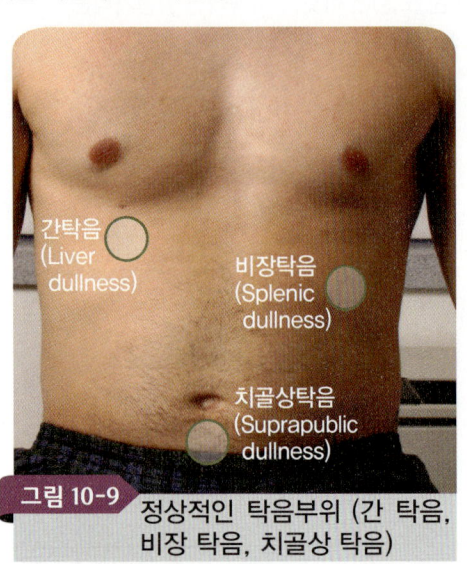 그림 10-9 정상적인 탁음부위 (간 탁음, 비장 탁음, 치골상 탁음) 　B. 타진 시 고창음(tympany)이 들리는 부위를 확인한다.	A. 타진음은 고형기관 위에서는 탁음으로 변한다. 간과 비장에서 들리는 탁음은 정상이지만[그림 10-9], 고창음(tympany)이 들리는 부위인 복부 중앙에서 탁음이 들리면 비정상이다. 또한 탁음은 복수가 찰 때 들린다. 이것은 복강 내의 복수양을 결정하는 데 유용하다. 타진 시 복부내 염증 부위에서 심한 통증이 나타난다. B. 고창음은 위와 소장에서 들을 수 있는 타진음이다. 흡기 시 고창음은 복부 해부학적 구조로 인해 탁음으로 변한다. 높은 고창음은 복부 팽만을 의심할 수 있다. 넓게 퍼지는 탁음은 기관 비대나 복부 덩어리가 있음을 의미한다.

〈계속〉

검진	이론적 근거
C. 타진 시 과공명음(hyperresonance)이 들리는 부위를 확인한다. [그림 10-10]은 정상 과공명음 위치를 묘사한 것이다.	C. 과공명음은 제대 주위에서만 들린다. 복부 전체에서 들리는 것은 혈관확장, 동맥류나 정맥류를 의미한다.

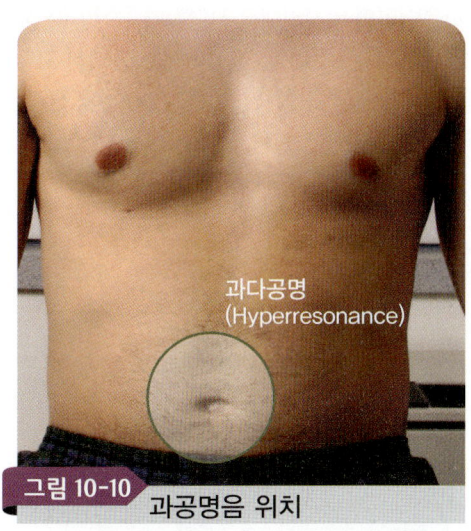

그림 10-10 과공명음 위치

2. 간을 타진한다. [그림 10-11]은 간 타진 방향을 묘사한 것이다. 복부에서의 간 타진은 우측 중앙쇄골선을 따라 제대 바로 아래에서 시작한다. 탁음이 들릴 때까지 위쪽으로 타진한다.	2. 간의 크기는 타진으로 결정될 수 있다. 정상적으로 아래쪽 간 경계부 탁음은 늑골연이나 그것보다 약간 아래 부위에서 들린다. 위쪽 간 경계부는 폐 공명음 부위에서부터 타진을 시작하여 탁음이 들릴 때까지 우측 중앙쇄골선 아래로 타진한다. 정상적으로 간은 5~7번째 늑간강 사이에 있다. [그림 10-12]는 정상 간의 직경을 묘사한 것이다. 간의 직경은 간 비대 시 증가하고 간 위축 시 감소한다. 간경화 시 타진하면 사각형을 띤다.

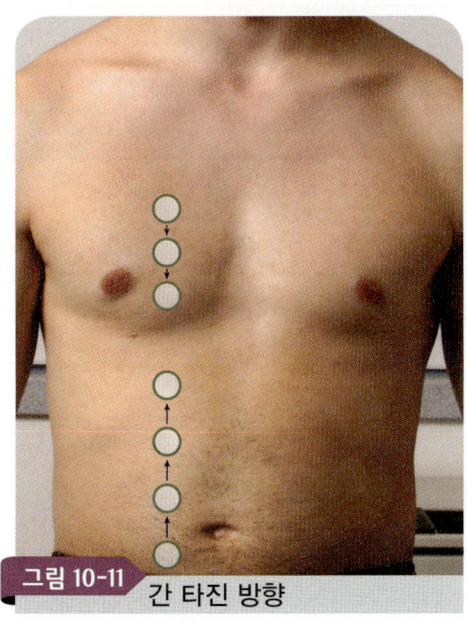

그림 10-11 간 타진 방향

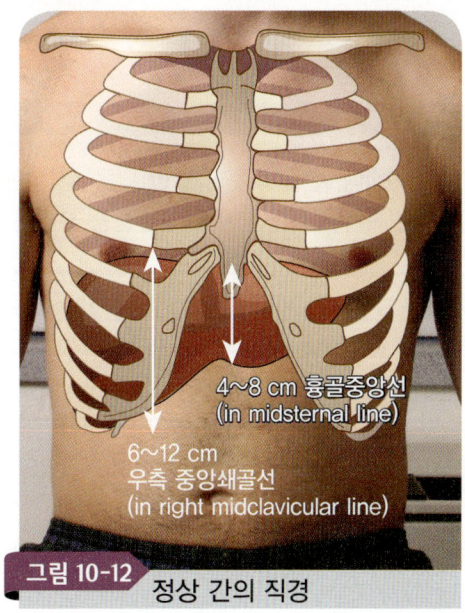

그림 10-12 정상 간의 직경

〈계속〉

검진	이론적 근거
3. 비장을 타진한다. 비장의 크기는 파악하기가 어려운데, 정상적으로 복부의 뒤쪽 측면과 반대편 늑골곽 내에 숨어 있기 때문이다. 대상자를 앙와위로 눕게 하고 정상적으로 숨을 쉬도록 한다. 폐 공명음 부위에서 시작하여 좌측 전액와선에서 가장 아래쪽 늑간강을 타진한다[그림 10-13]. 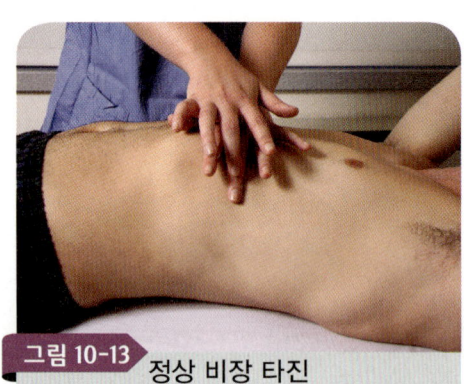 그림 10-13 정상 비장 타진	3. 비장 탁음은 6~10번째 늑골에서 들린다. 좌측 전액와선 상에서 비장의 정상 타진음은 공명음이나 고창음이다. 비장이 비대되면 끝부분은 중앙선을 향해 아래쪽으로 이동한다. 타진음이 탁음이라면 비장비대로 진단한다. [그림 10-14]는 비대된 비장을 묘사한 것이다. 비장비대는 문맥성 고혈압, 혈전증, 협착, 비장 정맥 기형, 낭종, 종양, 외상 및 전염성 단핵구증과 관련이 있다. 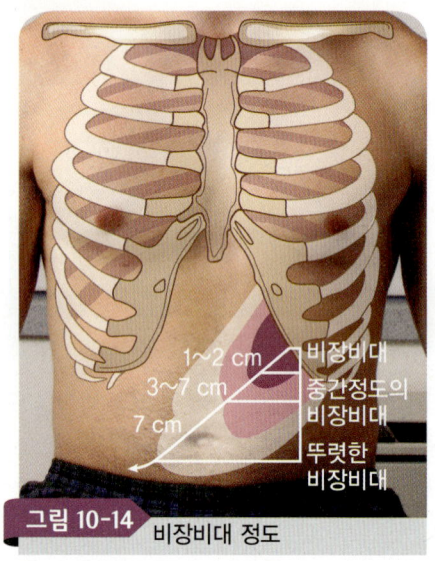 그림 10-14 비장비대 정도
4. 방광용적을 타진한다.	4. 치골 상부 타진 시 나타나는 탁음으로 방광용적을 확인할 수 있다. 방광용적이 약 400~600mL 정도가 되어야 탁음이 들린다.

4) 촉진

검진	이론적 근거
1. 복부를 촉진한다. 손을 따뜻하게 한 다음 4사분면을 가볍게 촉진하기 시작한다. 마지막에 통증 부위를 촉진한다.	
A. 표재성 촉진을 수행한다. 손가락을 쫙 편 채 손바닥을 사용한다. 표재성 촉진은 손가락 끝을 사용하여 사분면 전체를 시행한다. 표재성은 복부를 1cm 깊이로 누르는 것이다. 최대 통증 부위를 촉진했다면 복근은 단단해지고 검진자는 더 이상 촉진이 어려울 것이다. 항상 통증 부위는 맨 마지막에 시행하도록 한다.	A. 표재성 촉진은 검진자로 하여금 압통 부위나 통증이 있는 부위를 확인하도록 돕는다.
B. 중간 정도의 촉진을 시행한다. 표재성 촉진과 동일한 손위치에서 중정도의 압력으로 촉진한다.	B. 중간 정도의 촉진은 검진자로 하여금 근불규칙성, 탈장 유무 또는 다른 근육 구조 변화 등 더 깊은 피부밑 구조를 파악하는 데 도움이 된다.

〈계속〉

검진	이론적 근거
C. 심부 촉진을 수행한다. 쫙 편 손가락의 바닥면을 사용하여 복벽 내로 깊게 누른다. 모든 사분면을 촉진하고 복부 내용물 위로 손가락을 이동시킨다. [그림 10-15]는 표재성 및 심부 촉진을 묘사한 것이다.	C. 건강한 사람에서도 맹장, S상결장, 대동맥과 검상돌기 근처를 심부촉진 시 압통이 유발된다. 근 강직이나 불수의적 복부 팽만은 복막염을 의미한다. 강직은 후복부나 골반감염시 없어진다. 이것은 위나 십이지장 궤양 천공 시 나타난다. 복막염이 진행되면 근강직도 서서히 없어진다.

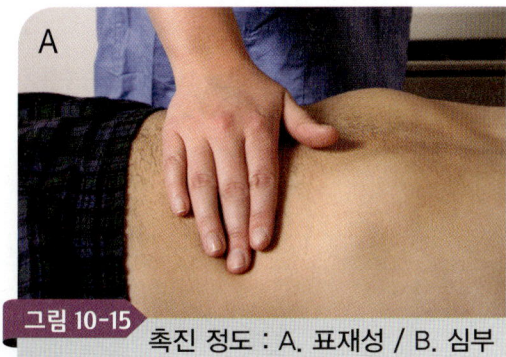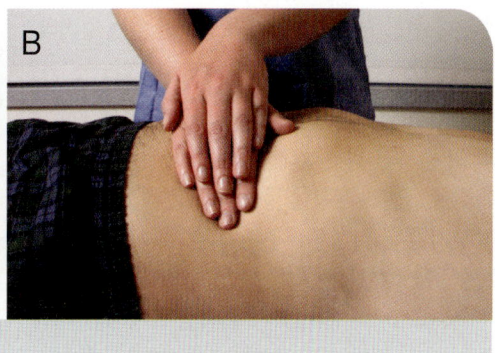

그림 10-15 촉진 정도 : A. 표재성 / B. 심부

2. 액체 파동검사(fluid wave test)를 수행하여 복수 유무를 사정한다. 대상자의 손은 수직으로 복부 중앙에 놓고 검진자의 손은 대상자의 복부 양쪽에 놓고 다른 쪽을 촉진하는 동안 한 쪽을 가볍게 두드린다[그림 10-16].	2. 복수가 있다면 액체가 양옆으로 이동하는 것을 느낄 수 있다.

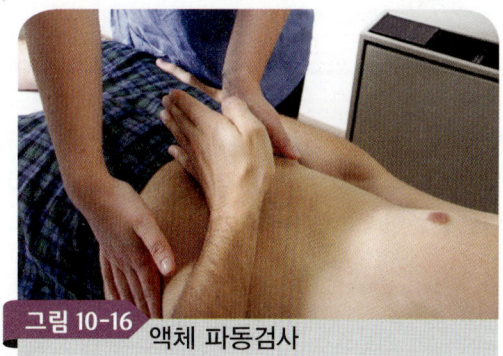

그림 10-16 액체 파동검사

3. 반동성 압통(rebound tenderness)을 촉진한다. 반동성 압통은 복부 심부촉진 후 갑자기 압력을 제거하면 나타난다[그림 10-17].	3. 반동성 압통은 심부촉진이 끝날 때 증가되는 통증을 말한다. 보통 복부자극 시 나타나며, 반동성 압통이 우하복부(RLQ, McBurney's point)에 있다면 충수돌기염일 수 있다. 우하복부 통증(장 요근검사 양성)은 염증이나 충수돌기 천공으로 인한 장 요근 자극을 의미한다.

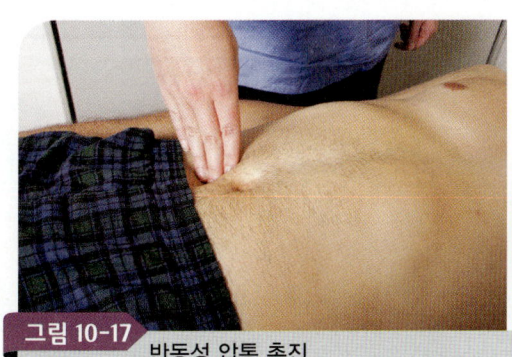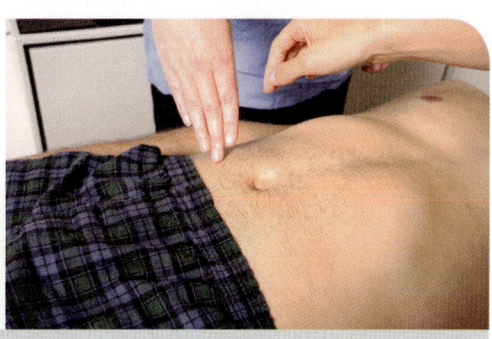

그림 10-17 반동성 압통 촉진

〈계속〉

검진	이론적 근거
4. 흡기 정지(Murphy's sign: 머피 징후)를 촉진한다. 우측 늑골연 아래를 촉진한다. 대상자에게 심호흡을 하도록 한다. 대상자가 통증 때문에 흡기 중간에 숨을 멈추면 양성이라고 한다.	4. 머피 징후는 급성 담낭염 시 볼 수 있으나 간염이나 간비대 시에도 나타날 수 있다.
5. 멕버니(McBurney's) 징후를 촉진한다. 멕버니 징후는 제대에서 우측 전상 장골극에 압통과 강직이 있는 것이다.	5. 멕버니 징후는 충수돌기염 때 흔히 볼 수 있다.
6. 폐쇄근 검사(obturator test)를 시행한다. 전자근 검사는 충수돌기 파열이나 골반감염을 사정하는 데 좋은 방법이다. 이 검사를 위해서 대상자는 앙와위를 취하고 오른쪽 다리를 골반과 무릎을 굴곡시킨다. 검진자의 한 손은 대상자의 무릎 위에 다른 손은 대상자의 발목에 놓는다. 그런 다음 대상자의 다리를 안쪽과 바깥쪽으로 회전한다. [그림 10-18]은 전색자 검사를 묘사한 것이다.	6. 대상자가 하복부에서 통증을 느낀다면 충수돌기가 파열되었거나 골반 감염일 수 있다. 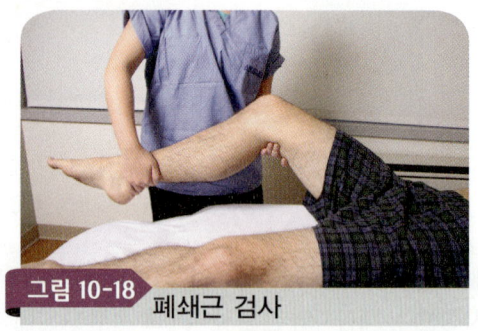 그림 10-18 폐쇄근 검사
7. 복부 대동맥류를 촉진한다. 대동맥은 제대 위치에서 두 갈래로 갈라진다. 상복부에서 복부 대동맥류를 촉진한다. 두 손 각각 대동맥 부위에 두고 대동맥의 지름을 측정한다[그림 10-19]. 직경이 3cm 혹은 그 이상이면 양성이라고 본다.	7. 검진자는 대동맥의 불안정 상태를 파악하기 위해 대동맥 박동을 확인하거나 대동맥의 넓이를 확인한다. 대동맥 촉진 전에 박동을 확인하는 것은 중요하다. 대동맥 동맥류 시 촉진하는 것은 동맥류 파열 위험을 증가시키는 것이다. 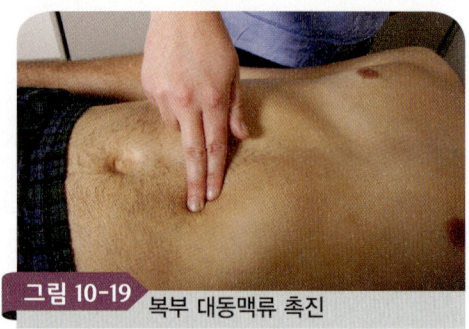 그림 10-19 복부 대동맥류 촉진
8. 간을 촉진한다[그림 10-20]. 한 손은 위에 다른 손은 우측 전 늑골연 아래에 놓은 후 대상자에게 심호흡을 하도록 한다. 간을 촉진하기 위해서는 검진자가 힘을 주어 손가락이 맞닿을 수 있도록 밑으로 밀어야 한다.	8. 간 촉진으로 압통 부위, 덩어리 유무 또는 간의 직경 확대, 간경화증, 종양, 낭종이나 간염을 확인할 수 있다. 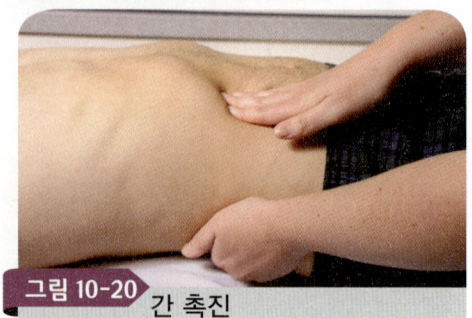 그림 10-20 간 촉진

〈계속〉

검진	이론적 근거
9. 비장을 촉진한다. 이전 비장 촉진 시 사용했던 방법으로 시행한다. [그림 10-21]은 비장 촉진을 묘사한 것이다. 항상 비장을 촉진하기 전에 타진해야 한다.	9. 촉진은 특히 비장이 확대되어 있는 경우 비장파열 위험이 증가한다.

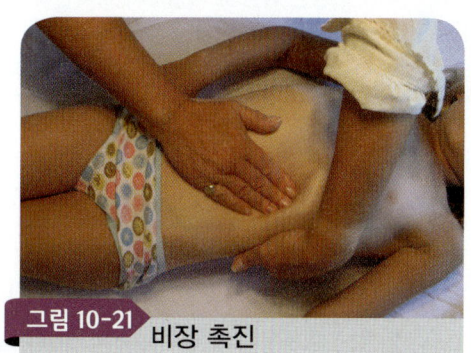

그림 10-21 비장 촉진

골반검진은 여성이 복통을 호소하는 경우 시행해야 한다. 직장 검진은 남녀 모두 복통이 있을 때 시행해야 한다.

4 진단적 추론

건강력과 신체검사 결과를 바탕으로 사정과 계획을 수립해야 한다. 대상자는 여러 가지 진단이 가능한 증상을 보고할 수 있다. 그러나 과거력과 신체사정을 통해 진단을 한두 가지로 좁힐 수 있다. 복부 통증은 흔한 주호소이다. [표 10-3]은 상복부 통증과 관련된 흔한 질환들의 감별진단에 대한 설명이다.

● 표 10-3 상복부 통증의 감별진단

감별진단	병력의 특이 소견	신체검진의 특이 소견	진단검사
담낭염/ 담석증	통증은 다음의 특성들을 갖는다. - 상복부나 우상복부에서 발생한다. - 우측 견갑 부위나 등으로 방사된다. - 심하고 둔감하거나 송곳으로 구멍을 뚫는 듯한 지속적인 통증(산통은 아님). - 통증을 완화 시키고자 움직이면 통증이 더 악화된다. - 식사 한 시간 후에 발생한다. - 밤에 자주 통증이 나타나므로 잠에서 깬다. 관련 증상들은 오심, 구토, 흉막 통증과 발열이다.	활력징후는 질병 정도, 발열(특히 노인 대상자에게는 없다), 상복부나 우상복부 압통, 우상복부 팽만감, 머피 징후(우상복부 촉진 시 흡기 정지), 촉진 시 강직, 황달(대상자 중 20% 미만으로 나타남), 패혈증을 반영한다. 주의: 대부분 합병증이 없는 담낭염은 복막 징후를 보이지 않는다. 그러므로 다른 합병증(예: 천공, 괴저)이나 다른 통증 원인을 찾아본다.	백혈구(WBC)수치, 전반적인 대사 관련 검사, 초음파, 핵의학검사, 내시경적 역행성 담관 췌장 촬영술(ERCP)

〈계속〉

● 표 10-3 **상복부 통증의 감별진단**

감별진단	병력의 특이 소견	신체검진의 특이 소견	진단검사
소화성 궤양 질환	복부 통증은 다음의 특성들이 나타난다. – 상복부나 좌상복부에서 발생한다. – 타는 듯하다고 표현한다 – 등쪽으로 방사될 수 있다. – 식후 1~5분 내에 발생한다. – 음식, 제산제(duodenal), 또는 구토(위 궤양 시)로 완화된다. – 대상자에게는 특별한 일일 패턴이 있다.	경한 상복부 압통, 정상적인 장음과 복막염이나 위장출혈의 징후(예: 발열과 통증)	전혈구수(CBC: 급성 또는 만성 실혈 평가), 흉부 X선, 상부 위장 내시경
췌장염	통증은 상복부나 우상복부(RUQ)에서 발생하며 등으로 방사된다. 최근 수술과 침습적 처치들(예; 내시경적 역행성 담관췌장촬영술), 고지혈증의 가족력, 담즙성 산통의 병력과 지나친 음주, 오심과/혹은 구토로 인한 것이다.	발열; 빈맥; 빈호흡; 저혈압; 복부압통, 팽만감, 단단하고 강직; 약간의 황달; 장음 감소나 소실; 폐 청진 시 수포음; 그레이-터너 징후(Grey-Turner's sign: 옆구리가 푸른색으로 변색); 쿨렌 징후(Cullen's sign: 제대 주위가 푸른색으로 변색)	전혈구수, 아밀라아제 수치(췌장문제를 보다 더 확실하게 확인할 수 있음), CT스캔

특정 대상자

임신부

다음의 변수들에 주의한다.

- 50% 이상의 임부들은 위장 증상을 경험한다.
- 입덧, 즉 구토를 동반하거나 동반하지 않는 오심은 흔히 임신 1기(첫 3개월)에 나타난다.
  높은 hCG(인간 융모생식샘 자극호르몬)과 에스트로겐 수치가 원인으로 추정된다.
- 임부는 냄새에 민감하므로 입맛이 변할 수 있다.
- 가슴앓이는 임신 시 흔한 증상이다. 프로게스테론에 의해 위식도 괄약근이 이완되기 때문이다. 임신 3기의 가슴앓이는 자궁이 위로 밀리기 때문이다.
- 소화는 위 운동 감소와 위산 분비 감소로 인해 지연된다.

신생아

시진

- 첫 24시간 이내에 태변이 나오는지 확인하여 위장계의 개존 여부를 파악한다. 24시간 이내에 태변이 나오지 않으면 낭포성 섬유증을 의심할 수 있다.
- 복부 근육 발달이 미성숙하기 때문에 신생아 복부는 돌출되어 있다는 것을 알아야 한다.

- 제대를 살펴본다. 정상 제대는 두꺼운 벽으로 된 두 개의 동맥이 벽측에 위치하고, 얇은 벽으로 된 하나의 정맥이 배측에 위치하고 있다. 하나의 동맥을 가진 신생아는 흔히 선천성 신장 기형이 있다.
- 제대탈장을 살펴본다. 아프리카계 미국인 영아에서 흔히 볼 수 있다. 비 아프리카계 미국인 영아에서의 제대탈장은 갑상샘 기능저하증의 적응증이 된다(제대탈장은 생후 5년 이내에 자연적으로 사라진다).
- 황달 여부를 살펴본다. 신생아 황달이 생후 첫 24시간 이내에 발생한 것이라면, 영아와 산모 간의 ABO 부적합으로 인한 경우 또는 산모가 쿰즈 검사(Coomb's test: 항혈청을 이용하는 실험) 양성인 경우 특히 문제가 된다.

타진

- 성인 측정 방법으로 간의 직경을 타진한다.
- 정상 타진음을 확인한다. 정상적으로 장에서는 고창음이 들려야 하며, 간에서는 탁음이 들린다. 대변이나 방광 팽만이 있을 때도 탁음을 들을 수 있다.

촉진

- 간을 촉진한다. 간 모서리는 우측 늑골연아래 1cm 정도 떨어진 곳에서 느껴진다. 간 모서리가 우측 늑골연 아래 2cm 이상 위치에 있다면 간 비대를 의미한다.
- 비장을 촉진한다. 생후 1달 내 비장은 좌측 늑골연 아래 1cm 부위에서 촉진된다.

아동

일반적인 사항

다음을 확인한다.

- 장염전증은 급성 복부 문제로서 대장이 꼬여서 생기는 것이다. 이것은 2세보다 어린 아동의 급성 복부문제의 가장 흔한 원인이다. 주된 호발연령은 3~12개월이다. 로타 바이러스 감염으로 인해 발생 빈도가 증가한다. 장염전증은 우상복부(RUQ)에서 가장 흔하고, 아동들은 복부 긴장, 구토, 산통이 있다. 장염전증의 전형적인 결과는 혈변으로 인한 붉은 젤리같은 변이다. 그러나 장염전증 아동의 10%만이 이러한 증상이 있다.
- 탈수의 가장 신뢰할 만한 지표는 의식 수준이다. 아동들은 중정도에서 심한 탈수가 될 때까지 활력징후가 변하지 않는다. 기억해야 할 중요한 것은 소변 배설량으로 2cc/kg/hr 미만의 양은 탈수를 의미한다. 이는 8시간 이상 소변이 생성되지 않았음을 의미한다.

시진

- 대동맥 박동은 마른 아동에서 흔히 볼 수 있다.

- 서혜부 결절을 살펴본다. 서혜부 결절 양성은 학령전 아동부터 학령기 아동까지 찾아볼 수 있다. 하지 자상이나 찰과상이 있는 아동에서 두드러진다.

청진
- 청진 시 청진을 방해하는 아동들이 있다.

촉진
- 영아의 복부를 촉진하기 위해 고관절과 슬관절을 굴곡시킨 자세를 유지하도록 한다.
- 유문협착이 있는 영아에서 큰 연동파는 왼쪽에서 오른쪽 상복부로 이동 시 볼 수 있다. 올리브 모양의 덩어리는 상복부에서 만져진다. 유문협착이 있는 영아는 생후 2~3주까지는 정상이다. 불안정, 약간의 체중증가, 식후 투사성 구토 병력이 있다. 대부분 아동들은 생후 4~5년까지는 편평하거나 배 모양의 복부가 아니다.
- 촉진 시 촉진을 방해하는 아동들이 있다; 이들을 더 편안하게 만들어줘야 한다.
- 간과 비장을 촉진한다. 생후 6개월에는 간의 지름이 약 2.5~3cm 정도이고, 1년후에는 약 3cm가 된다.
- 신장을 촉진하기 위해서 아동의 오른쪽 등 아래에 검진자의 왼손을 놓고 위로 들어올린다. 같은 방법으로 우상복부 위에 검진자의 오른손을 올려놓고 우측 신장을 촉진한다. 반대편 손으로 왼쪽 신장을 촉진한다.

노인

다음의 생리적 변화를 확인한다:
- 노인의 경우 위점막의 위축, 위와 장 분비샘의 수적 감소로 인해 분비, 운동과 흡수에 변화가 온다.
- 게실증은 탄력 조직과 결장 압력의 변화로 인해 발생한다.
- 췌장 위축은 흔하다.
- 간 덩어리, 간혈류 및 염색체 효소활동이 감소한다. 이들 변화는 지질 용해제의 반감기를 증가시킨다.
- 변비는 노인 문제 중 하나이며, 치질을 동반한다.
- 식도에서 위로 음식물을 흐름을 조절하는 근육인 분문 괄약근의 약화는 가슴앓이의 원인이 되는 식도 역류를 유발한다.

사례 연구

주호소 "배가 아파요."

면담을 통해 수집한 자료

조 씨는 49세의 비만한 여성이며 3일 동안 간헐적으로 상복부와 우상복부 통증이 있었고, 지난 4시간 동안 통증이 더 심해졌다. 현재 오심과 구토가 있으며, 체온을 측정해 보지는 않았으나 열감이 있다고 말하였다. 오한이나 상기도 감염은 없으나 복통과 더불어 오심으로 인해 식욕이 상실된 상태이다. 지난 몇 년간 지방이 많은 음식을 섭취하면 소화불량을 겪었으나 이번에 아프기 전까지 오심은 없었다. 평상시 매일 배변하며, 대변 색깔은 정상이고 혈액은 섞여 있지 않았다.

〈계속〉

사례 연구

어린 시절에 홍역, 볼거리, 풍진과 수두를 앓았으며 류마티스 열, 성홍열이나 소아마비는 없었다. 위장 수술, 소화성 궤양 질환, 지질 이상이나 복부 외상과 같은 병력은 없었다. 수혈을 받은 적도 없다.

조 씨의 아버지는 65세, 어머니는 63세일 때 사고로 사망하였으며, 50세의 언니와 54세의 오빠 모두 건강하게 잘 살고 있다. 조 씨의 두 아들도 같은 지역에서 건강하게 살고 있으며, 암에 대한 가족력은 없다. 직업은 교사이며 음주, 흡연을 하지 않고 기분전환약물도 복용하지 않는다. 그녀는 정원가꾸기와 친구, 가족과 시간을 보내는 것을 즐기며, 최근에 여행을 한 적은 없다.

근거	요점
우상복부 통증	우상복부(RUQ)의 통증은 간이나 담도 문제와 관련이 있다. 특히 대상자들은 복부의 통증을 호소한다. 오심과 구토를 동반한 우상복부 통증은 담낭염 시 흔히 나타나는 증상이다. 검진자는 통증이 방사되었는지, 통증유형을 명확히 파악하는 것이 필요하다. 폐렴은 복부외 문제로서 우상복부 통증을 동반하기도 함을 기억한다.
비만 여성	담낭염이 있는 대상자의 일반적인 특징은 "four F's"이다. : 여성(Female), 40세 이상의 연령(over 40 years old), 완벽주의 성격(Fair complexion), 비만이나 과체중(Fat or overweight)
오심과 구토	복통이 있는 대상자는 오심과 구토가 흔하다. 담낭염, 충수돌기염, 췌장염과 복막염 시 나타난다.
발열	발열은 염증이 진행 중임을 의미한다.

이 름 조 씨	날짜 2005. 10. 1	시간 09:00
	생년월일 1955. 7. 12	성별 여

병력

주 호 소	"배가 아파요."
현 병 력	50세의 여성으로 3일동안 간헐적으로 상복부와 우상복부 통증이 있었으며, 4시간 전부터 통증이 더 심해졌고, 오심과 구토를 동반했으며, 열감이 있음.
투 약	1. 피임약(이름은 모름), 경구로 하루 한알 복용함. 2. 아스피린, 두통이 있을 때 650mg 복용함.
알레르기	없음.
과 거 력	**질 병** 어린 시절 홍역, 볼거리, 풍진과 수두를 앓았지만 류마티스 열, 성홍열이나 소아마비는 걸린 적이 없음. 소화성 궤양 질환과 지질 이상 병력은 없음. **수 술** 과거 수술이나 외상은 없음. 수혈받은 적도 없음.
가 족 력	부모는 돌아가셨고(교통사고); 언니(50)와 오빠(54)는 건강하게 살아계시고; 성장한 두 자녀가 있음.
사 회 력	교사이고, 남편과 함께 살고 있음. 음주를 하거나 기분전환약물 복용하지는 않으며, 최근에 여행한 적은 없음.

계통별 문진

일반적인 사항	발열	심혈관계	흉통 없음.
피 부	색깔 변화 없음.	호흡기계	기침이나 숨참 없음.
눈	독서용 안경착용	위장관계	우상복부 통증, 오심과 구토, 식욕상실

〈계속〉

귀	청력 상실의 병력이 없음.	비뇨생식기계	기능 변화 없음.
코/입/목	문제 없음.	근골격계	골절, 관절염, 골다공증 병력 없음. 절단이나 외상을 입은 적 없음.
유 방	암 병력 없음.	신 경 계	발작이나 뇌졸중 병력 없음.

신체 검진

체 중 78.8 kg	체온 37.9 ℃	혈압 126/84 mmHg
신 장 160 cm	맥박 100회/min	호흡 14회/min

전반적인 외모 약간의 스트레스가 있는 49세 여성. 과체중. 외모가 단정하고, 각성 상태이며 협조적임.

피 부 정상 탄력성과 색깔(황달은 없음). 따뜻함.

머리/귀/눈/코/목
머리: 정상 크기, 외상 징후는 없음.   눈: 독서용 안경 착용, 안구진탕증 또는 다른 증상은 없음.
귀: 깨끗하고 감염도 없음.   코와 인후: 깨끗하고 정상.

심혈관계 빈맥, 제1, 제2심음 정상, 제3 또는 제4심음은 없음. 심잡음 없음.

호흡기계 기침 없음. 정상 호흡 양상. 비정상적인 호흡음 없이 폐포음 청진됨.

소화기계 촉진 시 우상복부 압통. 머피 징후(Murphy's sign) 양성. 복부 잡음은 없음. 상복부와 우상복부가 단단함. 장음은 4사분면에서 들림.

비뇨생식기계 옆구리의 압통은 없음. 소변은 깨끗함.

근골격계 근력은 4/5이며 좌우 대칭적임. 맥박이 촉진되며 대칭적임.

신 경 계 각성 상태로 지남력이 있음. 제2~12뇌신경 정상. 심부건반사 2+. 족저반사 음성.

기 타

임상 검사

나트륨(Na) 139 mEq/L	혈색소(Hgb) 14.6 g/dL	칼슘(Ca) 8.9 mg/dL	칼륨(K) 4.0 mEq/L
헤마토크릿(Hct) 43.8%	마그네슘(Mg) 2.0 mg/dL	염소(Cl) 107 mEq/L	백혈구(WBC) 11,000 cu/mm
인(P) 2.7 mg/L	이산화탄소(CO_2) 20 mEq/L	총 빌리루빈 0.9 mg/dL	아밀라아제 60 μ/L
혈액요소질소(BUN) 8 mg/dL	AST 25 μ/L	리파아제 12 μ/L	혈청 크레아티닌(Scr) 0.9 mg/dL
ALT 14 μ/L	트로포닌 0.3 ng/mL	포도당(Glu) 110 mg/dL	ALP 100 μ/L

요 분 석 소변은 깨끗함, 비중: 1.030, 단백질, 적혈구, 백혈구나 원주체는 없음, 빌리루빈 없음.

특수 검사
초음파 검사: 간은 부드러운 캡슐로 보인다. 덩어리는 확인되지 않음. 총담관은 약간 확대되어 있지만 담석증은 없음. 담낭은 침전물로 채워져 있고, 벽이 약간 두껍고 담낭염이 의심됨.
흉부 X선 촬영: 기관지 변위는 없음. 폐는 깨끗함. 심장, 종격동과 횡격막의 이상은 보이지 않음.
심전도: 동성 빈맥

최종 검진 결과 담낭염

CHAPTER 11 근골격계 장애

Musculoskeletal Disorders

근골격계의 주요 기능은 다음과 같다.

- 신체를 지탱하는 구조를 제공한다.
- 신체를 움직일 수 있게 한다.
- 장기를 보호한다.
- 적혈구를 생산하고 무기질을 저장한다.
- 체열을 생산한다.

근골격계[그림 11-1]의 손상과 불편감은 그 원인이 다양하기 때문에 사정이 어렵다. 특히 주호소에 대한 기전을 정확하게 밝히고자 할 때 식별이 힘들 수 있다. 대상자의 치료계획과 긍정적 결과를 이끌어내기 위해서는 근거 기반 사정을 통한 감별진단이 중요하다. 해부 생리적 이해는 사정을 돕고 정확한 감별진단을 가능하게 한다.

해부 생리

뼈(bone)는 근육 운동을 지지하는 지렛대 역할을 한다. 인체의 골격은 206개의 뼈로 구성된다. 뼈는 골세포(osteocytes)와 콜라겐(collagen), 다량의 칼슘염(calcium salts)에 의해 지지되는 기질로 구성된 단단한 망상조직이다. 칼슘염은 뼈의 강도를 유지하고 보호한다. 골세포는 칼슘

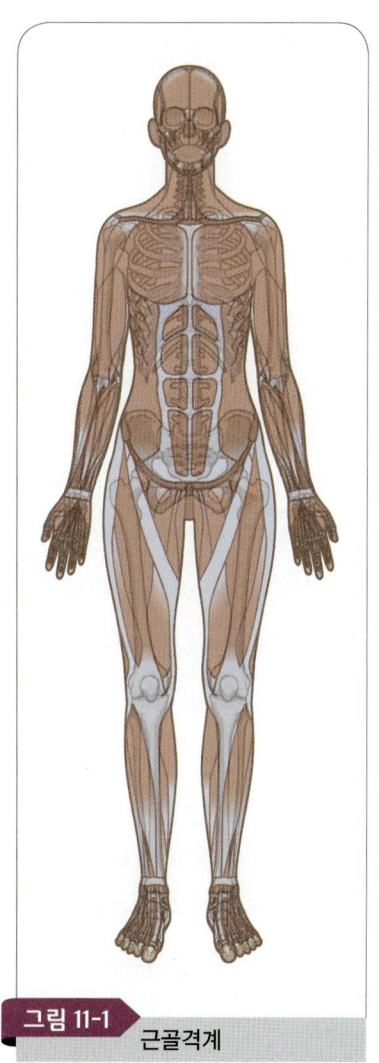

그림 11-1 근골격계

염의 양을 일정하게 조절하고 뼈의 성장과 모양의 변형에 관여한다. 각 뼈는 골막(periosteum)이라는 질긴 막으로 둘러싸여 있다. 골막은 뼈에 부착된 건과 인대, 콜라겐 섬유가 합쳐진 섬유성 결합조직으로 뼈에 산소와 영양을 공급하는 혈관망을 포함한다. 뼈와 뼈가 연결되는 부위의 표면은 연골조직으로 덮여 있어 움직임을 부드럽게 해준다.

골막 바로 아래는 치밀골(compact bone)이라는 두꺼운 골조직이 있다. 치밀골은 단단하고 백색이다. 치밀골의 두꺼운 층은 골간(diaphysis)이라는 장골의 모양을 형성하고 부드러운 물체로 채워져 있으며 많은 스트레스를 견딜 수 있다. 또한 치밀골에는 골조직세포에 영양분을 공급하는 혈관과 신경이 있다.

치밀골 안쪽 층에는 해면골(spongy bone)이라는 두 번째 골조직이 있다. 해면골은 실제로 부드럽거나 스폰지같지 않고 아주 강력하다. 힘이 주어지는 뼈의 끝부분인 골간 가까이에 있는 해면골은 다리를 지지하는 대들보와 비슷한 구조로 조합되어 있다. 이것은 압력이나 스트레스가 주어지는 지점을 따라 배열되어 있어, 가벼우면서도 강력하게 해준다. 이런 해면골의 구조는 밀도가 증가하지 않고도 뼈에 강도를 높일 수 있게 한다. 성장은 각각의 골단이 있는 골간의 접합부위인 골단판(성장판)에서 이루어진다.

뼈의 안은 골수(marrow)라는 부드러운 조직으로 되어 있다. 골수는 적혈구, 백혈구, 혈소판을 생산한다. 골격계는 몸통골격과 사지골격으로 나뉜다. 몸통골격은 두개골(skull: 10여 개의 뼈로 구성), 안면골(facial bones), 12쌍의 늑골(ribs: 척추에 등쪽에 부착되어 상체 몸통의 비계 역할), 척주(vertebral column: 두개골에서 아래쪽 체간의 축을 이루는 7개의 경추, 12개의 흉추, 5개의 요추, 1개의 선골, 3~6개의 미골의 총칭)로 구성된다. 사지골격은 견대(pectoral girdle)와 상지(upper limbs), 골반대(pelvic girdle)와 하지(lower limbs)로 되어 있다.

두 개의 뼈가 만나는 관절은 일반적으로 가동성에 따라 윤활관절(synovial joints), 연골관절(cartilaginous joints), 섬유관절(fibrous joints)로 구분한다. 윤활관절은 부드러워 뼈가 자유롭게 움직일 수 있고 인대에 의해 고정된다(예: 고관절, 슬관절). 연골관절은 연골로 틈새가 없이 연결되어 움직임이 제한된다(예: 척추골 사이). 섬유관절은 뼈 사이에 공간이 없고 움직임이 거의 없다(예: 두개골).

관절강의 바깥층은 활액(synovial fluid)을 생산하여 관절 표면 위로 윤활막을 형성하며 마찰로부터 골단을 보호한다. 윤활막은 관절의 움직임을 보다 부드럽게 해준다. 자유로운 움직임이 가능한 관절은 윤활낭이라는 활액의 주머니를 형성한다. 윤활낭은 뼈와 관절 사이의 마찰을 줄이고 작은 충격을 흡수한다.

인대(ligament)와 건(tendon)은 부드러운 섬유조직이다. 인대는 뼈와 뼈 사이를 연결하고 건은 근육과 뼈 사이를 연결한다. 건은 근육으로부터 뼈까지의 장력을 전달한다. 도르래와 같이 뼈를 둘러싸고 있을 때 억누르는 힘을 운반한다. 염좌(sprain)는 인대와 관절낭이 찢어지는 관절손상 형태이다. 건이나 근육의 손상은 좌상(strain)이라고 한다. 근육은 몸체의 움직임을 제공하고 자세를 안정되게 지지해준다. 골격근은 근섬유(muscle fibers)로 구성된다. 근주막(perimysium)은 근섬유를 덮는 막이다. 근외막(epimysium)은 근섬유의 집합으로 형성된 근섬유속을 덮는 막이다. 대부분의 근육은 뼈에 부착된다.

1 상지

상지는 어깨, 팔꿈치, 전박, 손목, 손으로 구성된다.

1) 어깨

어깨(shoulder)를 구성하는 뼈와 근육은 신체의 가장 복잡한 영역이다.

(1) 뼈와 인대

어깨는 흉부와 3개의 뼈(상완골, 견갑골, 쇄골), 30개의 근육으로 이루어진다[그림 11-2]. 견관절을 구성하는 관절낭은 매우 강력한 인대로 보강된다. 어깨의 관절낭은 상완골(humerus)과 관절와(glenoid fossa)를 연결하는 인대의 집합으로 형성된다. 이 인대는 어깨에 안정성을 제공하는 원천으로 어깨를 제자리에 고정시키고 탈구로부터 보호한다. 또 다른 인대는 오훼골(coracoid)과 견봉(acromion)을 연결한다. 이 인대는 두꺼워지면

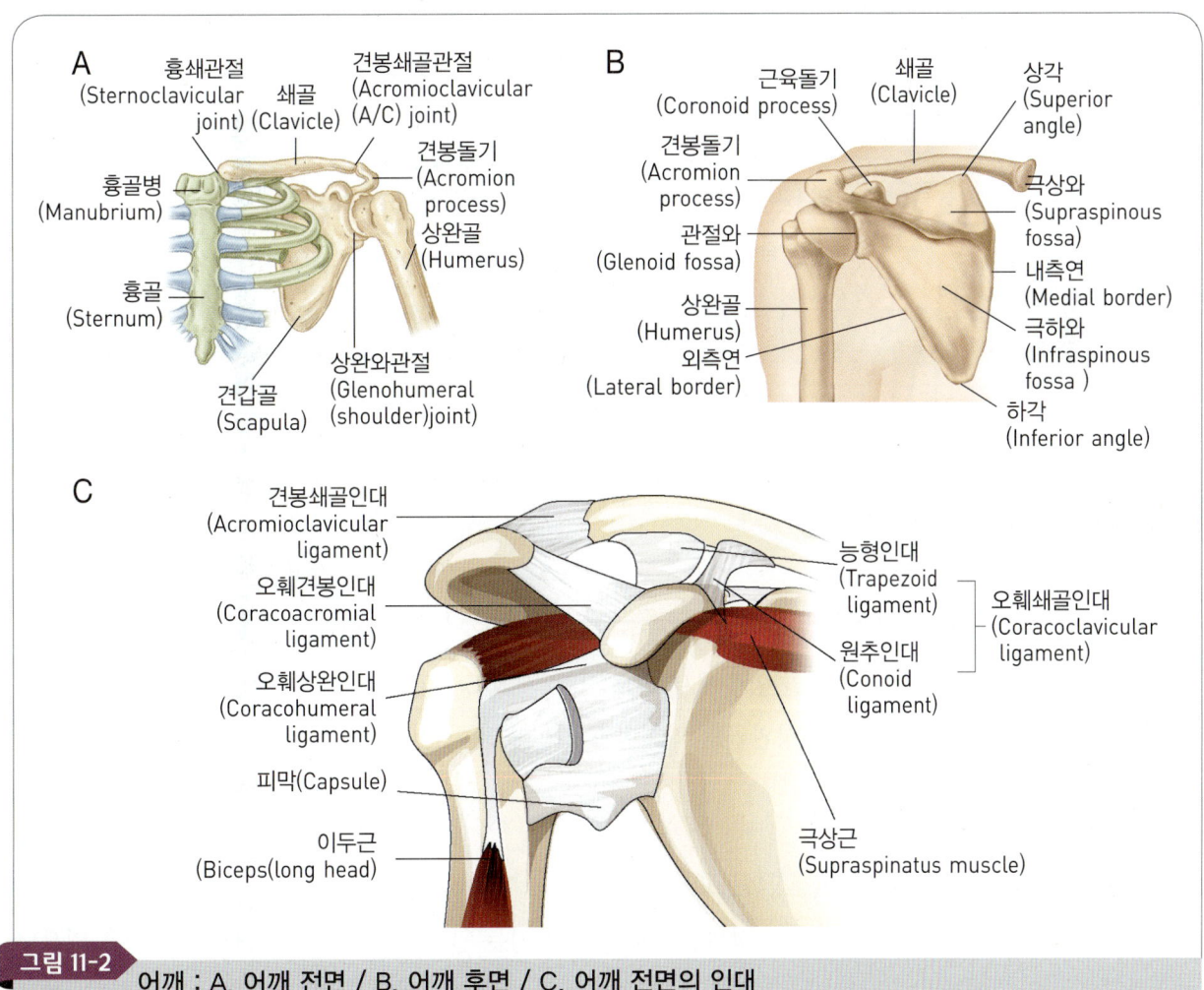

그림 11-2 어깨 : A. 어깨 전면 / B. 어깨 후면 / C. 어깨 전면의 인대

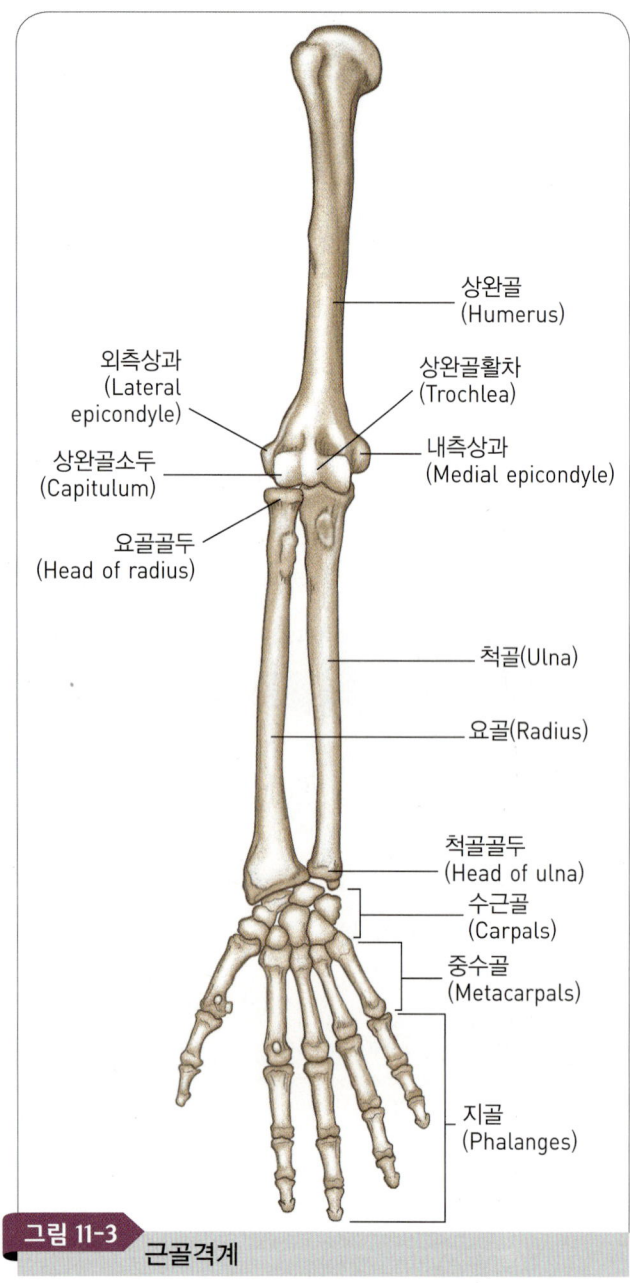

그림 11-3 근골격계

충돌증후군(impingement syndrome)을 일으킬 수 있다. 인대는 견봉쇄골관절(acromioclavicular(AC) joint)의 견봉에 쇄골을 부착한다. 두 개의 인대가 견갑골의 융기 부위인 오훼돌기(coracoid process)에 부착함으로써 쇄골과 견갑골을 연결한다. 회전근개건(rotator cuff tendons)은 회전근개 근육의 가장 깊은 층을 상완골에 연결하며 4개의 건이 합쳐진 구조이다.

또한 4개의 관절(견봉쇄골관절, 흉쇄관절, 상완와관절, 견흉관절)은 어깨가 올바르게 기능하기 위해 정상적으로 움직여야 한다. 견관절에는 여러 개의 윤활낭이 있으며, 견봉하 윤활낭이 가장 중요하다. 이것은 윤활낭과 견봉궁(acromial arch) 사이에 존재하고 극상근건(supraspinous tendon)에 의해 보강된다.

(2) 근육

어깨의 근육은 약한 뼈와 인대에 안전성을 제공하여 관절 자체를 보강하는 역할을 한다. 표면의 근육은 흉부에서 뻗어 나와 상완골체에 부착되는 반면, 심부의 근육은 견갑골에서 뻗어 나온다. 이 심부의 근육은 "회전근개(rotator cuff)"를 구성하는 극상근, 극하근, 견갑하근, 소원근, 대원근으로 되어 있다. 극상근은 견갑와에서 나와 상완골두로 이어져 외전 시 억제 작용을 한다. 극하근은 극하와에서 나와 후면으로 소원근과 이어져 상완골이 바깥으로 회전하고 수평으로 벌어지고 신전이 가능하게 한다. 견갑하근은 견갑골 앞쪽에서 나오고 두 개의 상완신경총 신경에 의해 지배되며 상완골의 안쪽 외전에 관여한다. 소원근은 상완골의 외회전과 신전에 관여한다.

(3) 견관절

견갑상완관절(glenohumeral joint)은 상완골과 견갑골 사이에 존재하는 주요 관절이다. 견갑골의 안쪽과 상부에 위치하는 관절와(glenoid fossa)에는 상완골 골두를 수용하는 얕은 공간이 있다. 이것은 연골은 없으나 섬유조직으로 안쪽에 여유 공간이 있다. 언제든 상완골두의 아주 작은 부분만이 관절와에 접촉한다. 이것은 고관절의 구와관절(ball-and-socket joint)과 달리 더 많은 활주운동을 유도한다.

(4) 혈액과 신경의 공급

어깨 부위에는 뼈, 인대, 근육의 복잡한 구조와 더불어 주요 신경과 혈관이 분포한다. 쇄골하동맥(subclavian artery)이 흉쇄관절 말단에서 쇄골 뒤쪽을 지나 첫 번째 늑골 앞으로 내려온다. 상완신경총(brachial plexus)은 어깨, 팔, 손으로 이어지는 복잡한 신경그물이다.

2) 팔꿈치

팔꿈치(elbow)를 사정할 때는 팔꿈치를 목에서 손가락까지 이어지는 운동사슬(kinetic chain)의 일부로 간주한다. 팔꿈치는 관절구로 알려진 두 개의 관절 부위를 형성하는 상완골의 아랫부분, 즉 상완골(humerus), 요골(radius), 척골(ulna)로 구성된다. 내측상과(medial epicondyle)는 상완골의 안쪽 척골 부위에 있다[그림 11-3]. 외측상과(lateral epicondyle)는 팔이나 팔꿈치의 바깥 부위의 건이다.

주관절은 이런 관절 부위에서 굴곡과 신전운동에 관여한다. 요골골두의 자유로운 움직임 때문에 전박의 내전과 외전운동이 가능하다.

상완이두근은 팔꿈치의 앞쪽을 보호하고 상완삼두근은 뒤쪽을 보호한다. 이두근은 굴곡과 외전운동, 삼두근은 신전운동 시에 작용한다. 상완동맥(brachial arteries)과 정중동맥(medial arteries)은 전주와(antecubital fossa) 안에 깊숙이 위치하여 팔꿈치에 혈액을 공급한다. 손상 사정 시 신경혈관 문제를 중요하게 고려해야 한다. 이곳의 신경들은 C5-C8 부위와 흉부로부터 나와 주관절의 모든 움직임을 조절하며 전주와로 뻗어 있고 정중요골신경과 척골신경으로 가지쳐 나간다.

3) 전박

전박(forearm)의 뼈는 요골과 척골로 이루어진다. 척골은 팔꿈치 중앙에 더 두꺼운 길고 곧은 뼈이다. 요골은 팔꿈치의 말단이 더 두껍다[그림 11-3]. 위의 뼈들은 3개의 관절로 구성된다. 전박근 앞쪽은 굴곡과 내전, 뒤쪽은 신전과 외전에 관여한다.

전박의 주요 혈액 공급은 상완동맥에서 유래하여 전박에서 요골동맥(radial arteries)과 척골동맥(ulnar arteries)으로 나누어진다. 요골신경은 신전근육으로 전달되고 정중신경은 대부분의 굴곡근육에 전달된다.

4) 손

손 사정은 복잡한 구조의 전반적인 해부학적 지식을 요구한다. 손과 손목은 통증없는 능동운동과 더불어 모든 구조와 신경이 손상되지 않는 것이 중요하다. 손목과 손의 뼈[그림 11-4]는 손목뼈인 수근골, 손뼈인 중수골, 손가락뼈인 지골을 포함한다.

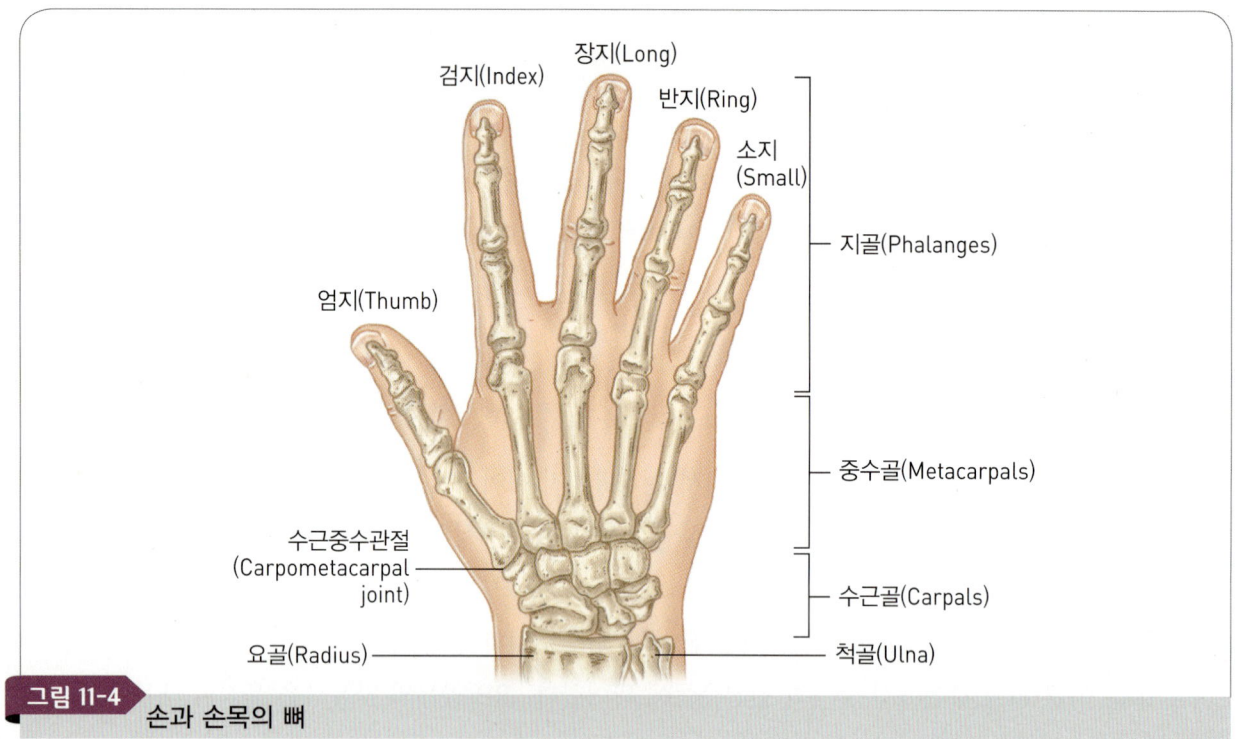

그림 11-4 손과 손목의 뼈

(1) 수근골

손목은 요골과 척골의 말단 부위와 8개 수근골 중의 3개로 형성되는 관절이다. 수근골은 서로 다른 뼈들이 관절을 이루고 많은 인대로 고정된다. 손목뼈를 식별하는 것은 손상에 대한 사정을 할 때 특별히 중요하다. 손목뼈를 기억하는 쉬운 방법은 각 뼈의 첫글자를 회상하는 기억방법을 사용하는 것이다(Stop Letting Those People Touch The Cadaver's Hand: **S**caphoid(주상골), **L**unate(월상골), **T**riquetral(삼각골), **P**isiform(두상골), **T**rapezium(대능형골), **T**rapezoid(소능형골), **C**apitate(유두골), **H**amate(유구골)).

수근골의 근위열을 주상골이라고 한다. 주상골은 손의 가장 중요한 뼈 중 하나일 뿐만 아니라 가장 자주 손상받는 손목뼈 중 하나이다. 주상골은 혈액공급이 부족하기 때문에 손상이 즉각적으로 치료되지 않으면 부정교합이나 변형 관절증과 같은 문제를 일으킬 수 있다. 주상골 옆에는 요골과 월상골, 삼각골이 있으며 삼각골 앞쪽에 콩알 모양의 두상골이 있다.

원위열에는 엄지 쪽에서 순서대로 대능형골, 소능형골, 유두골(수근골 중 가장 크다), 유구골(4번째 중수골과 만난다)이 있다.

수근골의 근위열은 부드럽고 요골과 척골의 오목한 말단 부위와 완벽하게 연동한다. 이 뼈들은 활주관절 구조로 요수근관절(굴곡, 신전, 외전, 회전 가능), 수근중수관절운동과 함께 작용하며 척골과는 연결되지 않는다.

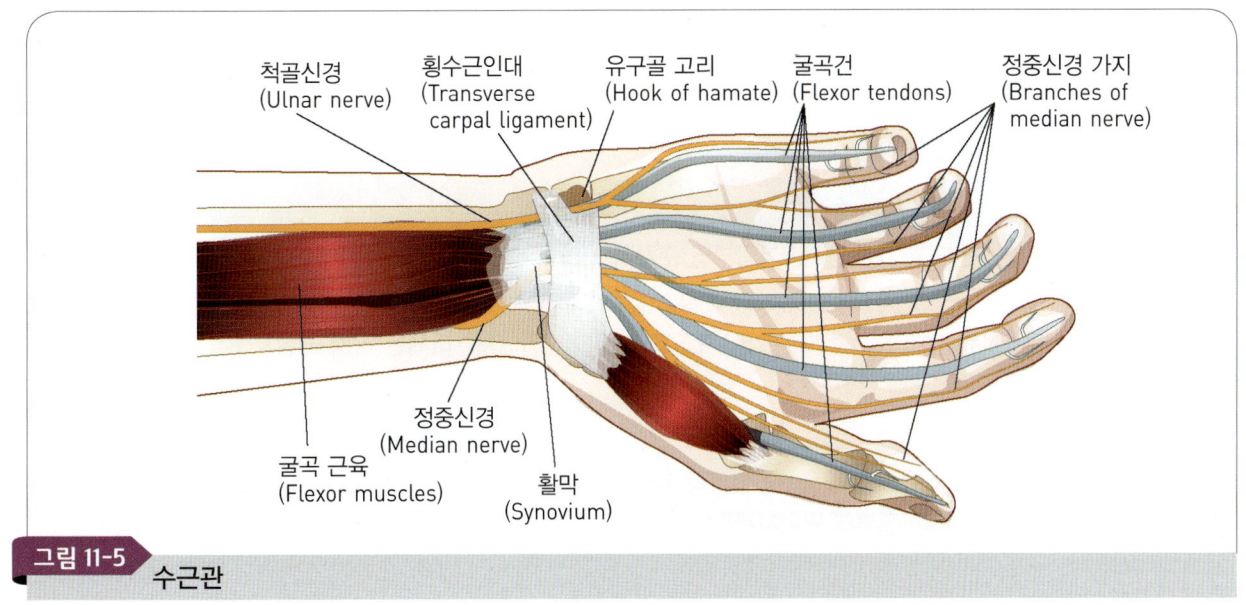

그림 11-5 수근관

(2) 중수골과 지골

중수골(metacarpal bones)은 수근골과 지골을 연결하는 5개의 뼈로 보강하는 인대를 가지고 있다. 지골은 총 14개로 엄지에 2개, 다른 지골에 각각 3개씩 있으며 원위지골, 중위지골, 근위지골로 나뉜다. 지절간관절은 오직 신전과 굴곡만 가능한 경첩과 비슷하며 각 뼈를 고정하는 주요 건을 가지고 있다.

(3) 건, 인대, 근육, 신경

건, 인대와 근육은 손목의 뼈를 고정한다. 중요한 3개의 인대로 측부척골인대(ulnar collateral ligament: 척골의 경상돌기와 두상골 연결), 측부요골인대(the radial collateral ligament: 요골의 경상돌기와 주상골 연결), 횡수근인대(transverse carpal ligament: 손목의 배면에 위치하며 수근관의 위에 지붕처럼 걸쳐 있다)가 있다.

근육에는 외근(extrinsic muscle)과 내근(intrinsic muscle)이 있다. 외근은 전박의 복면에서 나와 손 안쪽으로 연결된다. 외측 굴곡은 손바닥면에서 이루어지고 등쪽은 신전이 된다. 내근은 크기가 작고 전박의 장골부위 말단으로 한정된다.

손의 주된 3개의 신경은 요골신경, 척골신경, 정중신경이 있으며 손, 손목, 손가락의 운동을 조절하고 감각을 제공한다. [표 11-1]은 위의 신경들에 대해 설명하고 있다. 요골신경은 전박의 등쪽에서 나와 손목으로 들어가고 손의 뒤쪽으로 끝이 이어진다. 정중신경은 수근관을 통하여 손바닥으로 연결된다[그림 11-5].

(4) 손바닥 표지

손바닥 표지(Volar landmarks)는 모지구(thenar eminence: 엄지 손가락 아래), 소지구(hypothenar eminence: 다섯 번째 손가락 아래)와 많은 주름을 포함한다. 자주 사용하는 손의 손바닥에는 깊은 주름이 있다. 배면의 표지에는 요골주상(ulnar styloid), 척골주상(radial styloid), 해부학코담배갑(anatomical snuffbox)이 있다. 코담배갑은 배모양의 수근골과 건에 의해 형성된 함몰이다.

● 표 11-1 손의 신경과 운동기능

신경	감각	운동 조절
정중신경 (median nerve)	1, 2, 3번째 손가락(엄지손가락부터 순차적으로)의 복면 2, 3번째 손가락과 4번째 손가락 요골쪽 절반의 배면에서 원위지관절부터 손끝	엄지와 5번째 손가락의 대립(opposition) 조절 미세한 악력 조절 모지구근 자극 *엄지와 각 손가락의 대립 조사*
요골신경 (radial nerve)	1, 2, 3번째 손가락과 4번째 손가락 요골쪽 절반의 배면에서 중위지관절부터 원위지관절	손목의 신전과 굴곡 조절 손목의 요골편위 외측 손목과 손가락 신전 자극 *저항에 대한 손목과 손의 신전 조사*
척골신경 (ulnar nerve)	5번째 손가락과 4번째 손가락의 척골쪽 절반, 배면과 복면 양쪽	손가락 외전과 손가락 십자로 능력 악력 *저항에 대한 손가락 외전 조사*

2 하지

1) 고관절, 골반, 대퇴부

좌골(ischium)은 골반의 뒤아래 부분을 형성하는 "V"자 모양의 뼈이다. 장골(ilium), 좌골(ischium), 치골(pubis)이 모여 둔부의 모양을 형성한다. 좌골결절(ischial tuberosity)은 좌골체 후하방의 둥근 돌출 부위이다.

천골(sacrum)과 미골(coccyx)로 이루어진 둥근 뼈를 골반(pelvis)이라고 부르며, 척추를 지탱하고 척추와 상지부터 하지까지의 모든 힘과 체중을 전달하는 주요 기능을 수행한다. 골반은 내부 기관을 보호하고 대퇴근육과 체간의 연결 부위 역할을 한다. 또한 이 부위의 관골구(acetabulum)라고 불리우는 함요부에서 대퇴골과 연결된다.

골반을 보강하는 많은 인대 중에서도 좌골대퇴인대(iliofemoral ligament)가 가장 강하다. 이 인대는 과신전을 예방하고 외회전을 조절하며, 체중에 의해 대퇴골이 뒤로 회전하는 것을 제한한다.

대둔근(gluteus maximus muscle)은 골반의 볼기부분을 형성하고 앉기와 서기 자세로 몸을 일으켜 세우며 무릎의 굴곡을 보조한다. 4, 5번째 요추신경은 천골의 첫 번째로 천골신경총(sacral plexus)을 형성하며 대퇴부위 신경에 분포되는 좌골신경(sciatic nerve)과 접한다. 이 부위는 요통을 가진 대상자를 사정할 때 해부학적으로 중요하다.

대퇴(thigh)는 골반과 무릎 사이를 의미한다. 대퇴골(femur)은 체간의 가장 길고 튼튼한 뼈이다. 대퇴골두는 둥글고 부드러우며 관골구와 연결된다. 대퇴경부(femoral neck)은 대퇴골두의 말단 부위이다. 대부분의 혈액은 경부 표면을 따라 대퇴골두로 공급된다. 대퇴경부 골절은 대퇴골두무혈성괴사(avascular necrosis of the head)의 결과일 수 있다. 대전자(greater trochanter)는 대퇴골 경부와 체간 사이의 큰 돌출부위이다. 대전자는 중둔근, 소둔근의 삽입부이다. 둔부조면(gluteal tuberosity)은 대퇴골의 후면에 위치하는 거친 영역으로 대둔근의 삽입부 중 하나이다.

후면의 슬굴근(hamstrings)은 골반의 신전과 무릎 굴곡에 관여한다. 대둔근도 골반의 신전에 관여한다.

내전근(adductors)은 대퇴가 내전하도록 골반에 작용한다. 가장 큰 내전근이 대퇴의 중앙 부위에 있으며 경골조면(tibial tuberosity)으로부터 나와 대퇴골에 부착되는데 원위부에는 좌골신경이 분포되어 있다. 대퇴의 근육은 대퇴사두근(quadriceps femoris), 대퇴굴근(hamstrings), 대퇴내전근(adductors), 대퇴근막장근(tensor fascia lata)으로 구성된다.

사두근은 대퇴에서 가장 강력한 근육이다. 근육군의 주된 기능은 하지의 신전이다. 대퇴직근(rectus femoris)은 유일한 굴곡근으로 골반에 부착되어 있고 대퇴신경이 분포하여 있다.

2) 무릎

무릎(knee)은 신체의 또 다른 하나의 복합관절이며 매일 일상생활과 오락활동의 극심한 스트레스를 견뎌야만 한다. 무릎은 활동 시 충격을 흡수하거나 전달할 때 신전과 굴곡운동을 시행하는 변형된 경첩관절이다. 대퇴골은 무릎에서 경골(tibia)(비골(fibula) 제외)과 연결된다. 대퇴골의 말단 부위는 내측과와 외측과를 형성하고 경골, 슬개골과 관절한다. 슬개골은 사두근건 안에 위치하며 주된 기능은 슬관절을 보호하고 신

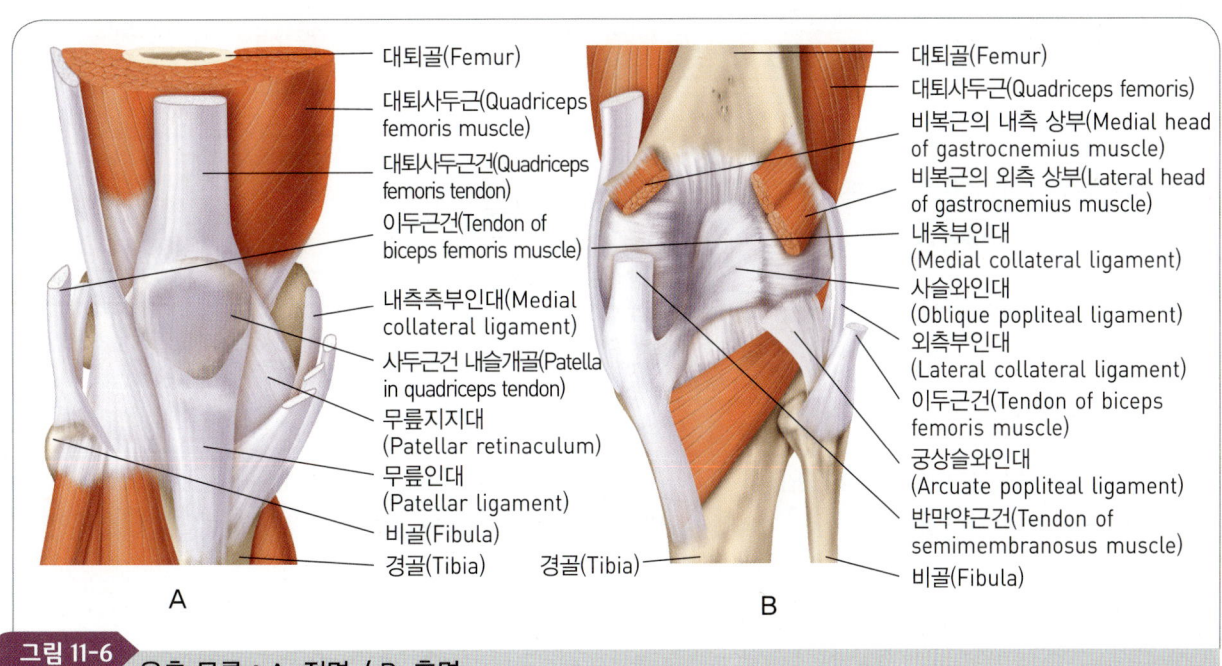

그림 11-6 우측 무릎 : A. 전면 / B. 후면

전 시 지렛대의 작용을 증가시킨다.

무릎에는 경골과 관절하고 무릎 자체의 스트레스를 감소시켜주는 두 개의 알 모양의 연골인 반월이 있다. 내측반월(medial meniscus)은 C 자 모양이고 외측반월(lateral meniscus)은 O 자 모양으로 혈액 공급은 부족하지만 내부의 2/3는 활액에 담겨져 있다.

무릎을 고정시키는 인대는 주로 십자형태로 교차하며 피막형태로 평행하는 인대로 구성되어 있다. 전십자인대(anterior cruciate ligament, ACL)는 경골 후하방에 부착되어 있고 무릎 뒤로 연결되고 외측과에 부착된다. 후십자인대(posterior cruciate ligament, PCL)는 더 강력한 두 개의 인대로 경골 뒤로 연결되며 대퇴골의 내측과 전면에 부착된다 [그림 11-6]. 전십자인대는 체중 부하 시 대퇴골의 후면 운동을 보호하고 경골의 비정상적인 회전을 예방하며, 신전 시에는 팽팽해지고 굴곡 시에는 느슨해진다. 뒤십자인대는 체중부하 시 미끄러지는 운동으로 과신전을 예방한다. 피막과 측부의 고정인대는 대퇴골, 무릎, 경골이 회전 없이 올바르게 움직이도록 해준다.

무릎에는 11개의 윤활낭이 있고 마찰 확률이 높은 곳에는 활액이 농축되어 있다. 슬개골에 위치한 슬개전낭(prepatellar bursa)이 타박상으로 인해 자주 자주 손상을 받는다. 슬개하낭(infrapatellar bursa)은 경골조면의 상부에 위치하며 염증반응 시 슬개골의 하부에 부종이 생기는 부위이다.

3) 발, 발목

발(foot)에는 내구성, 유연성, 협동운동을 주기능으로 하는 26개의 뼈로 있다. 가장 큰 족근골(tarsal bone)은 종골(calcaneus)이고 불규칙한 거골(talus)을 지탱하고 뒤꿈치 모양을 형성한다[그림 11-7]. 주된 기능은 체중을 몸에서 바닥으로 옮기고 하퇴 근육과 더불어 지렛대 작용을 한다. 또한 종골에서 시작하여 중족골의 근위부의 말단에서 끝나는 족저근막(plantar fascia)이 있다. 족저근막은 하방압력에 대항하여 발을 지지하는 두꺼운 섬유띠이다. 발목은 경골과 비골이 경첩관절을 형성하고 거골과는 격자관절을 이룬다. 발목에는 뼈와 강화된 인대의 정렬 때문에 관절이 측부보다 내측이 훨씬 강하다.

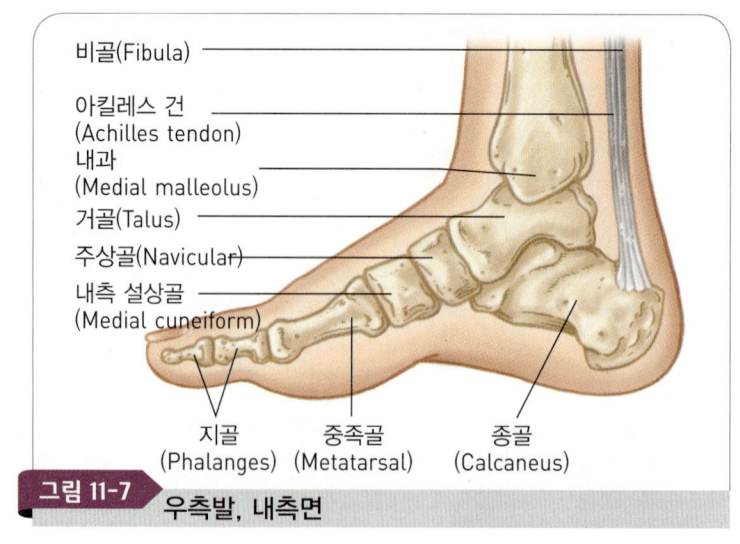

그림 11-7 우측발, 내측면

4) 척추

척추(spinal)는 33개의 추골로 이루어져 있고 24개는 움직임이 가능하다(경추 7개, 흉추 12개, 요추 5개, 천추 5개, 미추). 척추의 구조(4개의 시상굴곡)는 내구성, 유연성, 균형을 제공한다. 5개의 요추는 가장 강력하고 크며 L5에서부터 S1까지 굴곡이 가장 크다[그림 11-8].

이 부위의 주요 관절인 천장관절(sacroiliac joint)은 천골과 장골이 만나는 부위이다. 이 관절은 앉거나 설 때 체중을 지탱한다. 여러 개의 인대가 척추를 연결하고 척추에 따라 근육을 이동시킨다.

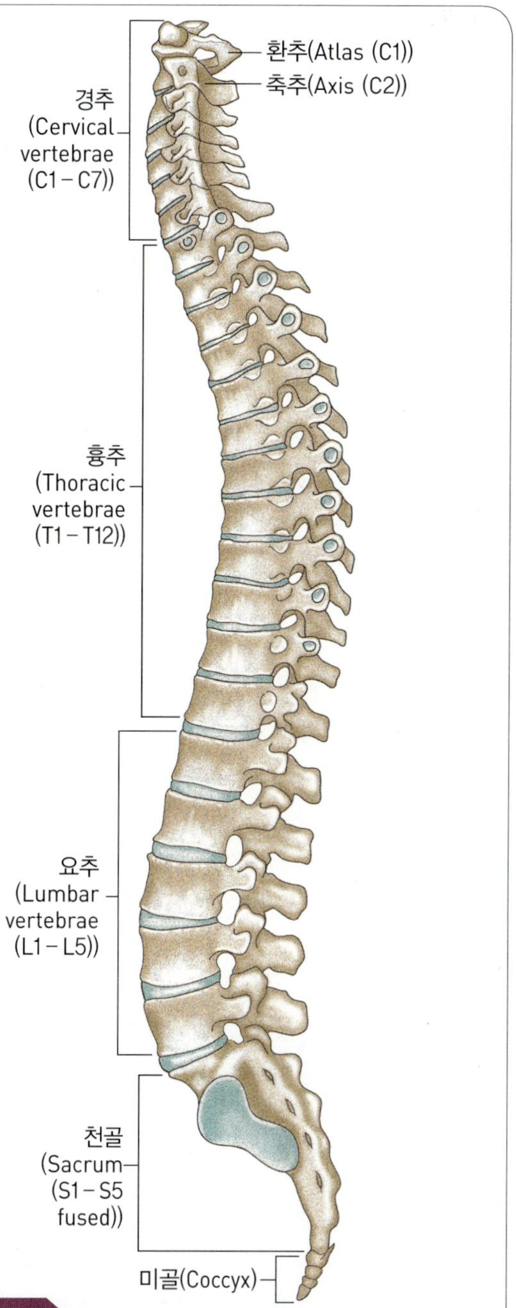

2 건강력

건강력은 근골계의 질환이 있는 대상자 관리의 필수 요소이다. 질환의 병인을 파악하기 위해서는 정확한 건강력이 중요하다. 면담 시 대상자의 말을 경청함으로써 중요한 단서를 얻을 수 있다. 앞에서 언급했듯이 건강력은 상세한 과거력, 가족력, 사회력 및 계통별 문진을 포함해야 한다.

● 주호소와 현병력

그림 11-8 척주

> 📝 "오른쪽 골반과 손을 다쳤어요."
>
> 김 씨는 25세 여성으로 산악자전거에서 떨어져 오른쪽 골반과 손의 통증을 주호소로 내원하였다. 새 산악자전거를 테스트할 때 점프를 하다 핸들을 놓쳐 오른쪽으로 넘어졌다고 진술하였다. 이때 헬멧을 쓰고 있었고 의식상실은 없었다. 사고 후 그녀는 일어나서 자전거를 목발로 삼아 절뚝거리며 상점으로 돌아가 주차해 두었던 차를 탔다. 지난 밤에 타이레놀을 먹었으나 오늘 아침 일어났을 때 오른쪽 손목과 어깨를 움직일 수 없고 오른쪽 다리로 체중을 견딜 수 없었다. 부종은 없으나 오른쪽 허벅지에 커다란 찰과상과 반상출혈이 있다. 오늘 아침에 브래지어를 입고 양치질을 하는 게 힘들었다고 했다. 앉아 있으면 오른쪽 골반이 아파서 똑바로 눕는 자세가 더 낫다고 말한다.

1) 통증

통증(pain)은 근골격계 사정 시 흔한 주호소로 일상활동이나 작업으로 인해 악화될 수 있다. 이는 손상 가능성으로부터 신체를 보호하기 위한 반응이다. 통증의 원인에는 신체적 결함과 심리적 요인이 있다. 심리적 문제는 사정을 어렵게 한다. 통증의 종류와 위치를 아는 것은 손상기전과 더불어 손상 여부를 확인하는 데 좋은 지침이 된다.

염증(inflammation)은 통증의 가장 일반적인 원인이고 다친 부위의 기능 저하와 발적, 종창, 열감으로 나타날 수 있다. 염증반응 시 잠재적인 화학적 매개를 중재하지 않으면 연쇄반응을 일으켜 엄청난 병태생리학적인 결과를 가져올 수 있다. 통증에 대해 세심하고 정확한 사정은 효율적인 치료계획을 수립하고 긍정적인 결과를 이끌어 내는 데 도움이 된다.

발병·지속시간	통증이 갑자기 나타났는가? 급성인가? 점진적인가? 천천히 시작하는가? 아니면 복합적인가?(대상자가 본인의 언어로 표현하도록 한다.)
	손상기전은 손상 확률을 알아내는 데 좋은 지침이 될 수 있다.
	골절이나 큰 상처가 있을 때는 급성 통증이 나타나고, 염증이 있을 때는 점진적인 통증이 나타난다.
기간	통증이 얼마나 오래 지속되는가?
	끊임없이 지속된다면 악성종양을 의심할 수 있다. 전신질환의 증상과 징후를 찾을 수 있도록 건강력을 이끌어 내야 한다.
	통증이 지속된다면 염좌나 활액염과 같은 급성 상태를 고려한다. 통증이 손상기전 반복 후에만 나타난다면 국소병변을 고려하고, 통증이 한 방향으로만 재발된다면 근육이나 인대의 손상을 의심할 수 있다. 만약 통증이 반복된 움직임 후에만 나타난다면 과용 손상일 수 있다.
위치·방사	어느 부위에 통증이 있는가? 의심이 가는 해부학적 위치와 그 부위에 무엇이 있는지 파악한다.
	예를 들어 통증이 어깨 외측에 있다면 상완관절염, 극상건염, 견봉하윤활낭염을 의심할 수 있다. 어깨 후면의 통증은 극돌기하건염에서 나타날 수 있다.
	신경근성 통증을 호소한다면 요통과 관련된 추간판의 문제를 의심할 수 있다. 대상자에게 통증이 있는 부위를 가리키도록 한다. 국소 통증은 보다 표면적이고 아픈 부위를 쉽게 집어낼 수 있다.
	통증은 연관될 수 있음을 기억해야 한다. 예를 들어 복부 통증은 어깨로 연관될 수 있다. 연관통(referred pain)은 심부 구조와 신경에서 오는 경향이 있다.
질·중증도	이 통증으로 일상적인 활동에 방해를 받거나 쉽게 피로를 느끼는가? 객관적으로 통증을 나타내는 척도(1~10점 척도 혹은 얼굴표정)를 사용한다. 통증이 예리하거나 둔하거나 타는 듯하거나 찌르는 듯한가? 무감각하거나 저리는가?
	예리한 통증(sharp pain)은 종종 피부, 건, 표면의 근육이나 인대, 윤활낭의 손상을 의미한다. 찌르는 통증(aching pain)은 심부 조직 손상, 타는 듯한 통증(burning pain)은 물집과 같은 피부손상, 발의 곰팡이균 감염 또는 신경손상 시에 나타난다. 근육이 스트레스를 받거나 운동과 같은 과용 시에도 나타날 수 있다.
장애	장애가 즉각적인 발생했는가? 아니면 나중에 증상이 발생했는가?(예: 다음 날 아침) 통증이 시작되었을 때 참가한 활동을 지속하였나? 문제 부위를 사용하거나 체중을 실을 수 있는가? 관절이나 다른 부위에 이상이 있는가?

〈계속〉

관련 증상	염발음, 부종, 피부색의 변화 등 관련 증상이 있는지 확인한다. 통증이 시작되기 전이나 통증이 있을 때, 터지는 소리, 씹는 소리, 딸깍 소리, 찰칵소리를 들었는가? *이러한 증상은 심하게 찢어지거나 갈라졌을 때 나타난다.* 부종이 즉시 있었는가? 밤새 잠자는 동안 나타났는가? *부종이 즉시 있었다면 심한 열상이 있거나 골절이 있을 수 있다. 부종이 서서히 나타난다면 염증이 있을 수 있다. 일반적으로 부종이 더 빨리 발생할수록 혈액이 염증을 더 많이 유발한다. 하지만 부종은 염증과 자극으로 인해 통증을 더 악화시키기 때문에 신뢰할 수 없는 징후일 수 있다.*
촉진요인	통증이 언제 발생하는가? *아침에 통증을 호소한다면 염증을 의심할 수 있다. 추간판에 문제가 있을 때는 밤에 더 심해진다.* 특별한 활동 시에 통증이 있는가? *예를 들면 재채기나 기침은 추간판 문제에 영향을 줄 것이다. 만약 통증이 중앙에서 승모근 위로 견갑골에 있다면 근막통증증후군(myofascial pain syndrome)을 의심할 수 있다.* 돌발적인 통증을 경험했는가? 만약 그렇다면 원인이 무엇이라고 생각하는가?
완화요인	통증이 어떤 활동이나 휴식으로 감소되는가? *활동이나 휴식에 의해 완화되지 않는 요통이 계속된다면 췌장염, 복부대동맥 동맥류, 악성종양을 의심하고 근골격계나 추간판 질환은 제외시킨다.*

2) 운동 기능의 변화

운동의 질과 정도, 기능적 결함에 대한 지속적이고 객관적인 사정과 평가는 필수적이다.

발병·지속시간	갑자기 나타났는가? 점진적으로 나타났는가? *급성 징후는 근육의 파열을 의미하며 점진적 징후는 근육, 건, 인대의 염증과 부종을 의미한다.*
위치	어느 관절가동범위(ROM)에서 운동기능의 변화가 일어나는가? *관절가동범위의 제한은 대상자가 어떤 손상을 입었는지 파악하는 데 도움이 된다. 관절염이나 염증은 전체 관절가동범위에 영향을 준다. 팔을 들어올리는 동작을 할 때 나타나는 통증과 견관절의 관절가동범위 감소는 충돌(impingement)을 의미한다.*
특징	움직일 때 부러지는 소리가 나거나 걸림이 느껴지는가? 또는 저항감이 있는가? *관절가동범위의 제한은 근육이나 건의 부종이나 열상 때문일 수 있다(예: 회전근개나 이두근건의 파열).*
관련 증상	관절에 눈에 띄는 부종이 있는가(급성인가 점진적인가)? 동반되는 다른 증상이 있는가? 운동 기능의 변화와 관련된 근력의 변화가 있는가? 그렇다면 급성이었는가? 점진적이었는가? *다른 증상들은 운동 기능의 회복을 늦추거나 제한할 수 있다.*
손상기전	어떻게 손상을 입었는가? 손상 시 관련된 부위가 어떤 자세였는가? *손상기전과 기본적인 해부학적 지식은 감별진단을 돕는다. 예를 들어 손목을 뻗은 채로 넘어졌을 때는 요골 골절이나 주상골 골절을 의심해야 한다. 손목을 굽힌 채로 넘어지면 요수근인대의 파열 위험성이 높아진다.* *물건을 들거나 몸을 비틀거나 갑작스런 하중 변화가 있을 때는 허리 아래쪽의 염좌가 발생할 수 있다.*

〈계속〉

완화 요인	통증이 어떤 활동이나 휴식으로 인해 감소되는가?
	활동이나 휴식에 의해 완화되지 않는 요통이 계속된다면 췌장염, 복부대동맥동맥류, 악성종양을 의심하고 근골격계나 추간판 질환은 제외시킨다.

3) 감각의 변화

감각 변화의 사정은 세포단계의 기능과 연관될 수 있다(조직관류량이 정상일 때).

발병·지속시간	갑자기 나타났는가? 서서히 나타났는가?
질	고유감각(proprioception)의 변화가 있었는가?(예: 저림, 무감각, 따뜻함)
	신경충돌(nerve impingement)은 신경의 손상이나 부종 때문에 감각의 변화가 나타날 수 있다.
관련 징후	피부 색깔의 변화가 있었는가?
	발적은 감염이나 염증을 나타낸다. 창백은 순환장애를 나타낸다.
	참고: 신체검진 시 손상부위 위아래의 맥박을 확인한다.
	체온의 변화가 있었는가?
	체온 상승은 감염이나 염증을 나타낸다. 체온하강은 순환장애를 나타낸다.

❷ 과거력

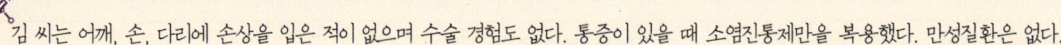

김 씨는 어깨, 손, 다리에 손상을 입은 적이 없으며 수술 경험도 없다. 통증이 있을 때 소염진통제만을 복용했다. 만성질환은 없다.

과거력은 진단을 위한 중요한 단서를 제공한다. 근골격계 외상 경험에 특히 주의해야 한다.

외상·수술	최근의 외상과 과거의 수술에 대해 질문한다.
	이 정보는 급성과 만성 문제를 구별할 수 있게 한다. 만약 만성 문제라면 악화요인을 확인해야 한다. 비슷한 위치에 비슷한 강도로 반복되는 문제는 과사용의 결과일 수 있다. 직접적 외상은 신경계를 손상시킬 수 있으므로 반드시 2차 손상을 확인해야 한다. 대상자가 최근에 외상을 입었다면 연조직과 뼈의 손상비율을 고려한다. 만약 최근에 수술을 했다면 감염이나 잔류 문제가 원인일 수 있다.
감각 손상	시력이나 청력의 손상, 걸음걸이의 이상, 어지럼증, 조직 치유 저하가 있는지 질문한다.
	어떤 손상도 대상자의 회복을 지연시키거나 영향을 미칠 수 있다.
과거 건강 상태	과거나 현재의 건강 상태에 대해 질문한다.
	골다공증, 당뇨, 암, 신장이나 신경계 질환 등은 손상 위험성을 증가시키고 치유율과 근육량을 저하시킨다.
골격기형/선천적 기형	선천적 결함과 장애에 대하여 질문한다.
투약	복용하는 약물이 있는지 질문한다.
	어떤 약물은 걸음걸이를 변화시킬 수 있으며 대상자가 쉽게 손상받게 만들 수 있다.

③ 가족력

> 김 씨의 외조모는 관절염이 있으며 어머니는 건강하다. 조부는 관상동맥질환으로 67세에 사망하였으며 아버지도 관상동맥질환을 앓고 있다. 조모와 고모는 골다공증약을 복용하고 있다. 폐질환, 당뇨병, 암에 대한 가족력은 없다.

가족력에서 얻은 정보를 통해 대상자의 주호소에 중요한 역할을 하는 유전적인 요소를 확인할 수 있다. 이것은 진단검사 및 선별검사를 결정하는 데 도움을 준다.

생존해 있는 친족의 연령	부모, 형제, 자녀의 관계와 건강상태를 포함한다.
사망	사망자와 대상자의 관계 및 사망 원인(특히 근골격계에 영향을 미치는 질환)을 포함한다.
만성 질환	만성 질환이 있는 가족원이 있는가? 해당 가족구성원과 대상자의 관계, 연령, 발병연령을 확인한다. 관절염(류마티스성 또는 골관절염 또는 통풍), 척추측만증/척추질환, 강직성 척추염 또는 유전질환(소인증, 선천성 골형성부전증) 등 골다공증 위험요인이 있는지 확인한다.
태아기의 건강	대상자를 임신했을 때 어머니가 건강했는지 질문한다. 대상자의 선천성 결함(특히 발이나 고관절)에 대해 질문한다.

④ 사회력

> 김 씨는 도시에 사는 대학원생이다. 흡연은 하지 않으며 기분전환약물도 복용하지 않는다. 술은 한 달에 와인을 두 잔 마신다고 한다. 수혈받은 적은 없다. 야외활동을 활발하게 하며 산악자전거를 좋아한다.

가족	현재의 가족단위에 대해 질문한다.
직업	직업의 성격에 대해 설명하고 신체적·감정적 스트레스(과용손상)가 있는지 질문한다. 잠재적으로 손상을 유발할 수 있는가? 척추보호벨트나 부목 같은 안전예방 장치를 사용하는가? 생명공학적으로 올바른 작업장인가? 작업장소에 환경적인 위험요인이 있는가?(장시간 컴퓨터 작업은 수근관증후군과 요통, 카펫 까는 사람은 무릎의 손상, 수영선수(특히 접영)는 회전근개 손상의 위험성이 증가) *직업과 관련된 근골격계 장애는 작업할 때의 자세, 반복 동작, 작업 속도, 동작의 강도, 진동, 온도 등과 관련이 있을 수 있다.*
취미·여가	모든 취미와 여가활동에 대해 질문한다. 일상활동을 수행하는 데 제한이 있는가? 활동 수준은 어떠한가? 관절에 과도한 스트레스를 유발하는 활동이 있는가? 수행을 위한 신체조건이 있는가? 준비운동과 정리운동을 하는가? 접촉이 유발되는 스포츠를 하는가? 경쟁수준은 어느 정도인가? 특정 기술이나 장비를 사용하는가? 대상자가 급성장기(예: 어린이, 청소년)인가? *과용손상 사정 시 위의 모든 질문은 중요하며 대상자는 근골격계를 악화시키는 활동에 참여할 수 있다. 텔레비전 시청시간이 증가했는가? 수동적 활동의 증가는 정상적인 운동의 양이 줄어들고, 우발적인 운동에 참가할 때 손상의 위험성이 증가한다.*

〈계속〉

취미 · 여가	TV를 시청하는 시간이 늘어났는가?
	수동적 활동의 증가는 규칙적인 운동의 양을 감소시키고 대상자가 가끔 운동을 할 때 손상 위험성을 증가시킨다.
영양상태 · 체중변화	영양상태와 식이 섭취에 대하여 질문한다(특히 칼슘, 단백질, 비타민D).
	청소년기의 여자는 하루에 칼슘을 약 1500mg 섭취해야 한다(월경 시 전십자인대의 손상 위험성이 증가할 수 있다). 식욕부진/대식증이 골절의 위험을 증가시킨다.
	불충분한 영양은 근육량을 감소시키고 결합조직과 뼈의 보호를 저하시킨다.
	최근에 체중 증가나 감소를 경험했습니까?
	비만은 골관절염, 요통, 관절문제에 대한 위험성을 증가시킨다.
흡연	흡연 여부, 담배의 종류, 흡연량, 흡연기간, 간접흡연 노출에 대하여 질문한다.
	흡연은 치유를 지연시킬 수 있다.
음주	음주를 하는가? 그렇다면 어떤 종류의 술을 얼마나 마시는가?
	음주는 치유를 지연시킬 수 있거나 손상을 악화시킬 수 있다.
기분전환약물 복용	기분전환약물을 복용하는가? 그렇다면 어떤 약물을 얼마나 복용하는가?
	기분전환약물 복용은 사고 과정을 방해하여 손상 위험성을 증가시킨다.

5 계통별 문진

많은 근골격계 질환과 장애는 근골격계보다 다른 신체 계통에서 나타난다. 따라서 가능한 한 종합 계통별 문진을 수행해야 하지만 시간과 다른 제약 사항으로 인해 초점 계통별 문진만을 수행할 수 있다. 초점 계통별 문진 시 근골격계 문제 유발과 관련된 질문에 집중한다.

부위	증상과 징후	관련 질환
전신	발열, 진전	골수염, 화농성 관절염, 전이성골질환, 청소년 류마티스관절염, 통풍
	체중 감소	전이성골질환, 소아 류마티스관절염, 골연화증
	피로	류마티스관절염
호흡기계	호흡곤란	소아 류마티스관절염
심혈관계	흉통	소아 류마티스관절염
	맥박, 감각의 변화, 열감	골절, 탈구, 레이노드 증후군(raynaud's syndrome)
비뇨생식기계	장/방광 기능장애	마미증후군(cauda equina syndrome)

3 신체검진

1 준비물품

줄자 / 반사검사 햄머

2 신체검진 내용

근골격계를 사정할 때는 신경혈관계 문제와의 관련성을 늘 염두에 두어야 한다. 전체 골격계는 운동사슬(kinetic chain)의 일부이다. 신호를 놓치면 장애가 장기간 지속될 수 있다.

근골격계 검진 시 5P를 기억해야 한다.

Pain(통증), **P**aralysis(마비), **P**aresthesia(이상감각), **P**allor(창백), **P**ulselessness(맥박이 없음)

5P는 근골격계 검진을 간결하게 수행할 수 있도록 돕는다.

근골격계 검진 방법에는 시진, 촉진, 관절가동범위 검사, 근력 검사가 있다. [BOX 11-1]는 이와 같은 검사에 대한 일반적인 전략을 설명한다

> **BOX 11-1 근골격계 검진의 일반적 전략**
>
> 대상자가 편안한 자세로 검진한다. 실내를 따뜻하게 한다. 이러한 조치는 검진을 쉽게 하고 통증을 덜어준다. 부종이 나타날 수 있다면 순환을 방해하는 반지, 귀고리, 목걸이 등은 모두 제거한다.
>
> **시진**
>
> 대상자가 검진실로 들어올 때 걸음걸이에 주목한다. 대상자가 어떻게 앉고 어떻게 옷을 벗고 일어나는지 관찰한다. 이것은 대상자가 인지하지 못하는 상태에서의 사정을 가능하게 한다. 대상자가 언급한 손상이나 불편감과 관련된 모든 부위를 관찰한다. 대상자가 자신의 행동을 인지하지 못하는 사이에 가동범위에 대한 많은 정보를 얻을 수 있다(예: 대상자가 고개를 좌우로 돌린다면 경추 손상 가능성은 배제할 수 있다). 대상자의 자세와 손상 부위에 주의를 기울인다. 관절의 윤곽, 피부의 비정상적 소견, 반상출혈, 발적, 부종, 위축/비대, 피부통합성의 변화(예: 열상, 찰과상), 기형, 변색 등을 눈으로 확인한다. 창백, 청색증, 출혈이 있는지 확인한다. 양측면뿐만 아니라 관절의 전면과 후면을 비교한다. 파열은 비정상적인 모양이나 탈구를 유발한다.
>
> **촉진**
>
> 대상자를 이완하도록 격려한다. 대상자를 편하게 함으로써 손상 부위의 수동적 움직임이 가능해질 수 있다. 대상자의 불안, 부종, 극심한 통증은 인대의 안정성에 대한 관절 검사를 힘들게 할 수 있다. 관절을 촉진하여 압통, 덩어리, 마찰음, 뼈의 기형이나 병변이 있는지 확인한다. 모세혈관재충만, 손상된 부위의 체온과 맥박을 사정한다.

〈계속〉

BOX 11-1 근골격계 검사의 일반적 전략

가동범위

수동적 가동범위와 능동적 가동범위를 모두 검사한다. 이때 가동범위가 동일해야 한다. 차이가 발생한다면 관절의 문제나 근육의 허약이 있음을 의미한다. 움직일 때 염발음이나 압통이 있는지 확인한다.

근력

각 근육군의 강도를 평가한다. 대상자에게 검사 부위를 굴곡시키게 하고 반대되는 힘을 가한다. 양측을 모두 측정하고 0~5점 척도로 근력을 평가한다.

5. 정상　　4. 양호　　3. 보통　　2. 부족　　1. 경미

1. 어깨 검진

어깨는 복잡한 구조를 갖는다. 어깨의 구조를 이해하는 것은 사정을 돕는다. [표 11-2]는 일반적인 어깨 질환에 대한 요약이다.

표 11-2 일반적인 어깨 질환

문제/진단	사정 결과
근막 통증 (myofascial pain)	• 비대칭적인 "통증 유발점들"은 견갑골에서 내측, 승모근의 위쪽이다. • 스트레스, 과거의 경부 손상
견봉하 윤활낭염 (subacromial bursitis)	• 자주 사용하는 사지에 수차례 상완골두 위로 촉지되는 압통: 윤활낭의 염증으로 인해 90°의 내, 외회전과 30° 이상의 외전 시 통증 발생
견봉하 활액염 (subacromial bursitis)	• 야간 통증　　　　　　• 알려진 외상이 없는 돌발적인 시작 • 과사용 형태
견봉쇄골관절 분리 (acromioclavicular [AC] joint separation)	• 낙상력이나 어깨 부위의 타박(X선촬영으로 확인)
어깨탈구 (shoulder dislocation)	• 외전 시 외회전을 포함하여 어깨 손상기전이 있는 외상 • 정상적인 어깨 윤곽의 소실(X선촬영으로 확인) • 불안정성: 앞으로 움직일 때 전방으로 멀리 가고 뒤로 움직일 때 후방으로 멀리 간다. ※ 참고: 말단 부위의 맥박을 확인한다.
유착관절낭염 (frozen shoulder [adhesive capsulitis])	• 잠행성의 통증과 동반된 정상 관절가동범위의 제한 • 염증이나 장기간의 부동 • 50대 이상, 여성, 당뇨병이 있는 대상자
쇄골골절 (clavicle fractures)	• 쇄골의 직접적인 외상　　• 골간의 명확한 기형 • 손상 부위 촉진 시 통증

1) 시진

검진	이론적 근거
1. 어깨의 전면과 후면을 모두 사정한다. 쇄골, 견갑골, 어깨의 윤곽을 시진한다. 관절에 쇠약이나 부종이 있는지 관찰한다.	1. 어깨 구조는 외형상 대칭이어야 한다. 비대칭이나 움푹 들어간 것은 어깨 탈구를 의미한다. 대상자가 어깨를 보호하고 움직이지 않을 수 있다(검진자가 어깨를 움직이지 못하게 하거나 능동적으로 움직이지 않는다).
2. 익상견갑(winging: 서있는 자세에서 견갑골내측연이 후방으로 돌출해서 새의 날개와 같든 형상을 취하는 것)이 있는지 관찰한다. 대상자에게 벽을 밀어붙이도록 하여 전거근의 기능을 평가한다.	2. 익상견갑(winging)은 비정상 소견이다. 상완신경총 손상에 의해 이차적으로 발생하는 전거근의 마비나 쇠약이 원인이다. 익상견갑(winging)이 있는 경우 근육이나 신경의 파손을 의심한다.
3. 피부의 변색을 확인한다.	3. 타박상의 색깔은 손상이 급성인지 만성인지 구별하게 해 준다. 발적은 감염이나 염증을 의미한다.

2) 촉진

검진	이론적 근거
1. 대상자에게 팔을 옆으로 내리게 한다. 흉쇄관절, 견봉쇄골관절[그림 11-9], 견봉돌기, 견갑골돌기, 상완대전자를 만져본다. 정확한 사정을 위해 관절이 없는 부분부터 한 부분씩 세심하게 촉진한다.	1. 촉진 시 불편감이 없어야 한다. 어깨 부위의 압통은 인대나 근육의 파열을 의미할 수 있다. 견봉쇄골관절의 촉진 시 불편감, 통증이 있거나 움푹 들어간 부위가 만져질 수 있다. 움푹 들어간 부분이 만져지는 것은 어깨 탈구를 의미한다. 극상위의 통증은 회전근개건염을 의미한다.

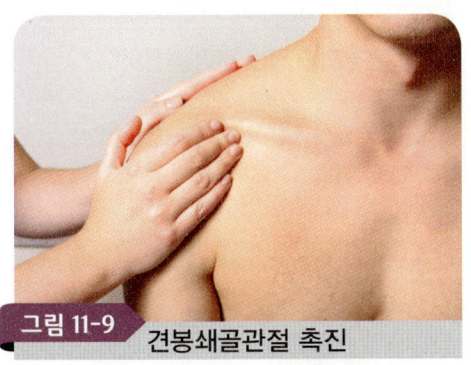

그림 11-9 견봉쇄골관절 촉진

검진	이론적 근거
2. 이두근과 삼두근의 연결부를 만져본다. 대상자에게 팔을 굴곡하여 이두근을 수축시키게 한다. 굴곡과 신전 사이에 팔 중간을 잡고 외전하도록 한다.	2. 통증, 압통, 근육강직은 비정상이다.

3) 관절가동범위와 특수 검사

관절가동범위는 팔을 머리 위로 들어 올리고 팔을 등 뒤로 향하게 하여 손쉽게 검사할 수 있지만 신체검진 시에는 체계적인 방법으로 수행해야 한다. 이때 수동적, 능동적 관절가동범위 검사를 함께 진행한다.

검진	이론적 근거

1. 관절가동범위를 평가한다.

A. 대상자에게 바닥과 수평으로 팔을 앞으로 똑바로 뻗게 한다.

B. 외전과 내전을 사정한다[그림 11-10]. 가능한 멀리 귀를 지나 머리 위로 뻗도록 요구한다(외전). 손을 옆으로 했을 때 0°, 머리 위로 최대한 뻗었을 때 180°여야 한다. 가슴을 가로질러 최대한 멀리 뻗으라고 요청한다.

A. 대상자가 어려움 없이 팔을 들 수 있어야 한다. 만약 이때 날카로운 통증이 있다면 회전근개 충돌증후군일 수 있다.

B. 회전근개가 완전히 파열되면 어깨의 내전이 불가능하다. 이때, 대신 어깨를 움츠리게 된다.

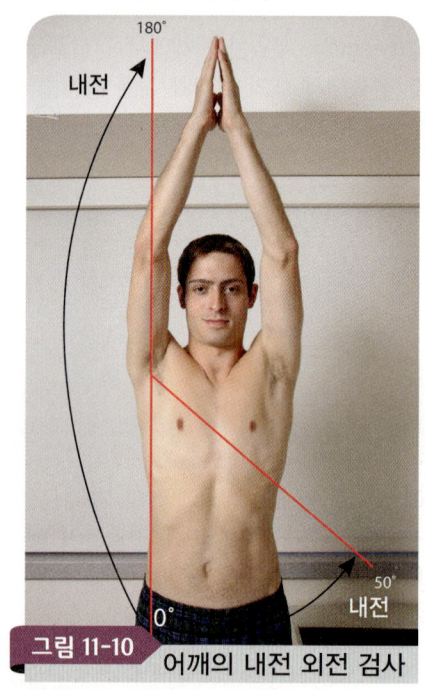

그림 11-10 어깨의 내전 외전 검사

C. 내회전과 외회전을 사정한다[그림 11-11]. 외회전을 검사하기 위해 팔꿈치를 90° 굴곡하게 한다. 옆으로 대상자의 팔꿈치를 잡고 불편함을 가져오기 시작하는 지점까지 팔을 바깥쪽으로 회전시킨다.
마치 등을 긁는 것처럼 어깨를 움직여 내회전을 사정한다. 대상자 옆에 팔꿈치를 놓고 최대한 멀리 엄지를 척추 위로 올리게 한다.

C. 내회전 시 제7흉추까지 닿는 것이 정상이다.

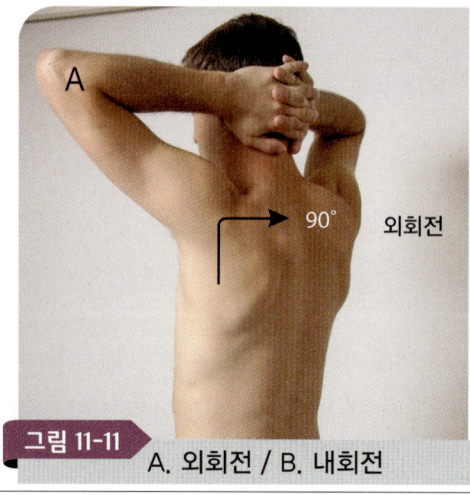
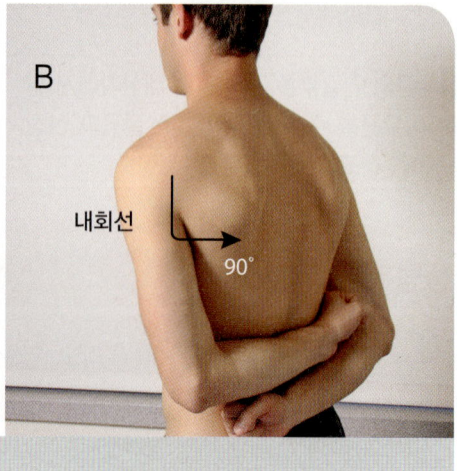

그림 11-11 A. 외회전 / B. 내회전

〈계속〉

검진	이론적 근거
2. 회전근개를 사정한다. 　A. 외측 근력을 검사하기 위해 대상자의 팔을 옆으로 내리고 팔꿈치를 90°로 굽힌다. 대상자가 팔꿈치의 위치를 유지하는 동안 내부 저항을 적용한다. 　B. 내부 저항은 앞에서 설명한 방법으로 검사하고 검진자가 외부 저항을 적용하는 동안에는 대상자가 내회전을 시도하게 한다.	2. 저항을 적용하는 동안 대상자가 자세를 유지할 수 있어야 한다.
3. 이두근과 삼두근의 기능을 평가한다. 　A. 이두근을 검사하기 위해 팔꿈치를 굴곡하도록 요청한다[그림 11-12]. 　B. 삼두근을 검사하기 위해 검진자의 손에 대항하여 밀도록 한다[그림 11-13].	3. 통증 없이 이 작업을 수행해야만 한다. 근력의 약화는 파열이나 염증 때문일 수 있다.

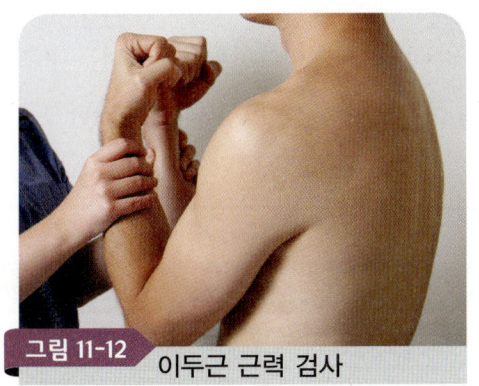
그림 11-12 이두근 근력 검사

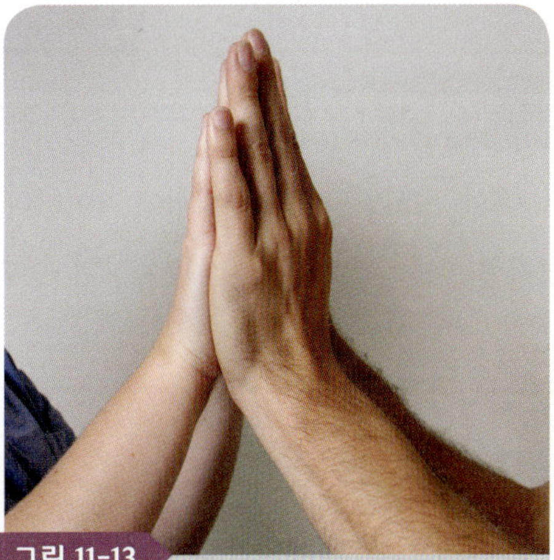

그림 11-13 삼두근 근력 검사

4. 팔교차수평내전 검사(cross-arm horizontal adduction test)를 수행한다. 수평으로 힘을 가할 때, 대상자의 손을 반대편 어깨에 놓도록 요구한다[그림 11-14].	4. 통증은 병리적인 가능성을 의미한다. 팔교차 검사는 견봉쇄골관절 장애가 의심될 때 실시한다.

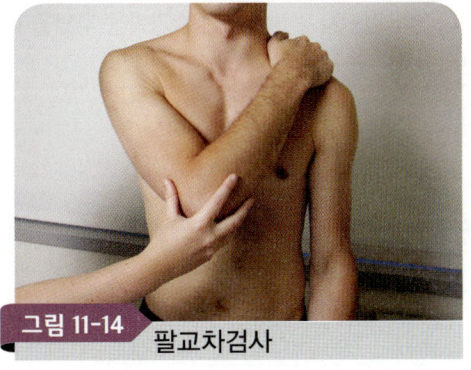
그림 11-14 팔교차검사

5. 충돌 징후가 있는지 사정한다. 두 가지 방법이 있다. 　A. 견갑골 아래로 잡고 팔을 회내시킨 상태에서 굴곡시킨다(Neer's sign). 　B. 하킨 검사(Hawkin's test)를 수행한다. 전박을 내회전한 채로 대상자의 어깨를 90°로 외전하게 한다.	A. 통증이 발생하면 양성을 의미한다. 서서히 둔하고 찌르는 듯한 통증력이 있을 경우 회전근개건염을 의심한다. B. 인대가 과도하게 늘어났을 때 대결절이 견봉과 충돌하여 통증이 나타난다. 이 검사를 통해 충돌증후군과 회전근개건염을 밝혀낼 수 있다.

〈계속〉

검진	이론적 근거
6. 상완낙하검사(drop arm test)를 수행한다. 팔을 벌린 상태(최대로 팔을 외전)에서 다시 천천히 내리게 하거나 대상자의 손목을 가볍게 쳐 팔이 내려오는지 확인한다.	6. 상완낙하검사는 외전근개 파열을 확인하는 것이다. 90°로 팔을 벌리지 못하면 비정상이다. 야간 통증이 있고 외전을 할 수 있는 대상자는 회전근개 파열을 의심한다.
7. 전방불안정성 검사를 수행한다. 팔을 외전시켜 상완에 전방 압력을 주는 동안 대상자의 팔을 90°로 벌린다.	7. 양성 소견은 견관절불안정(탈구)을 의미한다.
8. 이완검사(laxity test)를 수행한다. 똑바로 누운 자세에서 견갑골을 고정하고 상완골두를 관절와에서 앞뒤로 밀어 관절의 안정성을 평가한다. 팔꿈치의 축하중을 관찰한다.	8. 이 검사는 상완관절의 이완(늘어남)을 사정한다. 정상적으로 통증이나 근력 손실 없이 관절가동범위를 수행할 수 있어야 한다.

2 팔꿈치 검사

팔꿈치 뼈의 구조는 관절의 안정성에 기여한다. 팔꿈치의 관절은 과신전과 외측편위를 방지하는 구조를 갖는다. 관절피막은 굴곡을 제한한다. 팔꿈치의 손상은 신경혈관계 문제를 유발할 가능성이 매우 높다.

1) 시진

검진	이론적 근거
1. 팔꿈치의 윤곽을 관찰하는 동안 팔꿈치를 신전하고 굴곡해 보게 한다. 팔꿈치를 어떻게 움직이는지 관찰한다.	1. 팔꿈치가 과신전되면 이두근건이 자극과 손상을 받을 수 있다.
2. 부종, 기형, 결절이 있는지 확인한다.	2. 주두돌기(olecranon process)의 부종은 즉시 치료해야 한다. 만성 윤활낭염은 외상에 의한 건파열의 위험성이 있다. 팔꿈치를 구부릴 때 "뽀빠이 알통"처럼 이두근의 국소적 돌출이 나타나거나 검진자가 팔꿈치에 손가락을 두었을 때 외전이 제한되면 이두근건 파열을 의심할 수 있다.

2) 촉진

검진	이론적 근거
1. 척골과 내외측상과의 신근 표면 위에 압통이 있는지 촉진한다. 이때 팔꿈치는 굴곡하고, 어깨는 과신전한다.	1. 부종, 습함, 액상의 부종, 국소적 압통 혹은 회외와 회내 시에 나타나는 통증의 악화는 건염이나 상과염을 의미한다.
2. 척골신경을 촉진한다(척골단). 팔꿈치 손상 시 척골신경 손상이 동반된다. 팔꿈치를 굴곡하고 척골신경의 운동 기능과 감각을 사정한다.	2. 압통이나 감각저하가 없어야 정상이다. 충돌 시 손과 손가락의 운동 기능과 감각의 저하가 나타난다. 만성적인 손상이 있을 경우 주먹을 쥐지 못할 수도 있다.
3. 주두돌기를 촉진한다[그림 11-15]. 팔꿈치를 굴곡한 상태로 척골 근위부 말단과 상완골구를 촉진한다.	3. 압통과 발적은 비정상 소견이다. 감염과 윤활낭염이 있을 때는 움직임이 제한된다. 만약 결절이 있다면 류마티스관절염을 의심한다.

⟨계속⟩

검진	이론적 근거

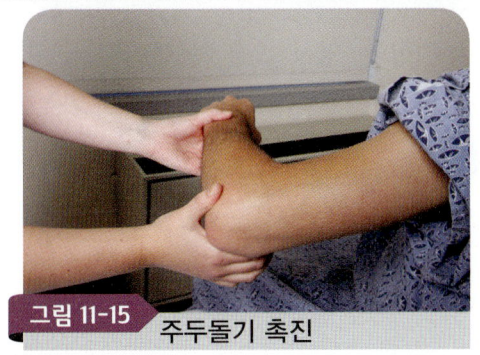

그림 11-15 주두돌기 촉진

4. 요골골두를 촉진한다. 어깨는 외전, 팔꿈치는 굴곡 상태로 상과를 촉진한다. 요골골두는 외측상과 원위부 1~1.5cm 지점에 있다.	4. 통증은 감염, 골절 혹은 건염에 의한 염증을 의미한다.

3) 관절가동범위와 특수 검사

검진	이론적 근거
1. 신전, 굴곡, 회외, 회내를 검사한다[그림 11-16]. 팔꿈치를 굽히고 펴면서 관절가동범위를 사정한다. 팔꿈치를 90° 굴곡한 채로 손을 회전한다(혹은 외전과 내전).	1. 150~160° 정도로 굴곡한다. 신전 각도는 180° 정도로 한다. 정상적인 손의 회전 운동은 90° 정도이다. 윤활낭의 염증, 부종, 감염과 관절염이 있는 때는 관절가동범위가 제한된다.
2. 외측상과(tennis elbow)를 검사한다. 팔꿈치를 완전 신전한 채로, 손목을 민다.	2. 외측상과염이 있을 때 저항은 주관절 정지부(insertion)의 건염으로 인한 통증을 유발할 수 있다.
3. 내측상과를 검사한다. 저항에 대한 손목 굴곡을 사정한다.	3. 내측상과염 시 저항을 적용하면 내측 통증이 나타난다.

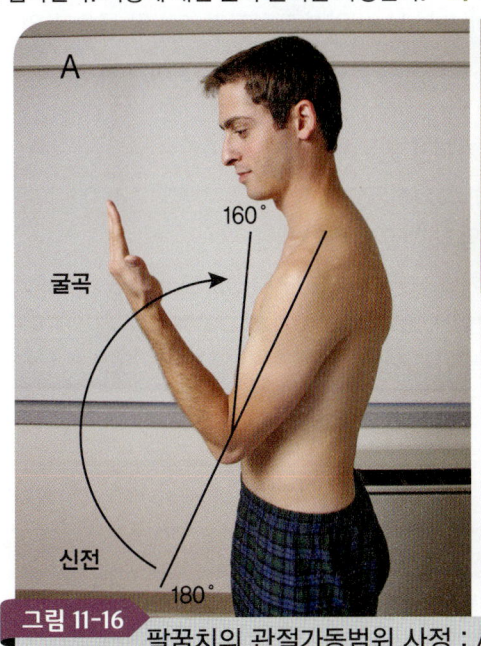
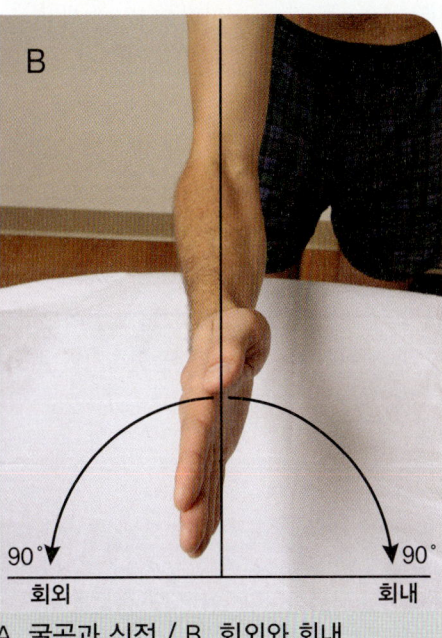

그림 11-16 팔꿈치의 관절가동범위 사정 : A. 굴곡과 신전 / B. 회외와 회내

〈계속〉

3 손목, 손, 손가락 검사

손과 손목은 끊임없이 움직이고 다양한 활동과 관련되는 부위이다. 정상 관절가동범위 이상 신전되면 주변의 조직과 인대에 손상이 발생한다. 손상의 정도는 손상기전과 그 부위에 주어진 압력의 강도와 지속시간에 따라 달라진다. 기능부전을 최소화하기 위해서는 손상에 대한 정확한 진단이 필요하다. 일반적으로 수근골의 골절이 가장 흔하게 나타난다(특히 주상골). 만약 손상에 대한 정확한 진단이 어렵다면 손목을 고정시키고 7~10일 안에 재평가한다. [표 11-3]은 일반적인 손목, 손, 손가락 문제를 설명한다.

● 표 11-3 일반적인 손목, 손, 손가락 문제

문제/진단	사정 결과
콜리스 골절 (Colles' fracture)	• 손을 편 채로 떨어진 과거력 • 관찰 가능한 변형(포크상변형)과 함께 통증, 부종, 관절가동범위의 제한이 나타남
손의 주상골 골절 (Navicular fracture)	• 손바닥 원위부나 손가락에 충격이 가해지고 손을 편 채로 떨어진 과거력 • 손목 운동 시 압통 증가 • 부종 ※ 참고: 골절이 확실하지 않다면 무혈성괴사나 부정교합의 가능성이 있으므로 손목을 고정시키고 2주 안에 재평가해야 한다.
수근관증후군 (Carpal tunnel syndrome)	• 야간 통증 증가 • 모지구 위축 • 정중신경 분포 부위가 둔해지고 저림(1, 2, 3번째 손가락과 4번째 손가락의 요골쪽 절반) • 티넬 징후(Tinel's sign: 정중신경 위를 타진하였을 때 통증과 저린감이 나타남) • 반복적인 동작을 수행한 과거력 ※ 참고: 수근관증후군은 임신, 알코올중독, 관절염, 갑상선기능저하증 시 흔하게 나타난다.
데쿼바인 건활막염 (De Quervain's tenosynovitis)	• 엄지을 굴곡하고 손의 척골 편위 시 심해지는 요골면의 통증(예: 문고리를 돌릴 때) • 압통 부위에 두꺼워진 건초나 결절 촉진 • 핀켈스타인 검사(Finkelstein test) 양성(대상자가 손바닥 쪽으로 엄지를 굴곡한 다음 다른 손가락으로 덮고 손목을 척골 방향으로 편위시킬 때 통증이 나타남)
결절종 (Ganglion cyst)	• 손목 배면의 결절 • 통증이 없거나 결절이 커지면 둔통이 있음
척골외측건 파열 (Gamekeeper's thumb/skier's thumb[ulnar collateral ligament tear])	• 엄지가 갑작스럽고 강하게 외전되었던 과거력 • 중수골 지골의 부종과 엄지 척골 부위의 통증 • 스트레스 검사로 이완이 있는지 사정(중수지관절을 굴곡한 상태로 고정하고 엄지손가락을 요골쪽으로 편위시킨다. 반대쪽과 비교하여 30° 나 20° 이상 편차가 있으면 척골외측건의 손상을 의심한다.)

1) 시진

검진	이론적 근거
1. 손을 베개나 테이블 위로 올린다. 손바닥과 손등을 시진한다. 모지구과 소지구를 관찰한다. 조갑과 말단부위의	1. 손의 위축은 손바닥 함몰을 감소시킨다. 결절은 관절염을 나타낸다. 부종은 염증 과정을 나타낸다.

〈계속〉

검진	이론적 근거
색깔을 확인한다. 종기, 결절, 부종과 비정상적인 위치가 있는지 관찰한다. 손목관절에 종기나 발적이 있는지 시진한다.	

2) 촉진

검진	이론적 근거
1. 압통이 있는지 촉진한다.	
A. 손목의 최대 압통 부위를 촉진하여 손상 부위를 확인한다.	A. 압통은 손상과 염증을 나타낸다.
B. 요골주상(radial styloid)과 수근골 위로 압력을 가하고 손목의 복면을 사정한다.	B. 정상적으로 통증 없이 매끄러워야 한다. 소지구의 통증은 유구골의 골절을 의미한다.
C. 코담배갑(snuffbox)을 촉진한다[그림 11-17]. 즉 단무지신건과 장무지신건 사이, 요골주상 바로 위에 위치한다. 이 부위에 주상골, 요골동맥, 요골측부인대가 있다.	C. 코담배갑 내 주상골의 압통은 주상골 골절을 의미한다. 이 부위에서 딸깍거리는 소리가 나거나 압통이 있으면 인대 손상을 의미한다.

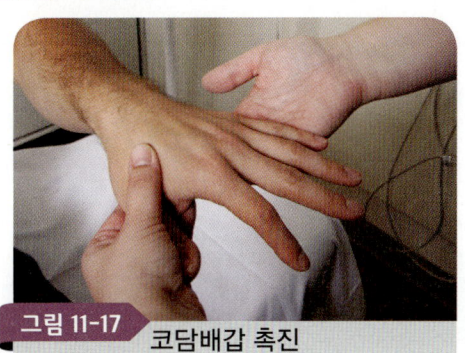

그림 11-17 코담배갑 촉진

D. 손목과 손가락 관절을 촉진한다. 수근골관절을 촉진할 때는 엄지를 사용하고, 지골간관절을 촉진할 때는 엄지와 검지를 사용한다. 엄지로 손목의 배면을 촉진하고 손가락으로 손바닥을 촉진한다.	D. 정상적으로 관절 사이는 오목하다. 염증이나 퇴행성 관절질환이 있을 때는 오목함이 없어진다. 관절의 표면은 부드러워야 한다. 손목 배면의 딱딱한 덩어리는 결절종일 수 있다.
2. 혈관의 상태를 사정한다.	
A. 요골과 척골맥박을 촉진하고 손가락의 온감과 색깔, 조갑하 모세혈관재충만을 확인한다.	A. 정상적으로 손과 손목은 분홍색이고 만질 때 따뜻하고 양쪽 맥박이 동일해야 한다. 정상 모세혈관재충만 시간은 2초 이내여야 한다.
B. 알렌 검사(Allen's test)를 수행한다. 검진자의 한 손으로는 요골동맥을, 다른 손으로는 척골동맥을 압박하고 대상자의 손바닥이 하얗게 될 때까지 손가락을 빠르게 굴곡하게 한다. 한 손씩 교대로 압박을 해제한다.	B. 5초 이내로 재충혈된다면 측부순환은 정상이다. 느리게 충혈되는 것은 부적절한 측부순환을 의미한다.

〈계속〉

검진	이론적 근거
3. 감각 상태를 사정한다. 손바닥과 손등의 표면, 손목의 요골면과 척골면, 손과 손가락의 복면과 배면의 감각을 주의 깊게 사정한다. 가벼운 접촉과 두점 식별(two-point discrimination)을 통해 더 미세한 비정상을 확인할 수 있다.	3. 정중신경, 척골신경, 요골신경의 분포에 주의하며 감각이 저하된 부위[표 11-1]를 확인한다.

3) 관절가동범위와 특수 검사

검진	이론적 근거
1. 손목의 관절가동범위를 사정한다.	
A. 손목의 굴곡과 신전을 검사한다[그림 11-18]. 굴곡 검사를 하기 위하여 대상자의 팔을 고정시키고 가능한 대로 손목을 아래쪽으로 굽히게 한다. 신전검사를 하기 위해 대상자의 팔을 고정시키고 가능한 대로 손목을 위쪽으로 굽히게 한다.	A. 굴곡은 90°, 신전은 70°여야 한다. 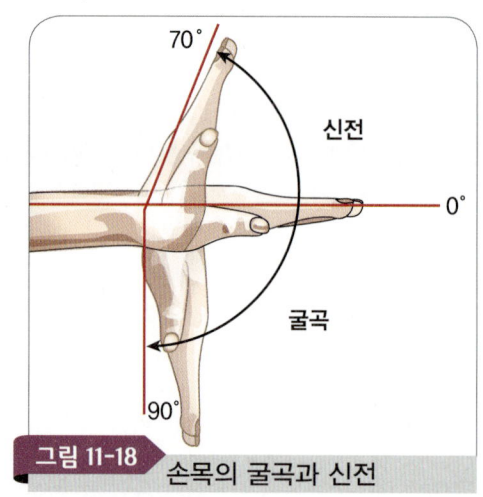 그림 11-18 손목의 굴곡과 신전
B. 요골과 척골의 편위를 검사한다. 대상자 팔꿈치 위에 한 손을 올려 놓는다. 다른 한 손으로 대상자의 손을 잡고 손목을 척골과 요골 방향으로 움직인다.	B. 척골 편위는 55°, 요골 편위는 20° 정도여야 한다. 관절가동범위 제한은 염증이나 탈구를 의미한다.
C. 회외와 회내를 검사한다. 대상자의 손을 잡은 채로 회외와 회내시킨다.	C. 관절가동범위 제한은 염증을 의미한다.
2. 팔렌 검사(Phalen's test)를 수행한다[그림 11-19]. 손목을 아래 방향으로 굴곡시키고 1분 동안 손목 사이에 저항을 적용한다.	2. 통증이 나타나면 양성으로 수근관증후군을 의미한다. 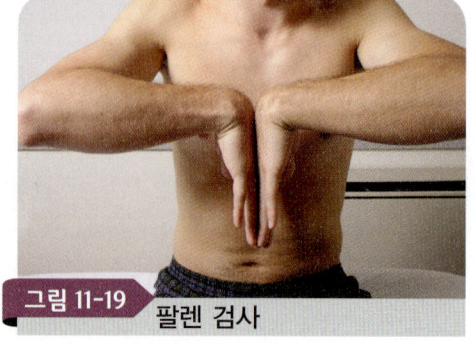 그림 11-19 팔렌 검사

〈계속〉

검진	이론적 근거
3. 엄지의 신전, 외전, 내전, 대립을 검사한다. 신전을 검사할 때는 히치하이크(hitchhike) 동작을 하게 한다. 내전 검사할 때는 엄지를 검지쪽으로 붙인다. 대립 검사를 할 때는 엄지를 5번째 손가락에 닿게 한다.	3. 통증 없이 모든 동작이 가능해야 한다.
4. 신전과 굴곡 시 손가락의 움직임을 관찰한다. 수동적, 능동적 관절가동범위를 모두 검사한다.	4. 관절가동범위의 제한은 염증이나 건의 손을 의미한다.
5. 심지굴건의 기능을 검사한다. 대상자의 근위지골간관절을 펴서 잡고 손가락을 굽히게 한다.	5. 건의 상태가 정상이면 손가락을 굴곡할 수 있다. 통증, 운동저하, 불안정은 굴곡건의 파열이나 부분파열을 의미한다.
6. 천지굴건의 기능을 검사한다. 검사하는 손가락을 굴곡할 때 다른 다른 손가락은 모두 펴서 잡아 고정한다.	6. 건의 상태가 정상이면 손가락을 굴곡할 수 있다. 통증이나 운동저하는 비정상 소견이다.
7. 중수골관절의 과신전을 사정한다. 손가락을 가능한 뒤로 굽히게 한다.	7. 정상적으로 손가락은 뒤로 10~20° 이상 신전되어야 한다.
8. 척골신경/골간근의 기능을 사정한다. 약한 쪽이 밀릴 때가지 손가락을 외전하고 천천히 저항을 준다.	8. 근력이 양호해야 정상이다.
9. 정중신경의 기능을 사정한다.	9. 엄지는 정상적으로 4째 손가락의 조갑까지나 180°로 회내할 수 있다. 만약 할 수 없다면, 정중신경의 손상을 의미한다.
10. 아주 작은 것을 집는 손의 기능을 사정한다. 클립을 잡아서 들어보게 한다.	10. 정상적으로 손가락을 사용하여 클립을 집을 수 있다.

4 고관절, 골반 검사

고관절과 골반을 사정할 때는 걸음걸이, 허리, 하지를 꼭 평가해야만 한다. 척추에 압력이나 충격(충돌)이 가해지면 운동이 연결되는 골반과 고관절 부위에 문제가 발생할 수 있다. 고관절과 골반의 주된 기능은 상지와 척추에서 하지까지 체중과 힘을 전달하는 것이다. 따라서 고관절과 골반의 구조는 매우 안정적인 구조이다. 이 부위의 근육은 균형을 이루고 안정감을 보강한다. [표 11-4]는 일반적인 고관절 문제에 대해 설명한다.

표 11-4 일반적인 고관절 문제

문제/진단	사정 결과
대퇴골두골단분리증 (Slipped capital femoral epiphysis)	※ 참고: 고관절 문제 소견은 미묘하게 나타난다. • 골반, 무릎, 서혜부, 대퇴부의 통증이 있거나 절뚝거리는 아동 • 대퇴골 내회전 시 관절가동범위 감소 • 골반 외전과 골곡 시 통증 • 대상자가 걸을 때 골반이 외전함 • 고관절 굴곡 시 외회전이 일어남 ※ 참고: 급성장기의 남성 아동에게 빈발한다.

〈계속〉

표 11-4 일반적인 고관절 문제

문제/진단	사정 결과
레그-칼베-페르테스병 (대퇴골두부골단연골증, Legg-Clave'-Perthes disease)	※ 참고: 사정 결과는 아동의 나이와 질환 단계에 따라 다양하다. • 통증 없이 간헐적으로 절뚝거리는 아동 • 서혜부 전면, 대퇴부 내측 또는 무릎의 통증과 대퇴부와 엉덩이의 위축 • 내회전 시 관절가동범위 제한과 통증 • 외전 제한, 특히 굴곡 시 • 양성 카터랄 증후(Catterall's sign: 수동적 골반 굴곡이 외회전 나타남)
긴장골절 (Stress fracture)	• 달리기를 잘못하여 장골능선 촉진 시 통증이 나타남(복부 근육이 장골능을 당기도록 팔을 좌우로 휘두르면서 달릴 때)
견열골절(Avulsion fracture)	• 대전자나 전상장골극 촉진 시 통증 • 염발음이나 촉진 시 골편이 만져짐 • 능동운동을 하거나 수동적인 스트레칭을 할 때 나타나는 근육의 통증 • 급성 통증과 함께 터지는 소리가 들림 • 달리기 경험(강력한 근수축으로 건이 당겨짐)
좌골윤활낭염(Ischial bursitis)	• 골반을 굴곡하고 옆으로 누웠을 때 슬굴근으로 방사되는 통증 • 장거리 달리기 경험
골반골절(Hip fracture)	• 장골능선의 촉진/압박 시 통증 • 누웠을 때 다리를 들 수 없음 • 손상받은 쪽 발의 외회전 • 방광의 압력과 요의 경험 • 외상 경험

1) 시진

검진	이론적 근거
1. 고관절 전후면을 시진한다. 둔부의 크기와 장골능선의 비대칭을 확인한다. 1. 전,후로 고관절을 시진한다. 엉덩이 크기와 장골능선의 비대칭을 확인한다.	1. 가장 먼저 대칭성을 확인한다. 비대칭이라면 측만증이나 다리 길이가 다르기 때문일 수 있다. 대상자의 자세를 확인한다. 약한 복부근육과 전만증은 전방골반회전을 야기할 수 있다. 편평등(flat back)은 골반의 후방경사와 함께 나타난다. 불편감을 야기하는 동작을 확인한다. 골반이 수평으로 보이는가? 그렇지 않다면, 다리 길이의 편차나 골반이 한 방향으로 비정상적으로 근수축하는지 확인한다.
2. 천골을 시진한다.	2. 발적, 부종, 위축이 없어야 한다. 둔부 주름으로 내려가는 천골 부위에 불적, 통증을 동반한 부종이 있다면 모소낭(pilonidal cyst)을 의심한다.
3. 걸음걸이와 자세를 관찰한다.	3. 걸음걸이는 협동적이고 대칭적이어야 한다.

2) 촉진

검진	이론적 근거
1. 뼈 부위의 전면을 촉진한다.	
A. 전상장골극부터 촉진한다. 전상장골극은 봉공근의 시작점이자 견열골절의 흔한 부위이므로 중요하다. 또한 마지막 골단이다.	A. 통증, 압통이나 염발음이 없어야 한다.
B. 장골능선 아래로 내려가며 촉진한다. 대퇴부 대전자의 뒤쪽 끝부분을 촉진한다. 중둔근으로 덮여 있다.	B. 골반의 장골능선이나 대전자 부위에 압통이 있을 수 있다 (hip pointer). 골을 사정할때, 내부 장기 손상(예: 비장)를 꼭 확인한다. 외상으로 인해 장골능선에 통증이 있다면 골반골절을 의심한다.
2. 뼈 부위의 후면을 촉진한다.	
A. 후상장골극은 둔부 위의 움푹 패인 부위이다. 이 부위부터 장골능선의 뒤를 촉진할 수 있다.	A. 정상적으로 통증이 없다. 통증이 있다면 천장골 질환을 의심해야 한다. 통증은 급성장하는 청소년에게 견열골절 때문에 발생할 수 있다
B. 둔부의 중간부에서는 골반 굴곡 시에 좌골결절이 만져진다. 좌골신경이 지나가고 슬굴근이 시작하는 부위이다.	B. 통증과 압통은 염증과 신경 압박을 의미한다.
C. 천골과 척주 말단의 크고 넓은 뼈를 촉진한다.	C. 통증과 부종은 골절을 의미한다.
3. 연조직을 촉진한다.	
A. 서혜부를 촉진한다. 서혜부 림프절 확대나 치골결합과 전상장골극 사이의 돌출을 확인한다.	A. 확대와 돌출은 염증을 의미한다.
B. 대둔근의 긴장, 크기, 모양을 촉진한다.	B. 대둔근은 요추와 슬굴근 염좌 시 약해진다.
4. 통증이 있는지 촉진한다.	4. 국소적인 통증은 건, 근육, 윤활낭의 손상과 같은 표재성 손상을 의미한다. 다른 부위의 문제로 통증이 확산되어 나타날 수도 있다. 서혜부, 대퇴부 내측, 골반, 무릎의 통증은 서혜부 탈장, 내부장기의 염증, 종양, 림프절 확대, 순환장애, 치골지 긴장골절, 치골결합불안정이 있을 때 나타날 수 있다. 후방(둔부/대퇴부)의 통증은 요추신경근자극, 뒤쪽 대퇴부의 구획증후군, 이상근증후군(piriformis syndrome), 슬굴근 염좌, 좌골둔근윤활낭염, 좌골신경 타박상을 의미할 수 있다. 전방의 통증은 대퇴직근 염좌/건염, 장요근 염좌/건염, 치골결함, 장대퇴골건염, 림프부종, 골반골절을 의미할 수 있다. 측부의 통증은 전자낭염, 중둔근 염좌, 장골능선 타박상, 골반관절기능부전을 의미할 수 있다.

3) 관절가동범위와 특수 검사

검진	이론적 근거
1. 관절가동범위를 검사한다.	
A. 대상자를 바닥에 등을 대고 눕게 한다. 무릎을 편 상태로 다리를 올리고, 그 다음은 무릎을 굽힌 채로 올리게 한다.	A. 무릎을 편 상태의 굴곡은 90°, 굽힌 상태의 굴곡은 130~150° 이어야 한다.
B. 무릎과 골반을 굽히게 한다. 한 손은 대상자의 대퇴부를 잡고, 다른 손은 발목을 잡는다. 안과 밖으로 모두 회전한다.	B. 내회전은 35~40°, 외회전은 40~50°이어야 한다. 회전 시 나타나는 제한은 골반 질환을 의미한다. 외회전 시 단축이 나타나는 것은 골반골절을 의미한다.
C. 내전과 외전을 검사한다. 다리를 펴도록 한다. 한 손은 대상자의 대퇴부를 잡고, 다른 손은 발목을 잡는다. 다리를 내전과 외전한다.	C. 외전은 45°, 내전은 20~30°이어야 한다.
2. 근력을 검사한다.	2. 제한은 질환이나 염증을 나타낸다.
3. 토마스 검사(Thomas test)를 수행한다. 등을 대고 눕힌 채로, 무릎을 가슴으로 끌어당기고 반대편 골반을 관찰한다.	3. 골반이 올라간다면, 고관절굴곡근이 당겨지는 전만증을 의심한다. 팽팽한 장경인대(iliotibial band)로 다리를 외전할 수 있다. 통증이 있다면, 장요근(iliopsoas)이나 장골치골윤활낭(iliopectineal burse)의 염증을 의심한다.
4. 대상자가 앉은 자세에서 저항을 주는 동안 대퇴부를 들어 올리게 하여 장요근의 기능을 사정한다.	4. 장요근건염이 있으면 서혜부 통증이 나타날 수 있다. 심해지면 골반굴곡 운동이 약해지거나 저항 없이도 통증이 나타날 수 있다. 건의 정지부(insertion)나 경로를 따라 압통이 나타날 수 있다.
5. 트렌델렌버그 검사(Trendelenburg test)를 수행한다. 무릎을 굽힌 채로 한 다리로 서 있도록 한다. 서 있는 자세 옆에서 팔을 잡아 보조한다.	5. 중둔근의 근력과 골반탈구를 검사하는 것이다. 균형을 유지하며 비대칭을 확인한다.

5 무릎검사

무릎은 복잡한 구조로 일상생활과 여가활동을 하는 동안 극도의 스트레스를 견뎌야 한다. 주요근군의 불균형은 무릎 손상과 동반된다. [표 11-5]는 무릎과 다리의 일반적인 문제를 설명한다.

● 표 11-5 무릎과 다리의 일반적인 문제

문제/진단	사정 결과
사두근 파열 (Quadriceps tear)	• 시진을 통해 파열을 확인할 수 있다. • 다리를 들지 못한다.
전자윤활낭염 (Trochanteric bursitis)	• 골반의 가장 넓은 돌출부에 있는 대전자 위의 통증이 무릎으로 방사된다. • 편측으로 누울 때 통증 호소한다.

〈계속〉

● 표 11-5 무릎과 다리의 일반적인 문제

문제/진단	사정 결과
슬개대퇴증후군(연골연화증) (Patellofemoral [chondromalacia])	• 무릎 전중부의 칼로 찌르는 듯한 만성통증과 무릎 안팎으로 방사되는 슬개골 전방의 통증 • 다리를 굽힌 채로 장시간 앉은 자세, 계단이나 언덕 오르고 내리기, 쪼그리고 앉은 후에 통증이 나타난다. • 부종은 없지만 때때로 대상자가 붓기를 느낄 수 있다. • 무릎에서 힘이 빠지는 느낌이 들 수 있다. • 염발음과 억제검사(inhibition test) 양성(다리를 똑바로 하고 슬개골을 대퇴골 안으로 누른다.)
장경인대증후군 (Iliotibial band syndrome)	• 달리기, 자전거 타기 경험 • 무릎이 삐걱이거나 딱 소리가 나고 측부대퇴관절융기 부위의 통증이 있음 • 외측관절선 2~3cm 근위부의 압통 • 오버검사(Ober's test) 양성(옆으로 누운 자세에서 증상이 있는 다리를 위로 올리고 아래 고관절은 굴곡시킨다. 대상자의 뒤에 서서 무릎과 골반을 90°로 굴곡하고 골반을 잡고 수평으로 편 후 중력 방향으로 내린다.)
전십자인대파열 (Anterior cruciate ligament [ACL] tear)	• 선 채로 다리로 차 거나 한 발로 회전한 경험 • 갑자기 터지는 소리나 딱 소리가 들리고 무릎이 찢어지는 느낌이 듦 • 삼출물이 많고 부종이 조기 출현함 • 발끝으로 걷고 다리를 똑바로 할 수 없음 • 라흐만 검사(Lachman's test)나 전위검사(Lachman's or draw test) 양성
반월판파열 (Meniscal tear)	• 대퇴관절융기와 경골 사이의 압착력 경험 • 관절 부위의 통증 • 관절 내 삼출액이 차 부종이 나타남 • 맥머레이 검사(McMurray test)나 스테인만 징후(Steinmann sign) 양성(무릎을 구부리고 경골을 강제적으로 회전시킴) 참고: 여성은 외측 파열, 남성은 내측 파열이 흔함.
내측측부인대파열 (Medial collateral ligament (MCL) tear)	• 측부로 힘이 가해진 무릎 손상 경험 • 무릎의 중앙이 움푹들어가며 부종은 거의 없음 • 내측측부인대(MCL)의 통증 참고: 평영 선수에게 윕 킥으로 인해 호발함.
후십자인대파열 (Posterior cruciate ligament (PCL) tear)	• 무릎을 굽힌 채로 떨어지는 과신전으로 인한 손상 경험 • 후면 드로 검사(posterior draw test) 양성
슬근근좌상 (Hamstring strain)	• 갑자기 속도를 내는 운동으로 인한 손상 경험 • 슬굴근 부위의 부종과 갑작스러운 통증
경골부목 (Shin splints)	• 천천히 발생하고 시간을 두고 악화되는 경골의 원위부 1/3 부위의 둔한 중간 정도의 통증

〈계속〉

표 11-5 무릎과 다리의 일반적인 문제

문제/진단	사정 결과

오스굿슐레터병
(Osgood-Schlatter disease)
	• 통증이 서서히 발생하며 아침 기상 시 중간 정도 통증이 느껴짐
	  2주 이상의 시간을 두고 통증이 악화됨
	• 반복되는 신전과 굴곡(쪼그리고 앉기, 계단오르기)으로 악화되는 경골조면의 통증
	  무릎신전 시 통증 야기됨(점프와 달리기)
	• 압통과 부종
	• 슬굴근이 팽팽하고 경골조면의 슬개골 아래 충돌에 의한 멍 때문에 무릎이 2개로 보임.
	  ※ 참고: 여성은 11세 이상, 남성은 13세 이상에서 손상이 나타남

슬와낭종 (Baker's cyst)	• 무릎 뒤의 부종 • 완전 굴곡 시 통증이나 압력 • 무릎 뒤 가운데 단단한 덩어리가 만져지고 서 있으면 잘 보임 • 낭종 파열 시 하퇴가 커지지만 심부정맥혈전증만큼 팽만감이나 통증은 없음 • 낭종이 크면 하지로부터의 정맥귀환이 문제되어 결과적으로 하지 부종이 생김
화농성관절염 (Septic arthritis)	• 발열, 한기, 권태 • 무릎 주위에 열감과 홍반이 동반되는 관절의 심한 통증 • 화농성관절염은 가장 흔하게 무릎에 나타나지만 골반, 어깨, 손목, 발목, 팔꿈치도 나타날 수 있음 • 류마티스관절염, 면역이 약화된 대상자, 약물남용자에게 흔하게 나타남

1) 시진

검진	이론적 근거

1. 대상자가 눕거나 다리를 내리고 앉게 한다.
  A. 무릎의 색깔과 부종을 시진한다. 기형과 근육긴장도를 주목한다.
  B. 무릎의 외형과 슬개골의 정렬을 시진하고 양쪽을 비교한다.
	A. 국소적인 부종이 있다면 윤활낭 파열을 확인한다. 전반적으로 부종이 있다면 관절 내부의 문제를 확인한다. 발적은 염증, 멍든 것은 외상, 돌출은 무릎 관절액을 의미한다.
	B. 슬개골과 무릎을 비교할 때, 여성은 외반슬(genu valgum)이 흔하게 나타난다. 외반슬은 관절에 심각한 문제를 야기한다. Q각(대퇴골과 하퇴가 만나는 부위)은 대상자가 무릎 안쪽으로 체중을 지탱할 수 있게 한다. 남성은 10°, 여성은 15° 이상의 Q각에서 무릎 손상이 잘 나타난다. 내반(genu varus)슬은 슬개골과 장경인대에 심한 스트레스를 준다.

2) 촉진

검진	이론적 근거
1. 뼈를 촉진한다. A. 눕히거나 앉힌 상태로, 대퇴골의 근위부에서 시작하여 원위부 끝까지 움직이며 촉진한다.	A. 덩어리나 위축 없이 매끈해야 한다. 외상에 의한 덩어리가 만져진다면 출혈과 이차적인 골절을 확인한다.

〈계속〉

검진	이론적 근거
B. 경골을 촉진한다. 경골에서는 경골고평부(tibial plateau: 내외측 반월판 부위)와 경골조면(대퇴사두근 부착점)을 확인해야 한다. C. 슬개골을 촉진한다[그림 11-20]. 슬개골은 건 밑에 있고 경골과 부착되며 위아래로 향하는 융기를 가지고 있다. 중앙과 측부로의 움직임을 확인한다. 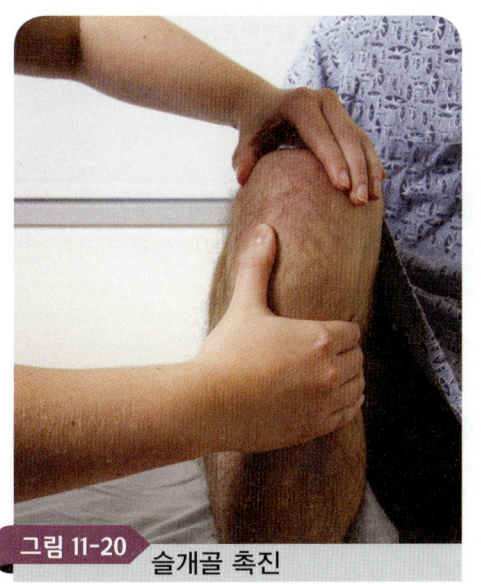 그림 11-20 슬개골 촉진 D. 비골을 촉진한다. 비골은 근위부 끝에서 촉진하기 어려우나 원위부에서 촉진할 수 있다. 경골보다 더 외측에 있다. 측부대퇴상과는 측부대퇴관절구의 외측에 있다.	B. 경골은 아동이 체중부하를 하기 전까지는 편평하고 점점 수평 위치로 움직이기 시작한다. 이 부위는 덩어리나 부종 없이 매끈해야 한다. C. 슬개골은 커다란 종자골이다. 관절은 매끈하고 압통이나 염발음 없이 단단해야 한다. 염발음이나 압통은 염증을 의미한다. D. 측부대퇴관절구는 슬개대퇴부 통증의 흔한 부위이고 측부대퇴상과는 장경인대증후군이 호발하는 부위이다.
2. 연조직을 촉진한다. 열감을 확인한다.	2. 열감은 관절 내의 혈액 때문일 수 있다(혈액은 활액보다 보통 더 따뜻하다).
A. 무릎 뒤에 압통, 부종, 덩어리가 있는지 촉진한다. B. 장경인대를 촉진한다. 무릎을 약간 굽혔을 때 촉진할 수 있다.	A, B. 통증이나 압통은 염증을 의미한다.

3) 관절가동범위와 특수 검사

수동적 관절가동범위와 능동적 관절가동범위를 검사한다.

검진	이론적 근거
1. 관절가동범위를 검사한다. 굴곡 상태에서 검사한다.	1. 정상 굴곡은 135°, 정상 신전은 180°이다.
2. 근력을 검사한다. 무릎을 굴곡하고 저항을 준 후 신전하게 한다.	2. 관절의 안정성을 확인해야 한다.

〈계속〉

검진	이론적 근거
3. 아플레이신연검사(Apley's distraction test)를 수행한다. 대상자가 무릎을 90° 굴곡한 채로 엎드게 한다. 대퇴골 뒤를 한 손으로 잡아 대퇴부를 고정하고 발목을 위로, 경골은 안과 밖으로 회전시킨다.	3. 통증이 있다면 측부인대 손상을 의심한다. 통증은 대퇴골과 경골 사이에서 반월판이 압박받아 발생하는 반월판 손상 때문이다.
4. 라흐만 검사(Lachman's test)를 수행한다. 대상자를 똑바로 눕힌 채로, 왼손은 대퇴골을 잡고 오른손은 경골의 근위부를 잡는다. 무릎을 30° 굽히고 앞과 뒤로 움직인다. ※ 참고: 만약 손이 작다면, 당신의 하체로 대상자의 다리 원위부를 단단히 붙잡거나 손 대신 전박을 사용할 수 있다.	4. 어느 방향이든 심한 운동은 인대의 파열을 가져올 수 있다. 단단한 말단 부위를 살펴본다. 손상이 없는 부위와 비교하고 사두근이 이완되었는지 확인한다.
5. 맥머레이 검사(McMurray's test)를 수행한다. 앉거나 누운 자세에서 무릎을 굴곡한다. 경골을 발목 쪽으로 외회전시킨 다음 무릎을 신전시킨다[그림 11-21]. 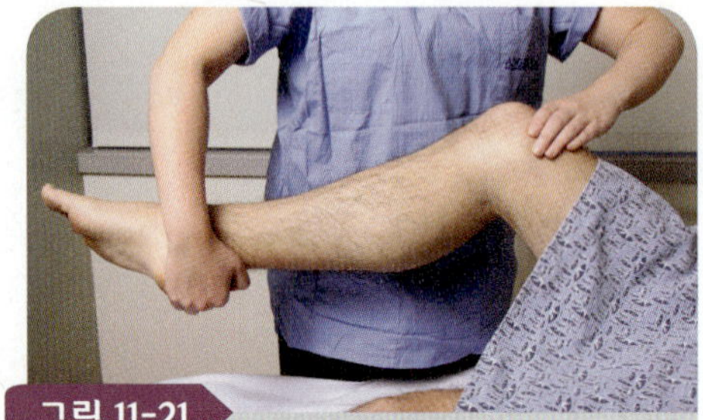	5. 굴곡 초기에 짤각 소리가 나면 내측반월판의 후방파열을 의심한다. 거의 모두 신전된 상태에서 짤각 소리가 나면 전방파열을 의심한다.

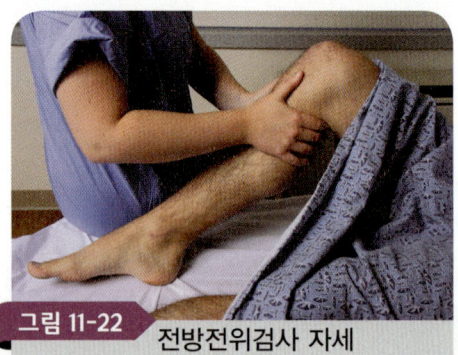

그림 11-21 맥머레이 검사

| 6. 전방전위(anterior draw)검사를 시행한다. 누운 자세에서 무릎을 90°로 굴곡하고 골반과 발목은 45°로 굴곡한다. 손가락을 컵을 잡은 것처럼 슬굴근 내외측에 두고 무릎 주변을 감싸고 엄지는 관절선에 위치하게 한다. 경골을 앞쪽으로 당기면서 경골의 움직임을 관찰한다[그림 11-22]. | 6. 전십자인대(ACL)의 안정성을 확인하는 검사이다. |

그림 11-22 전방전위검사 자세

| 7. 후방전위(posterior draw)검사를 시행한다. 검진대 측면에 무릎을 굴곡하고 앉는다. 후십자인대를 검사하기 위해 경골 근위부를 뒤로 움직이면서 외회전한다. | 7. 인대는 강하고 안정적이어야 한다. 불안정은 후십자인대의 손상을 의미한다. |

〈계속〉

검진	이론적 근거
8. 외반부하검사(Valgus stress test)를 수행한다. 후십자인대(PCL)를 검사한다. 누운 자세에서 무릎을 90°로 굴곡한다. 검진자의 다리 사이에 대상자의 발을 놓고, 검진자의 손바닥으로 경골을 뒤로 민다. 측면에서 무릎의 안정성을 시진한다. 엄지로 촉진하여 후방변위를 평가한다. 내측측부인대(MCL)를 검사한다. 똑바로 누운 자세에서 대퇴부를 지지하고 무릎을 20~30° 굴곡한다. 대퇴골을 고정하고 한 손으로 내측관절선을 촉진한다. 다른 손은 경골 원위부를 잡는다. 시작 자세로 관절면을 유지하고 축회전(axial rotation)을 제한하면서 대퇴골 쪽으로 경골을 외전시킨다. 내측관절 부위와 움직임이 있는지 평가한다.	8. 이완(laxity)을 1~4점 척도로 등급을 평가한다. 인대는 많은 움직임 없이 강해야 한다(또는 이완).
9. 내반부하검사(varus stress test)를 수행한다. 똑바로 누운 자세에서 대퇴부를 지지하고 무릎을 20~30° 굴곡한다. 대퇴골을 고정하고 한 손으로 측부관절선을 촉진한다. 다른 손은 경골 원위부를 잡는다. 슬관절을 편 채로 시작하여 축회전을 제한하면서 대퇴골 쪽으로 경골을 내전시킨다.	9. 이 검사는 내측의 이완, 특히 무릎 측부인대를 검사한다.

6 발, 발목 검사

발과 발목의 급성 손상은 대부분 정확하게 감별할 수 있다(특히 오타와 범주(Ottawa criteria)를 사용할 경우[BOX 11-2]). 이와는 달리 만성 손상은 확정이 어렵고, 보다 종합적인 과거력 조사와 검진이 필요하다. 발과 발목은 하지의 일부로 함께 작동하므로 하지의 다른 문제와 함께 전체적으로 고려해야 한다. 발과 발목은 허리, 무릎에 영향을 주며 대상자의 생체역학에 이상이 있을 때는 골반에까지 영향을 미친다. 만약 무릎 정렬에 이상이 발생하면 발목의 장애와 손상 가능성이 증가한다. 가능한 대상자가 앉고, 서고, 걷는 동안 발과 발목을 검사한다. [표 11-6]은 발과 발목의 일반적인 문제이며, [BOX 11-3]은 발목의 손상기전에 대해 설명하고 있다.

BOX 11-2 오타와 발목 검사(The Ottawa Ankle Rules)

복사뼈의 통증이나 아래 증상이 있을 때 X선촬영을 시행한다.
- 양측 복사뼈 말단부 또는 후방 가장자리의 압통
- 주상골 또는 5번째 중족골 기저부의 압통
- 손상 직후 체중부하가 불가능하고 또는 4발짝만 움직일 수 있음

BOX 11-3 발목의 손상기전

내번 손상

발목 손상은 주로 과신장(overstretch)으로 인해 발생한다. 과신장 시, 전거비인대(anterior talofibular ligament)가 경골의 회전과 함께 손상되며, 측부발목염좌를 일으킨다.

외번 손상

외번 손상은 일반적인 동작과 반대이기 때문에 내번 손상만큼 흔하지 않다. 삼각인대(deltoid ligament) 손상과 이 인대의 강도로 인해 경골원위부의 연속적인 견열골절(avulsion fracture)이 발생할 수 있다.

족저굴곡 손상

흔하지는 않지만 이전에 언급한 운동과 연합하여 나타날 수 있다.

과용손상

부적절한 훈련기술, 부적절한 신발, 근육의 불균형, 열악한 신체역학으로 인해 나타난다.

표 11-6 일반적인 발과 발목의 문제

문제/진단	사정 결과
경골부목(Shin splints, medial tibial stress syndrome])	골막이 뼈에서 분리되어 통증 발생. 운동 후 점진적으로 통증이 나타남. 점프, 달리기, 운동 전후 스트레칭을 잘 하지 않았을 때 발생
긴장골절 (Stress fractures)	• 운동 시 통증 경험; 참을 수 없는 통증　　• 비만 • 표면이 딱딱한 곳에 장시간 서서 일한 경험 ※ 참고: 긴장골절은 경골부목과 혼돈할 수 있지만 특정 조직이나 뼈에 긴장을 야기하는 반복되는 활동으로 인해 발생한다.
아킬레스건염 (Achilles tendinitis)	• 뒤꿈치 건의 부착점이나 부착점에서 2~6cm 근위부의 통증 • 만성인 경우 염발음 나타남 • 잘 맞지 않는 신발이나 굽이 높은 구두를 신을 때 나타남 • 장거리 달리기나 운동 전후에 스트레칭을 하지 않았을 때 발생
아킬레스건 파열 (Achilles tendon rupure)	• 농구나 방향 변화를 요구하는 활동 • 뒤꿈치 뒤에서 터지는 소리가 들리고 그 부위에 체중부하가 불가능해짐. • 톰슨검사(Thompson's test) 양성
족저근막염 (Plantar fasciitis)	• 체중부하 시 뒤꿈치 통증　　• 발의 배측만곡 시 통증 증가 • 보통 부종이나 발적 없음; 저린감이나 얼얼한 느낌 없음 • 족저근막건이 가늘게 만져짐　　• 평발이거나 심한 아치형인 경우
종골골단염 (Calcaneal apophysitis, Sever's disease)	• 활동적인 9~12세 아동 • 어린이는 절뚝거리고 점프나 달리기로 뒤꿈치 통증이 더 심해짐 • 종골 후단부 촉진 시 통증 • 아킬레스건 신장 시 통증 증가 • 부종은 있거나 없을 수 있음; 열감이나 발적은 없음

〈계속〉

표 11-6 일반적인 발과 발목의 문제

문제/진단	사정 결과
존스골절 (Jones fracture)	• 내번 손상후 5번째 중족골 기저의 통증 • 부종 가능성
거골원개골절 (Talar dome fracture)	• 발복의 내번과 외번 손상 경험 ※ 참고: 손상 초기 X선상에는 골절이 나타나지 않지만, 지속적인 단단함, 간헐적인 관절통증, 혹은 발목염좌 후 2~3주 불안정을 경험함.

1) 시진

검진	이론적 근거
1. 부종, 반상출혈, 병형이 있는지 시진한다. 양쪽 모두 시진한다. 발가락의 비율과 위치가 적절한지 확인한다.	1. 부종을 평가할 때, 지압할 때 함요가 발생할 경우 그 정도를 기록한다(이러한 부종을 심장질환이나 말초혈관질환을 의미할 수 있다). 2번째 발가락은 신발이 너무 작을 경우 자극을 받아 몰톤 발가락(Morton's toe)이 생길 수 있다. 조갑하혈종은 혈압으로 인한 통증을 야기할 수 있다. 이것은 직접 외상 때문일 수 있다. 조갑에 구멍을 내어 혈액 배출하여 완화할 수 있다. 건막류(bunion)는 보통 엄지발가락(1번째 중족지관절) 안쪽에 생기며, 너무 작은 신발 때문에 심하게 회내되어 자극을 받아 윤활낭을 형성한다. 추상족지(hammertoes)는 중족지골관절의 과신전과 원위부 지골관절의 굴곡으로 나타난다. 티눈(corns)은 접촉 자극으로 인해 압박 부위에 나타난다. 엄지발가락이 붓거나 열감이 있으면 통풍을 의심한다. 아치를 시진하고 요족(pes cavus)이나 편평족(pes planus)을 확인한다.
2. 걸음걸이를 시진한다.	2. 절뚝거리면 골절, 감염, 또는 퇴행성질환일 가능성이 있다.

2) 촉진

검진	이론적 근거
1. 발목을 촉진한다.	
A. 거골(talus)을 촉진한다.	A. 거골은 편평족에서 쉽게 만져진다. 압통이 있는 부위와 아킬레스건의 안정성을 확인한다.
B. 내측복사와 외측복사를 촉진한다. 내측복사는 발목 내측 경골말단, 외측복사는 발목 외측 비골 말단에 있다. 외측복사가 내측복사보다 길다.	B. 덩어리나 둘쑥날쑥한 모양이 있으면 비정상 소견이다.
C. 뒤꿈치나 종골, 경골과 비골의 근위부를 촉진한다.	C. 촉진 시 통증이 없어야 정상이다. 외번 손상 시 경골과 비골 근위부의 압통이 있다.
D. 검진자의 엄지로 발목관절의 전면을 촉진한다.	D. 매끈하고 통증이 없어야 한다.

〈계속〉

검진	이론적 근거
E. 아킬레스건을 촉진한다. 결절이나 압통이 있는지 확인한다.	E. 건이 뒤꿈치 안에 있어야 한다. 둘쑥날쑥한 모양이 있다면 아킬레스건 파열일 수 있다.
2. 발을 촉진한다.	2. 발은 맥박이 강하고 따뜻해야 한다. 그렇지 않으면 신경계나 혈관계의 손상을 의심한다(말초혈관질환, 탈구, 골절).
A. 발의 맥박을 촉진하고 발과 발목의 온도를 사정한다.	
B. 족근골, 중족골, 관절의 압통을 확인한다.	

3) 관절가동범위와 특수검사

검진	이론적 근거
1. 발과 발목의 관절가동범위를 검사한다.	
A. 발과 발목의 배측만곡과 족저굴곡을 검사한다.	A. 정상 배측만골은 20°, 족저굴곡은 45°이다. 관절가동범위 제한이 있다면 퇴행성질환, 탈구, 염증을 의심한다.
B. 발목을 한 손으로 안정시키고, 다른 손으로 뒤꿈치를 잡고 복사뼈를 내번, 외번한다[그림 11-23].	B. 이완이 증가되면 인대 손상을 의미한다.
C. 뒤꿈치를 고정하고, 전각을 내번, 외번하면서 횡근관절의 관절가동범위를 검사한다[그림 11-24].	C. 이완이 증가되면 인대 손상을 의미한다.
D. 중족지골관절을 굴곡한다.	D. 관절가동범위의 저하는 염증과 퇴행성질환 때문일 수 있다.

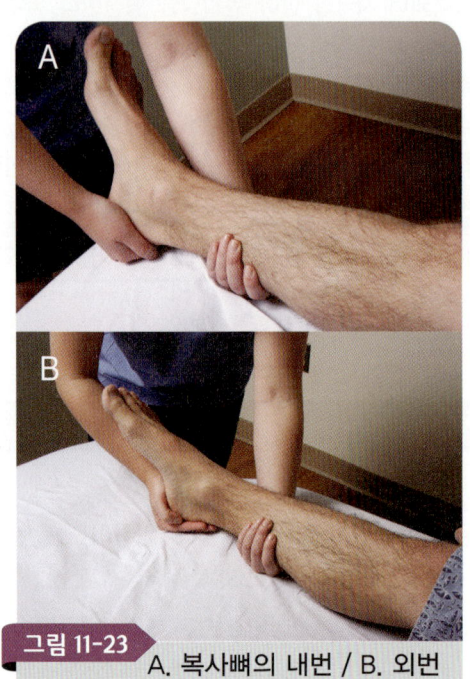

그림 11-23 A. 복사뼈의 내번 / B. 외번

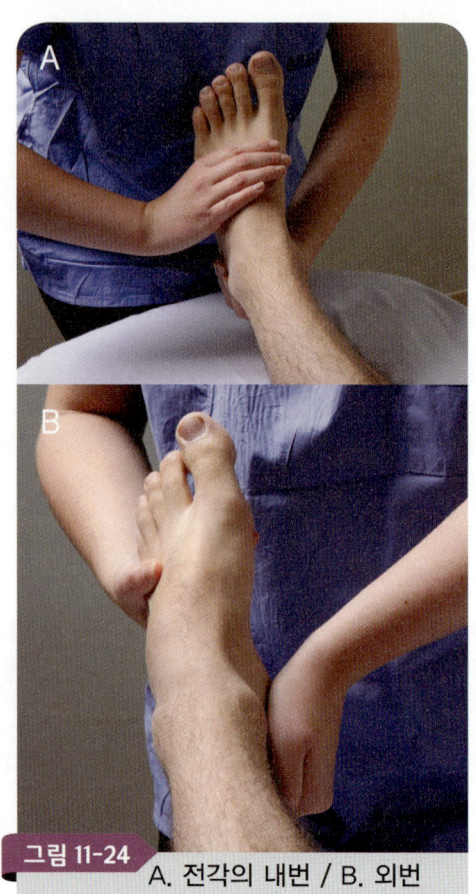

그림 11-24 A. 전각의 내번 / B. 외번

〈계속〉

검진	이론적 근거
2. 원위부의 감각을 검사한다. 신체의 위치감각을 검사한다. 대상자의 눈을 감게 한다. 대상자의 엄지발가락을 검진자의 엄지와 검지로 잡고 다른 발가락과 거리를 벌려 당기고 위아래로 활발하게 움직인다. 이때 대상자에게 발끝이 움직이는 방향을 알 수 있는지 질문한다.	2. 위치를 감지할 수 있어야 한다. 그렇지 않다면 신경계 손상을 의미한다.
3. 전방전위(anterior draw)를 검사한다. 검진대 측면에 앉아 발을 평형하게 내린다. 경골과 비골을 고정하기 위해 관절선 위 경골 전면 위에 한 손을 둔다. 다른 손은 종골을 컵 모양으로 잡고 전방으로 당긴다(전거비인대에 저항 유발).	3. 3mm 정도만 움직여야 정상이다. 더 많이 움직인다면 인대 파열을 의심한다.
4. side-to-side 검사를 수행한다. 검진대 측면에 앉아 발을 평형하게 내린다. 한 손으로 경골과 비골을 잡아 고정한다. 다른 손은 뒤꿈치를 잡고 외측과 내측에 힘을 적용하면서 얼마나 벌어지는지 확인한다.	4. 거비인대의 안정성을 확인하는 검사이다. 통증이 있고 쿵하고 울리면 양성이다.
5. 톰슨검사(Thompson's test)를 수행한다. 엎드리고 누워 무릎을 90° 굴곡한다. 종아리의 중앙 3분점을 쥐어 짜고 족저굴곡이 있는지 확인한다.	5. 족저굴곡이 안 되는 것은 아킬레스건의 파열을 의미한다.

7. 척추검사

요통은 가장 흔하게 나타나는 불편감이다. 비교적 간단한 문제같지만 매우 복잡하다. 포괄적이고 정확한 과거력을 통해 진단 폭을 좁힐 수 있다. 요통은 반복적인 손상의 축적으로 인해 발생한다(예: 불량한 자세와 신체역학, 허리 근육량 부족). 척추손상을 사정할 때는 신경학적 검사가 필요하다. 또한 요통이 나타날 수 있는 복부질환을 염두에 두고 복부를 사정한다. [표 11-7]은 하부요통의 일반적인 원인에 대한 설명이다.

표 11-7 일반적인 등문제

문제/진단	검진 결과
압박골절 (Compression fracture/ back pain)	• 경미한 외상 후 노인 대상자의 골 부위의 압통 • 쇠약 • 통증 • 신경 침범이 있는지 확인하기 위해 반사와 자극 사정이 필요함
요부좌상 (Low back strain)	• 관절가동범위 제한 • 느린 걸음걸이 • 하부 요통(뼈가 아닌 척추 옆의 근육 부위) • 반사 정상; 고유감각 정상 • 복부에 잡음과 덩어리 없음
악성, 종양 (Malignancy or tumor)	• 2~4주 이상 지속된 요통 • 종양 부위의 압통 • 체중의 변화 • 반사 감소 • 야간통증(앙와위)

〈계속〉

표 11-7 일반적인 등문제

문제/진단	검진 결과
강직척추염 (Ankylosing spondylitis)	• 활동 시 완화되는 요통　　• 흉부 팽창 감소 • 척추 굴곡의 감소
마미증후군 (Cauda equina syndrome)	• 요통　　• 대소변 실금　　• 괄약근 이완 • 새들마취(S2-S4 신경말단의 회음 부위 마비나 감각의 저하) • 최근의 카이로프랙틱 요법(chiropractic manipulation), 감염, 종양
추간판탈출 (Herniated disc)	• 발살바 조작(valsalva maneuver)이나 기침 시 악화되는 통증 • 무릎 아래로 방사되는 통증

1) 시진

검진	이론적 근거
1. 검진실로 들어올 때 대상자의 걸음걸이를 관찰한다. 비복근을 검사하기 위해 한 발을 다른 발 앞에 놓도록 한다.	1. 보행할 수 없다면 이 검사는 불가능하다. 한 걸음의 폭이 적고 편측으로 기운다면, 골반 문제를 의심한다.
2. 자세를 사정한다[그림 11-25].	2. 심하게 앞으로 굽은 자세(lordosis)는 근육강직이나 추간판 염증을 의심한다. 척추 전만(lordosis), 측만(scoliosis), 후만(kyphosis), 골반경사(pelvic tilt) 등 다른 자세의 변화[그림 11-26]도 확인한다.

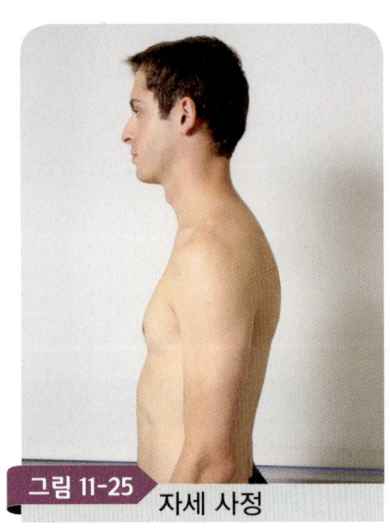

그림 11-25　자세 사정

〈계속〉

검진	이론적 근거

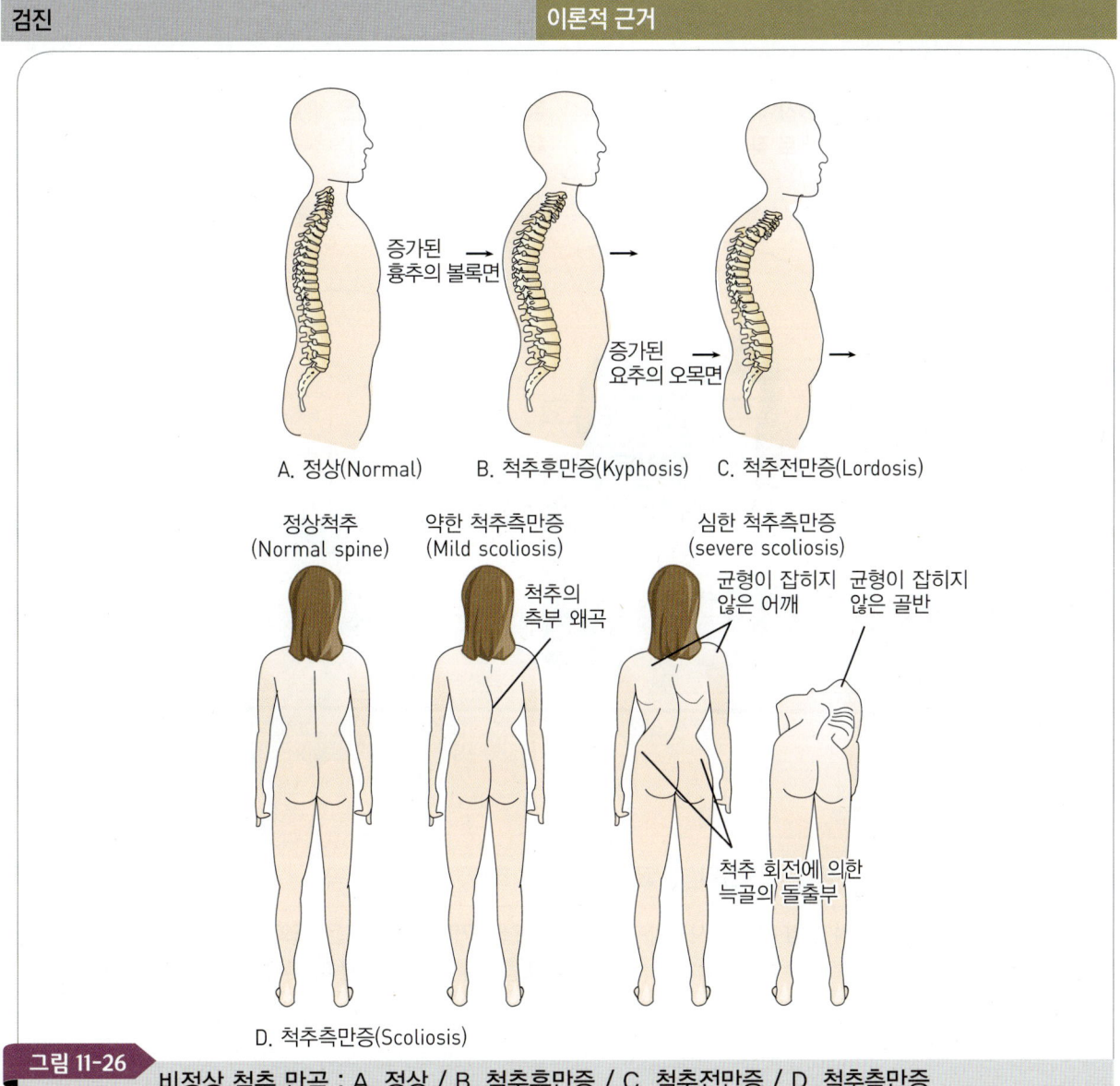

그림 11-26 비정상 척추 만곡 : A. 정상 / B. 척추후만증 / C. 척추전만증 / D. 척추측만증

2) 촉진

검진	이론적 근거
1. 척주와 척추 옆의 근육을 포함하여 등을 촉진한다.	1. 척추 압통, 척추 옆 압통, 경련이 있는지 확인한다. 덩어리는 종양일 수 있다.
2. 피부의 온도와 원위부 맥박을 촉진한다.	2. 열감은 혈류나 염증을 의미한다. 원위부 맥박의 강도가 변하는지 확인한다.

3) 관절가동범위와 특수검사

검진	이론적 근거
1. 관절가동범위를 확인한다. 대상자에게 발끝을 향해 앞으로 숙이고, 뒤로 젖히고, 좌우로 젖히는 동작을 하게 한다[그림 11-27].	1. 정상 굴곡은 90°, 신전은 30°이다. 굴곡이 감소하면 추간판 문제를 의심한다. 정상 좌우측 굴곡은 35°이다.

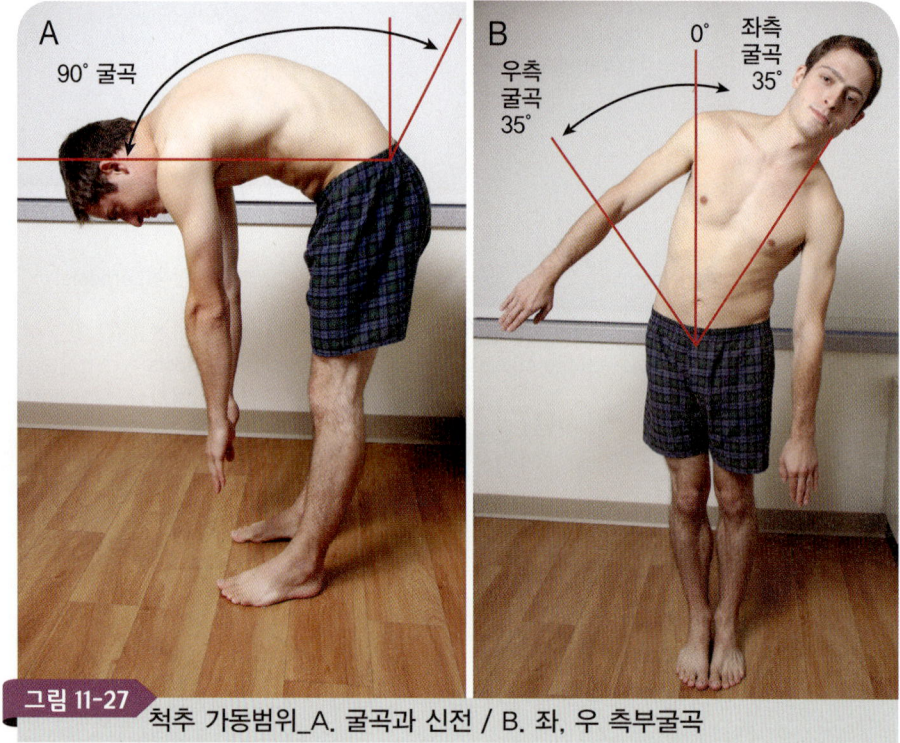

그림 11-27 척추 가동범위_A. 굴곡과 신전 / B. 좌, 우 측부굴곡

2. 앉은 자세에서 배측만곡 시 발의 힘을 조사한다.	2. 발 끝 들기나 배측만곡은 L5와 S1에 대한 정보를 제공한다. 이 동작을 할 수 없다면 이 부위의 이상을 조사한다.
3. 앉은 자세에서 다리를 똑바로 들게 한다.	3. 들어 올린 다리의 옆에 통증이 있다면 추간판 문제가 있을 수 있다. 추간판 문제를 보다 특정할 수 있는 검사는 반대쪽 다리를 들 때 영향을 받는 부위에 통증이 나타나는 것이다. 통증 때문에 다리를 들 때 뒤로 기대게 된다.
4. 천장관절을 검사한다. 대상자를 옆으로 한 채, 하지를 태아 자세로 끌어당기고 상지를 펴도록 한다.	4. 이 운동으로 인해 천장관절의 통증이 나타날 것이다. 양성 소견은 추간판 문제나 궤양성 대장염을 의미한다.

4 진단적 추론

건강력과 신체검진 결과에 근거하여 사정하고 계획을 수립해야 한다. 대상자가 여러 가지 진단이 가능한 증상을 보고할 수 있지만 신체검진과 과거력 결과에 바탕을 두고 진단을 한두 가지로 좁힐 수 있다. 골반통은 근골격계의 흔한 주호소이다. [표 11-8]은 골반통증과 관련된 일반적인 질환의 감별진단을 나타낸다.

표 11-8 골반통 감별진단

감별진단	병력의 특이 소견	신체검진의 특이 소견	진단검사
고관절골절 (Hip fracture)	최근의 외상, 골다공증	촉진 시 통증, 외회전 시 다리 단축, 체중부하 불가능, 타박상	골반X선 촬영
좌골신경통 (Sciatica)	고관절이나 골반의 최근 외상, 장시간 앉아 있기, 저림, 하지화상	마비, 대퇴부와 하지의 감각저하/비정상; 발과 다리의 허약; 걷기 어려움	MRI(골절/종양)확인
윤활낭염 (Bursitis)	외상과 과용	관절통증과 압통, 관련된 부위의 따뜻함, 부종, 마찰음	CBC
골관절염 (Osteoarthritis)	비만, 50세 이상, 서서히 진행하는 통증	대퇴부 앞쪽 통증, 운동시 통증, 관절가동범위 축소	고관절과 대퇴부 X-선

특정 대상자

임신부

일반적인 사항

- 임신 기간 동안은 골반 부의 인대의 이완, 피로, 불안정한 걸음걸이로 발을 헛디디거나 넘어지는 일이 흔하다. 임신3기는 임부에게 전만증이 나타나고 자궁의 무게가 중앙에서 앞으로 이동한다. 이때 머리나 어깨가 뒤로 이동하는 것이 아니라 무게중심을 하지 뒤로 이동한다. 높은 구두는 전만증을 악화시킬 수 있으므로 족궁을 지지하는 낮은 신발을 신도록 명심한다.

- 임신은 체액과다, 과다역동상태를 유발한다.
- 임신은 천장관절이 이완되고 골반연골이 약해진다. 골반은 임신3기에 넓어진다(2배의 너비). 천장관절이 넓어지고 이완되기 때문에 골반 골절은 덜 일어난다.
- 임신2기에는 주로 밤에 대퇴부, 비복근, 둔부의 근육 경련이 있다.

병력 문진

- 출산 예정일이 언제인가?
- 이완이 늘어난 관절이 있는가(특히 골반)?
- 어떤 운동을 하는가?
- 근육경련, 요통 및 다른 근골격계 문제가 있는가?
- 어떤 종류의 신발을 신는가?

신생아

시진

고관절을 시진하기 위해 신생아의 다리를 개구리 다리 모양으로 놓는다. 대퇴주름이 항문 아래 있으면 탈구를 의심한다.

특수검사

- 바로우-오토라니 검사(Barlow-Ortolani test)를 수행한다. 선천성 고관절탈구를 검사하기 위해 출생 첫해에 시행한다.

검진자의 손을 대퇴부 안쪽에 놓고 엄지는 무릎, 손가락 끝은 골반을 잡는다. 엄지를 움직여 고관절을 내전시킨다. 아래로 압력을 주고, 천천히 대퇴부를 외전시킨다. 오토라니 징후는 탈구된 고관절을 외전할 때 뚝 하고 들어가는 느낌이 감지되면 양성이다.
- 알리스 징후(Allis's sign)를 수행한다. 누운 자세에서 신생아의 양 무릎을 굴곡하고 두 다리를 가지런히 한다. 양성 소견은 한쪽 무릎이 다른 쪽보다 낮아지는 것으로, 고관절탈구를 의미한다.

아동

일반적인 사항

- 아동의 골절은 진단하기가 더 어렵다. 영상검사가 필요하다.
- 아동은 뼈가 유연하고 골막이 더 두껍고 강하다. 아동의 골절은 잘 표시가 나지 않고 불완전하다.
- 성장판의 골절이 가장 주요한 문제이다.
- 나이가 어린 경우 뼈에 구멍이 많아서 융기골절(buckle fracture)이 더 잘 일어난다.
- 아동은 골막의 골생성이 활발하기 때문에 뼈가 빨리 회복된다.
- 무게중심이 어른은 요추(L4~L5)인데 아동은 흉추(T11~T12)에 있다. 무게중심이 위에 있기 때문에 근육이 덜 발달하기 균형을 잡기 힘들다.
- 아동은 6~8세까지 체간에 비해 머리가 크다.
- 아동은 쉽게 주의가 산만해지고 위험에 대한 개념이 거의 없다.
- 자전거를 탈 때 무릎 벨트를 착용하면 요추 가운데 부위의 골절(L2~L4) 위험성이 증가한다.
- 경추는 덜 보호받는다.
- 아탈구는 사지가 갑자기 세게, 세로 방향으로 당겨질 때 이차적으로 나타난다.
- 아동은 의학용어를 잘 이해하지 못한다. 발달단계를 고려하여 어린이가 이해할 수 있는 적절한 용어를 사용한다.
- 청소년기의 급성장은 골단의 강도와 유연성 감소를 유발하여 손상 가능성이 증가한다.

병력 문진

- 출생력 : 어린이에게 회음부 외상이 있었습니까? 산모는 산전간호를 받았습니까? 정상분만이었는가?
- 어린이의 미세운동과 전체 운동 발달이 또래와 비슷한가?
- 약물이나 알코올을 삼켰는가?
- 아동이 신체적 학대나 방치로 인한 외상이 있는가?
- 최근까지 예방접종을 받았는가?
- 어떤 운동을 하는가? 얼마나 자주 운동을 하는가? 함께 하는 다른 운동이나 신체활동이 수행하는가?
- 어떤 약물을 복용하는가?(예: 비스테로이드 항염제, 아스피린, 아세트아미노펜, 근육이완제, 일반의약품, 한약, 체중저하제, 칼슘)

노인

일반적인 사항

- 노인은 인지 능력, 조정 능력, 자극에 반응의 저하로 위험을 인지하는 능력이 감소한다.
- 노인은 시력감퇴와 집중력 저하가 나타날 수 있다.
- 퇴행성 질환이나 관절염 때문에 경부의 회전이 제한될 수 있다.
- 동맥경화로 인해 스트레스에 반응하는 능력이 제한될 수 있다.
- 골격계가 취약하여 골절의 위험성이 증가한다.
- 근육량의 변화 때문에 뼈돌출부가 노화에 따라 두드러진다.
- 노인은 건의 탄력성이 떨어진다.
- 관절의 변화로 움직임에 제한이 있다.
- 노인은 시력과 걸음걸이의 문제로 사소한 낙상사고가 증가하나, 상대방에게 알리고 싶어 하지 않는다.
- 통증으로 인한 관절가동범위의 제한은 역학적 제한과 구별된다.
- 굴곡, 신전, 회외, 회내를 사정하고 관절가동범위의 감소와 감각의 변화로 인한 관련 통증을 사정한다.
- 노인에서 관절의 퇴행성 변화는 X선촬영상의 골절과 구별이 힘들 수 있다.
- 노인은 낙상 사고가 증가한다.
    ※ 매년 노인의 1/3에서 낙상사고가 일어나고, 84%가 집에서 발생한다.
    ※ 낙상의 13%는 급성 의학적 상태가 선행된다(예: 어지럼증, 마비, 협심증).
    ※ 환경적, 물리적 문제(가구, 양탄자, 전기코드, 울퉁불퉁한 도보)가 낙상과 관련이 있다.
    ※ 보행이나 균형 같은 내인성 요인이 낙상, 연이은 근골격계 문제와 관련이 있다. 내인성 요인은 알코올 섭취 시 악화될 수 있다.

병력 문진

- 다른 의학적 문제, 예를 들면 말초혈관질환, 골절, 쇠약에 대한 질문을 한다.
- 무슨 약을 복용하는가? 비스테로이드 항염제, 아스피린, 아세트아미노펜, 근육이완제, 일반매약, 한약, 체중저하제, 칼슘, 글루코사민, 항류마티스제, 코르티코스테로이드에 대하여 질문한다. 통증을 완화시키기 위해 무엇을 하는가 (예: 약, 얼음, 부목, 민간요법)?
- 상호작용하는 약물을 복용하는가? 병용하는 약물의 부작용과 상호작용을 고려한다.
- 음식을 적절하게 섭취하는가? 부적절한 영양과 수분 섭취는 스트레스에 반응하는 능력을 변화시킬 수 있다. 부적절한 영양은 경제적인 문제, 독거 또는 운동 능력과 근력의 변화로 식사를 준비할 능력이 없기 때문일 수 있다.
- 노인은 적절한 지지를 받고 있는가? 노인은 학대를 당하는 경우가 많다. 특히 지병이 있을 경우 이러한 경향이 심해진다. 학대는 거절에 대한 공포나 고립으로 밝히기 힘들 수 있다.
- 경미한 증상이나 징후가 있는가? 노인은 경미한 증상이나 징후가 차후 더 악화되어 병적상태로 진행될 수 있다.

사례 연구

주호소 "우측 골반과 손을 다쳤어요."

면담을 통해 수집한 자료

김 씨는 25세 여성으로 산악자전거에서 떨어져 오른쪽 골반과 손의 통증을 주호소로 내원하였다. 새 산악자전거를 테스트할 때 점프를 하다 핸들을 놓쳐 오른쪽으로 넘어졌다고 진술하였다. 이때 헬멧을 쓰고 있었고 의식상실은 없었다. 사고 후 그녀는 일어나서 자전거를 목발로 삼아 절뚝거리며 상점으로 돌아가 주차해 두었던 차를 탔다. 지난 밤에 타이레놀을 먹었으나 오늘 아침 일어났을 때 오른쪽 손목과 어깨를 움직일 수 없고 오른쪽 다리로 체중을 견딜 수 없었다. 부종은 없으나 오른쪽 허벅지에 커다란 찰과상과 반상출혈이 있다. 오늘 아침에 브래지어를 입고 양치질을 하는 게 힘들었다고 했다. 앉아 있으면 오른쪽 골반이 아파서 똑바로 눕는 자세가 더 낫다고 말한다.

김 씨는 어깨, 손, 다리에 손상을 입은 적이 없으며 수술 경험도 없다. 통증이 있을 때 소염진통제만을 복용했다. 만성질환은 없다. 김 씨의 외조모는 관절염이 있으며 어머니는 건강하다. 조부는 관상동맥질환으로 67세에 사망하였으며 아버지도 관상동맥질환을 앓고 있다. 조모와 고모는 골다공증약을 복용하고 있다. 폐질환, 당뇨병, 암에 대한 가족력은 없다.

김 씨는 도시에 사는 대학원생으로 흡연은 하지 않으며 기분전환약약물도 복용하지 않는다. 술은 한 달에 와인을 두 잔 마신다고 한다. 수혈받은 적은 없다. 야외활동을 활발하게 하며 산악자건거를 좋아한다.

근거	요점
자전거를 타다 넘어짐.	손상기전은 우측의 둔상(blunt trauma)이다.
어깨를 움직일 수 없음.	둔상과 관련이 있으며 타박상이나 염좌를 의심할 수 있다.
우측 대퇴부의 커다란 찰과상과 반상출혈	반상출혈은 피하출혈과 뼈를 포함한 기저조직의 외상을 의미한다.
어제 밤에는 절뚝거리며 걸었고 지금은 다리에 체중부하가 힘들다.	절뚝거림은 타박상을 의미한다. 체중부하가 힘든 것은 골절이나 부종이 통증을 악화시키고 가동성을 제한하기 때문이다.
브래지어 착용과 양치질이 어려움.	어깨의 타박상/염좌 가능성을 시사한다.
허리를 움직일 수 없음.	부종/통증 또는 골절 때문인가?
앉은 자세보다 똑바로 누울 때 편안함.	골절을 시사한다.

이 름 김○○	날짜 2005. 08. 01	시간 10:30
	생년월일 1980. 06. 10	성별 여

병력

주 호 소	"우측 골반과 손을 다쳤어요."
현 병 력	어제 헬멧을 쓰고 산악자전거를 타고 점프하다가 넘어짐. 아세트아미노팬을 복용했음. 오늘 오전 우측 어깨와 허리를 움직일 수 없고 다리로 체중부하를 할 수 없음. 우측 대퇴부에 큰 찰과상과 반상출혈이 있음. 부종 없음. 브래지어 착용과 양치질이 어려움. 앙와위를 선호함. 앉은 자세는 고관절 통증을 유발함.
투 약	아세트아미노펜
알레르기	약에 대한 알레르기 알지 못함.
과 거 력 질 병	외상이나 만성질환 없음.
수 술	수술이나 입원한 적 없음.

〈계속〉

병력	
가족력	외조모는 관절염, 아버지는 관상동맥질환 있음. 조부는 관상동맥질환으로 67세 사망. 조모와 고모는 골다공증 있음.
사회력	대학원생, 흡연은 하지 않으며 기분전환약물 복용하지 않음, 와인 1달에 2잔 마심, 야외활동 선호.

계통별 문진			
일반적인 사항	체중변화 없음, 두통 약간, 의식장애 없음.	심혈관계	흉통이나 심계항진 없음.
피부	대퇴부 타박상과 반상출혈	호흡기계	호흡 촉박(shortness of breath: SOB)이나 어려움 없음.
눈	시력 변화나 복시 없음.	위장관계	복통, 오심, 구토 없음.
귀	특별한 증상 또는 호소 없음.	비뇨생식기계	특별한 증상 또는 호소 없음.
코/입/목	변화 없음.	근골격계	우측 허리, 어깨의 가동범위 제한; 우측 다리 체중부하 안됨; 사고 후 걸을 수 있음.
유방	변화 없음.	신경계	마비나 저림 없음, 기억상실 없음; 통증 때문에 우측 하지의 쇠약.

신체 검진					
체중	51 kg	체온	36.7 ℃	혈압	100/56 mmHg
키	160 cm	맥박	100회/min	호흡	16회/min

전반적인 외모 건강한 외모. 마른 체형의 여성. 불편감을 나타내지 않음.

피부 우측 무릎과 대퇴부의 찰과상과 반상출혈, 피부는 따뜻하고 건조함.

머리/귀/눈/코/목 머리 정상, 외상의 증거 없음. 동공과 눈동자 움직임 정상, 빛과 협응반응 정상, 귀 진주빛 과 움직임. 코 깨끗함 분비물, 왜곡, 폐쇄 없음, 구강인두 분명한 손상없이 깨끗함, 목젖 중앙에 위치, 편도선 대칭임.

목/림프절 림프계 장애 없이 유연함, 뼈기형이나 압통 없음.

심혈관계 약간 빈맥이 있으나 규칙적, 잡음과 비정상 심음 없음.

호흡기계 양쪽 폐 정상. 가슴 외상 증거 없음.

소화기계 외상 증거 없음. 부드럽고 압통 없음. 4분위 장음. 반동압통이나 덩어리 없음.

비뇨생식기계 검사 안 함.

근골격계 우측 대퇴부 반상출혈, 우측 다리로 체중부하 힘듦. 제한된 가동범위와 우측 어깨 통증. 분명한 기형 없이 견봉쇄골관절 위로 압통 있음. 능동적으로 30° 올린 후 머리 위로 팔 올릴 수 있음. 통증 때문에 천천히 내전과 외전할 수 있음. 부종 없음. 통증 때문에 제한된 가동범위로 코담배갑 위로 손목 압통 있음. 분홍색, 촉진시 따뜻함, 말초혈관재충만 2초 이내. 순환, 운동, 감각 정상.
하지: 우측 대퇴부 지름 약 3cm 부종과 반상출혈, 지름 2.5cm 원위부 찰과상. 고관절과 서혜부 촉진 시 통증 있음. 대퇴부 원위부나 근위부 압통 없음. 원위부 감각 정상. 서혜부, 무릎뒤 발의 맥박 강함. 피부는 분홍색이며 촉진 시 따뜻함. 말초혈관 충혈 2초 이내. 양쪽 발끝을 흔들 수 있음. 우측다리 근력 3/5. 반사작용 정상.

신경계 마비나 저림 없음. 제2~12뇌신경 정상. 의식명료하고 지남력 있음. 우측 고관절 통증과 쇠약 때문에 걸을 수 없음. 심부건반사 2(정상). 바빈스킨반사 음성.

기타	

임상 검사

CBC-Hgb: 14 g/dL, Hct: 40%, WBC: 10.1×10³/mm³, Neutrophils: 75%, Bands: 9%, Lymphs: 13%, Monocytes: 3%
요분석-노란색; 비중 1.005; pH, 5.0; 백혈구, 적혈구, 케톤체, 빌리루빈, 단백질 없음; 박테리아 검출되지 않음.

〈계속〉

기 타
특수 검사 X선촬영 우측 어깨: 골절 없이 약한 견봉쇄골분리 우측 고관절: 비전위 고관절 골절, 골반 정상, 모든 뼈에 퇴행성 변화 있음. 우측 손목: 비전위 주상골 골절
최종 검진 결과 우측 고관절 골절: 체중부하 안 됨. 목발 사용. 우측 손목 골절: 엄지 손가락 지지대(Thumb spica splint) 적용. 우측견봉쇄골 분리: 삼각건 적용. 조기 골다공증 가능성.

Neurological Disorders

CHAPTER 12 신경계 장애

1 해부 생리

신경계는 수의적인 반응과 자율반사를 통해 모든 신체 기능을 총괄하는 매우 조직적인 체계이다. 해부학적으로 신경계는 중추신경계(central nervous system, CNS)와 말초신경계(peripheral nervous system, PNS)의 두 부분으로 구분할 수 있다[그림 12-1]. 중추신경계는 뇌와 척수를 포함하고, 이것은 직접적으로 신체 전반의 다른 계통에 신호를 전달한다. 말초신경계는 대칭적인 12쌍의 뇌신경과 31쌍의 척추신경으로 구성되어 있다. 각각의 신경은 감각신경근(배측)과 운동신경근(복측)을 포함하고 중추신경계로 오고 가는 정보를 중계한다. 말초신경계의 원심신경인 자율신경계(autonomic nervous system, ANS)는 교감·부교감신경계의 통제기전을 통해 신체시스템을 통제한다[표 12-1]. 교감과 부교감신경계는 적응과 생존에 필요한 변화를 위해 효과기관으로 자극을 전달함으로써 내부 과정을 관

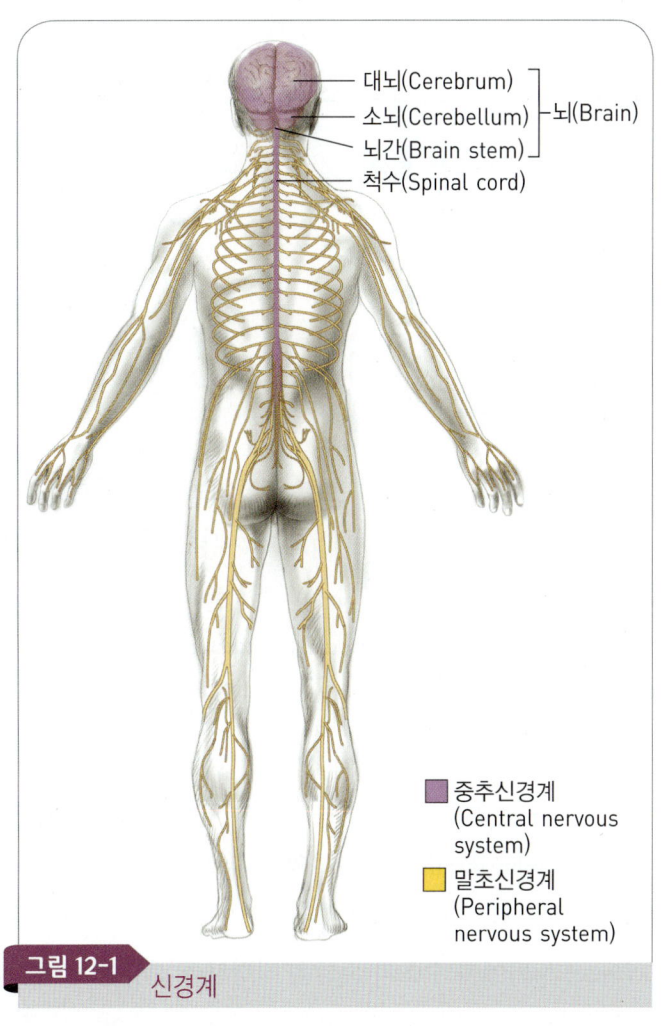

그림 12-1 신경계

리하기 위해 설계되어 있다. 특정 질병 과정에 대한 질병 인식을 얻기 위해서 신경계의 미세구조와 거대구조의 기본적인 이해가 필요하다.

표 12-1 자율신경계

부위		교감신경의 작용	부교감신경의 작용
눈	동공	확대	수축
	모양체근	이완(근거리 조절)	수축(원거리 조절)
폐	기관지 평활근	확장	수축
	호흡	촉진	억제
심장	박동수	증가	저하
	혈압	상승	하강
	혈관	수축	팽창
간		당원 분해와 지질 분해, 혈중 포도당 상승	
위, 장	소화액 분비	억제	촉진
	소화관 운동	억제	촉진
비뇨기	방광	이완	수축
	괄약근	닫힘	열림
부신		피질 자극 수질: 에피네프린과 노르에피네프린 분비	
비뇨기	눈물샘, 침샘	분비 감소	분비 증가
	땀샘	분비 증가	분비 감소
음경		사정	발기

1 신경 조직세포

신경계(nerve system)의 세포들은 뉴런과 지지세포의 두 유형으로 분류된다. 지지세포는 뉴런을 보호하고 대사를 지원한다. 뉴런은 신경계의 기능적인 단위로서 다른 뉴런, 근육세포나 샘세포에 정보를 전달한다. 각각의 뉴런은 세포체(cell body), 수상돌기(dendrites), 축삭(axon)의 세 가지로 구성된다[그림 12-2]. 세포체는 세포의 대사를 담당하고 단백질 저장, 지지, 제거를 담당하는 핵과 세포질 소기관을 포함한다. 수상돌기는 아주 짧은 거리만 늘어나는 가지섬유로 세포체로 자극을 전달한다. 각각의 뉴런은 하나의 축삭만을 가지지만 하나의 축삭은 여러 개의 가지를 가질 수 있다. 축삭은 세포체로부터 떨어진 곳으로 전기자극을 전달한다. 이름에서도 알 수 있듯이 지지세포는 뉴런을 지지하는 역할을 한다. 지지세포를 감싸고 있는 겹겹의 수초는 미엘린수초(myelin sheaths)이다. 다양한 뉴런으로 이루어진 축삭 그룹은 미엘린수초로 묶여, 신경자극(활동전압) 전달 시 절연작용을 한다. 중추신경계의 백질은 수초화된 섬유로 구성되어 있다. 다발성경화증(multiple sclerosis, MS)에서 수초의 손상은 신경자극 전달을 방해한다. 신경로는 연속적이지 않고, 랑비에 결절(nodes of Ranvier)이라고 불리는 협착을 가지고 있다. 이러한 주기적 협착은 축삭이 노출된 곳에서 나타난다.

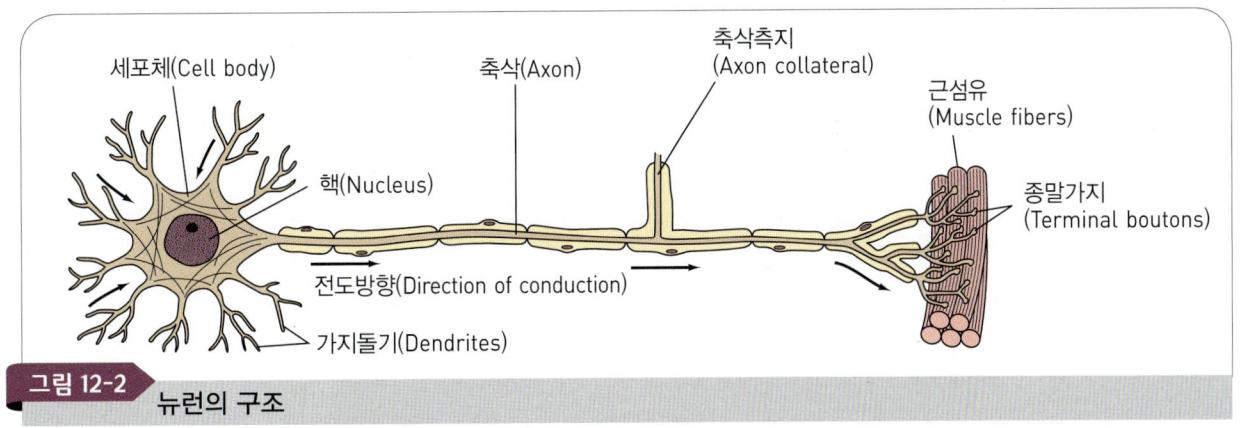

그림 12-2 뉴런의 구조

　신경세포는 한 개의 뉴런으로부터 나온 축삭의 종말가지와 가깝지만 직접적으로 접촉하지 않은 다른 뉴런의 수상돌기와 시냅스로 연결된다. 시냅스는 전기적 시냅스와 화학적 시냅스의 두 종류가 있다. 전기적 시냅스는 전류를 한 방향으로 이동하도록 한다. 좀 더 일반적인 시냅스의 유형은 화학적 시냅스이다. 시냅스에서의 자극전달은 신경전달물질의 방출이 관여하는 화학적 과정이다. 이 과정은 시냅스후 틈새를 따라 축삭의 말단에서 시냅스 이전 종말로부터의 자극이 한쪽 방향으로 전달되도록 한다. 신경전달물질은 흥분성과 억제성으로 나뉘어진다. 흥분성 신경전달물질은 전도를 촉진시킨다. 반면 억제성 신경전달물질은 탈분극시 저항을 증가시켜 자극전달을 느리게 한다. 주요 내인성 신경전달물질은 아세틸콜린, 노르에피네프린, 도파민, GABA와 세로토닌이 있다.

2 신경계

　중추신경계는 뇌(brain)와 척수(spinal cord)로 구성되어 있다. 중추신경계는 조작, 외부 파편의 침입, 둔상으로부터 뇌를 보호하기 위해 설계된 구조물인 두개골(skull), 수막(meninges), 뇌척수액(cerebrospinal fluid), 척추골(vertebrae)로 둘러싸여 있다. 두개골은 뇌를 둘러싸고 있다. 두개골의 뇌간이 돌출되어 있는 곳인 대공(foramen magnum)은 기저부에서 열려 있다. 이것은 섬유성 지방질의 혈관 조직층(두피)으로 덮여 있다. 수막은 두개골 안의 뇌와 척주 안의 척수를 보호하는 결합체이다. 뇌실 안에 형성된 뇌척수액은 뇌와 척수를 보호하고 지지한다.

3 뇌

1) 뇌의 구조

　뇌는 대뇌(cerebrum), 소뇌(cerebellum), 뇌간(brain stem)으로 구성되어 있다. [그림 12-3]은 뇌의 구조를 보여준다.

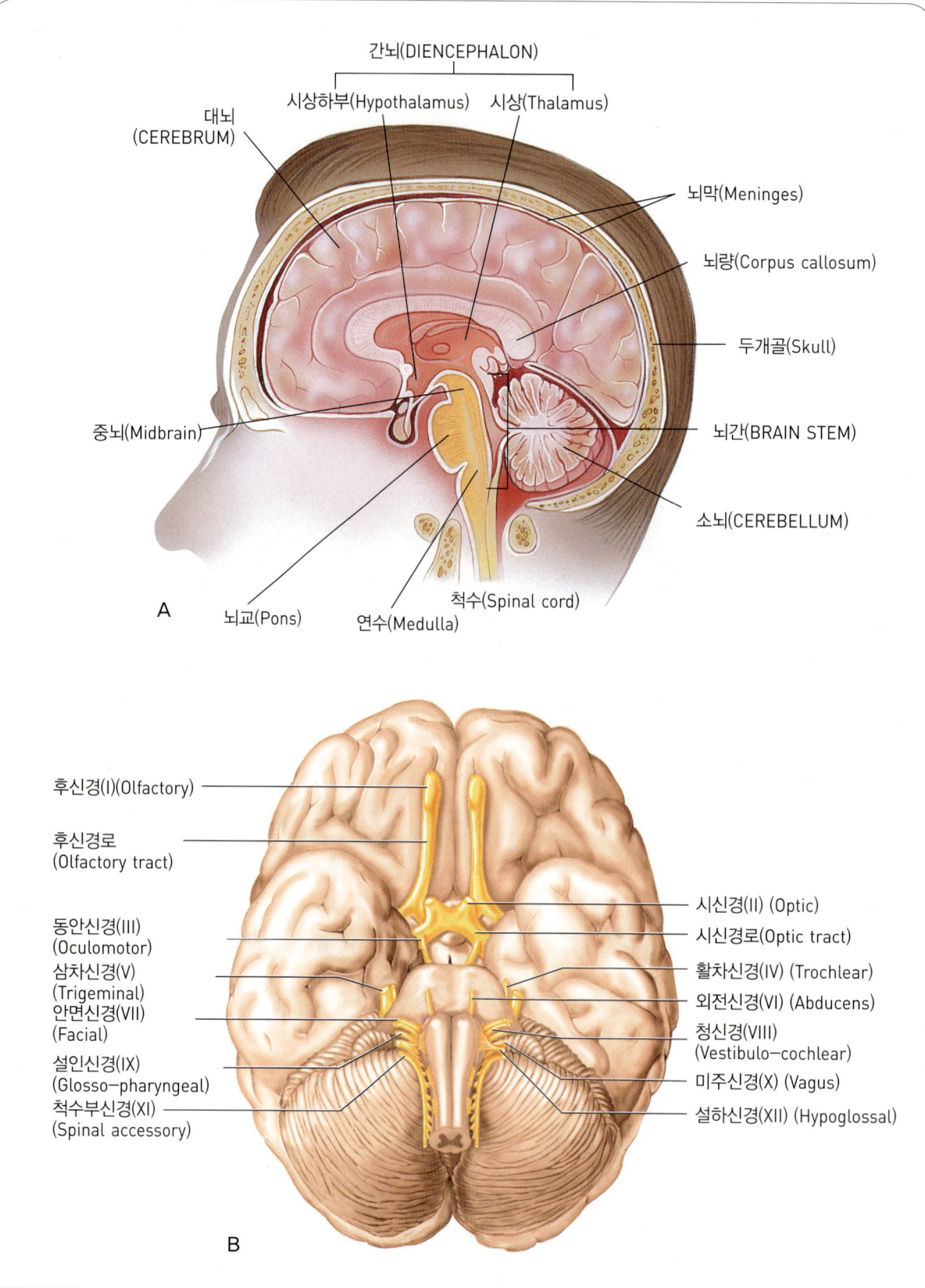

그림 12-3 뇌의 구조 : A. 중추신경계의 주요 부위 / B. 뇌신경

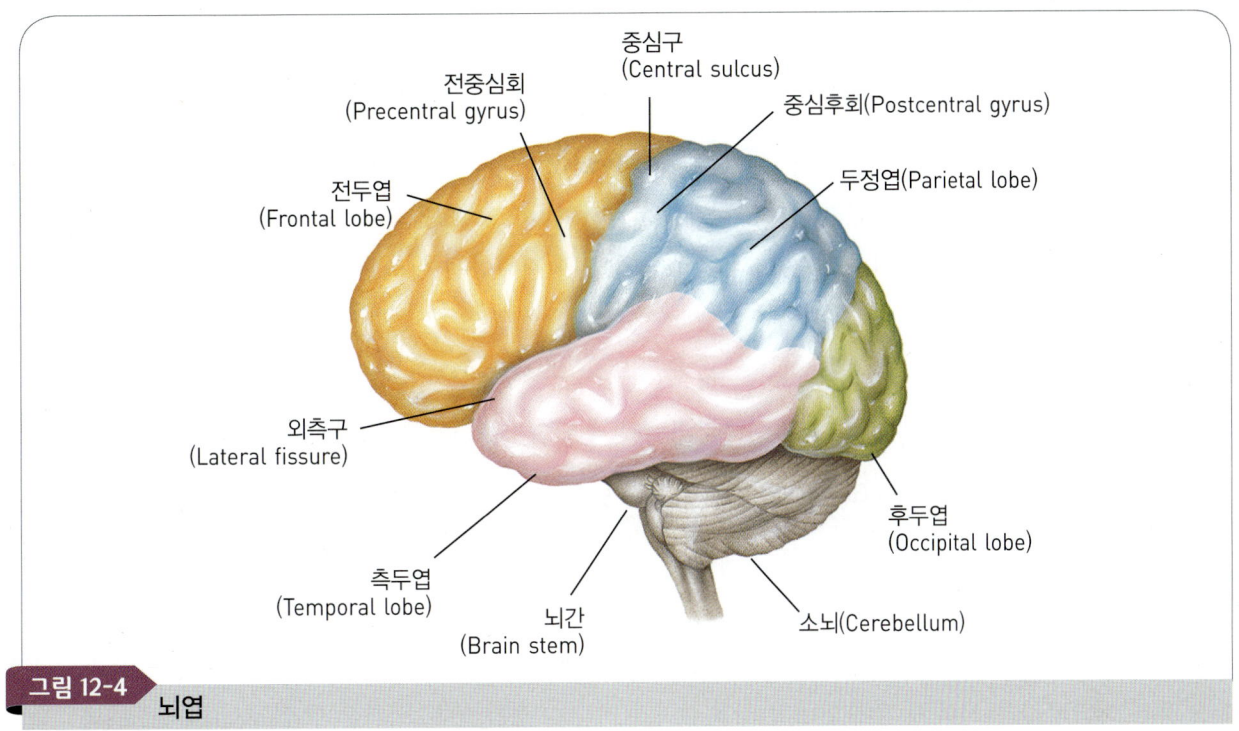

그림 12-4 뇌엽

(1) 대뇌

대뇌는 두 개의 반구체로 되어 있다. 우반구는 몸의 좌측을 통제하고, 반대측 좌반구는 우측을 통제한다. 각각의 반구는 4개의 엽으로 나뉘어져 있다[그림 12-4]. 전두엽(frontal lobe)에는 골격근의 수의적 움직임과 섬세하고 반복적인 움직임을 담당하는 운동피질이 있고, 판단, 예측, 감정, 성격과 같은 고등 정신적 기능을 담당한다. 두정엽(parietal lobe)은 감각기관을 담당하고 시각, 미각, 후각, 청각뿐만 아니라 온도, 압력, 통증과 같은 촉각을 해석한다. 자기수용과 같은 위 과정은 두정엽에서 담당한다. 후두엽(occipital lobe)은 1차 시각 중추가 있어 시각 자극을 해석한다. 측두엽(temporal lobe)은 소리와 그것의 근원을 지각하여 해석하고, 맛, 냄새, 균형뿐만 아니라 행동과 감정을 통합하는 데 관여한다.

얇은 바깥층인 대뇌피질(cerebral cortex)은 고등 정신기능과 본능, 지각, 행동을 담당한다. 각 반구 전체에 연결된 복잡한 섬유들의 통신망을 연결섬유라고 하고, 이것은 운동과 감각기능 사이의 의사소통경로를 형성한다.

기저신경절(basal ganglia)은 대뇌반구의 백질 안에 깊숙이 위치한 여러 개의 피질하핵으로 구성되어 있고 운동기능과 관련된 정보 처리를 돕고 경로를 제공한다. 이것은 자세반사에 영향을 주고 근육긴장을 억제할 수 있다. 기저신경절의 기능은 추체외 운동경로를 통해 작동된다.

간뇌(diencephalon)는 대뇌의 중심부에 위치하고 시상, 시상하부, 시상상부를 포함한다. 시상은 몇 개의 핵들로 나뉘어져 있고 해석과 전달을 위한 특수감각을 전달받고 운동기능에서 중요한 역할을 담당한다. 시상하부는 체온, 음식과 물의 섭취, 공격적 행동, 자동 반사를 조정한다.

피질띠로 조직된 대뇌의 내측면인 대뇌변연계(limbic system)는 짝짓기, 공격, 두려움, 애정과 같은 행동 유형을 담당한다. 대뇌변연계의 손상은 변화된 행동 상태와 기억상실을 초래한다.

(2) 소뇌

소뇌는 대뇌의 후하단부에 위치하고 있다. 대뇌의 운동피질을 도와 근긴장도에 영향을 주거나 근육운동을 조정한다. 전정계(vestibular system)와 통합되어 반사적으로 균형과 자세를 조절하기 위해 감각 데이터를 이용한다.

(3) 뇌간

뇌간은 대뇌피질과 척수 사이에 위치하며 불수의적 기능을 조절한다. 뇌간은 연수(medulla oblongata), 뇌교(pons), 중뇌(midbrain)로 구성되어 있으며, 뇌간의 망상활성체계(reticular activating system, RAS)는 시상, 피질, 척수, 소뇌와 의사소통한다. 상행 망상활성체계는 수면, 각성, 주의, 지각적 연계의 조합에 필수적이다. 하행 망상활성체계는 근골격계를 담당하는 운동 뉴런의 활동을 억제시킨다. 호흡기계, 순환기계, 혈관운동 활동은 뇌간에서 조정된다.

2) 뇌신경

뇌신경은 뇌간에서 기시한 말초신경이다. 뇌신경들은 운동과 감각에 대한 해석과 반응을 담당한다. [표 12-2]는 각 뇌신경의 이름과 기능에 대해 기술하고 있다.

● 표 12-2 뇌신경과 기능

뇌신경		유형	기능
제1뇌신경	후각신경(Olfactory)	감각	냄새
제2뇌신경	시신경(Optic)	감각	시각
제3뇌신경	동안신경(Oculomotor)	운동	안구 운동, 동공수축, 안검 거상
제4뇌신경	활차(도르래)신경(Trochlear)	운동	안구 운동
제5뇌신경	외전신경(Abducens)	운동	안구 측면 운동
제6뇌신경	삼차신경(Trigeminal)	감각	안면감각, 각막반사
		운동	저작 기능
제7뇌신경	안면신경(Facial)	감각	혀의 전방 2/3의 미각, 타액 분비
		운동	안면근

〈계속〉

표 12-2 뇌신경과 기능

뇌신경		유형	기능
제8뇌신경	청신경(Vestibulocochlear)	감각	청각, 평형감각(신체평형)
제9뇌신경	설인신경(Glossopharyngeal)	감각	인두의 감각, 혀 후방 1/3의 미각
		운동	구역반사, 혀의 움직임, 연하
제10뇌신경	미주신경(Vagus)	운동	구개, 인두, 후두의 움직임과 연하 구역반사, 흉부 및 복부 내부 기관의 운동
		감각	인두, 후두, 흉부 및 복부 내부 기관의 감각
제11뇌신경	부신경(Spinal accessory)	운동	흉쇄유돌근과 승모근 운동 조절
제12뇌신경	설하신경(Hypoglossal)	운동	혀의 운동

3) 뇌의 혈액 공급

뇌의 순환은 1분에 약 750mL의 혈액순환을 요구한다. 뇌는 산소와 포도당의 저장능력이 부족하기 때문에 기능적으로 적절한 혈액공급이 안 될 수 있다. 내경동맥(internal carotids), 척추동맥(vertebral arteries), 기저동맥(basilar artery)이 뇌에 혈액공급을 담당하고 있다. 두 개의 분리된 순환체계는 측부혈관인 윌리스환(circle of Willis)이라고 불리는 혈관에 의해 뇌의 기저부에 연결되어 있다.

총경동맥은 윤상갑상 접합부 내에서 외경동맥으로 분리된다. 이러한 동맥들은 얼굴, 두개골, 시신경, 눈, 뇌간과 소뇌에 혈액을 운반한다. 대뇌혈류흐름(Cerebral blood flow, CBF)은 뇌관류압과 뇌혈관의 지름에 따라 변화한다. 뇌관류압(Cerebral perfusion pressure, CPP)은 평균동맥압(mean arterial pressure, MAP)과 두개내압(intracranial pressure, ICP)의 차이(CPP=MAP−ICP)이다.

혈관 지름의 변화는 혈관 수축과 이완을 통한 동맥의 자율적 조정에 의해 영향을 받는다. $PaCO_2$의 증가는 혈관을 이완시키고 PaCO2의 감소는 혈관을 수축시킨다. 각각이 CBF의 증가와 감소를 초래한다. 저산소증은 PaCO2의 변화보다 덜 민감하지만 뇌동맥 혈관을 이완시킨다. 경정맥동으로 흐르는 뇌 내, 외부의 정맥 시스템에 의해 정맥이 흐른다. 모세혈류는 정맥, 뇌정맥으로 이동하여 두개내에 위치한 정맥동으로 흘러 들어가고 정맥동에서 나오는 혈액은 상대정맥으로 간 후 우심방으로 돌아온다.

4) 뇌혈류차단

뇌혈류차단은 뇌 내부환경의 섬세한 균형을 유지시켜준다. 선택적인 투과를 통해 물, 노폐물, 영양소와 산소, 이산화탄소, 포도당과 같은 이온을 운반한다. 뇌혈류 차단을 통과하는 물질은 물질들의 크기, 지방용해, 단백질 결합에 따라 다르다. 막 구성질의 변화는 독소에 노출되는 위험을 야기하며, 뇌조직의 손상을 초래한다.

4 척수

척수는 대공에서 시작하여 연수와 이어지면서 척주 L1, L2에서 끝난다. 이것은 회백질로 이루어진 밧줄 같은 구조이다.

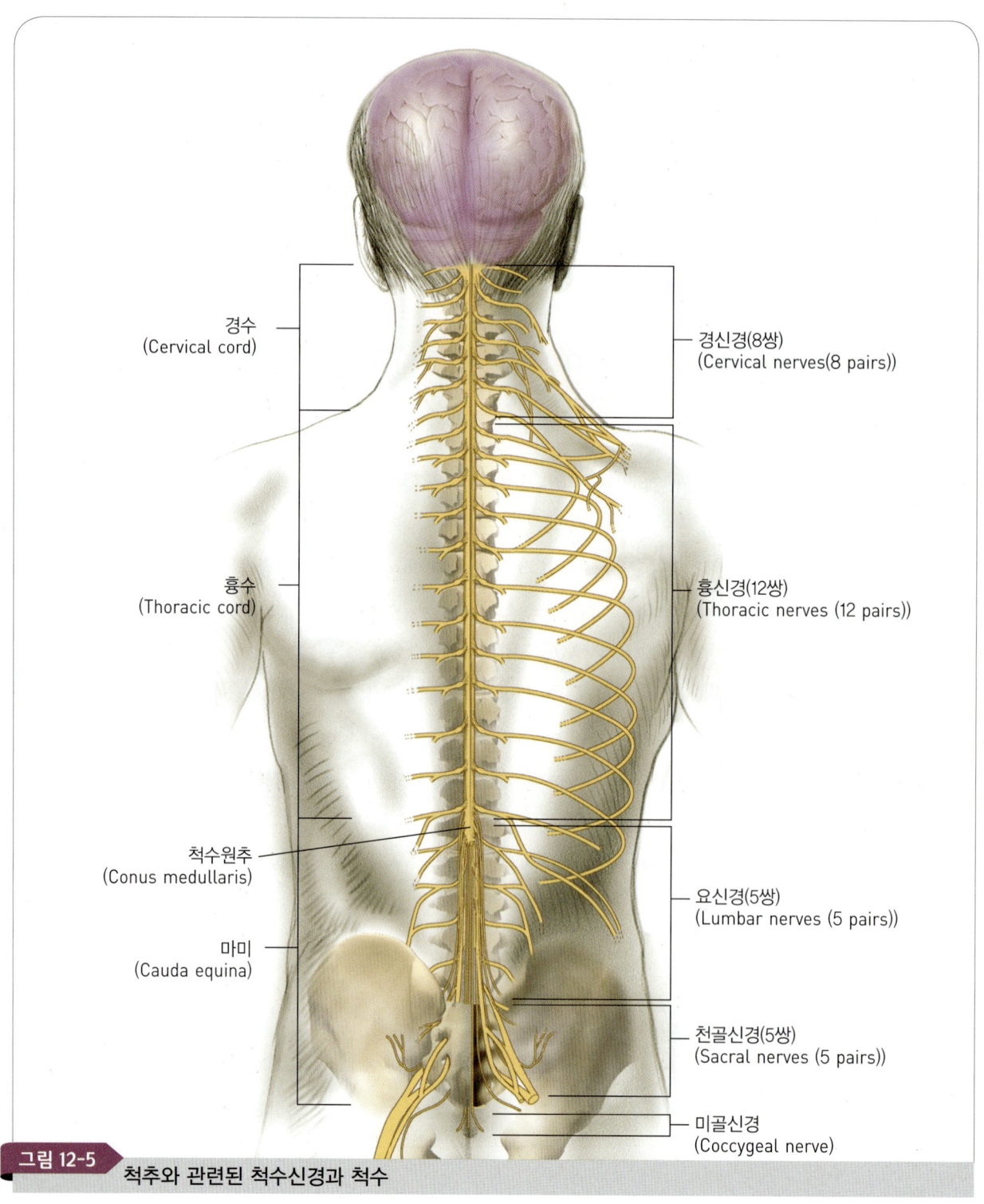

그림 12-5 척추와 관련된 척수신경과 척수

1) 회백질

백질(white matter)은 상행로와 하행로를 포함하고 있다. 상행로는 근긴장과 자세를 조절하는 다양한 근육군으로 척수신경의 배근을 통해서 자극을 전달한다. 하행운동로는 뇌에서 척수의 운동뉴런으로 자극을 전달하고 척수신경의 배근으로 나간다. 회질(gray matter)은 나비 모양의 전후각에 배열되어 있다. 회색의 전각은 원심성 운동섬유가 있는 반면 후각은 구심성 감각섬유로 이루어져 있다. 측각은 자율신경계의 절전섬유로 이루어져 있다.

뇌에서 척수로 가는 하행로는 상위 운동 신경으로 구성되어 있고, 척수반사궁(spinal reflex arcs)과 순환을 조정한다. 하위운동신경은 직접적으로 근육을 자극하는 뇌척수 운동뉴런이다.

2) 척수신경

척수분절은 척추 신경을 통해 이에 상응하는 신체와 연결된다. 척수로부터 31쌍의 신경이 나온다[그림 12-5]. 이 신경들은 분지되고, 신경가지가 혼합되어 신경총(plexuses)을 형성한다. 신경은 신경총으로부터 나와 피부와 근육을 지배하는 더 작은 가지를 형성한다.

2 건강력

신경계 장애는 의식의 변화, 진전, 허약감, 불균형과 같은 움직임의 변화, 무감각, 따끔거림과 같은 감각의 변화, 연하곤란, 실어증과 통증을 포함한다. 초기 사정 시 전반적인 검진은 대상자에게 최적의 치료를 제공하기 위해 중요하다. 건강력 사정 시 전반적인 외모, 정서, 목소리, 말의 내용, 기억력, 논리성, 판단력, 언어패턴을 확인한다.

1 주호소와 현병력

> "머리가 자주 아프고, 균형을 잡지 못하고 가끔은 말도 잘 못하겠어요."
>
> 김 씨는 48세 여성으로 남편과 함께 내원하였다. 그녀는 지난 2주 동안, 빈번한 두통과 일정 기간 동안의 어지럼증이 있었다. 오늘 오전 남편이 그녀가 의식이 없는 것을 발견하였다고 한다. 다시 의식을 찾았으나, 아침의 일을 기억하지 못했다. 말하는 데 어려움이 있고 좌측의 쇠약과 어지럼증으로 인해 걷지 못한다. 발작이나 연하곤란은 없다.

주호소는 두통, 현기증, 균형장애, 의식수준의 변화, 움직임의 변화, 발작, 감각의 변화, 연하곤란, 실어증을 포함한 신경장애와 관련이 있다. 현기증, 균형장애, 의식수준의 변화, 두통과 움직임의 변화를 사정하기 위한 구체적인 질문들이 아래 표에 정리되어 있다.

발작은 항경련제나 진정제로부터의 금단증상, 에틸알코올 금단증상, 중추신경계 감염, 대사성 장애, 외상 혹은 뇌혈관 질환이 원인일 수 있다. 주의 깊은 건강력 사정은 문제의 원인을 규명하는 데 도움이 된다.

감각의 변화는 다발성경화증, 뇌졸중 혹은 말초신경장애와 같은 몇몇 종류의 중추신경장애와 관련이 있다. 따끔거림, 무감각 그리고 감각손실과 같은 감각 변화가 있을 수 있고, 통증의 질, 위치, 유형과 관련 증상들을 명확히 하는 것은 진단을 좁혀가는 데 도움을 준다.

연하곤란은 보통 뇌졸중(cerebrovascular accident, CVA), 뇌종양, 척추 손상, 파킨슨병과 다발성경화증(MS)과 같은 신경계 장애와 관련이 있다.

실어증(aphasia)은 언어 이해력의 변화, 쓰고 읽고 말하고 이해할 수 있는 능력의 전체 혹은 부분적인 손실로 나타난다. 실어증은 뇌종양, 뇌졸중, 혹은 뇌의 외상으로 인한 측두엽의 기능장애와 연관된 특정 신호이다.

1) 두통

두통(headache)에 대한 주의 깊은 사정을 통해 두개내외 병리의 다양한 유형을 알 수 있다. 예를 들어, 혈관성 두통은 간헐적이고 박동이 있는 특징을 나타낸다. 폐쇄, 두개내 고혈압, 출혈 또는 감염의 가능성이 있다면 더 자세한 검진이 필요하다.

발병	갑자기 발병하였는가? 혹은 점진적으로 발병하는가?
	갑작스런 두통의 원인은 자발적 지주막하출혈, 뇌동맥류파열 혹은 뇌동정맥기형과 경막하 혈종 때문이다.
지속기간·빈도·유형	두통이 얼마동안 지속되는가? 두통이 얼마나 자주 발생하는가? 빈도가 점진적으로 증가하는가?
	편두통은 반복되는 두통이며 발생 빈도도 다양하다.
	복합성 두통은 일정 주기로 발생한다.
	일과성 뇌허혈증(transient ischemic attacks, TIAs)은 일반적으로 며칠간 지속되는 두통력이 있다.
	삼차신경병증은 갑작스럽고 심한, 일측성 안면 통증증상을 나타낸다.
	두개내 종양은 지속적이고 점진적인 통증과 함께 나타난다.
질, 위치	타는 듯, 쑤시는 듯, 깊은, 표면적인 박동이 있는가? 두통의 강도는 어떠한가?
	두통이 지속적인가 간헐적인가? 어디가 아픈가? 통증이 방사되는가?
	긴장성 두통(tension headaches)은 가벼운 두통이나 중등도의 두통이 점진적으로 발생하며 조이는 느낌으로 유발한다. 전조증상이 없는 편두통(migraines without aura)은 일측성의 심한 두통으로 박동성 통증이 나타난다.
	군발두통(cluster headaches)은 날카로운 일측성 통증을 동반하고 안와부에 자주 나타난다.
	뇌농양은 둔한 통증이 불특정 위치에서 나타난다.
관련 증상	신경계 결손, 열, 광선공포증, 오심, 구토, 안구의 과다한 눈물 혹은 발적, 발한 그리고 후경부 경직을 포함하여 관련된 증상들에 대해 질문한다.

〈계속〉

관련 증상	편두통은 종종 광선공포증, 오심 혹은 구토, 고성공포증을 동반한다.
	군발두통은 과도한 눈물이나 눈의 발적과 발한이 나타나기도 한다.
	일과성 뇌허혈증(TIAs)은 간헐적인 신경계 결손, 현기증, 허약감, 무감각을 동반하기도 한다.
	뇌졸중(CVA)은 감각과 운동능력 변화와 연하곤란이 나타날 수 있다.
	뇌동맥류 혹은 뇌동정맥 기형에서 의식의 변화, 현기증, 시력장애, 오심이 나타날 수 있다.
	뇌수막염에서는 발열, 정신상태 변화와 후경부경직증이 나타날 수 있다.
	뇌염에서는 의식수준의 변화, 열, 발작, 혹은 정서의 변화가 나타날 수 있다.
촉진요인	두통의 발병을 촉진하는 것이 있는가? 약물, 기침, 긴장 혹은 격렬한 신체 운동, 정서적 긴장과 월경에 대해 질문한다. 최근에 대상자가 외상을 경험한 적이 있는가?
	양성 운동성 두통(benign exertional headaches)은 기침, 재채기와 격렬한 신체운동과 관련이 있다.
	군발두통은 스트레스, 격심한 활동, 알코올 섭취에 의해 촉진될 수 있다.
	긴장, 월경, 지나친 소음이나 빛은 편두통을 촉진할 수 있다.
	스트레스와 피로는 긴장성 두통을 촉진할 수 있다.
완화 / 악화 요인	통증을 완화시키는 것은 무엇인가?(약물, 수면)
	통증을 악화시키는 것은 무엇인가?

2) 현기증(현훈) 혹은 평형상실

현기증은 신경계 장애나 대뇌혈류의 부족으로 인해 나타날 수 있다. 적절한 검진을 통해 약한 체위성 현훈, 뇌종양, 감염이나 경화증과 관련된 문제를 감별할 수 있도록 한다.

발병	갑자기 발병하였는가? 혹은 점진적으로 발병하는가?
	급성 혹은 갑작스런 발병은 뇌졸중의 징후일 수 있다.
질	보행 시 균형장애가 있는가? 실신하거나 주변이 핑 도는 느낌이 있는가?
	청신경종에서는 균형장애가 심해진다.
유형	언제 발생하는가? 얼마나 자주 발생하는가?
관련 증상	최근에 청력 손실, 이명, 피로, 허약감, 언어장애, 연하곤란 혹은 두통이 있었는가?
	메니에르병에서는 종종 이명(tinnitus)과 청력손실이 나타날 수 있다.
	전정신경염은 청력손실을 동반하지 않는다.
	청신경종에서는 이명과 일측성 청력손실이 나타날 수 있다.
	다발성 경화증에서는 피로, 허약감, 시력장애, 감각장애, 실어증과 연하곤란을 포함한 다양한 신경학적 증상이 함께 나타난다.
	일과성 뇌허혈증에서는 허약감과 두통력이 동반될 수 있다.
완화요인	현기증을 완화시키는 것은 무엇인가?(체위변경, 약물) 얼마나 효과가 있는가?

3) 의식수준의 변화

의식수준의 변화는 종종 신경계 장애를 시사한다. 의식수준의 변화는 혼돈에서부터 혼수까지 정도와 범위가 다양하다.

질·중증도	대상자에게 의식수준의 변화를 기술하게 하고 변화 전후의 사건을 기술하도록 한다.
	사건 이후에 대상자의 정신적/신체적 상태는 어떠한가?
	뇌동맥류의 파열 혹은 뇌동정맥기형은 의식의 상실을 동반할 수 있다.
	뇌막염 시에는 혼돈이 동반되어 나타날 수 있다.
빈도·기간·유형	실신, 기억상실의 과거력이 있는가? 이러한 변화가 얼마나 자주 일어나는가?
	무엇에 의해 발생하였는가? 얼마나 오래 지속되었는가?
	대상자의 의식수준이 정상으로 돌아올 때까지 얼마나 걸렸는가?
관련 증상	두통, 무감각, 연하곤란, 오심, 구토와 열을 포함하여 관련된 증상에 대해 질문한다.
	일과성 뇌허혈증(TIAs)은 두통과 무감각을 동반한다.
	뇌졸중(CVA)은 갑작스럽고 심한 두통, 무감각, 허약감 혹은 일측성 운동기능 소실, 시각장애, 연하곤란을 동반한다.

4) 움직임 변화

움직임의 수준 변화는 신경계 장애를 시사한다. 실무자는 다양한 신경학적 병리를 시사하는 파킨슨병(안정 시 진전)과 틱(tics)을 감별할 수 있어야 한다.

질	대상자는 어떤 종류의 변화를 경험하고 있는가? 진전, 떨림, 씰룩거림, 갑자기 당기는 현상, 허약감, 조정력의 문제, 균형, 낙상, 헛디딤 혹은 한쪽을 선호하는 경향이 있거나 한쪽 방향으로 넘어지는가? 걷는 방식에 변화가 있는가?
	뇌졸중에서는 일측성 운동능력 상실이 동반된다.
	운동완만(bradykinesia: 느린 움직임), 자발적인 움직임의 소실, 안정시 진전은 파킨슨병을 시사한다.
	허약감, 진전과 협동장애는 다발성 경화증을 시사한다.
	뇌졸중과 같이 뇌로 가는 혈액순환이 감소하는 경우, 허약감, 협동장애, 신체의 움직임의 어려움이 나타낸다.
촉진요인	무엇이 문제를 촉진하는가? 특정 활동이 변화를 촉진하는가?

② 과거병력

> 김 씨는 외상이 없고, 10년 전에 고혈압을 진단받았지만 부작용 때문에 항고혈압제제를 복용하지 않았다. 그녀는 또한 고지혈증이 있었으나 비용 때문에 약물치료요법을 이행하지 않았다. 2년 전에는 우측 경동맥내막절제술을 받았다.

검진자는 과거의 내과질환들, 외상사건, 선택적 수술을 포함하는 수술에 초점을 맞추어 상세히 질문한다. 귀중한 정보는 상세한 간호 계획을 세우는데 도움이 될 것이다.

과거의 건강상태 · 수술	과거나 현재의 건강상태에 대해 질문한다. *관상동맥질환, 고혈압, 고지혈증, 동맥류와 같은 심혈관의 문제나 갑상선 질병, 당뇨병, 백혈병, 암, 지방저장병과 같은 대사성 문제가 신경계 문제의 원인이 될 수 있다.* 뇌졸중, 뇌동맥류, 만성 뇌경막하출혈, 뇌동정맥기형, 발작이나 신경병과 같은 신경학적 장애의 이력에 대해 대상자에게 질문한다. 신경과 전문의나 신경외과 의사에게 치료 받았는가? 뇌수막염, 뇌염, 소아마비, 에이즈, 보툴리누스 중독증, 매독, 묘소병, 리케차 감염, 톡소플라스마증과 말라리아 등과 같은 전염성질환에 노출되었는지 질문한다. 위의 질병들은 모두 신경학적 증상을 나타낸다. 심리학적 장애의 이력이 있는지 알아본다. 두개수술, 척추궁절제술, 경동맥 내막절제술, 경접형동 뇌하수체 절제술, 척수절제술, 동맥류 절제술이나 보수, 심장수술을 포함한 과거 수술력을 질문한다.
외상	두부외상, 중추신경계 손상, 출산외상, 척수손상과 말초신경손상, 외상의 이력이 있다면, 언제 어떻게 일어났는지, 치료를 받았는지, 그래서 어떻게 되었는지를 질문한다. *두부외상은 두개내의 출혈 혹은 연조직이나 다른 신경계 손상을 초래한다.*
투약	항경련제, 진정제, 항응고제, 아스피린, 항부정맥제나 항고혈압제와 같이 대상자가 어떤 약물을 복용하고 있는지, 투여 이유는 무엇인지, 약물을 얼마 동안 복용하였는지를 질문한다.

❸ 가족력

> 김 씨는 관상동맥질환, 당뇨병, 신경학적 질병이나 암에 대한 가족력은 없다. 외동딸이며 아버지 나이는 78세이며 고혈압이 있고, 어머니는 75세로 건강하다. 자녀는 없다.

가족 구성원의 건강상태에 대한 정보는 대상자의 주호소에 중요한 역할을 하는 유전적 요인을 알아내는 데 도움이 된다.

생존해 있는 친촉의 연령	부모, 형제와 자녀의 관계와 건강 상태를 포함한다.
죽음	고인과의 관계 및 사망원인에 대해 질문한다. 특히 고혈압과 뇌졸중과 같은 신경학적 질병과 관련요인을 탐색해야 한다.
만성질환 · 신경학적 장애	만성질환에 대해 질문한다. 신경계 질환이 있는 가족구성원이 있는가? 만약 있다면, 신경학적 질환을 가진 가족구성원과 대상자의 관계는 무엇인가? 얼마나 오랫동안 그 질병을 앓았는가? *유전될 수 있는 질환 특히 뇌종양, 퇴행성 질환과 치매의 가족력을 탐색한다.*
유전적 결함	가족 중 유전질환이나 선천성 기형아 출산 이력이 있는가?

4 사회력

> 김 씨는 원룸에서 남편과 같이 살며 지난 20년 동안 접수원으로 일해 왔다. 최근에 직장에서 업무를 완수하기 힘들었다고 한다. 18살 때부터 흡연하였고 매일 담배 한 갑을 피웠다고 한다. 저녁식사 때 가끔 와인을 한잔 마시는 것 외에 술은 마시지 않으며 기분전환약물도 복용하지 않는다. 김 씨는 또한 평소에 규칙적인 운동을 하지 않는다.

사회력을 사정할 때, 건강한 방법으로 타인과 상호작용하는 대상자의 능력을 알아보도록 한다. 또한, 일상생활의 활동을 수행할 수 없는 것은 진단의 심각도에 대한 통찰력을 제공한다.

가족	현재의 가족단위에 대해 질문한다.
직업	직업은 무엇인가? 근무 중에 최근 어떤 문제가 있었는가? *일에 대한 집중력과 완수능력 변화는 인지 장애나 의식수준의 변화를 나타낸다.* 신체적, 정서적 스트레스에 대해 질문한다. 납, 이산화탄소, 비소, 살충제, 유기용매와 같은 유독화학물질에 노출되었는가?
습관	여가시간의 활용에 대해 질문한다. 이전에 즐겼던 독서, TV시청과 같은 활동에 집중하기 어려운가? 축구, 족구, 하키, 복싱, 카레이싱, 모터사이클과 같은 접촉 스포츠나 고위험활동에 참여하는가? *이와 같은 활동들은 특히, 보호장비를 착용하지 않는다면 외상 위험이 있을 수 있다.*
활동·운동·알레르기	일상생활수행능력(ADL)의 감소, 부동이나 좌식습관과 신경학적 증상으로 인한 생활습관이나 활동의 변화가 있는지 질문한다. *뇌졸중, 파킨슨병, 다발성 경화증, 루게릭병, 길랭-바레 증후군, 중증근무력증과 뇌종양과 같은 신경계 장애는 일상생활을 수행하는 능력의 감소로 나타난다.*
흡연	담배의 종류, 흡연량, 흡연기간과 간접흡연 노출을 포함하여 흡연에 대해 질문한다.
음주	음주를 하는가? 그렇다면 어떤 종류를 얼마나 마시는가?
기분전환약물	기분전환약물을 복용하는가? 그렇다면 어떤 종류를 얼마나 복용하는가? *기분전환약물은 신경계에 영향을 미친다.*
성생활	성적 병력에 대해 질문한다. *에이즈, 매독과 같은 성매개질환은 신경계에 영향을 미친다.*

5 계통별 문진

많은 신경계 질환과 장애에서 신경계 이외의 다른 신체 계통에 증상이 나타난다. 따라서 가능한 한 종합 계통별 문진을 수행해야 하지만 시간이나 다른 제약사항으로 인해 초점 계통별 문진만을 수행할 수 있다. 이때 검진자는 신경학적 문제들이 가장 많이 나타나는 계통에 대해 집중적으로 질문한다. 다음은 신경학적 문제에서 나타나는 흔한 증상을 요약한 것이다.

계통	증상과 징후	관련 질환
일반적인 사항(General)	열, 오한	뇌수막염, 뇌염
	불면증	파킨슨 병
	피로	다발성 경화증, 중증 근무력증
	어지러움증	메니에르 병
피부(Skin)	점상출혈 혹은 자반성 발진	뇌수막염
눈(Eye)	시력 장애	뇌졸중, 뇌동맥류파열이나 뇌동정맥기형, 뇌염, 다발성 경화증, 뇌종양, 편두통
	눈물 / 눈의 발적	복합성 두통
호흡기계(Respiratory)	호흡 불규칙	길랭-바레 증후군, 중증 근무력증, 뇌종양
심혈관계(Cardiovascular)	혈관잡음, 심계항진	뇌졸중
위장계(Gastrointestinal)	오심, 구토	뇌와 척수 농양, 뇌동맥류 파열이나 뇌동정맥기형, 뇌종양, 편두통
비뇨생식기계(Genitourinary)	비뇨기의 기능장애 (빈도, 배뇨지연, 긴급뇨, 요실금)	다발성 경화증, 뇌종양
근골격계(Musculoskeletal)	요통	척수농양
	후경부경직	뇌수막염
	허약감	뇌졸중
정신상태(Mental health)	우울	파킨슨병, 다발성 경화증

3 신체검진

1 준비물품

펜라이트 / 설압자 / 음차(200~400Hz, 500~1000Hz) / 동전, 열쇠, 종이클립과 같이 익숙한 작은 물건 / 멸균 바늘 / 면 솜 / 반사해머 / 커피, 오렌지, 페퍼민트 추출물, 정향유와 같이 냄새를 맡을 수 있는 것들 / 설탕, 소금, 레몬 혹은 식초, 퀴닌과 같이 맛을 볼 수 있는 것들 / 온도감각 검사를 위한 찬물과 더운물이 담긴 병 / 스넬렌 차트, 로젠바움 차트 / 유아, 아동을 대상으로 하는 덴버 발달 선별검사

2 신체검진 내용

신경학적 사정은 정신상태, 감각, 뇌신경, 운동기능, 소뇌기능, 반사가 포함된다. 검진을 위해 검진실의 온도를 적합하게 맞추고, 밝고 조용한 환경을 만든다. 대상자가 검진실로 들어올 때 들어오는 모습을 관찰

한다. 걸음걸이, 자세, 복장, 차림새, 위생상태, 불수의적 운동과 전반적인 외양을 주목한다. 대상자에게 검진을 위해 가운으로 갈아입도록 한다.

1) 정신상태 사정

신경학적 사정의 상당 부분은 대상자가 검진실로 들어올 때와 건강력 사정을 통해 이루어진다. 건강력을 사정할 때, 검진자는 대상자의 전반적인 외양과 정서, 목소리, 말의 내용, 기억, 논리, 판단력, 그리고 말투를 주목해야 한다.

대부분의 경우, 건강력 사정을 통해 얻어진 정보로 정신상태를 충분히 알 수 있다. 인지기능을 검사하기 위해 간이 정신진단 검사를 이용한다. 뇌병변장애/ 뇌병변장애 의심, 기억력 손상, 혼돈, 비언어적 통증 호소, 실어증, 과민성과 같은 증상들이 있다면, 더 상세히 정신상태 사정(4장 참고)을 수행해야 한다.

2) 뇌신경 검사

뇌신경의 기능 변화는 운동, 감각 손상을 야기한다. 각 뇌신경의 기능은 [표 12-2]를 참고한다.

검진	이론적 근거
1. 제1뇌신경(후각신경)의 기능을 사정한다. 정향, 커피, 향수와 같이 익숙하고 자극적이지 않은 냄새에 대한 대상자의 인지도를 검사한다. 각각의 코를 따로 검사한다.	1. 대상자는 각 냄새를 식별할 수 있어야 한다. 일측성 실후증(냄새를 맡지 못함)은 접형골연의 뇌수막종과 같은 두개내 종양으로 인해 후삭과 후구가 압박될 때 생긴다. 또한 부비동염이나 사상판의 손상이 원인일 수도 있다.
2. 제2뇌신경(시신경)을 검사한다. 시력과 시야를 평가한다.	2. 유아기나 알코올중독, 요독증, 당뇨병과 같은 특정 질병으로 인한 교정되지 않은 사시(strabismus)는 영구적인 시력 손상으로 이어질 수 있다. 다발성 경화증, 신경 자체의 종양과 농양, 시신경 위축, 두개내압 상승으로 인한 시신경유두부종, 시신경염, 출혈을 동반한 시신경의 신혈관 형성에서 나타나는 병리는 시신경에 영향을 주는 시력손상으로 이어질 수 있다. 또한 종양, 뇌졸중 또는 다른 신경학적 질병들도 시력손상의 원인이 될 수 있다.
3. 제3(동안신경), 4(활차신경), 6(외전신경)뇌신경을 사정한다.	
A. 6방향의 주요 주시 영역으로 외안근 운동을 검사한다. 수렴(convergence)을 사정한다.	A. 안구진탕(nystagmus)이 있는지 확인하고, 안구진탕이 일어날 때 주시 방향을 확인한다. 하나 이상의 안근의 외상성 마비는 외안근 손상이나 대공 주변의 안와골절로 인한 제 2, 3, 4, 6뇌신경의 손상으로 야기된다. 제6뇌신경 관련 외안근의 마비는 해면정맥동을 포함하는 기저두개골절로 인해 발생한다.

〈계속〉

검진	이론적 근거
	대상포진, 매독, 성홍열, 백일해, 보툴리누스 식중독과 같은 감염은 제3, 4, 6뇌신경에 영향을 미치고, 외안근 마비를 야기한다. 두개내압이 상승하면 제6뇌신경이 압박받을 수 있다. 안와부 수막종으로 인해 해면정맥동의 벽이 침범되거나 접형동의 종양은 제3, 4, 6뇌신경에 영향을 미칠 수 있다. 수직편위는 중뇌-간뇌의 접합부의 손상, 뇌간을 압박하는 종양으로 인해 발생한다. 대뇌피질의 운동영역이 파괴되면 두 눈이 반대쪽을 볼 수 없게 되어 병변 앞쪽으로 편위가 발생한다. 다발성 경화증으로 인한 탈수초화는 눈을 모을 수는 있지만 안쪽을 볼 수 없는 핵간안근마비를 초래한다. 한쪽 눈은 아래로 편위되고 다른 눈은 위로 편위되는 사시는 소뇌의 질병이나 아래로 편위되는 눈과 같은 쪽 뇌교의 병변으로 인해 발생한다. 안구진탕은 뇌간, 소뇌, 전정계에 병변이 있거나 대뇌반구의 시각로를 따라 병변이 있을 때 발생한다.
B. 동공의 모양과 크기를 검사한다. 직접 대광반사와 공감 대광반사를 사정한다. 동공조절반사를 사정한다.	B. 교감신경흥분제나 부교감신경흥분제와 같은 특정 약물, 경동맥류나 외상으로 인한 제3뇌신경의 마비는 비정상적인 동공 크기를 야기할 수 있다. 외상으로 인한 시신경교차지점에서의 시신경손상은 구심성 시각경로를 손상시키며, 이는 동공대광반사로 검사할 수 있다. 중뇌에 병변이 있을 때 빛으로 동공을 자극하면, 초기에 동공이 수축하다가 조절을 안 할 때도 크기가 율동적으로 변하는 동공변동 현상이 나타난다.
C. 눈꺼풀 올림을 사정한다. 눈의 깜빡임을 관찰하고 대상자의 눈꺼풀이 쳐졌는지 관찰한다. 대상자에게 눈꺼풀을 올려보도록 한다.	C. 제7뇌신경의 병변과 관련된 안륜근의 비자발적인 긴장성 경련으로 과도한 눈 깜빡임이 발생할 수 있다. 안검하수는 중증 근무력증, 손상으로 인한 올림근 마비, 신경경로의 파괴와 관련이 있다. 눈꺼풀을 완전하게 감지 못하는 것은 안면근육마비(Bell's palsy)나 뇌졸중과 관련된다.
D. 인형눈(doll's eyes) 징후를 사정한다. 대상자의 머리를 좌우로 빠르게 움직인다.	D. "인형눈" 검사를 통해 전정로와 동안신경로의 통합성을 확인할 수 있다. 눈은 머리가 움직이는 방향과 반대로 움직여야 한다. 머리를 움직일 때 눈이 고정되는 비정상적인 인형눈 징후는 뇌간 저부에 병변이 있을 때 발생한다.

4. 제5뇌신경(삼차신경)을 사정한다.

A. 얼굴 양쪽의 이마, 볼, 턱의 감각 인식을 평가한다. 가벼운 촉각은 무명실을 사용하여 검사하고, 표면 통각은 핀을, 온각은 뜨거운 물과 차가운 물이 담긴 병을 사용하여 검사한다.	A. 병변으로 인한 삼차신경 압박 시 감각인지가 손상되고 안면 통증이 발생한다. 운동기능의 약화 없이 삼차신경의 분포에 따라 접촉이나 얼굴의 움직임으로 자극되는 비정상적이고, 짧은 발작성의 편측 안면통증이 삼차신경병증이다.

〈계속〉

검진	이론적 근거
	대상포진 후 신경통은 지속적이고, 타는 것처럼 아픈 통증을 포함하며, 자발적이거나 접촉으로 인해 유발되는 간헐적인 찌르는 듯한 통증을 동반한다.
B. 무의식 대상자에게 무명실을 각 눈의 각막에 살짝 댄 후, 깜빡임 반사(reflex blinking)를 관찰한다.	B. 각막반사 감소는 반대편 반구의 급성병변이 있거나 뇌간에 동측성의 병변이 있음을 나타낸다. 각막반사가 없는 것은, 제5뇌신경의 구심로와 제7뇌신경의 원심로의 병변 때문이다.
C. 대상자에게 이를 꽉 다물어 보게 하고[그림 12-6], 저작근과 측두근을 촉진한다. 대상자의 저항과 반대되게 하악골을 아래로 밀어내리면서 저작근의 힘을 사정한다. 대상자의 저작능력을 사정한다.	C. 저작근의 경련은 삼차신경 운동근의 병발로 인해 일어난다. 두부외상의 결과로 안면 무감각증과 저작근 마비가 생길 수 있다.

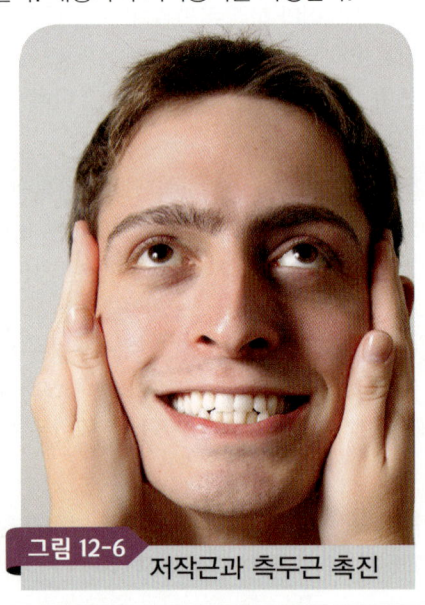

그림 12-6 저작근과 측두근 촉진

5. 제7뇌신경(안면신경)을 사정한다.

A. 대상자에게 눈썹을 들어 올리고, 얼굴을 찡그리고, 웃고, 눈을 치켜뜨게 한다. 안면근육의 강도와 대칭성을 주목한다.	A. 안면신경의 상부운동신경세포에 병변이 있으면, 안면의 하부 1/3~2/3가 마비되는 핵상마비가 초래된다. 안면근육의 전반적인 이완성 마비를 특징으로 하는 벨마비(Bell's palsy)는 동측의 안면신경이 손상되었을 때 발생한다.
B. 대상자가 혀의 전방 2/3에서 단맛과 짠맛을 인식하는 지를 평가한다.	B. 미각의 변화는 연수와 두정엽 부위의 손상이 원인이 될 수 있다.

6. 제8뇌신경(청신경)을 사정한다.

A. 청력을 사정한다(사정 기술은 귀 질환 참고).	A. 감각신경성 난청은 내이나 병변이 있는 귀의 신경에 이상이 있으면 발생하고, 정상귀로 편측화된다.
B. 전정부분을 평가하기 위해 현훈, 오심, 불안을 사정하면서 균형이 깨지는 지 관찰한다.	B. 미로나 전정신경이 파열되면 현훈이 발생한다.

〈계속〉

검진	이론적 근거
7. 제9뇌신경(설인신경)과 제10뇌신경(미주신경)을 사정한다. 대상자에게 "아" 하고 소리를 내어 보게 한다. 이때 구개궁이 대칭적으로 올라가는지 관찰한다. 설압자로 구개궁을 살짝 건드려서 구역반사를 확인한다. 말할 때 콧소리, 쉰 목소리, 조음을 평가한다. 결손이 확인되면, "ㅋ", "ㅊ", "ㅂ", "ㄷ"와 같은 후두음과 구개음을 내어 보도록 한다. 대상자가 소량의 물을 삼킬 수 있는지 평가한다. 구강의 분비물이 조절되는지 관찰한다.	7. 두개골 기저부의 손상이나 골절로 인해 한쪽 설인신경과 미주신경이 마비되면, 구개궁의 한쪽이 낮아지고 편평해지며, 연구개의 약화, 목젖이 손상 받지 않은 쪽으로 편위, 약간의 연하곤란, 액체의 역류, 콧소리, 혀 뒤쪽 1/3 부위의 미각상실, 구개의 편측 무감각이 나타난다. 양쪽 미주신경이 마비되면 콧소리가 상당히 많이 나고 후두음과 구개음을 내기 어렵고, 심각한 액체류의 연하곤란이 있으며, 발성할 때 구개가 올라가지 않는다. 소뇌의 기능장애는 설인신경과 미주신경이 지배하는 근육을 조정하는 데 지장을 준다.
8. 제11뇌신경(척수부신경)을 사정한다. 흉쇄유돌근과 승모근의 크기와 대칭성을 시진한다. 대상자에게 머리를 한쪽으로 돌리도록 하고 검사자가 대상자의 머리를 다시 앞으로 돌리려는 힘에 저항하도록 한다. 반대쪽 흉쇄유돌근을 촉진한다. 양쪽을 각각 평가한다. 대상자에게 검사자의 손에 반하여 머리를 앞쪽으로 밀어보도록 한다. 흉쇄유돌근의 힘을 사정한다. 검사자가 어깨를 누르는 힘에 대항하여 어깨를 위로 들어 올려보게 한다. 근력, 위축, 근육의 수축을 관찰한다.	8. 척수부신경에 영향을 주는 손상, 종양, 감염은 흉쇄유돌근의 편측마비를 일으키고 그 결과, 근육이 편평하고 무력해지며, 마비된 쪽으로 고개를 돌리지 못하게 된다. 또한 승모근의 편측마비도 일어날 수 있으며, 이로 인해 어깨와 견갑골 높이의 비대칭, 목둘레의 함몰, 마비된 쪽의 어깨를 들지 못하게 된다.
9. 제12뇌신경(설하신경)을 사정한다.	
A. 혀의 위축을 사정한다. 혀를 내밀고, 좌우로 움직여보게 한다. 혀를 내밀었을 때 혀의 정렬을 검사한다. 혀로 볼을 바깥쪽으로 밀어내보도록 하여 그 힘을 양쪽에서 사정한다.	A. 설하신경핵에 병변이 있거나 신경섬유에 외상이 있는 경우, 편측 마비의 결과로 마비된 쪽의 근육이 정상쪽의 강한 근육에 저항할 수 없게 되어 지속적으로 혀가 편위된다. 혀의 양쪽 근육이 모두 마비되면 대상자는 혀를 내밀지 못한다.
B. 대상자에게 "라"와 같은 설음을 반복해 보게 한다.	B. 설하신경에 병변이 있으면 설음을 발음하기 어렵다.

3) 운동기능 사정: 시진과 촉진

검진	이론적 근거
근육	
1. 근육의 크기와 윤곽을 살펴본다. 위축, 근비대, 비대칭, 관절 부정렬을 관찰한다.	1. 크기와 윤곽은 정상범위여야 하고, 근육은 양쪽이 대칭적이어야 한다. 근육의 소모는 팔, 다리, 몸통은 루게릭병이나 길랭-바레 증후군임을 암시한다. 특정 근육부분의 위축은 말초신경의 손상을 의미한다. 예로, 대퇴신경이 손상되면 대퇴사두근의 위축이 자주 나타난다.
2. 불수의적 운동이 있는지 주목한다.	2. 비정상적인 불수의적 운동에는 근육부분수축, 잔떨림, 연축, 강축, 무도증, 진전, 틱, 발리스무스, 아테토시스(athetosis: 무정위운동증), 근육긴장이상, 근육간대경련, 고정자세불능증이

⟨계속⟩

검진	이론적 근거
	있다. 이러한 문제들은 다양한 신경학적 병리에 의해 발생할 수 있다. 파킨슨병은 안정 시 진전이 자주 나타난다.
3. 건강력 사정으로 압통이나 연축, 근위축, 비대가 의심된다면, 근육을 촉진한다. 근력과 긴장도를 사정하고, 수동적인 운동을 할 때 강직, 경직, 근긴장 저하가 나타나는지 확인한다.	3. 반신마비, 하반신마비, 사지마비가 있는 사지는 전형적으로 국소적 위축이 나타난다. 운동신경원의 하부에 신경학적 질병이 있으면 병변이 있는 쪽이 이완된다. 경직은 상위운동신경원의 기능에 장애가 있다는 것을 나타내고, 마비와 뇌성마비 시 흔하게 동반된다. [표 12-3]에 상·하위 운동신경의 병변과 관련된 증상이 있다. 편측 근육의 약화나 마비는 뇌졸중, 종양, 외상과 관련되어 있는 반면, 전반적 감소는 루게릭병, 근이영양증, 다발성경화증, 중증 근무력증, 길랭-바레 증후군과 같이 전반적 위축과 신경근육질환의 악화와 관련이 있다.

소뇌의 기능

4. 균형과 걸음걸이를 관찰한다.

A. 대상자에게 방을 가로질러 걸어보도록 한다. 대상자가 앉은 자세에서 일어서는 자세로 옮길 때를 관찰한다. 발끝으로 걸어보게 하고, 발뒤꿈치로 걸어보게 한다. 일직선으로 엄지발가락에 발뒤꿈치를 대면서 걷도록 한다. 앞뒤로 걸어보게 한다. 대상자에게 옆으로 걸어보게 하는데 먼저 왼쪽, 그다음 오른쪽으로 걸어보게 한다.

A. 움직임이 부드러워야 한다. 소뇌질병이나 근육 약화, 마비, 조정이나 균형장애, 강직, 피로, 통증으로 인해 비정상적인 걸음걸이를 보일 수 있다. 파킨슨병은 경직되고 느린 움직임을 보인다. 근약화와 운동실조증은 다발성경화증을 의심할 수 있다. 소뇌에 종양이 있으면 걸음걸이와 균형장애가 나타날 수 있다.

B. 대상자에게 눈을 감고 앞으로 몇 발짝 걸어보도록 한다. 균형을 유지할 수 있는지 확인한다. 한발로 교대로 서서 뛰어보게 한다.

B. 대상자가 눈을 뜨고 감은 상태에서 균형을 잡지 못하는 것은 소뇌 질병 때문이다. 눈을 감고 균형을 잡기 어려운 것은 고유반사 손실을 동반한 척수 후주의 질병을 의미한다.

C. 롬버그 검사(Romberg's test): 눈을 뜨고 양발로 서 있다가 눈을 감고 서 있을 때의 흔들림을 관찰한다.

C. 대상자는 자세를 유지할 수 있어야 한다. 롬버그 검사는 대상자가 눈을 감고 균형을 잡을 수 없을 때 양성이다. 다발성경화증 대상자는 롬버그 검사(Romberg's test) 양성이다.

D. 회내근 검사를 한다. 대상자에게 선 자세에서 손바닥을 아래로 하여 양팔을 뻗도록 한다[그림 12-7]. 대상자가 자세를 유지하도록 하고, 팔이 아래로 처지는지 관찰한다.

D. 팔이 아래로 쳐지는 것은 반신마비를 의미하고 이는 뇌졸중의 증거다.

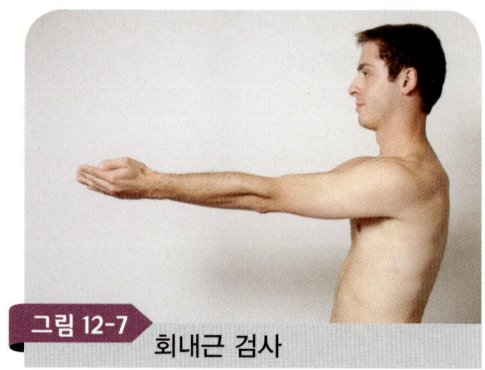

그림 12-7 회내근 검사

〈계속〉

검진	이론적 근거
5. 조정협동반응(coordination)을 사정한다.	5. 소뇌 질환의 특징은 조정되지 않은 행동으로 대상자의 움직임이 갑작스럽고 불규칙해 보인다. 더 악화되면 거리, 범위, 속도, 힘에 대한 판단력이 손상되거나 빠른 교대운동을 하지 못한다.
A. 손가락-코 검사(finger-to-nose test)를 하여 팔의 운동실조를 검사한다. 대상자가 검진대에 앉도록 한다. 눈을 감게 하고 검지로 코를 만지도록 한다. 반대쪽 손도 같은 동작을 반복한다.	A. 움직임이 부드럽고 정확해야 정상이다.
B. 빠른 교대 운동 검사(rapid alternating movements, RAM)를 한다. 대상자에게 처음에 손바닥으로 허벅지를 친 다음 손등으로 다시 치는 빠른 교대운동을 하도록 한다.	B. 대상자는 빠르고 리드미컬하게 교대운동을 수행할 수 있어야 한다.
C. 발꿈치-정강이 검사(heel to shin test)를 하여 다리의 운동실조를 관찰한다. 대상자가 앙와위를 취하도록 한다. 발꿈치를 반대쪽 무릎 위에서 정강이를 따라 내려오도록 한다. 운동의 속도, 리듬, 부드러움, 정확도를 관찰한다.	C. 대상자는 발꿈치로 정강이를 일직선으로 빠르게 쓸어내릴 수 있어야 한다.

● 표 12-3 상·하위 운동신경의 병변

상위 운동신경(UMN)의 병변	하위 운동신경(LMN)의 병변
근수축	근이완
근위축없이 근력감소	근위축을 동반한 근력과 긴장도 감소
심부건/복부 표재성 반사 항진	반사의 약화나 소실
근섬유다발 수축 없음	근섬유다발 수축 있음
뇌간 수준 이상 부위에서 손상 시 영향을 받음	동측성 변화가 관찰됨
바빈스키 반사 양성	바빈스키 반사 음성
간대성 경련이 있음	간대성 경련이 없음

4) 감각기능 사정

검진	이론적 근거
1. 외수용성 감각을 사정한다. 모든 검사는 대상자가 눈을 감은 채 이루어져야 한다. A. 가벼운 촉각 검사를 한다. 피부분절을 따라 사지의 원위부에서 시작하여 근위부로 이동하며 면솜을 가볍게 댄다[그림 12-8].	1. (a, b, c) 대상자는 모든 감각을 느끼고 구별할 수 있어야 한다. 말초신경의 병변은 그 신경의 감각이 분포된 곳에 무감각(촉각 결여), 감각감퇴(촉각 예민도 감소), 감각과민(촉각예민도 증가)을 일으킬 수 있다. 뇌간이나 척수의 병변은 무감각, 타는 듯한, 저릿저릿한 통증, 자통 같은 비정상적 감각인 감각이상이나 단기적으로 무감각해지는 비정상적 감각 혹은 자극이 없을 때의 비정상적인 감각과 같은 지각이상을

〈계속〉

검진	이론적 근거
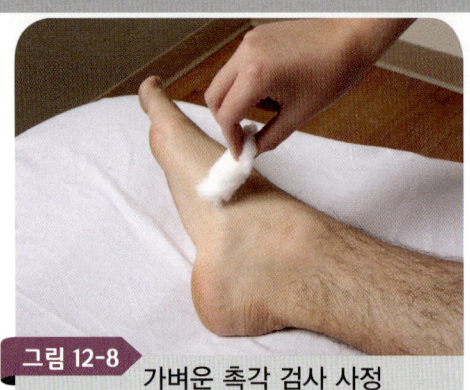 그림 12-8 가벼운 촉각 검사 사정	일으킬 수 있다. 시상, 말초신경, 신경근의 병변은 통증자극이 인지는 되나, 아프다고 인지되지 않는 비정상적 감각인 무통증, 통증에 대한 예민도가 감소된 통각 감퇴와 예민도가 극대화된 통각과민을 일으킬 수 있다. 병변이 시상에 광범위하게 있거나, 뇌간 상측면에 있을 경우, 편측 외수용성감각이 완전히 소실되고 전반적인 장애가 나타난다. 다리반사 소실과 괄약근 조절 불가를 동반하는 "안장" 형태의 감각 결손은 말총의 병변 때문이다. 손과 다리 하부의 촉각 소실은 다발성 신경염에서 흔하다.
B. 표면통각을 느끼는지 사정한다. 멸균핀이나 부서진 설압자의 모서리 같은 날카로운 기구를 이용한다[그림 12-9]. 기구의 무딘면과 날카로운 면을 무작위로 댄다. 자극을 교대해서 대상자가 정확하게 날카로운 감각과 무딘 감각을 구별할 수 있는지를 알아본다. C. 온도감각을 검사한다. 온도감각을 검사하기 위해 대상자의 피부에 따뜻한 물(40~45℃)과 차가운 물(5~10℃)이 담긴 병을 댄다(위의 범위 이상이나 이하의 온도는 통증 수용체를 자극한다).	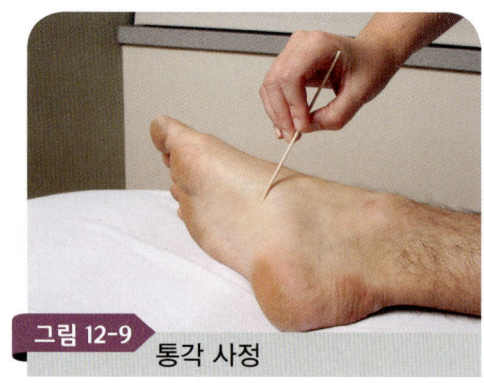 그림 12-9 통각 사정
2. 고유감각을 사정한다. A. 운동감각과 위치감각을 검사한다. 대상자의 검지나 엄지발가락 측면을 잡는다. 검지나 엄지발가락을 위아래로 움직이고 대상자에게 검지나 엄지발가락이 어느 방향으로 움직였는가를 묻는다[그림 12-10]. 운동감각에 결손이 있다고 보이면, 손목이나 발목 같은 근위부 관절로 진행하면서 검사를 반복한다.	A. 위치감각은 말초신경병, 시상의 병변, 감각피질의 병변에 의해 영향을 받을 수 있다. 동측성 위치감각, 진동감각 결손은 다발성신경병이나 척수후주질환을 의미한다. 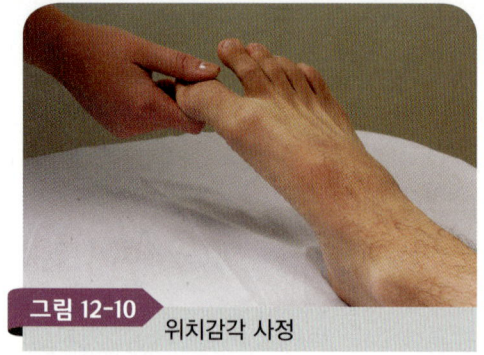 그림 12-10 위치감각 사정
B. 진동감각을 검사한다. 뼈 돌출부위와 연조직에 진동시킨 음차를 적용하고 진동이 느껴지는 시점을 말하도록 한다. 음차를 발가락이나 손가락에 적용시키고, 검진자의 손가락을 그 밑에 댄다[그림 12-11]. 대상자가 진동을 느끼는 시간을 기록한다. 말초의 뼈 돌출부위의 진동감각에 결손이 있다고 보이면, 발목, 무릎, 손목, 팔꿈치, 전상장골능, 늑골, 흉골, 척추골의 극상돌기를 따라 몸통 쪽으로 검사를 진행한다.	B. 진동감각의 손실은 말초신경병을 암시한다.

〈계속〉

검진	이론적 근거

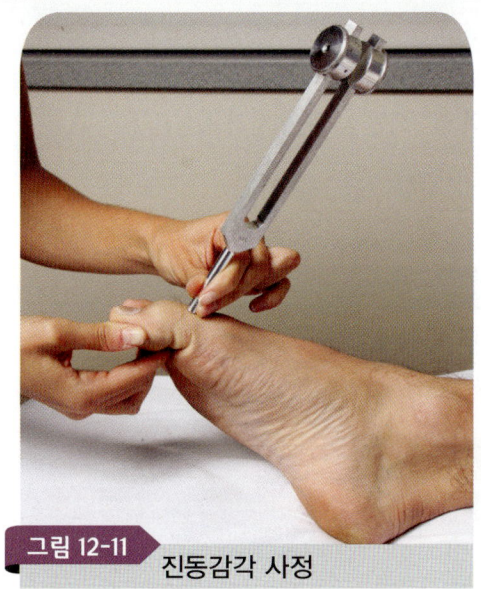

그림 12-11 진동감각 사정

3. 피질감각을 사정한다. 모든 검사는 대상자가 눈을 감은 상태로 진행되어야 한다.

   A. 입체감각을 검사한다. 대상자의 손에 동전 같은 친숙한 물건을 놓고 무엇인지 맞춰보게 한다[그림 12-12].

   B. 피부그림감각을 사정한다. 눈을 감도록 하고, 대상자의 손바닥에 글자나 숫자를 쓰고 무엇이라고 썼는지 맞춰보게 한다[그림 12-13].

   C. 두 점 식별 감각능력을 검사한다. 2개의 멸균핀이나 종이 클립을 펴서 대상자의 손가락 끝, 손이나 발의 떨어져 있는 두 점을 동시에 자극한다. 대상자가 지점을 식별할 수 없을 때까지 핀 2개의 간격을 계속 좁혀가며 움직여보고, 대상자가 두 점으로 식별할 수 있는 최소거리를 기록한다.

   D. 소거를 사정한다. 손목처럼 몸 양쪽의 같은 부위를 동시에 만진다. 대상자에게 한 부위 또는 두 부위가 모두 느껴지는지, 어디서 느껴지는지를 묻는다. 반대쪽은 자극하지 않으면서 한 쪽만 자극해본다. 대상자에게 하나 혹은 두 지점이 느껴지는지와 어디서 느껴지는지 묻는다.

3. (a, b, c, d) 대상자는 각각의 감각을 정확하게 구별할 수 있어야 한다. 촉각의 말초감각이 온전할 때, 측두엽의 감각피질의 기능장애나 병변이 생기면, 만지는 조작을 통해 물건을 맞추는 물건 식별력 손상, 그려진 숫자나 글자에 대한 인지력 손상, 두 지점 식별력손상과 소거 인지 손상이 나타날 수 있다.

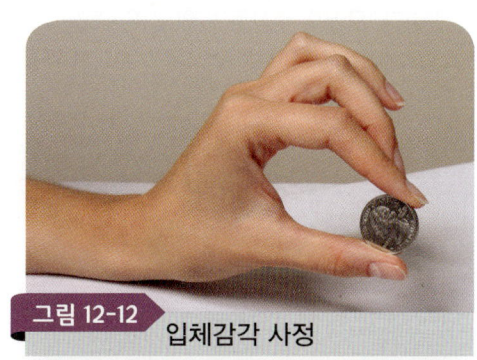

그림 12-12 입체감각 사정

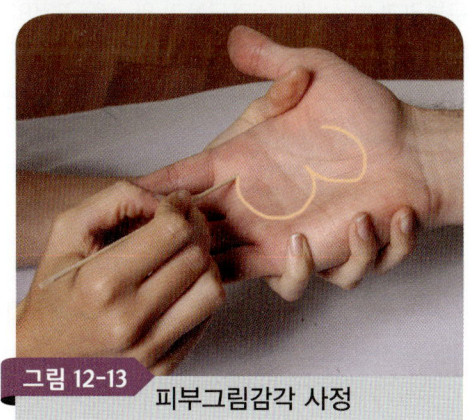

그림 12-13 피부그림감각 사정

〈계속〉

5) 심부건반사 검사

검진	이론적 근거
1. 심부건반사(deep tendon reflexes, DTRs)를 사정한다[그림 12-14]. 심부건반사를 사정할 때는 양쪽을 비교해야 한다[표 12-4].	1. 반사궁(reflex arc)의 이상은 심부건반사 감소로 나타나며 반사궁이 절단되면 심부건반사가 소실된다.

● 표 12-4 심부건반사 등급

등급	반응	등급	반응	등급	반응
5+	간대성 경련	3+	정상보다 항진	1+	감소
4+	과도항진	2+	정상	0	반응 없음

A. 이두근건반사: 대상자에게 팔의 긴장을 풀도록 한다. 대상자의 팔을 45~90° 사이로 구부리게 하고 검진자는 대상자의 팔 아래를 받친다. 전주와의 주름 바로 위인 건 위에 검진자의 엄지를 댄 후, 그 위를 반사해머로 친다. 이두근과 팔꿈치의 수축을 관찰한다.

B. 상완요근건반사: 대상자의 팔을 받치고 45°로 구부리게 한다. 요골의 주상돌기 위, 상완요골근 건 부위를 반사해머로 친다. 전완의 굴곡과 회외를 관찰한다.

C. 삼두근건반사: 대상자의 팔을 받치고 45~90° 사이로 구부리게 한 상태에서 주두돌기 위, 삼두근건의 부착 부위를 반사해머로 친다. 삼두근의 수축과 팔의 신전을 관찰한다.

D. 슬개반사를 사정한다. 대상자를 검진대 가장자리에 앉도록 하고 다리를 늘어뜨리게 한다. 슬개골 바로 밑의 무릎 부위를 반사해머로 친다. 사두근의 수축과 다리의 신전을 관찰한다.

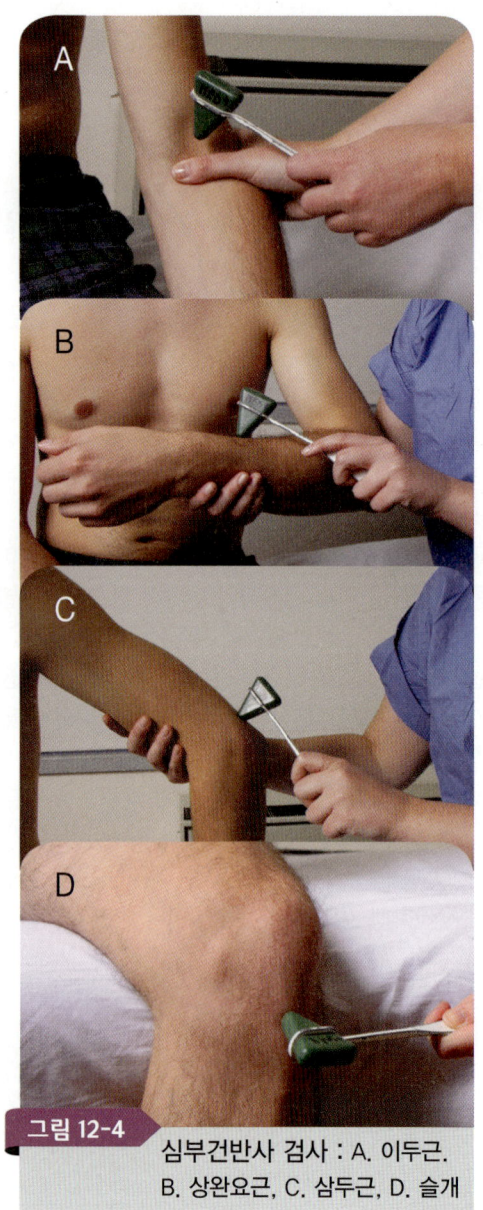

그림 12-4 심부건반사 검사 : A. 이두근. B. 상완요근, C. 삼두근, D. 슬개

〈계속〉

검진	이론적 근거
E. 아킬레스건반사를 검사한다. 대상자의 발을 바닥에 닿지 않게 들고 약간 배측굴곡시킨 상태에서 발뒤꿈치의 아킬레스건 부착점 위를 반사해머로 친다. 비복근, 비장근, 족저근의 수축과 발의 족저굴곡을 관찰한다.	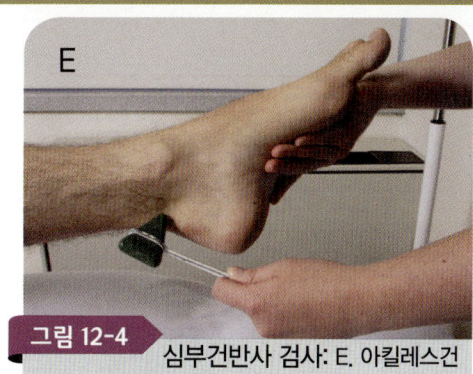 그림 12-4 심부건반사 검사: E. 아킬레스건

2. 표재성 반사를 사정한다.	2. 표재성반사는 두정부와 전운동영역의 운동중추와 추체계가 관여한다. 추체로 병변, 반사궁의 기능장애, 숙면, 깊은 혼수 상태에서는 표재성 반사가 감소되거나 없어진다. 급성척수손상 후 대마비 대상자가 구해면체반사 양성이면 척수쇼크의 초기 단계는 지났음을 의미한다.
A. 복부: 대상자에게 앙와위를 취하게 한다. 복부의 위, 아래 사분면의 피부를 진단적으로 자극하기 위해 뾰족한 물건을 이용한다. 위아래 복부근육의 수축과 배꼽이 자극 부위를 향해 움직이는 현상을 관찰한다.	
B. 발바닥: 발뒤꿈치에서 시작하여 발바닥 볼록 부위의 외측면을 따라 반사해머의 손잡이 끝으로 긁는다. 발가락의 족저굴곡을 관찰한다.	
남성 대상자	
C. 거고근 반사: 아래쪽 방향으로, 서혜부 근처의 대퇴 안쪽 피부를 반사해머로 친다. 동측 고환이 상승함에 따라 거고근이 수축하는 현상을 관찰한다.	
D. 구해면체근 반사: 음경의 포피나 귀두를 꼬집는다. 음경의 아래 부분의 회음에 있는 구해면체근의 수축을 관찰한다.	

3. 병적 반사가 있는지 사정한다[표 12-5].	3. 이러한 원시 반사들은 초기 발달단계에서는 정상적으로 나타난다. 하지만 노년기에서는 치매를 암시한다.

● 표 12-5 병적 반사

반사	설명
손바닥 반사(Palmar grasp)	손바닥을 자극하면 움켜잡는다.
입내밀기 반사(Snout)	입 주위를 자극하면 입술을 오므리며 내민다.
빨기 반사(Sucking)	입술, 혀, 구개를 자극하면 입술로 빤다.
포유 반사(Rooting)	입술을 자극하면 자극 쪽으로 머리를 돌린다.
미간 반사(Glabellar)	눈 사이 미간을 자극할 때마다 눈을 깜박인다.

6) 추가 검사

검진	이론적 근거
1. 뇌혈관질환이 의심되면, 두개골 위로 혈관잡음을 청진한다.	1. 두개골 청진은 일반적으로 수행하지 않는다. 청진 시 복시가 있는 경우 안와에서 잡음(bruit)이나 바람 부는 소리(blowing sound)가 드물게 들리며, 이는 복시의 원인이 되는 뇌동맥류 확장을 의미한다.
2. 경동맥[그림 12-15], 측두동맥 [그림 12-16], 눈, 후두부 아래를 청진한다.	2. 이 부위에서 들리는 잡음(bruit)은 폐색과 혈류감소 같은 혈관질환을 나타낸다.

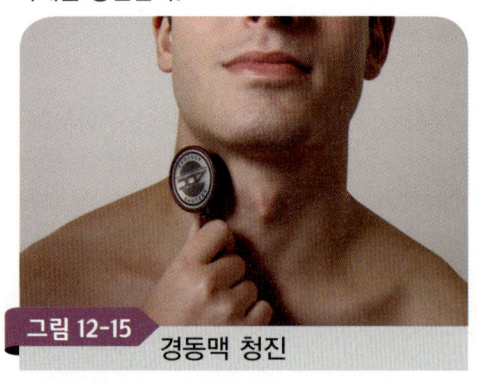
그림 12-15 경동맥 청진

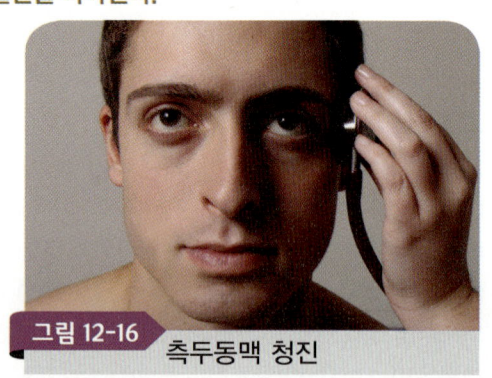
그림 12-16 측두동맥 청진

3. 혹, 함몰, 압통이 있는지 두개골을 촉진한다.	3. 종양이나 수두증은 두개골 표면의 혹과 팽윤으로 나타날 수 있다. 신생아에서 두개골 표면의 함몰은 탈수를 의미한다. 압통은 종양이나 감염을 의미한다.
4. 경동맥과 측두동맥을 촉진한다.	4. 이 부위에 맥박이 있는 것은 뇌로 가는 혈류가 적절함을 의미한다.
5. 수막자극 검사를 한다.	5. 뇌수막염, 지주막하출혈, 신경근 자극과 수막이 늘어나서 나타나는 수막자극 증상은 후경부경직, 커니히 징후(Kernig's sign), 브루진스키 징후(Brudzinski's sign)로 나타날 수 있다.
A. 후경부경직을 사정한다. 대상자에게 앙와위를 취하게 하고, 목을 구부리게 한다. 구부린 목에 강직이나 저항이 있는지 주목한다.	A. 후경부경직은 목에 강직이 있는 것이다.
b. 커닝(Kernig's) 징후를 검사한다: 대상자에게 앙와위를 취하게 하고, 다리를 들어올려 알맞은 각도로 무릎을 구부리게 한다. 검진자는 대상자의 무릎을 눌러 무릎을 펴려고 한다[그림 12-17]. 허리에 통증이 있는지, 다리를 펼 때 무릎에 저항이 있는지 관찰한다.	B. 커니히 징후 양성은 넙다리뒤 근육이 심하게 강직되어 골반을 90°로 굴곡할 때 다리를 곧게 펼 수 없는 것이다.
C. 브루진스키(Brudzinski's) 징후를 사정한다. 대상자에게 앙와위를 취하게 한다. 검진자의 한 손은 대상자의 목 아래에 대고 다른 손은 몸이 올라오는 것을 방지하기 위해 대상자의 가슴 가장 윗부분에 댄다[그림 12-18]. 의도적으로 대상자의 목을 구부린다.	C. 브루진스키 징후 양성은 목을 앞으로 굴곡할 때 골반과 무릎 관절이 자동적으로 굴곡되는 것이다.

〈계속〉

검진	이론적 근거
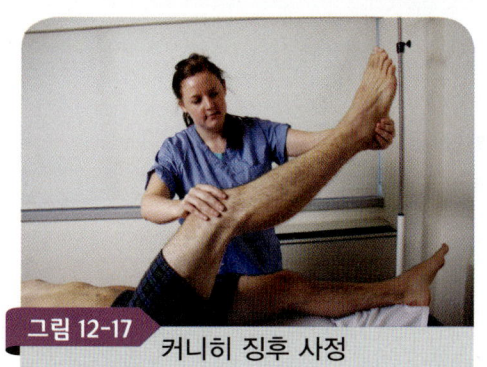 그림 12-17 커니히 징후 사정	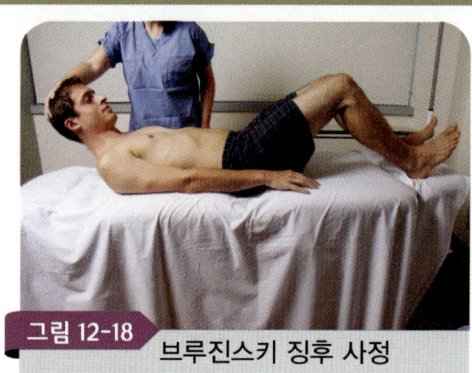 그림 12-18 브루진스키 징후 사정

의식 변화가 있는 대상자는 즉각적이고 철저한 신경학적 평가가 필요하다. [BOX 12-1]은 사정 절차를 설명하고 있다.

BOX 12-1 의식 변화 대상자 사정

완전한 신경학적 사정을 위해서는 운동능력, 뇌신경, 활력징후, 의식수준의 사정을 포함한 글라스고우 혼수 척도(GCS)를 이용하여 모든 주요 구성요소들을 평가해야 한다.

의식수준

대상자의 의식수준을 알기 위해서는, 각성 능력과 깨는 정도, 그리고 다양한 형태의 자극에 대한 행동적 반응을 평가해야 한다. 대상자를 각성시키기 위한 자극을 사정하는 것은 망상활성계의 능력을 반영한다. 의식이 명료하려면 각성되어 있어야 한다. 대상자의 적절한 운동과 언어 반응을 하는 능력을 관찰하고 기술해야 한다. 글라스고 혼수척도는 이러한 소견들을 기록하기 위해 사용되는 표준화된 도구이다. 대상자의 반응에 등급을 매기고 점수를 합산한다. 점수의 범위는 3~15점이며 15점이 정상이다.

의식수준의 5단계

명료(Alert)	정상적인 의식 상태로 시각, 청각, 기타 감각에 대한 자극에 적절한 반응을 즉시 보여주는 상태
기면 (Drowsy/ Lethargy)	• 졸음이 오는 상태　　　　　　　　• 자극에 대한 반응이 느리고 불완전 • 반응을 보기 위해서는 자극의 강도를 증가시켜야 함. • 질문에 대한 혼돈이 있고 때로는 섬망, 불안을 나타냄
혼미(Stupor)	• 계속적인 강력한 자극(큰소리, 밝은 광선, 자극)을 주면 반응을 나타냄 • 간단한 질문에 한 두마디 단어로 대답을 보임 • 통각 자극에는 더 이상의 자극을 피하려는 행동을 보이기도 함
반혼수 (Semicoma)	• 자발적인 근움직임은 거의 없음　　• 신음소리, 중얼거리기도 함 • 고통스러운 자극 주었을 때 어느 정도 피하려는 반응 보임
혼수(Coma)	• 모든 자극에 반응 없음 • 뇌의 연수는 기능을 유지하고 있으며 빛에 대한 동공반사도 존재

〈계속〉

BOX 12-1 의식이 변화된 대상자 사정

Glasgow Coma Scale(GCS)

(최고점수 : 15점, 0~7점 : 혼수, 심한 뇌손상)

눈뜨기(E)		
	• 자발적으로 눈을 뜨게 된 상태(spontaneously)	4
	• 소리에 의해서 눈을 뜨게 된 상태(To verbal)	3
	• 통증에 의해서 눈을 뜨게 된 상태(To pain)	2
	• 전혀 눈을 뜨지 않은 상태(None)	1
운동신경반응(M)	• 지시에 따름(obey commend)	6
	• 국소소동통에 따름(localize to pain)	5
	• 정상적인 굴절(철회반응; withdraw to pain)	4
	• 비정상적인 굴절(abnormal flection)	3
	• 신전반응(abnormal extension)	2
	• 반응 없음(None)	1
구두반응	• 지남력이 있는 상태(oriented)	5
	• 혼동된 대화(confused)	4
	• 부적절한 단어(inappropriated words)	3
	• 이해할 수 없는 소리(incomprohensive sound)	2
	• 무반응(None)	1

비정상 굴곡자세(피질박리자세)

비정상 신전자세(제뇌경직자세)

※ GCS 해석
- severe: 9점 이하(7점 이하는 coma)
- moderate: 9~12점
- mild: 13점 이상

※ GCS 점수 표시
- E3 V2 M2 =7

대상자가 구두 명령에 따를 수 있다면, 운동강도과 운동긴장을 적절히 평가할 수 있다. 대상자가 구두 명령에 따르지 못할 경우에는, 사지의 자발적인 움직임과 유해자극에 대한 움직임을 관찰하는 것이 중요하다. 비정상적인 운동반응은 신진대사장애, 병변, 쇼크, 두개내압(ICP) 상승을 포함한 다양한 병리를 암시한다.

무의식 대상자의 신경학적 검진 시에는 눈의 움직임과 동공의 기능을 사정하는 것이 중요하다. 동공반응은 제3뇌신경(동안신경)을 지배하는 교감신경계와 부교감신경계의 능력을 나타낸다. 동안신경에 가해지는 두개내압의 변화를 알아내기 위해서는 양쪽 동공 크기와 모양이 동일한지와 빛에 반응 정도를 사정하는 것이 필수적이다. 양쪽 동공의 크기가 다른 것은, 뇌탈출증의 위험이 임박했음을 나타낸다. 무의식 대상자의 경우, 내측세로다발경로의 신경분포 사정은 인형의 눈 반사를 유도하는 뇌간의 손상을 보여준다. 대상자의 눈을 뜨게 한 상태에서, 검진자는 대상자의 눈을 관찰하면서 대상자의 머리를 재빨리 한쪽으로 돌린 후, 다른 쪽으로도 머리를 돌리고 관찰한다. 눈이 중앙선에 있거나 머리와 함께 움직이면 눈머리반사(oculocephalic reflex)의 소실로, 이는 상당한 뇌간 손상을 의미한다. 뇌간의 기능을 반영하는 또 다른 검사로는 20~50mL의 찬물을 외이도에 주입하는 냉수 눈떨림 검사(cold caloric test)가 있다. 안구운동의 편위 장애는 뇌간의 병변을 나타내는 비정상적인 현상이다.

〈계속〉

> **BOX 12-1** 의식이 변화된 대상자 사정
>
> 반신마비나 편측마비는 대상자의 양 팔을 침대에서 들어올린 후, 양팔을 동시에 놓음으로써 알 수 있다. 마비된 쪽의 팔이 정상팔보다 더 빨리, 힘없이 떨어진다. 수동적 움직임에 저항을 보이는 근육긴장병증은 전뇌의 기능장애를 동반하는 것이다. 한쪽에서 더 많이 나타나는 것은 전두엽의 병변과 두개내압 상승을 암시할 수 있다.
>
> 피질제거자세(Decorticate posturing)에서 상지는 굴곡, 내전되고 하지는 내회전, 족저굴곡을 보인다. 이는 뇌나 뇌간에 병변이 있음을 나타낸다. 제뇌자세는 상지는 신전, 내전, 과회내전되고 하지는 굴곡되는 것이 특징이며, 이는 중뇌수준의 병변을 암시한다. 반사항진과 바빈스키 반사 양성은 중추신경계의 폐색 병변을 반영하는 징후이다.
>
> 중추신경계 장애는 활력징후 변화를 동반한다. 고체온증이나 저체온증, 체인스토크스 호흡(Cheyne-Stokes breathing)과 비오트 호흡(Biot's breathing) 같은 불규칙한 호흡, 혈류역학적 변화는 두개내압이 더 상승되었음을 나타낸다.

4 진단적 추론

건강력과 신체검진에 기초하여 사정과 계획을 세워야 한다. 예를 들어, 대상자가 여러 가지 진단이 가능한 증상들을 보고할 수 있으나, 과거병력이나 신체검진의 결과를 토대로 가능한 진단을 한두 개로 좁힐 수 있다. 두통은 흔한 주호소이다. [표 12-6]은 두통이 나타나는 질환의 감별진단에 대해 설명하고 있다.

● 표 12-6 두통 감별진단

감별진단	병력의 특이 소견	신체검진의 특이 소견	진단검사
뇌졸중 (Cerebrovascular accident)	갑작스럽고 극심한 두통; 무감각, 쇠약, 운동능력 손상이 일측성으로 나타남; 연하곤란; 시각장애; 인지 변화	시야 반맹, 단측 안검하수, 편측 부전마비, 연하곤란	경동맥 초음파, CT스캔, 뇌혈관조영술
일과성 뇌허혈증 (Transient ischemin attacks)	수일간 지속된 두통, 경동맥계의 발병; 연하곤란, 척골기저동맥계 발병; 현훈, 실어증	경동맥 잡음 경동맥계 질환; 단측 약화와 무감각, 척골기저동맥계의 발병; 양측 쇠약 (weakness)	뇌혈관조영술, 경동맥 조영술, 병변이나 출혈을 배제하기 위한 CT스캔
뇌동맥류파열 혹은 뇌동정맥 기형 (Rupture of an intra-crainal aneurysm or arteriovenous malformation)	갑작스럽고 극심한 두통, 오심, 구토, 의식소실, 시각장애	후경부경직, 신경학적 결손은 없음	CT스캔, 요추천자, 뇌혈관조영술

〈계속〉

표 12-6 두통 감별진단

감별진단	병력의 특이 소견	신체검진의 특이 소견	진단검사
종양(Tumor)	두통, 무감각, 약화, 시각장애, 인지장애	시각결손, 운동력 손상	CT스캔, MRI
수막염(Meningitis)	두통, 열, 발진, 눈부심	후경부경직, 브루진스키 징후와 커니히 징후 양성	일반혈액검사(CBC), 요추천자
편두통(Migraines)	점진적으로 시작된 극심한 단측의 쑤시는 듯한 두통; 오심; 구토; 눈부심	해당없음	병변이나 출혈을 배제하기 위한 두개골 촬영과 CT/MRI
군발두통(Cluster headaches)	한쪽 눈의 과도한 눈물 또는 발적과 함께 갑작스럽고 날카로운 일측성 통증이 2~8주 동안 집단적으로 발생	해당없음	병변이나 출혈을 배제하기 위한 두개골 촬영과 CT/MRI

특정대상자

임신부

- 건강력을 사정하는 동안 다음 사항을 주목한다.
  - 분만예정일과 재태 주수
  - 발작: 병력, 발병 시작, 빈도, 지속시간, 발병 양상; 임신성 고혈압 또는 자간전증
  - 두통: 발병시작, 양상, 빈도, 고혈압 관련 여부
  - 영양상태: 건강보조식품, 한약제, 산전 비타민, 칼슘, 엽산, 소듐의 감소
  - 운동요법과 활동의 수준
- 임신부는 경미한 두통 또는 혈관의 확장으로 인한 실신, 저혈당증, 저혈압, 또는 태아로 인한 대정맥 압박을 경험할 수 있다.
- 임신 중 가장 흔하게 경험하는 신경학적 변화는 두통과 무감각, 저릿저릿한 느낌이다. 다른 신경 병증으로는 족하수(foot drop), 안면 마비, 피로, 수면곤란이 있다.
- 임신부는 보통 골반 관절의 연화 또는 불안정함으로 인해 옆으로 오리걸음을 걷는다. 임산부는 무게중심의 이동으로 보행이 어색하게 보일 수 있고, 균형을 잃기 쉽다.
- 비정상 소견은 발작이 새롭게 발병이 시작되거나 기존질병으로 인해 발작이 증가되는 것이다. 과거력이 없는 경련은 자간증의 진행을 의미할 수 있다. 추가적인 비정상적인 소견은 복합적인 영양실조, 중증 근무력증, 수근관증후군, 또는 상완신경총이 견인되어 나타나는 손 마비의 징후가 있다. 분만 후에 임신 전 건강 상태로 회복될 수 있다.
- 처음에 사정 시 심부건반사의 평가 기준치를 확보한다. 입원대상자 사정은 검사 수치를 포함해야 한다.

신생아

- 신생아를 사정할 때는 다음 사항을 부모나 보호자에게 질문한다.
  - 신생아 건강력: 산모의 건강/질병/손상, 약물 치료, 방사선 노출, 톡소플라즈마에 노출, 매독, 결핵, 풍진, 거대세포바이러스, 헤르페스, 감염/독혈증, 출혈, 스트레스/손상/수술력, 지속적인 구토, 임신성 고혈압, 흡연력/투약/음주, 정신 기질
  - 출생력 : 재태기간, 출생 시 체중, 아프가 점수, 분만과정 동안 사용된 약물이나 장비, 지연 분만, 태아가사/손상
  - 출생 시 호흡 상태 : 자발적인 호흡, 산소/인공호흡기 필요여부, 지연무호흡, 청색증, 소생시키려는 노력
  - 신생아의 건강 : 감염, 발작, 흥분, 빨기, 연하 상태, 미숙한 조정력, 페닐케톤뇨증 양성, 황달
  - 선천성 기형/장애 상태
- 성장발달의 초기에 의미 있는 뇌의 성장과 신경계의 유수화가 일어난다. 신생아의 원시 반사는 하품, 재채기, 딸꾹질, 밝은 빛과 소음에 눈을 깜박거림, 빛에 대한 동공 반사로 동공 수축, 통증자극 회피가 있다. 뇌가 발달함에 따라 원시 반사가 감소되거나 억제되면서 피질 기능의 발달과 수의적 운동이 더 많이 나타난다.
- 신생아에서는 뇌신경을 직접 평가할 수는 없지만, 신체검진을 통하여 간접적으로 평가할 수 있다.
- 소뇌는 빨기와 연하를 조정하는 기능이 있다.
- 출생 시에 슬개건반사가 존재한다. 아킬레스건반사와 상완요근건반사는 생후 6개월에 나타난다. 심부건반사를 평가할 때, 반사해머 대신 손가락으로 건을 두드린다. 각각의 검사에서 상응하는 건에 붙어 있는 근육이 수축되어야 한다. 결과 해석은 성인과 같다. 1~2회 족간대성경련(ankle clonus)이 관찰되기도 한다.
- 운동조절은 두부에서 미부로 진행되며 머리와 목에서 시작하여 몸통으로 이동한 뒤, 사지로 이동한다. 신생아마다 조금씩 다르긴 하지만 일반적으로 기능은 순차적으로 발달한다.
- 신생아의 근육 강도와 긴장도는 반드시 사정한다. 출생 시에 신경근의 발달은 재태기간 동안의 두보위츠(Dubowitz) 임상 사정으로 평가할 수 있다.
- 감각 통합성은 고통스런 자극에서 사지를 회피하는 것을 통해 알 수 있다.
- 신생아 반사를 사정한다[표 12-7].
- 성장하는 영아의 자세와 운동은 중추신경계 발달에 따라 순차적으로 나타나고 사라지는, 원시반사를 검사함으로써 정기적으로 사정한다. 운동의 대칭성과 원활함을 보기 위해 영아의 자발적 활동을 관찰한다. 얼굴과 몸통과 팔, 다리 근육계의 리드미컬한 경련뿐만 아니라 지속되는 비대칭적인 자세들 역시 발작을 암시할 수 있다.
- 생후 약 2개월이 되면 손을 뻗어 사물을 잡는 목적적인 움직임이 시작된다. 생후 6개월에 한손으로 사물을 잡고, 7개월에 손으로 사물을 옮기고, 10개월에 사물을 놓아주는 행동이 일어나야 한다. 과도한 움직임이 진전 없이 일어나야 한다.
- 족저반사는 성인 사정과 같다. 영아들은 생후 16~24개월 때까지 엄지발가락이 배굴되고 나머지 발가락들은 부채를 펼친 모양처럼 되는 바빈스키 징후 양성반응을 나타낸다.

표 12-7 신생아 반사

반사	설명
파악 반사 (Palmar grasp)	손바닥을 자극하면 잡으려는 반응을 보인다.
발바닥 파악 반사 (Plantar grasp)	발바닥을 자극하면 발가락으로 잡으려는 반응을 보인다.
바빈스키 반사 (Babinski)	발바닥을 자극하면 엄지발가락은 배굴되고 나머지 발가락들은 편다.
포유 반사(Sucking)	입술, 혀, 구개를 자극하면 입으로 빨려고 한다.
근원 반사(Rooting)	입술을 자극하면 자극하는 쪽으로 고개를 돌린다.
긴장성 목 반사 (Tonic neck)	앙와위로 취한 상태에서, 고개를 한쪽으로 돌리면 동측 팔과 다리는 뻗고, 반대쪽 팔과 다리는 구부린다.
놀람 반사(Startling)	큰소리나 아기침대를 흔드는 것에 의해서 신생아의 팔, 다리가 외전, 신전되고 손가락은 C 모양으로 쥔다. 그 후 양팔과 다리를 안으로 모은다.
자리찾기 반사 (Placing)	신생아의 발등을 탁자에 스치도록 하면, 탁자 위를 걸으려고 하는 것처럼 빠르게 다리를 들어올린다.
보행 반사(Stepping)	발을 딱딱한 표면에 닿도록 아이를 수직자세로 들면 빠르게 몇 걸음 걷기 동작을 한다.

아동

- 환아의 건강력을 조사하는 동안, 다음의 정보를 얻는다.
  - 예방접종
  - 아동기 질병이나 부상, 건강문제
  - 발달과업 성취
  - 옷입기나 먹기와 같은 자가간호 활동 수행
  - 학교에서의 발달
  - 가장 좋아하는 활동
- 아동을 평가할 때에는 성인과 같은 순서로 약간 조정해서 한다.
- 신경근 발달과 능력은 자발적인 활동을 보고 검사한다.
- 다른 아동과의 상호작용 같은 사회/적응력과 어른으로부터의 독립성을 사정한다.
- 이름을 말해보게 하든지 2~3단어로 된 문구를 이용해서 다양하게 언어능력을 검사한다.
- 인형을 바닥에 떨어뜨려봄으로써 시야와 청력을 검사한다.
- 아동에게 눈을 감도록 하고 간지러운 부위를 가르키도록 하는 방법으로 촉각을 검사한다(5세 이전에는 촉각은 보통 평가되지 않는다).
- 검진자처럼 "웃긴 표정"을 지어보도록 하여 뇌신경 VII를 검사한다[그림 12-19].
- 미세운동(fine motor), 대운동(gross motor) 기술을 사정한다.
  - 뒤로 걸을 때의 걸음걸이
  - 균형

- 장난감 잡기[그림12-20]
- 발꿈치-발가락 걷기[그림12-21]
- 한 발로 서거나 뛰기[그림12-22]
- 뛰기

• 특히 목, 복부, 사지의 근육을 주목한다. 근비대, 근위축, 근력약화, 비협응성은 비정상적 결과들이다. 골반의 문제를 암시하는 쇠약이 있는지 주시한다.

• 발달지연 또는 연성 징후는 중추신경계 결손이나 성숙 지연으로 연령별 활동을 수행하지 못함을 나타낸다. 여러 발달 단계와 신경학적 연성 징후의 차이를 식별하는 것은 어려울 수 있다. 초기에 이러한 결과를 정상으로 간주할 수 있으나, 아동의 성장에 이러한 징후는 사라져야 한다.

노인

• 건강력 조사 시 다음에 대한 정보를 확인해야 한다.
  - 옷입기, 밥먹기, 목욕과 같은 일상적인 활동을 수행할 능력
  - 청력, 시력, 미세한 운동 조정력과 같은 기능적 손실
  - 실금
  - 간헐적인 신경학적 결손
  - 낙상, 쇠약, 불균형 유형

• 노인을 평가하는 방법은 성인과 같다.

• 최근에 복용한 약을 사정하여 손상의 원인을 정확히 알아낼 수 있다.

• 감각 변화, 조정력과 민첩함의 변화는 노인에게 드물다.

• 노화로 인해 심부건반사도 변화된다. 반사가 약하게 나타나거나 소실된다.

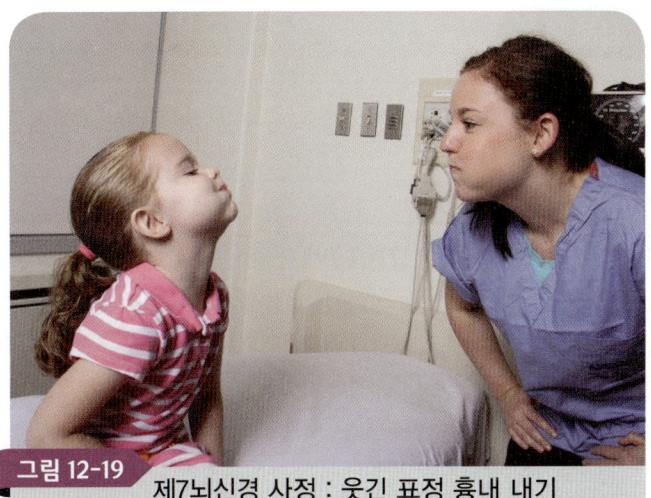
그림 12-19 제7뇌신경 사정 : 웃긴 표정 흉내 내기

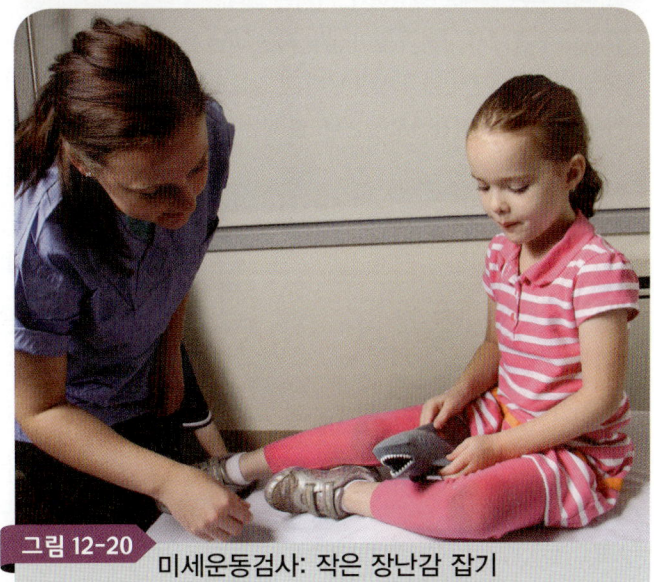
그림 12-20 미세운동검사: 작은 장난감 잡기

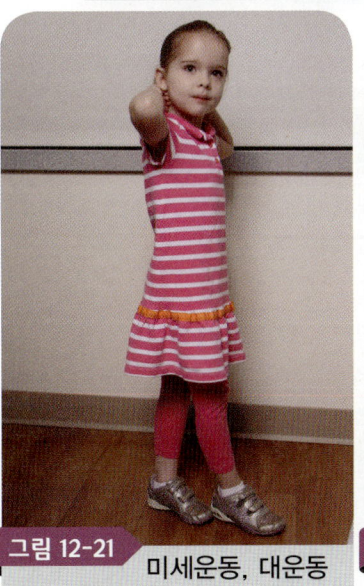
그림 12-21 미세운동, 대운동 검사: 발꿈치-발가락 걷기

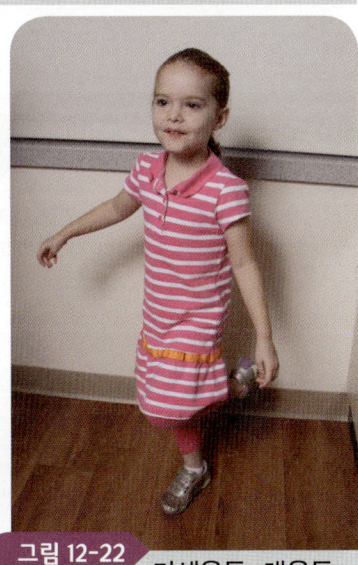
그림 12-22 미세운동, 대운동 검사: 한 발로 서기

사례 연구

주호소 "머리가 자주 아프고, 균형을 잡지 못하고 가끔은 말도 잘 못하겠어요."

면담을 통해 수집한 자료

김 씨는 48세 여성으로 남편과 함께 내원하였다. 그녀는 지난 2주 동안, 빈번한 두통과 일정 기간 동안의 어지럼증이 있었다. 오늘 오전 남편이 그녀가 의식이 없는 것을 발견하였다고 한다. 다시 의식을 찾았으나, 아침의 일을 기억하지 못했다. 말하는 데 어려움이 있고 좌측의 쇠약과 어지럼증으로 인해 걷지 못한다. 발작이나 연하곤란은 없다.

김 씨는 외상이 없고, 10년 전에 고혈압을 진단받았지만 부작용 때문에 항고혈압제제를 복용하지 않았다. 그녀는 또한 고지혈증이 있었으나 비용 때문에 약물치료요법을 이행하지 않았다. 2년 전에는 우측 경동맥내막절제술을 받았다.

김 씨는 관상동맥질환, 당뇨병, 신경학적 질병이나 암에 대한 가족력은 없다. 외동딸이며 아버지 나이는 78세이며 고혈압이 있고, 어머니는 75세로 건강하다. 자녀는 없다.

김 씨는 원룸에서 남편과 같이 살며 지난 20년 동안 접수원으로 일해 왔다. 최근에 직장에서 업무를 완수하기 힘들었다고 한다. 18살 때부터 흡연하였고 매일 담배 한 갑을 피웠다고 한다. 저녁식사 때 가끔 와인을 한잔 마시는 것 외에 술은 마시지 않으며 기분전환약물도 복용하지 않는다. 김 씨는 또한 평소에 규칙적인 운동을 하지 않는다.

근거	요점
보행 시 균형 상실	운동피질과 소뇌의 질병, 파킨슨병과 관련이 있다.
말하기 어려움	종양이나 뇌졸중으로 인한 전두엽이나 측두엽의 기능장애를 의미한다.
좌측 쇠약	소뇌나 운동피질의 기능장애와 관련이 있다.
어지럼증	뇌의 혈류량 감소나 내이감염이나 기립성저혈압과 같은 전정기관의 문제이다.
혼돈	다양한 병리학적 원인과 관련이 있으며 더 자세한 조사가 필요하다.
두통	고혈압, 출혈, 종양이나 다른 원인으로 인한 두개내압 상승과 관련이 있다.

이 름	날짜 2005. 1. 17	시간 13:15
	생년월일 1957. 6. 10	성별 여

병력

주 호 소	"머리가 자주 아프고, 균형을 잡지 못하고 가끔은 말도 잘 못하겠어요."
현 병 력	지난 2주 동안 빈번한 두통과 일정 기간 어지럼증이 있었다. 오늘 오전 남편이 그녀가 의식이 없는 것을 발견하였다. 의식은 되찾았으나, 아침의 일을 기억하지 못했다. 말하는 데 어려움이 있고 좌측의 쇠약과 어지럼증으로 인해 걷지 못한다. 발작이나 연하곤란은 없다.
투 약	노바스크(Novasc): 고혈압약으로 매일 5mg(부작용으로 인해 먹지 않음) 리피토(Lipitor): 고지혈증약으로 매일 20mg(비용 때문에 먹지 않음)
알레르기	알려진 약물에 대한 알레르기 반응 없음.
질 병	외상 없고 고혈압과 고지혈증 병력 있음.
입원/수술	2년 전 우측 경동맥내막 절제술
가 족 력	관상동맥질환, 당뇨병, 신경학적 질병이나 암 가족력 없음. 고혈압은 가족력 있음(아버지).
사 회 력	접수원으로 일하며 업무 수행이 어려움. 30년간 매일 흡연함. 가끔 술을 마심. 기분전환약물 복용하지 않음. 운동 안 함.

〈계속〉

계통별 문진

일반 사항	열이나 오한 없음.	**심혈관계**	문제 없음.
피 부	발진 없음.	**호흡기계**	문제 없음.
눈	시력 문제 없음.	**위장관계**	문제 없음.
귀	청력손실 없음.	**비뇨생식기계/부인과계**	문제 없음.
코/입/목	연하곤란 없음.	**근골격계**	보행 불가능.
유 방	덩어리 없음.	**신 경 계**	현병력 참조.

신체 검진

체 중	53kg	**체온** 36.8 ℃	**혈압** 210/108 mmHg
신 장	175cm	**맥박** 90회/min	**호흡** 18회/min

피 부 따듯하고 건조함.

머리/귀/눈/코/목 두피는 손상되지 않았고 대칭적임. 병변이나 덩어리, 압통 없음. 좌측 안검하수. PERRL(양측 동공이 둥글고 크기가 동일하며 빛에 정상적적으로 반응); 외안근 검사 결과 좌측으로 시선 편위; 시력검사결과 좌측 반맹. 외이는 눈과 일직선으로 있으며 병변, 압통, 덩어리 없음. 청력은 전체적으로 정상임. 코 분비물 없음; 비중격은 중앙선에 위치. 부비동 촉진 시 통증과 압통 없음. 인두 점막 병변 없음; 혀 정중선에 병변이나 종양 없음. 구개반사 정상. 좌측 안면하수. 목은 선병증이나 갑상선 비대 없이 유연함.

심혈관계 심첨맥박 촉진됨. 속도와 리듬 규칙적임. S1과 S2 청진됨. 심잡음(murmurs), 마찰음(rubs), 잡음(bruits), 없음.

호흡기계 호흡이 고르고 자연스러움. 흉곽운동 대칭. 우발음 없이 폐포호흡음 청진됨.

소화기계 복부가 부드럽고, 압통 없으며 팽창 없음. 사분면에서 정상 장음 청진됨.

비뇨생식기계 검사 안 함

근골격계 좌측 편마비; 좌측 어깨가 우측보다 낮음. 오른쪽 상지 근력은 5/5. 왼쪽 상지 근력은 0/5. 불수의적 운동은 보이지 않음.

신 경 계 의식 명료하고 지남력 있음. 불분명한 발음. 실어증. 지시에 반응함. GCS 13, 제2뇌신경-좌측 동측반맹. 제3, 4, 6뇌신경-외안근, 좌측 시야 손상. 제5뇌신경-좌측 표재통증과 가벼운 자극에 대한 감각 감소, 우측은 정상. 제7뇌신경-좌측 안면하수, 하안면. 제8뇌신경-이상 없음. 제9, 10뇌신경-이상 없음. 제11뇌신경-좌측 어깨를 들어 올리기 힘듦. 제12뇌신경-혀 정중선. 고유감각-좌측 결손, 우측 정상. 진동감각은 좌측 결손, 우측 정상. 입체감각, 피부그림감각, 두 점 식별-우측은 정상이나 좌측 손상. 좌측 조정력 손상(손가락-코검사, 빠른 교대검사, 발꿈치-정강이 검사). 걸음걸이는 편측마비로 인해 검사하지 않음. 수막자극검사 음성. 좌측피질 손상, 우측은 정상.

기 타

임 상 검 사

Na: 140mEq/mL	SCr: 0.8mg/dL	Neutros: 54%	Mg: 1.4mEq/L
K: 4.1mEq/mL	Glu: 90mg/dL	Bands: 4%	Phos: 2.7mg/dL
Cl: 101mEq/mL	Hgb: 13.6g/dL	Lymphs: 28%	PT/INR: 13.0/1.3
CO_2: 37mEq/L	Hct: 38%	Monos: 5%	PTT: 34
BUN: 8mg/dL	WBC: $7.2 \times 10^3/mm^3$	Ca: 8.2mEq/L	Platelets: 268

특 수 검 사 뇌컴퓨터단층촬영: 우측 전두엽 경색. 뇌혈관조영술: 우측 전두엽 색전 있고 관류 감소됨.
경동맥초음파: 우측 경동맥 92% 협착. 좌측 경동맥 79% 협착.

최종 검진 결과 1. 다발성 일과성허혈발작의 병력
2. 현재 우측 전두엽 뇌졸중. 우측 경동맥 협착과 색전으로 인한 허혈.

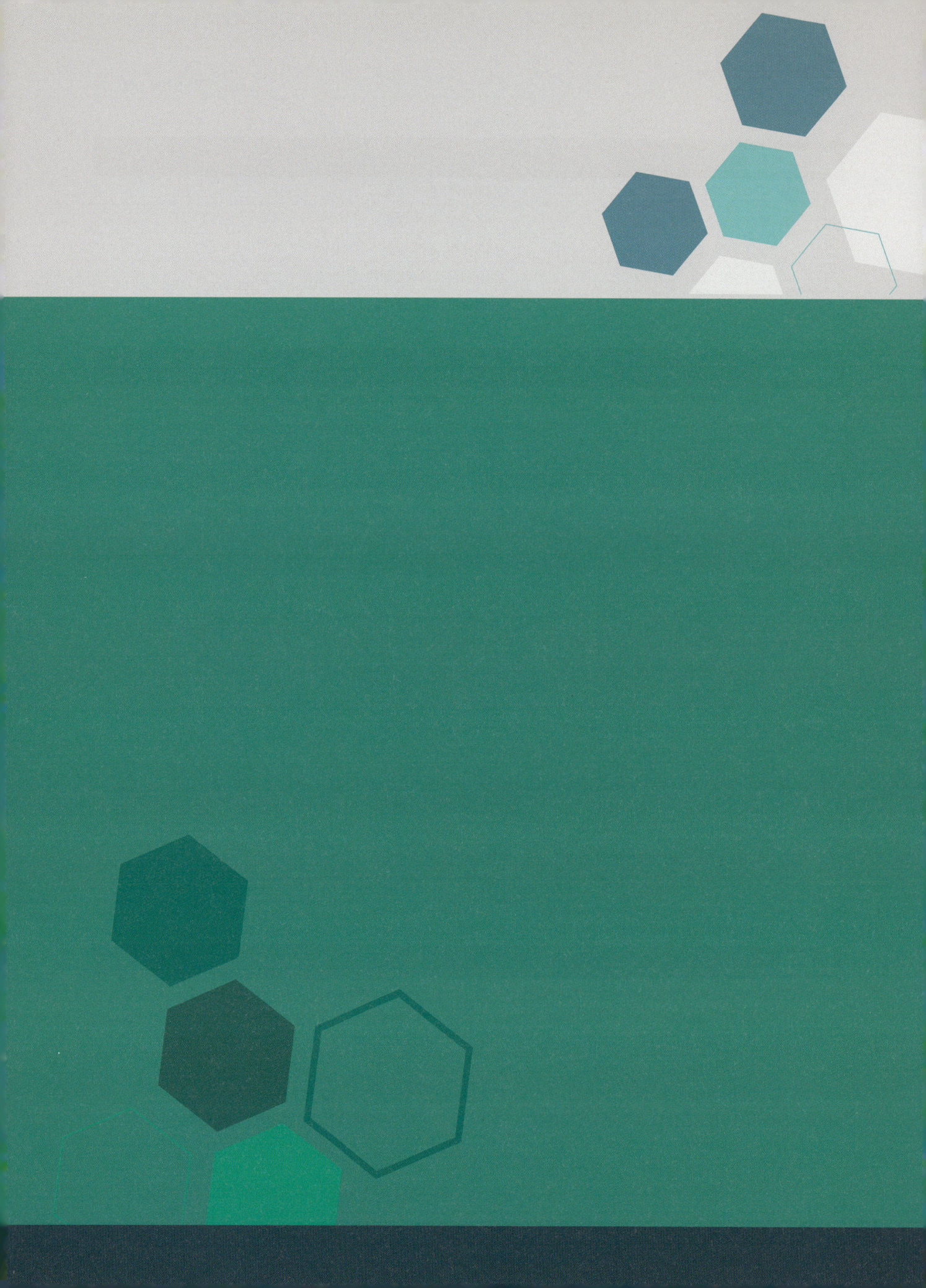

CHAPTER 13
정신건강 장애
Mental Health Disorders

　모든 의료인은 기본적이고 공식적인 진단명으로 정신과적인 건강상태를 사정하고 진단하며 치료한다. 특히, 불안장애, 우울과 약물 남용과 같은 정신과적 문제는 통증, 불편감, 불면증 또는 위장관계 증상으로 나타나 감춰질지도 모른다. 그러므로 잠재되어 있거나 표출된 정신장애를 찾고 명확히 하는 기술과 인식의 개발은 실무자들에게 필수적이다.

1 해부 생리

　정신건강 사정은 뇌의 조직적 기능의 사정을 포함한다. 인간의 뇌는 대뇌, 소뇌와 뇌간으로 구성되어 있다[그림 13-1]. 정신건강 사정은 기본적으로 뇌 기능의 사정에 초점을 맞춘다. 대뇌는 두 개의 반구로 구분되고, 더 나아가 엽으로 재구분된다. 대뇌의 외막은 대뇌피질이라 불린다. 대뇌피질은 고도의 정신 기능을 담당하고 일반적인 움직임, 본능적 기능, 인지, 행동과 이런 기능들의 통합을 관장한다. 교련섬유는 각 뇌의 반구의 맞은편 영역을 연결하며, 고도의 감각과 운동 기능을 통합하고 조정한다.

1 뇌의 엽

　대뇌의 엽은 인지와 운동 기능을 관장한다. 전두엽은 운동 피질을 포함하는데, 자발적 골격의 움직임과 언어 형식과 관련이 있다(브로카 영역). 이 영역은 자신의 감정, 영향, 동인과 인식과 관련된다.
　두정엽은 기본적으로 감각 정보의 과정을 관장한다(시각, 촉각, 미각, 후각, 청각). 또한 문어의 해석과 고유 수용성 감각을 관장한다(신체 부분과 자세의 인식).

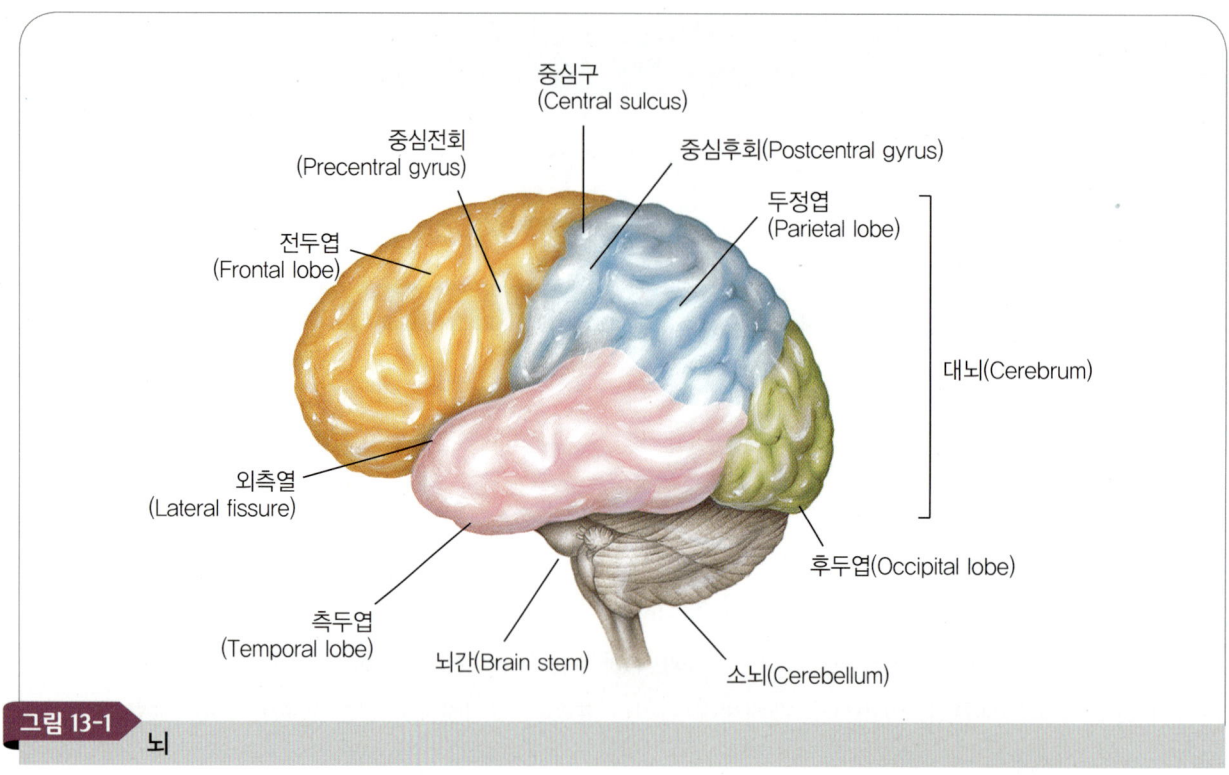

그림 13-1 뇌

측두엽은 인지와 소리의 해석과 그것의 원천의 결정을 책임진다. 또한 베르니케 언어 영역을 관장하는데, 이것은 문어와 구어의 해석을 조절한다. 게다가 측두엽은 냄새, 맛과 균형과 같은 통합된 감각을 포함한다. 행동, 감정과 인격의 통합은 이곳에서 일어난다.

후두엽은 기본적으로 시각 과정에 관여하고 시각 입력의 해석을 제공한다.

❷ 대뇌변연계

대뇌변연계 또는 "감성적 뇌"는 두려움, 공격성과 짝짓기와 같은 생존과 관련된 행동의 양식을 중재한다. 또한 단기간 기억과 정보의 획득과 재기억의 능력은 대뇌변연계가 관장한다. 영향 반응은 대뇌변연계와 전두엽 사이의 연결에 의해서 조절된다. 중요한 대뇌변연계의 구조는 해마(기억), 편도체(혼란, 두려움, 분노), 대상회(주의 행동과 성행위), 중격 지역, 뇌측전뇌속(기쁨), 그리고 시상하부를 포함하며, 이것은 자율신경계, 대뇌변연계와 내분비계를 연결한다. 감정(감각과 영향)은 대뇌변연계와 피질, 시상하부 사이의 기능과 중재에 의존한다.

뇌신경은 뇌로부터 나오는 말초 신경이고 머리와 상체의 감각과 운동 기능을 관장한다. 인지하고 감각을 해석(소리, 맛, 시각)하는 인간의 능력은 정신건강의 중요한 요소이다. 뇌신경의 기능 평가는 신경학적 검사의 필수적이지만, 간단한 사정이 정신상태검사로 포함될 수 있다. 뇌신경은 오감을 관장하며 숙련 검사로 사정될 수 있다. 규범적 기능으로부터의 일탈은 뇌 반구나 국소적 부상으로 인한 외상이나 병소를 나타낸다.

뇌신경의 간단한 피상적 검사는 사람의 얼굴 근육 톤과 강도를 관찰하는 것이다. 입이나 눈의 흘림, 얼굴 톤이나 근육 강도의 변화, 또는 감각의 손실은 정상으로부터의 일탈을 의미하며 보다 종합적인 신경계 검사를 필요로 한다.

2 건강력

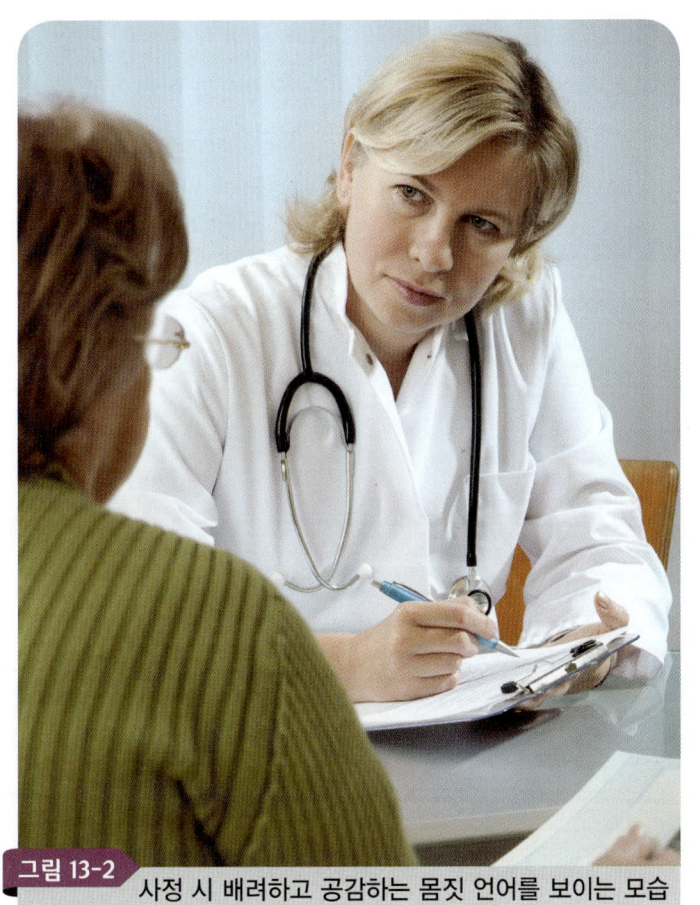

그림 13-2 사정 시 배려하고 공감하는 몸짓 언어를 보이는 모습

몇 가지 기본적인 요소는 의료인이 가장 적절하게 정신상태 사정을 하도록 도움을 준다. 즉, 조용하고 개인적이며 여유로운 환경은 장벽을 없애주고, 개인적인 심리사회적 문제들에 대한 대화를 촉진시킨다. 적절한 눈 맞춤, 배려하는 몸짓[그림 13-2], 즐겁고 자연스러운 목소리, 완전하게 듣는 기술과 구두 보고와 차이 여부의 지속적인 평가가 필수적이다. 서두르지 않고, 능숙한 공감적 경청을 하며, 대상자가 이야기하는 것을 명확하게 하는 것은 돌봄, 공감, 연민을 교류하는 것이다.

대상자와 의료인 간의 환경, 상황과 사고는 정신상태의 사정에서 중요 요소이다. 대상자가 의료인으로부터 따뜻함, 진정성, 자신감, 유머의 적절한 사용과 공감적 공유를 느낀다면 사정은 잘 이루어질 수 있다. 반대로 방해, 하찮게 여김, 비난, 사생활 보호 및 배려의 부족 등은 장벽이 될 수 있다. 주변 온도, 두려움, 불안, 배고픔, 통증 또는 바쁜 일정은 정신상태 정보에 악영향을 미칠 수 있다. 예를 들어 입퇴원과 그에 뒤따르는 안 좋은 소식들은 대상자의 상태를 제대로 반영하지 못하는 정신상태 검진 결과를 가져온다. 인터뷰 기술과 의사소통은 특히 정신건강 사정 시에 중요하다. 효과적인 인터뷰와 의사소통을 위한 전략의 개괄은 1장을 참조한다.

실무자는 대상자가 말하는 사회심리적인 정보가 이해 가능한 것이고 정상적이라는 것을 확신시키는 것 또한 중요하다. 예를 들어, 의료인은 "어떤 사람들은 이 약물복용으로 성적 부작용을 겪기도 합니다만, 절대 그것을 말하지 않죠. 이 약물이 그런 문제를 유발한다는 것을 저에게 말씀해주시면, 저희가 다른 약물을 선택하거나 해결방법을 찾을 수 있을 것입니다."라고 말할 수 있다. 추가적인 전략은 인터뷰의 의료 부분에서 현재의 심리사회적 주제까지 정보를 연결하는 전환적인 진술을 만드는 것이다. 예를 들어, 대상자가 어떤 질병으로 인한 투병 생활의 지속이 힘들다고 말한다면, 실무자는 우울의 수준과 자살 생각에 대한 질문들을 할 수 있다. 대상자가 "잠들기 위해서 알코올이 필요하다"라고 말한다면, 알코올 양과 이력에 대한 질문이 필요하다. 대상자가 자신의 정신적 문제가 있다는 것을 부정하더라도 검진자의 관심과 이런 문제에 대해 듣고 중재하겠다는 의지가 이미 "씨앗으로 뿌려졌다"는 것을 인식해야 한다. The Diagnostic and Statical Manual of Mental Disorders, 4th Edition, Text Revision(DSM-5-TR)은 정신건강 실무자가 정신과적 문제들을 평가, 치료 및 모니터링하는 데 일반적이고 확정적인 안내를 제공하는 권위있는 책이다. 그것은 선택된 정신건강상태를 사정하기 위한 지침, 비정상의 정신상태가 의심될 때에 사용하는 질문들, 그리고 이후의 평가를 위한 특별한 기준을 포함한다.

3 과거력

> **"저는 너무 피곤하고 자거나 먹을 수가 없어요."**
>
> 김 씨는 31세의 여성으로 생물학전공 대학원 학생이다. 그녀는 "저는 너무 피곤하고 자거나 먹을 수가 없어요."라고 표현한다. 김 씨는 지난 달에 비하여 10KG가량 체중이 감소하고 평소와 달리 매일 아침 일찍 일어난다. 그녀는 거의 대부분 피로를 느껴서 좋아하는 취미인 테니스에도 더 이상 관심이 없다. 김씨는 "모범생"이지만, 지난 달에는 정상적으로 수업에 참여할 수 없었고 이것에 대한 죄책감을 느끼고 있다. 그녀는 종교적인 이유로 자살에 대해서는 부정적이지만, 매일의 대부분이 우울하고 재미있는 것이 없다고 말한다.
>
> 이런 느낌은 5~6주 동안 지속되고 있다. 그녀는 "저는 테니스를 다시 치고 수업에 들어갈 수 있을 정도로 나아지면 좋겠어요. 나 자신을 찾고 싶어요. 비타민이 도움이 되겠지요."라고 말한다. 그녀는 질문에 자세한 답을 하지 않으며 우물거리는 톤으로 이야기한다. 그녀는 환청을 듣지는 않으며, 타인을 비난하지는 않지만 이런 상황에 다다른 자신을 탓하고 있다.

정신장애와 관련된 주요 불편사항은 수면장애, 심리적 장애, 기분/감정의 변화, 체중의 감소나 증가, 인지 장애, 인격 변화와 망상이나 환각 등의 증상을 포함한다. 수면장애와 인격 변화를 이번 장에서 자세히 다룰 것이다.

1 피로, 불면증과 기타 수면장애

수면 양상은 정신상태를 해석하는 단서를 제공하며, 정신건강 문제의 존재를 알리는 신호가 되기도 한다. 잠들거나 수면상태를 유지하는 데 문제가 있거나 수면 중에 자주 깨거나 일찍 깨는 수면주기는 확인이 필요하다. 흔히 우울한 사람은 우울한 감정에 일찍 깨어나는 반면에 불안한 사람은 잠들기 어렵다. 조현병(정신분열병)이나 조증이 있는 대상자의 수면에 문제가 발생하는 것은 질환의 악화를 나타낼 수 있다. 외상후 스트레스 장애가 있는 사람은 숙면을 취할 수 없고, 이 때문에 만성적인 피로를 느낀다. 수면 부족은 정신상태검사의 모든 요소에 영향을 미친다. 때문에 수면의 양과 양상과 질에 대해서 질문하는 것이 중요하다.

발병·지속시간	갑자기 발병하였는가 서서히 발병하였는가?
특성	잠드는 데 어려움이 있는가? 수면을 유지하는 데 어려움이 있는가? 항상 피곤한가? 밤새 잤어도 피곤한가? *불면증이나 피로의 특성을 파악하는 것은 진단을 좁혀주는 데 도움을 준다.* *우울증은 잠드는 데 어려움이 있어 언제나 피로를 느끼게 된다.* *범불안장애는 쉽게 피로를 느끼고 잠들거나 수면을 지속하는 데 어려움이 있다.* *양극성 장애는 수면의 필요성을 느끼지 못할 수 있다.*
기간	이런 증상들은 얼마 동안 경험하고 있는가? *기분저하증(dysthymia)은 2년 이상 지속되는 우울장애이다.*
관련 증상	집중 장애, 취미에 대한 기쁨이나 흥미의 상실, 식욕 감퇴, 죄책감, 자살관념, 과도한 걱정 또는 조절되지 않는 불안, 기분의 상승 또는 과다활동을 포함한 관련 증상들을 질문한다. *우울증은 집중 장애, 취미에 대한 흥미 상실, 죄책감, 자살관념과 식욕부진 증상을 보인다[BOX 13-1]. 자살관념은 사정이 필요하다[BOX 13-2]. 범불안장애는 집중 장애와 과도하게 걱정하는 증상을 보인다(다른 특성은 [BOX 13-3] 참고). 양극성 장애는 종종 기분 상승, 과대망상과 과다활동을 보인다(양극성 장애에 대한 더 많은 정보는 [BOX 13-4] 참고).*
투약	복용하는 약물이 있는가? *일부 약물은 수면 장애를 유발할 수 있다.*

BOX 13-1 우울 진단하기

DSM-5-TR 진단 기준과 관련하여 우울의 신경퇴행성 징후는 Massachusetts General Hospital의 Dr. Carey Gross에 의해 개발된 "SIGECAPS"로 사정할 수 있다. 네 가지 증상과 우울한 기분이나 무쾌감증(기쁨이 없음)이 최소 2주 이상 지속되면 주요 우울증이라고 진단할 수 있다. 기분저하증은 우울증이 2년 이상 지속되는 것으로, 대상자가 우울을 느끼지 않았을 때부터 우울을 느낀 기간으로 간단히 질문해서 사정할 수 있다. 기분저하증이 있는 사람은 SIGECAPS 중 두 가지 증상과 우울한 기분을 2년 동안 느끼는 것이다. SIGECAPS의 약어는 다음을 나타낸다.

Sleep(수면) : "얼마나 잘 자는가?"
Interest(흥미) : "취미가 얼마나 즐거운가?"
Guilt(죄책감) : "어떤 것에 대하여 죄책감을 느끼는가?"
Energy(에너지) : "당신이 좋아하고 필요로 하는 것을 할 수 있을 만큼 충분한 에너지가 있다고 느끼는가?"
Concentration(집중) : "당신은 학생이라고 내게 말했는데, 공부에 얼마나 집중할 수 있는가?"
Appetite(식욕) : "당신의 식욕과 체중은 어떠한가? 어떤 큰 변화가 있었는가?"
Psychomotor activity(정신운동적 행동) : "나는 당신이 대기실에서 걸어다니고 손을 움직이는 것을 보았다. 당신의 기분은 어떠한가?"
Suicide(자살) : "당신은 자신을 해치거나 살해하는 것에 대해 생각해 본 적이 있는가?"

BOX 13-2　자살 위험 사정하기

자살 위험을 사정하기 위하여 의료인은 죽는 게 좋겠다는 생각을 느끼는지에 대해서 우울한 대상자에게 질문한다. 대상자들은 흔히 "아니오"라고 대답하지만, 그들이 "네"라고 대답한다면, 그들의 생각, 의지(심각성), 계획과 자살 시도 방법에 관해 질문해야 한다. 심각성과 자살 수단 외의 위험 요소는 다음과 같다.

- 자살 시도와 우울증의 이력
- 자살 가족력
- 알코올 또는 다른 중추신경계 억제제의 급성 남용
- 심각한 절망과 무력감("희망을 품을 이유는 무엇이라고 생각하는가?"라고 질문한다.)
- 죽음에 대한 끌림
- 상실감이나 분리감
- 심각한 의학적 상태(심각하게 인지되거나 실제로 심각한 상태)
- 연령; 십대와 80세 이상의 남성
- 특별한 물건을 버리기

반대 의견이 많음에도 불구하고, 자살에 대한 의료인의 질문에 안도감을 느끼기도 한다.

BOX 13-3　범불안장애의 일반적인 징후

- 최소 6개월 동안 대부분의 날에 특정한 주제에 대한 과도한 불안과 걱정
- 걱정을 통제하기 어려움
- 최소 6개월 동안 대부분의 날에 다음의 3가지 이상과 관련된 과도한 불안과 걱정
- 안절부절, 긴박한 감정과 "긴장"
- 쉽게 피로해짐
- 집중이나 기억하기 어려움
- 안절부절
- 근육 긴장
- 수면 장애: 잠들고 수면을 지속하기 어려움, 뒤척이는 수면

BOX 13-4　양극성 장애 진단하기

인구의 1~2%가 양극성 장애를 가지고 있으며, 특히 우울한 기분의 기간에 있는 대상자에서는 흔히 간과된다. 그런 사람에게 신경안정제 없이 항우울제만 처방할 경우 조병 에피소드(manic episode)가 나타날 수 있다. 선별을 위한 주요 질문은 대상자가 너무나 행복한 기분을 느꼈는지 또는 대상자가 너무 빨리 말하거나 과다활동을 보이는 것을 친구들이 알려주었는지를 물어보는 것이다. 긍정적인 반응은 "DIGFAST" 양식으로 사정할 수 있는데, 이것은 조증의 DSM-5-TR 증상들이다. 조병 에피소드는 적어도 1주간의 과민성 또는 상승된 기분과 다음 7가지 "DIGFAST" 증상 중 3가지가 적어도 1주 동안 나타나는 경우이다.

Distractibility(주의산만): 특별한 과업과 일거리에 집중하지 못함
Indiscretion(무분별한 행동): 좋아하는 활동에 과도하게 몰두함 "최근에 돈을 어떻게 사용했는가?"
Grandiosity(과장): 우월성과 권위에 대한 근거가 없는 자기 주장
Flight of ideas(사고비약): "당신의 생각이 당신이 달을 수 있는 것보다 빠르게 보인다."
Activity increase(활동 증가): 지속적이고 동시다발적으로 새로운 주제와 흥미를 보임
Sleep deficit(수면 장애): "당신은 잠이 필요하지 않은 것처럼 느낀다고 들린다."
Talkativeness(수다스러움): 빠르고 비정상적으로 활기차게 크고 쉬지 않고 말하기

2 인격 변화

대상자와 동행하는 가족이나 중요한 다른 사람들이 인격이나 행동의 변화를 보고할 수 있다. 변화 양상, 시작 시점, 증상과 관련된 세심한 과거력은 근본 원인을 식별하는 데 도움을 준다.

발병·지속시간	갑자기 발병하였는가 서서히 발병하였는가? *섬망은 급성적으로 시작되고, 반면에 치매는 느리고 점진적으로 시작된다.*
특성	인격의 변화를 기록한다. *치매가 있는 대상자는 극단적인 인격 변화를 보일 수 있다. 예를 들어, 꼼꼼하게 옷을 입는 사람이 복장에 거의 신경을 쓰지 않으며, 종종 구겨지거나 부조화된 옷을 입는다.* *치매가 있는 대상자는 감정적인 격분을 보인다. 섬망과 함께 감정은 심각한 불안, 우울증과 이상행복감부터 무감동에 이르기까지 변동을 거듭한다.* *조현병은 무감동이나 부적절한 감정과 편집증을 보이기도 한다.* *양극성 장애는 상승된 기분과 과대망상이 나타난다.*
관련 증상	혼란한 생각이나 말과 기억 장애, 의식 수준의 변화, 불면증이나 수면 장애, 과다활동, 망상, 환각 또는 편집증과 같은 인지 장애를 포함한 관련 증상들을 질문한다. *섬망 증상들은 주의산만, 업무에 집중하고 처리하기 어려움, 다변증(병적수다), 횡설수설하고 지리멸렬한 언어, 주제에서 주제로 건너뛰는 혼란한 사고 과정을 포함한다.* *치매는 종종 단기 기억 장애와 장기 기억 장애, 실어증, 실인증(인식불능증)과 수면장애를 포함한 인지 장애가 있다.* *조현병은 종종 환각, 망상, 사고 과정 장애가 나타난다.* *양극성 장애는 집중 장애, 수면 장애, 사고비약과 과다활동을 보인다.*
악화요인	최근의 질환이나 외상에 관하여 질문한다. 어떤 약물을 복용하고 있는가? *망상은 흔히 약물 작용, 불법 약물의 오용 또는 뇌의 외상과 같은 신경학적 문제와 관련되어 있다.* *치매는 일차성 치매(원발성 치매)와 HIV와 같은 질환이나 뇌 외상으로 인한 이차성 치매가 있다.*

3 과거력

김 씨는 섭식장애, 성적 또는 신체적 학대, 또는 우울의 병력이 없다. 김 씨는 최근에 외상, 질환, 입원 또는 수술을 하지 않았다. 그녀는 일시적인 두통이나 근육통으로 아스피린만 복용하고 있다.

과거 건강 상태 또는 수술	과거 또는 현재의 건강 상태에 대해 질문한다. *HIV나 AIDS 감염과 같은 일부 상태는 정신건강장애에 영향을 미칠 수 있다.* 우울, 범불안장애, 조현병, 양극성 장애, 해리장애, 식욕부진과 식욕항진증과 같은 정신건강장애의 과거력을 질문한다. 과거의 수술 경험에 대해서 질문한다.

〈계속〉

외상	두부외상, 중추신경계(CNS) 손상, 출산외상, 척추손상과 말초신경손상과 같은 과거 외상에 대해서 질문한다. 대상자가 외상의 병력이 있다면 언제 그리고 어떻게 발생했는가? 치료는 하였는가? 그렇다면, 어떻게 치료받았는가? *두부외상은 신경학적 손상을 초래할 수 있다.*
학대	성적, 정서적 또는 신체적 학대에 대해서 질문한다[BOX 13-5]. *학대는 많은 정신건강장애와 관련되어 있다.*
투약	복용하는 약물이 있는가? *항콜린성 약물, 코르티코스테로이드, 심장약과 혈압약(propranolol), 불법 약물, 약초, 일반의약품, 니코틴/카페인과 같은 약물과 민간요법에 의한 투약은 정신 상태에 영향을 미칠 수 있다.*

BOX 13-5   폭력에 대한 사정

간호사는 타인을 조절하거나 상처 주는 시도를 하는 관련 있는 사람들에 의해서 학대와 방치가 이루어졌는지 사정해야만 한다. 그러한 양상은 사회경제적, 민족적, 성적 그리고 연령 그룹에 걸쳐서 발견되고, 가정 폭력, 성적 학대, 또는 성인, 청소년, 어린이 또는 친근한 파트너에 의한 강제 들이 있다. 또한 학대는 방치, 신체적인 치료의 방치 또는 사랑의 구두적이고 행동적인 표현을 제공하는 것의 감정적 실패를 포함한다. 실무자로부터의 간호, 공감적 질문은 환자의 닫힌 마음의 문을 열 수 있다. 학대에 대한 질문에 따른 환자의 대답에 민감한 것은 필수적이며, 얼굴을 맞대고 이야기하는 것이 문서로 질문하는 것보다 더욱 효과적이다. 명료한 메시지로 환자가 혼자가 아니며, 비난받지 않고, 폭력적 치료가 아니며, 도움이 필요하다고 느끼게 의사소통해야 한다. 다음은 가정 학대를 명료화하고 평가하는 잠재적인 질문들(Campbell과 Humphreys, 1993)이다.

- 마지막 방문 이후, 과거에 또는 임신 중 누군가로부터 맞거나, 차이거나 또는 신체적으로 손상을 받은 적이 있는가? 있다면 누가 몇 차례에 걸쳐 어떻게 했는가?
- 당신에게 가까운 누군가로부터 정서적으로나 신체적으로 학대를 받은 적이 있는가?
- 과거에 원치 않는 성관계를 한 적이 있는가?(있다면 누구인가?)
- 당신의 파트너 또는 누군가가 두려운가?

학대의 신체적 증상과 더불어 의료인은 다음과 같은 정서적, 언어적 학대에 민감해야만 한다.
- 계절에 맞지 않는 옷을 입는 것
- 대상자 혼자서 의료인과 면담하는 것을 허락하지 않는 가족
- 공포나 불안을 나타내는 자세로 앉는 대상자
- 수면 장애
- 특정 사람을 피하려고 하는 것
- 혼자 있거나 집에 가는 것에 대한 두려움
- 최근의 체중 변화
- 수동적이거나 과도하게 공손한 행동
- 과다각성(깜짝 놀라는 반응), 악몽과 감정에 대한 무감동과 같은 외상후 스트레스 행동
- DSM-5-TR에서 논의된 불안이나 우울증, 약물 오용, 또는 섭식장애의 다른 증상들

〈계속〉

BOX 13-5 폭력의 사정

다음의 SAFE(Ashur, 1999)는 가정 학대와 위험 요소의 사정을 지시한다.

S: 관계에서의 스트레스(Stress in relationship),
당신의 파트너와 있을 때 안전한가?(is it safe with your partner?)

A: 당신의 파트너가 화가 났을 때 어떻게 하는가?(What happens when your partner is angry?)
그때 당신은 두려운가?(Are you afraid at times?) 학대받은 적이 있는가?(Have you been abused?)

F: 어떤 재원이 필요합니까?(Which financial resources do you need?)
현재 집에 흉기가 있는가?(Is a firearm present at home?)
당신의 상황을 알고 있는 친구나 가족이 있는가?
(What do friends and family know about your situation?)

E: 지금 응급 상황인가?(Emergency situation now?)
만일 필요하다면 피할 수 있는 응급대처 계획이 있는가?
(What emergency plan for escape do you have if necessary?)

가정폭력은 임신 기간 중 합병증을 유발하는 가장 흔한 원인 중 하나이다. 임신 여성의 4명 중 1명이 신체적 학대를 당하며, 특히 여성이 십대일 경우에 그 비율이 높아진다. 의료기관을 방문한 이유나 상황에 관계없이 이러한 가정폭력을 세심하게 살피고 주의를 기울여야 한다.

4 가족력

> 김 씨의 어머니는 6개월 전에 암으로 사망하였고, 그녀는 다시 학교로 돌아오며 죽음을 극복하였다고 믿고 있다. 그녀의 아버지는 알려진 의학적, 정신과적 문제가 없었다. 그녀는 세 명의 자매 중 맏이이며, 두 명의 여동생은 잘 지내고 있다. 그녀의 조모는 "갱년기우울증"으로 치료받았으며, 외조부는 남모르게 술을 마시는 술꾼이었다.

많은 정신장애는 유전과 관련되어 있다. 정신장애가 있는 대상자에게는 종종 같거나 유사한 장애를 경험한 가족이 있다.

생존해 있는 친족의 연령	부모, 형제, 자녀와의 관계 및 건강상태를 포함한다.
사망	사망한 사람과 대상자의 관계, 사망 원인의 관련성에 대해서 질문한다. 특히 정신건강 합병증을 야기하는 장애를 탐색한다.
만성질환; 신경학적 또는 정신적 건강장애	만성질환과 정신건강장애에 대하여 질문한다. 가족에게 정신건강장애의 병력이 있는가? 만일 그렇다면, 정신건강장애가 있는 가족구성원은 누구인가? 어떤 장애를 가지고 있는가? 특히 유전 경향이 있는 우울증, 치매, 공황장애, 강박장애와 조현병의 가족력을 조사한다.

5 사회력

> 김 씨는 대학원 학생이다. 그녀는 독신이고 혼자 살고 있다. 그녀는 최근 수업에 "출석"하고 학업을 지속하는 데 어려움이 있다고 표현하였다. 김 씨는 테니스가 취미였으나 더 이상 그렇게 할 에너지를 가질 수가 없다. 그녀는 흡연을 하지 않고 일주일에 와인 두 잔 이상은 마시지 않으며, 불법적인 약물을 복용하지 않는다. 그녀는 다른 대학원생들과 교우관계가 원활했으나, 최근 들어 계속 혼자 지내고 있다. 김 씨는 정기적으로 교회에 갔으나 요즘에는 자주 빠지고 있다.

이 외에도 정신건강에 영향을 미치는 문화, 종교, 영성(spirituality), 성생활에 대해 사정해야 한다. 기초 자료가 수집된 후에 대상자에게 이러한 주제에 대해서 질문하는 것이 관계 형성을 용이하게 하고, 대상자가 좀 더 안심하고 상의할 수 있게 한다. 또한 일상생활수행능력(activities of daily living, ADLs)에 장애가 있는 경우에는 진단의 심각성에 대한 통찰력을 제공한다.

가족	현재 가족구성원에 대하여 대상자에게 질문한다.
직업	대상자의 직업은 무엇인가? 대상자에게 직업적으로 최근에 문제들은 없는가? *일에 집중하고 완수하는 능력의 변화는 인지상태의 손상 또는 의식수준의 변화를 나타낸다.* 신체적, 심리적 스트레스에 대하여 질문한다.
취미	여가 시간의 사용에 대하여 질문한다. 예전에 즐겁게 느끼던 활동을 더 이상 하고 싶지 않은가? *우울증은 종종 대상자가 취미를 즐기지 못하는 원인이다.* *식욕부진이 있는 대상자는 과도하게 운동하기도 한다.*
일상생활 수행능력	적절한 위생과 섭취와 같은 일상생활수행능력의 저하에 대해서 질문한다. *치매는 일상생활수행을 방해하고 대상자의 위생, 영양과 안전을 위협한다.* *우울증이 있는 대상자는 나쁜 위생 상태를 보여준다.* *조현병, 망상, 환각과 편집증은 대상자의 일상생활수행능력에 영향을 미친다.*
흡연	양상, 양, 흡연 기간과 간접흡연을 포함하여 흡연에 대해서 질문한다.
음주	대상자는 술을 마시는가? 만일 그렇다면, 어떤 종류의 술을 얼마나 마시는가?(CAGE 질문지 참조) *알코올 남용은 우울증과 같은 정신건강장애와 관련이 있다.*
전환용 약물의 복용	대상자는 전환용 약물을 복용하는가? 만일 그렇다면, 종류와 양은 얼마나 되는가? *어떤 정신건강장애는 약물 사용과 관련이 있다.*
성생활	대상자에게 성생활에 대해서 질문한다.

6 계통별 문진

많은 정신건강장애는 신체 계통에서 다양하게 나타난다. 따라서 가능하면 종합 계통별 문진이 이루어지는 것이 좋겠지만 시간과 다른 제약으로 인해 검진자는 초점 계통별 문진을 수행할 수밖에 없는 경우가 많다. 초점 계통별 문진을 수행하는 동안, 검진자는 정신건강 문제들이 가장 잘 나타나는 계통에 초점을 맞추고 질문한다. 다음 표는 정신건강 문제가 있을 때 가장 흔하게 나타나는 증상과 징후를 요약한 것이다.

부위	증상과 징후	관련 질환
전신 (General)	수면 장애	우울증, 범불안장애, 양극성 장애
	체중 감소	식욕부진, 폭식증, 우울증, 치매, 약물남용
	체중 증가	우울증, 조현병
	어지러움	공황장애
피부 (Skin)	갈라지고 건조한 피부; 사지, 몸통과 얼굴의 가는 솜털	신경성 식욕부진
	(구토로 인한) 손의 찰과상	폭식증
	(반복적인 손씻기로 인한) 건조하고 갈라진 손	강박장애
눈(Eye)	시각 장애	치매
입(Mouth)	치아 미란	폭식증
호흡기계(Respiratory)	과다환기	범불안장애, 공황장애
심혈관계 (Cardiovascular)	빈맥, 심계항진	범불안장애, 공황장애
	서맥	신경성 식욕부진
위장관계 (Gastrointestinal)	구토(저절로 생긴)	폭식증
	식욕 감퇴	우울증, 치매
	오심	범불안장애
비뇨생식기계 (Genitourinary)	성적 흥미의 상실	우울증, 식욕부진
	무월경	신경성 식욕부진
근골격계 (Musculoskeletal)	성장 정지	신경성 식욕부진
	근육 긴장	범불안장애
	허약감	폭식증
신경계 (Neurological)	언어 장애, 기억 장애, 발작	치매
	비조직적 언어	조현병
	의식 수준의 저하	섬망

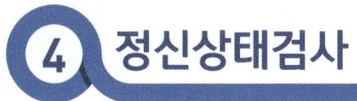

4 정신상태검사

1 준비물품

종이와 필기구 / 시계 / 종이 클립과 동전같은 일반적인 용품들

2 종합적인 정신상태검사

정신상태검사(mental status examination, MSE)에는 외모와 행동, 인지 능력, 정서적 반응, 말과 언어의 사정이 포함된다. 사정 결과는 직접적인 질문과 관찰을 통해 얻어지며, 다른 파트에서 환자의 건강 정보를 얻기 위한 질문을 통해서는 다소 덜 정확하게 얻어진다. 정신상태검사는 환경과 상호작용하는 개인의 능력을 반영하는 여러 부분을 포함하고 이러한 구성요소는 자아기능이라고 불린다. 의료인은 대상자를 묘사하기 위해 사용되는 용어들에 대해 명확한 예시들을 제공해야 한다. 이것은 대상자에게 '낙인 찍혔다'거나 질환의 '전형적인 형태'라는 느낌을 받지 않도록 하고, 얻어진 정보들이 정확하고 신뢰할 만하다는 것을 확신시키기 위함이다. 인지 기능의 사정은 MSE의 통합된 부분이다. 인지 과정의 장애는 신경학적 장애, 유기성, 점진적 지연 또는 정신질환의 징후를 나타낼 수 있다. 대상자 인지 능력 사정의 많은 부분이 과거력 조사를 통해 이루어진다.

검진	이론적 근거
1. 외모와 행동을 사정하라. 수집된 정보는 대상자를 접하지 않은 사람들도 쉽고 명확하게 알 수 있도록 분명하게 문서화해야 한다.	
A. 대상자의 위생과 복장을 관찰한다.	A. 대상자는 위생 상태가 좋고 적절한 복장을 해야만 한다. 우울증, 치매, 조현병이 있는 대상자는 위생상태가 불량할 수 있다. 양극성 장애 대상자는 특이하거나 부적절한 복장을 한다. 치매 또한 부적절한 복장을 보인다.
B. 대상자의 신체 사이즈와 신장을 기록한다.	B. 식욕부진은 보통 저체중이며, 성장 정지를 유발할 수 있다. 폭식증은 약간 과체중이거나, 정상 체중 혹은 약간 저체중일 수 있다. 치매와 우울증은 체중 감소의 원인이다.
C. 머리카락과 피부 톤을 관찰한다.	C. 피부 톤은 민족성을 고려한다. 불안이나 공황장애에는 붉게 상기된다. 식욕부진은 사지와 몸통, 얼굴에 가는 솜털이 있을 수 있다.
D. 대상자의 전반적인 협조성, 적대감 또는 내성적 행동을 기록한다.	D. 이것들은 정신건강에 대한 단서를 제공한다. 우울증은 대상자를 내성적으로 만드는 원인이기도 하다. 조현병, 섬망과 치매는 대상자를 비협조적이고 적대적으로 만드는 원인이기도 하다.
2. 면담에 참가하는 대상자의 능력을 결정하는 감각 중추(의식의 수준)를 평가한다.	2. 의식 수준은 지남력과 민감성의 용어로 고려될 수 있다. 민감성은 내부와 외부 자극의 인식을 포함하여, 피질하 망상활성계의 활동성을 반영한다. 의식의 수준은 명료(정상적 결과)로부터 무의식까지 다양하다.

〈계속〉

검진	이론적 근거

표 13-1 의식 수준

수준	설명
명료(alert)	깨어 있고 자극에 반응함
혼돈(confused)	주의력과 기억력 저하; 질문에 부적절하게 대답함
기면(lethargy)	졸림; 쉽게 잠이 듦; 흥분하면 적절하게 대답함
섬망(delirium)	인식 장애로 혼돈스럽고, 주의력이 저하되며 자극에 부적절하게 반응함
혼미(stupor)	느린 반응; 시각, 구두 또는 통증 자극에 의해서 짧은 시간은 각성됨
무의식(coma)	깨어 있지 않거나 명료하지 않고, 통증 자극에도 제뇌경직 상태

검진	이론적 근거
3. 기분과 정서를 사정한다.	3. 이러한 주관적 기준들은 보통 같이 사용하지만, 몇 가지 측면에서 다르다. 기분은 느껴지는 감정이고, 정서는 그러한 기분이 어떻게 전달되느냐이다.
A. 대상자의 기분을 명확히 할 수 있게 도와주는 대상자의 마음 상태에 대해서 질문한다.	A. 기분은 대상자가 표현하는 지속적인 느낌으로 구성되는데 이는 슬프고, 크게 기뻐하고, 우울하고 화난 것과 같은 감정들을 포함한다. 예를 들어, 양극성 장애는 조증 기간에 아주 큰 기쁨을 느낄 수 있다.
B. 목소리, 표정과 태도에서 우세하게 관찰되는 감정적 톤이나 기분의 표현과 정서를 기록한다.	B. 정서는 무감동한(flat), 부적절한(슬픈 사건에서 웃기), 불안정한(크게 기뻐하다가 안절부절못하는 것과 같이 극단적으로 빠르게 변화)과 같은 용어로 묘사될 수 있다. 우울증이 있는 대상자는 정동둔마(flat affect)를 보일 수 있다. 조현병은 부적절한 정서를 표현할 수 있다. 치매는 불안정한 정서를 표현할 수 있다.
4. 말하는 양상을 평가하며 양, 내용과 속도를 사정한다. 흔치 않은 단어를 사용하거나 '항상 그런 식이다' 등을 모든 반응의 끝에 붙이는 것과 같은 특성과 양상을 기록한다.	4. 양상은 횡설수설하고 억눌려 있고 느리고 빠르고 크고 잘 알아들을 수 없고 잘 연결되어 있는 것과 같이 묘사될 수 있다. 함묵증은 대상자가 말을 하지 않지만 토의를 따라가는 것이 나타날 때 발생한다. 저지 현상은 대상자가 특별한 원인이 없는 상태에서 갑작스럽게 이야기를 멈출 때 발생한다. 어떤 대상자들은 특별한 의미가 있는 단어를 만들지만 다른 이들은 알아듣지 못하며, 이를 신조어라고 한다. 조현병에서 대상자는 많은 이야기를 하나 거의 정보를 전달하지 못하며, 언어는 조직화되지 못한다. 섬망이 있으면 불명료한 언어를 사용한다. 진행성 치매에서 대상자는 실어증이나 작화증을 보인다.
5. 운동 행동을 사정한다. 걸음걸이, 과다행동, 지연된 움직임(움직임이 거의 없거나 저활동성), 강직(자발적인 움직임이 거의 없음), 손 떨기, 옷 만지작 거리기, 비정상적인 놀람반사, 틱과 진전을 기록한다.	5. 치매는 경직 증상을 보일 수 있다. 우울증은 정신운동 지연 또는 초조한 증상을 보일 수 있다. 불안 대상자는 안절부절못하고 손을 비틀며 움직이고 꼼지락거리는 증상을 보일 수 있다.
6. 판단력과 통찰력을 평가한다.	

〈계속〉

검진	이론적 근거
A. 판단력과 통찰력은 밀접한 관련이 있다. 판단력은 대체물을 비교하고 평가한 후에 특정한 상황에서 적절하게 결정을 내리는 능력을 말한다. 판단력을 사정할 때, 대상자가 가족과 사회 규범에 맞추는 능력과 얼마나 미래에 대한 계획을 현실적으로 세우는지, 그리고 가상적인 문제들을 해결하는지를 평가한다.	A. 판단력을 위한 비정상적 조사 결과는 충동적이고, 우유부단하고, 현실검증에서 부족한 것을 포함한다. 즉, 실제에 없거나 기초하지 않은 것을 구별하고 입증하는 능력이다. 치매 대상자는 악화되고 충동적인 판단력을 보인다. 양극성 장애는 조증 기간에 충동적인 판단력을 보인다. 우울증과 불안장애는 우유부단할 수 있다.
B. 통찰력을 사정한다. 통찰력은 판단력과 달리 개인적인 행동과 문제를 연결하고, 실수로부터 배우며, 행동과 질병의 결과를 이해하는 능력을 포함합니다.	B. 통찰력이 거의 없는 대상자는 종종 약물 복용에 관한 적절한 지침을 준수하지 않을 수 있다. 그들은 항정신병 약물 복용을 통해 정신병의 재발을 막을 수 있다는 것을 이해하는 것이 어려울 수 있다.
7. 사고 양상을 평가한다. 이 영역은 논리와 일관성을 검토하고, 대상자가 "어떻게" 사고하는지 혹은 "무엇"을 생각하는지 사정한다. 대상자가 대화 중에 어떻게 사고하고 반응하는지 기록한다.	7. 부정적, 망상적(고정된 그릇된 신념), 피해망상, 과대망상, 관계망상, 신체망상과 같은 용어로 기술할 수 있다. 다른 기술어로 급속사고(racing), 편집증(paranoid; suspicious), 연상이완, 사고의 비약(loose associations), 우원증(circumstantial: 질문에 대답은 하지만 불필요한 세부사항을 포함하고 있는 경우), 보속성(perseverance: 단어나 생각의 지속적인 반복), 사고전파(thought broadcasting), 강박 등이 있다. 양극성 장애는 과장되고 지나치게 빠른 사고 양상을 보인다. 조현병은 종종 망상적이고 편집증적인 사고가 나타난다. 강박증은 보속성 사고와 강박적인 사고 양상을 보인다.
8. 지각을 사정한다. 지각은 청각, 시각, 촉각, 후각과 미각의 오감을 통한 정보의 유입과 관련된다.	8. 지각은 외적이거나 내적일 수 있다. 예를 들어, 환각은 외부 환경에 없는 사물이 내부에 존재하는 것이며, 환상은 외부에 실존하는 사물을 잘못 판단하는 것이다. 비정상적인 지각은 청각이나 시각의 환각, 탈인격화, 극단적 불안을 동반하는 비실재적 감정의 지속, 자신이 끝나고 세계가 시작하는 장소인 자아 경계의 상실을 경험하는 비현실화, 조현병에서 발생하는 세상이 뒤틀린 감각, 조현병과 섭식장애에서 발생하는 뒤틀린 신체 이미지를 포함한다.
9. 기억력(정보를 등록하고 기록하고 저장하는 능력)을 사정한다.	
A. 이름, 주소, 결혼상태, 자녀의 수와 이름, 직업, 아침에 무엇을 먹었는지와 같이 일반적 사실과 관계를 파악할 수 있는 질문을 통해 최근의(단기) 기억을 사정한다.	A. 섬망이나 치매는 단기 기억장애가 있다. 건망증기억장애(amnestic disorder)는 새로운 학습이나 즉각적인 회상 능력 장애가 원인이다.
B. 생일, 학교 출석, 직업, 널리 알려진 과거의 사건에 대한 옛(장기) 기억을 평가한다.	B. 장기 기억은 말기 치매에서 가장 많이 손상된다.
C. 시간, 장소, 사람에 대한 지남력을 사정한다. 오늘은 며칠인가? 지금은 어떤 계절인가? 이 장소나 건물의 이름은 무엇인가?	C. 지남력 장애는 약물, 전해질 불균형, 감염과 저산소증에 의한 가역적인 것과 알츠하이머병과 같이 비가역적인 것이 있다. "사람"에 대한 지남력 장애는 두부외상, 경련과 기억상실로 인해 나타

〈계속〉

검진	이론적 근거
현재의 대통령은 누구인가?	나는 반면, "장소"에 대한 지남력 장애는 정신의학적 문제나 기질성 뇌 증후군에 의해 발생한다. 시간에 대한 지남력 장애는 불안장애와 같은 기질성 정신증후군을 가리킨다. 사람에 대한 지남력 장애는 뇌 외상과 기질성 혹은 정신병적 장애를 가리킨다.
D. 단기 회상과 주의력을 테스트한다. "삼천리강산"과 같은 다섯 글자 단어를 대상자에게 말하게 하고 그 철자를 말하게 한다. 연필과 오렌지, 트럭과 같은 관련성이 없는 세 가지 단어를 말하게 한다. 그리고 그것들을 즉각적으로 반복하거나 오분 후에 다시 말해보도록 한다.	D. 정상적으로 사람들은 이러한 작업들을 어려움 없이 할 수 있다. 의식이 손상된 첫 번째 징후 중 하나는 기억력 감퇴이다. 이러한 기억의 양상은 우울증, 불안, 인지 장애와 혼돈 상태에서 바뀔 수 있다.
E. 대상자에게 다음과 같은 간단한 수학 문제를 풀어보게 한다. serial 7s: 79에 이를 때까지 100부터 7씩을 빼게 한다. 17+24+31처럼 짧게 숫자를 더하게 한다. 2×3, 4×3, 5×7과 같이 다소 복잡한 과제를 준다.	E. 평균적인 지능과 건강한 정신 상태인 대상자들은 이러한 간단한 계산은 쉽게 할 수 있다. 하지만 계산의 어려움은 심한 우울과 미만성 뇌질환에서 발생한다. 이런 질문에 의하여 밝혀진 최근 기억의 장애는 섬망이나 치매가 있는 대상자에게 나타난다.
10. 전반적인 지능을 사정한다. 이것은 지능(IQ) 검사의 수행을 통해 측정된다.	
11. 간단한 계산이나 구두 논리 작업을 대상자에게 실행하도록 하여 적응 기능을 측정한다. 추상 논리를 시험한다. 추상 논리는 결론을 그리거나 정보의 일부로 추론을 하는 과정이며, 이것은 은유나 비유나 문장을 설명하는 것으로 측정할 수 있다.	11. 평균적인 지능과 건강한 정신 상태인 사람들은 이러한 간단한 작업은 쉽게 할 수 있다. 실행과 관련된 문제들은 뇌 병변(좌측이나 주요 반구), 뇌 외상, 기질성 증후군 또는 저급의 지능 기능을 가리킬 수 있다.
12. 쓰기와 미세 운동 능력을 사정한다. 이름과 몇 단어 또는 간단한 문장을 적게 한다. 완전한 숫자와 침을 가진 시계, 그리고 2시 10분 전의 시각을 그려보도록 대상자에게 요구한다. 종이에 있는 모양을 똑같이 그려보도록 요구한다[그림 13-3].	12. 미세 운동을 조정하고 완성하는 능력은 중추신경계의 기능을 나타낸다. 예를 들어, 침의 위치나 시간의 숫자를 틀리게 배열하는 엉성하고 잘못된 시계 구조는 치매나 두정엽 손상을 나타낸다. 숫자나 모양의 삭제나 추가, 단어 실수는 실어증을 가리킨다. 기하학적이고 일반적인 모양에 문제가 있거나 글쓰기가 조절되지 않는 것은 소뇌 병변이나 말초신경증을 가리킨다. 정신 지체 대상자는 이 모든 과제의 수행에 지장을 보인다.

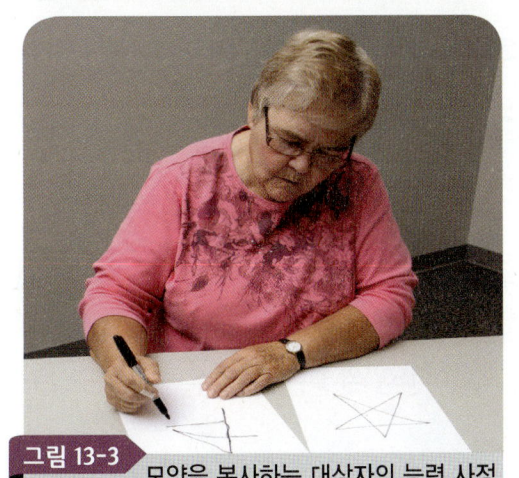

그림 13-3 모양을 복사하는 대상자의 능력 사정

● 표 13-2 일반적인 정신건강장애와 관련된 사정 결과

진단	정서/감정	사고	인지/관점	판단력	운동 행동	언어
우울증	슬픔	부정적, 느림	낮은 자존감	우유부단	느림, 지연됨	부드러움
조증	행복하고, 화가 폭발함	경주	웅장함	충동적	과도함	억압됨
조현병	평평함, 부적절함	망상, 편집증	청각적 환각	우유부단	경직되고 내성적	비조직적임
불안증	불안함, 두려움	강박적, 집중하기 어려움	걱정, 두려움	우유부단	안절부절 못하고 긴장함	빠름
섬망과 치매 (단기 기억)	불안정함	작화, 망상	시각적 또는 촉각적 환각	충동적, 인지 상실로 인한 어려움	방황하고 안절부절못함	다양함

3 간이정신상태검사

Folstein 등이 고안한 간이정신상태검사(Mini-Mental State Examination, MMSE)는 인지 기능(cognitive functioning)과 문서 인지 변화(document cognitive changes)를 양적으로 비교적 일반적이고 간단한 진단 도구이다. 그것은 5~10분 안에 완성할 수 있는 11개의 질문으로 구성되어 있다. 검사 점수는 각각의 옳은 반응에 대한 점수의 합이다. 각 항목은 특별한 점수가 있다. 간이정신상태검사는 시간, 장소와 사람에 대한 지남력, 회상, 단기 기억, 연산 기술과 같은 대상자의 인지 기능에 대한 질문이나 작업의 도구로 의료진이 사용한다. 인지 장애로 판단하는 점수는 23~25점까지이다. 연령이 높고 교육 수준이 낮은 대상자들은 정신적 또는 신경학적 질환이 없음에도 가-양성 점수를 보이기도 하며, 이 도구는 경한 장애를 놓치기도 한다. 흔히 치매, 조현병, 섬망이 있을 경우 검사 점수가 20점 이하로 나타나며, 정서 장애가 있는 경우에는 24~30점 사이의 점수가 나타난다. MMSE는 현재 전 세계적으로 여러 나라 언어로 번역되어 있으며, 우리나라에서도 MMSE-K와 K-MMSE 두 가지 평가 방식이 사용되고 있다. 두 MMSE 방식은 전체적으로는 비슷하지만, K-MMSE가 원본인 MMSE와 비슷하게 구성된 반면, MMSE-K는 이해와 판단 과제를 평가한다는 점이 특징적이다. 이 책에서는 K-MMSE를 소개한다[그림 13-4].

이 검사는 인지 기능을 조사한다. 점수 범위는 0~30점이다. 각 문항들은 2점 척도로서 피검자가 제대로 수행하였으면 1점을 주고, 수행하지 못했으면 0점을 준다.

항목	점수
지남력	
1. 시간: "오늘은 몇 월 며칠입니까?", "올해가 몇 년입니까?", "지금은 무슨 계절이지요?", "오늘은 무슨 요일입니까?"라고 묻는다. 순서가 바뀌어도 된다. 나이가 많은 경우 음력으로 질문하는 것이 적절할 때도 있다. 치매가 심한 경우 요일, 계절이라는 말을 모르기 때문에 "월, 화, 수, 목, 금, 토, 일 중 어느 요일인가요?" 또는 "봄, 여름, 가을, 겨울 중 어느 계절인가요?"와 같이 세부적으로 질문을 해야 한다. 년, 월, 일, 요일, 계절 각각 1점씩 총 5점이다.	5

그림 13-4 한국형 간이정신상태검사(K-MMSE)

〈계속〉

항목	점수
지남력 2. 장소: "현재 어느 나라에 살고 계십니까?", "여기가 몇 층입니까?", "여기 도시 이름이 무엇입니까?", "여기가 무엇을 하는 곳입니까?", "현재 장소 이름이 무엇입니까?", "여기가 이 건물의 몇 층입니까?"라고 묻는다. 순서가 바뀌어도 된다. 도시라는 말을 이해하지 못하는 피검자가 있다. 이 경우에는 "여기가 부산입니까?", "여기가 인천입니까?" 등 다른 도시 이름을 제시할 수 있다. 장소의 경우 "여기가 학교입니까?" 또는 "여기가 교회입니까?"라고 질문할 수 있다. 나라, 시·도, 무엇하는 곳, 현재 장소명, 몇 층에 대해 각각 1점씩 총 5점이다.	5
기억 등록 비행기, 연필, 소나무를 일초에 하나씩 불러준다. 세 낱말을 불러주기 전에 "제가 지금부터 낱말을 불러드릴테니, 제가 다 말한 다음 따라해 주세요"라고 말한다. 주의력이 유지되는지를 관찰하고 세 낱말을 불러준다. 피검자가 처음 시행할 때 대답한 낱말의 개수가 기억등록의 점수가 된다. 정확히 기억하고 답한 낱말의 개수 1점씩 총 3점이다. 첫 번 시행에서 세 단어를 모두 기억하지 못한 경우에는 여섯 번까지 반복하여 기억할 수 있도록 돕는다. 피검자가 세 낱말을 다 등록하고 나면, "조금 후에 다시 물어볼 테니까 꼭 기억하고 계세요"라고 말한 뒤 곧바로 〈주의집중과 계산능력〉 영역으로 넘어가 "100–7은 얼마죠?"라고 질문한다.	3
주의집중과 계산능력 "100 빼기 7"에 대해 피검자가 "93"이라고 답하면, "93에서 7을 빼면 얼마죠?"라고 말하는 대신 "거기서 7을 빼면 얼마입니까?"라고 말한다. 원칙상 "뺀 결과를 가지고 계속해서 7을 빼나가십시오"라고 지시하여 피검자가 스스로 셈을 할 수 있도록 해야하지만, 피검자가 이를 수행하지 못하는 경우 "거기서 7을 다시 빼십시오"라고 지시해도 된다. 만일 피검자가 너무 빨리 정답을 맞추거나 전혀 계산을 하지 못하면 기억회상 질문에 필요한 시간을 벌기 위해 "40–4는 얼마죠? 거기서 또 4를 빼면 얼마죠?"라고 하면서 시간을 1분 정도 늦춘다. 처음의 계산이 틀리더라도 틀린 숫자에서 7을 뺀 값이 맞으면 정답으로 한다. (예: 100–7=80 (틀림), 80–7=73 (맞음))	5
기억 회상 5회 연속 빼기를 마친 후 이전에 등록한 세 단어에 대한 "기억회상"을 실시한다. 각각 1점씩 총 3점이다. 〈기억등록〉과 〈기억회상〉 사이에는 〈주의집중과 계산〉 과제 이외의 다른 과제, 특히 언어적 과제를 시행해서는 안 된다.	3
언어 및 시공간 구성 1. 이름대기: 시계와 볼펜을 각각 가리키며 "이것의 이름이 무엇입니까?"라고 물어본다. 각각의 단어에 대한 이름대기 수행에 대하여 각각 1점씩 총 2점이다. 2. 명령시행: 세 단계 명령을 분리하지 않고, 전 문장을 한번에 지시한다. 예를 들어 "종이를 뒤집은 다음"이란 지시에 피검자가 종이를 뒤집고, "그 다음 반으로 접고"란 지시에 피검자가 종이를 반으로 접는 식으로 진행하면 안 된다. 피검자가 알아듣지 못하는 경우 전체 지시를 다시 한 번 반복한다. 3단계 지시사항 각각 1점씩 총 3점이다.	9

그림 13-4 한국형 간이정신상태검사(K-MMSE)

〈계속〉

항목	점수
3. 따라말하기: 피검자가 잘못 이해한 경우에는 전체 문장을 다시 한 번 반복해 줄 수 있다. 정확하게 따라하면 1점이다. 4. 쓰기: 과제에서는 "오늘 기분이나 날씨에 대해서 써 보십시오" 또는 "의사나 간호사에게 하고 싶은 이야기를 문장으로 써 보십시오"라고 권한다. 주어와 동사로 이루어져 있는 문장을 구성하도록 지시한다. 만일 피검자가 "고혈압"으로 쓴다면, 문장에 해당되지 않으므로 0점이 된다. 철자가 약간 틀린 경우에는 정답으로 간주한다. 총 1점이다. 5. 겹쳐진 오각형 베끼기: 그대로 베끼지 못하면 0점이다. 예를 들어서 두 오각형이 서로 떨어진 경우나 오각형 대신 사각형이 맞물려 있는 경우는 0점으로 간주한다. 정확하게 베끼면 총 1점이다.	9

그림 13-4 한국형 간이정신상태검사(K-MMSE)

5 진단적 추론

건강력과 정신상태검사에 기반하여, 사정하고 계획을 수립해야 한다. 예를 들어, 대상자는 여러가지 진단을 내릴 만한 증상들을 보고할 수 있지만 과거력이나 정신상태검사를 통해 가능한 진단들을 한두 가지로 좁힐 수 있다. 수면장애가 전형적인 예로, 진단을 위해서는 추가 사정이 필요하다. [표 13-3]은 수면장애와 관련된 일반적인 정신장애의 감별진단을 보여준다.

● **표 13-3** 피로의 감별진단

감별진단	건강력 조사 결과	정신상태검사 결과	진단검사
우울증	피로, 불면증, 식욕부진, 무쾌감증, 자살관념, 최소 2주 동안 나타나는 증상	정동둔마, 집중력 저하, 우유부단함, 정신운동지연 또는 정신운동초조	CBC, CMP, TFTs (다른 원인 배제)
			HAMD, Beck Depression Inventory
기분저하장애	피로나 만성 피로, 무쾌감증, 식욕부진, 책임 감수 능력 상실, 자살관념	정동둔마, 집중력 저하, 우유부단함	CBC, CMP, TFTs (다른 원인 배제)
			HAMD, Beck Depression Inventory
범불안장애	피로, 불면증, 과도한 불안이나 걱정, 오심	안절부절못함(손 떨기, 우왕좌왕), 집중력 저하, 우유부단함, 빠르게 말하기	CBC, CMP, TFTs (다른 원인 배제)
			HAMA

※ CBC, complete blood count; CMP, comprehensive metabolic panel; HAMA, Hamilton Anxiety Scale; HAMD, Hamilton Depression Scale; TFTs, thyroid function tests.

특정 대상자

임산부

- 우울과 불안에 대한 신호와 증상을 고려하여 임산부를 주의 깊게 살펴본다.
- 간호사는 출산 후 임산부의 정신건강을 사정해야 한다. 산후 기간 동안, 분만 후 4주와 그 이후 몇 달 동안 주요우울 병삽화(major depressive episode)가 발생할 수 있다. 우울증의 병력은 산후우울증(postpartum depression)의 가능성과 기간을 증가시킨다. 우울감 선별 도구 SIGECAPS([BOX 13-1] 참고)를 통해 산후우울증을 확인하고 분만 후 3~5일 사이에 최고조에 이르고 약 10일 정도 지속되는 "출산후우울(baby blues)"과 구별할 수 있다. "출산후우울"은 불안, 피로, 슬픔, 과민성 및 경한 우울로 나타난다. 많은 일차 의료 전문가들이 에딘버러 산후우울증 척도(Edinburgh Postnatal Depression Scale, EPDS)로 산후우울증을 진단하고 있다. 산후우울증은 약 10%의 산모에게 영향을 미치며, 대부분 치료를 받지 않고 있다. EPDS는 10개의 질문으로 구성된 자가설문으로 각 질문마다 0~3점으로 평가하며 가장 심한 우울 반응이 3점이다. 점수의 총합이 12~15점이면 경한 우울, 16점 이상이면 심한 우울을 가리킨다. 산후 기간 동안, 남성들도 우울, 불안, 과민성의 징후를 사정하고 필요할 경우 도움을 받아야 한다. 우울증을 발견하지 못하면 가족에게 오랫동안 영향을 미칠 수 있다.
- 이와는 대조적으로 산후정신병은 분만 이후 며칠 동안에 발생하여 며칠에서 수 주간 지속될 수 있다. 산모의 망상과 환각은 자신과 아기를 해치는 것에 초점을 맞춘다. 이 장애의 다른 증상으로는 분노, 편집증, 혼자 있는 것에 대한 두려움, 적개심, 과다활동과 심한 우울증이 있다. 산후정신병은 즉각적인 치료가 필요하다.

아동

- 정신상태를 사정할 때는 적절하게 활용할 수 있도록 정보 수집에 집중한다. 성인과 청소년은 개방적 질문을 통해 면담할 수 있지만, 아동은 불안해하거나 많은 질문에 대답할 언어 능력이 없을 수도 있다. 아동의 불안을 줄이려면 눈 맞춤을 유지하고 아동의 눈높이로 자세를 취하며 치료적 거리를 유지해야 한다. 사정 과정 동안, 성인 가족구성원이 함께하는 것은, 아동을 안정시키고 가족의 상호작용을 관찰할 수 있도록 돕는다.
- 아동는 종종 자신의 감정을 정의하고 말로 표현하는 데 익숙하지 않을 수 있다. 감정 차트나 포스터를 사용하면 아동이 자신의 감정을 정확히 집어내는 데 도움을 줄 수 있다. 또한, 가족 간의 상호작용이나 역할 표현을 위해 아동이 그림을 그리거나 색칠을 하거나 도형을 이용하도록 함으로써 사정 결과를 증진시킬 수 있다[그림 13-5].

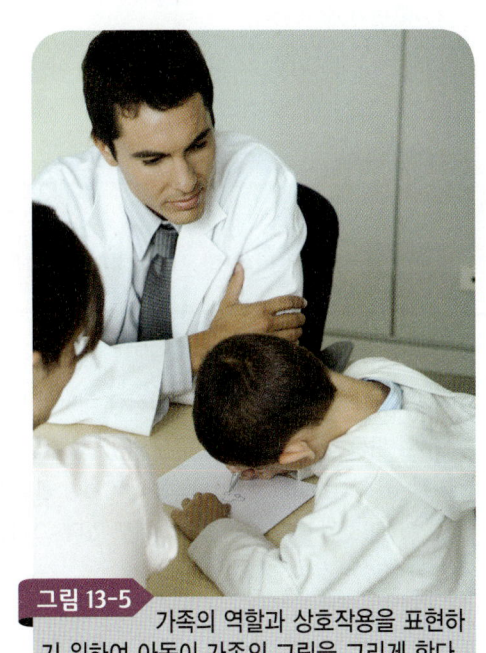

그림 13-5 가족의 역할과 상호작용을 표현하기 위하여 아동이 가족의 그림을 그리게 한다.

노인

- 연령과 관련된 변화는 중추신경계 전달물질, 시각, 운동성과 청각을 포함하는 모든 신체 계통에 영향을 미친다. 예를 들어, 청력 저하는 적절한 정신상태에 대한 정보를 얻는 데 장애가 될 수 있다.
- 다양한 질환을 위한 복수의 약물 사용은 정신상태 사정을 복잡하게 만든다. 알코올, 니코틴, 카페인, 약초와 일반의 약품은 정신상태검사 결과에 악영향을 줄 수 있다.
- 노인 대상자들은 의료인의 질문을 이해하지 못할 수 있고, 이해하지 못한 것을 다시 질문하는 일을 부끄럽게 여길 수 있다. 의료인은 예시를 들어 "사람들은 때때로 ___에 대한 질문을 하곤 합니다. ○○○ 님은 어떠신가요?"와 같이 질문을 일반화할 수 있다.
- MSE를 수행할 때는 모든 노인들이 같은 욕구를 가지고 있다고 가정하지 않고, 존경과 존엄의 자세로 노인을 대하는 접근법 필요하다.
- 노인 대상자들의 정신상태는 노인 우울 척도(Geriatric Depression Scale), 해밀턴 우울증 평가척도(Hamilton Rating Scale for Depression), 벡 우울 척도(Beck Depression Inventory), 간이정신병리평가척도(Brief Psychiatric Rating Scale), CAGE, MMSE 또는 삶의 질 척도(Quality of Life Scale)로 사정할 수 있다.
- 기분, 느낌과 두려움에 대한 직접적인 질문이 사정에 포함될 수 있다. 초기 검사는 사회복지사/사회사업가, 성직자 또는 다른 정신건강 전문가의 도움을 받을 수 있다.
- 인지, 사고, 기억과 같은 정신 기능에 어떠한 변화가 갑작스럽게 일어났는지 아니면 점진적으로 변화가 찾아왔는지, 또 대상자가 우울증을 앓았는지 여부를 질문해야 한다.
- 일반적으로 성격은 연령이 높아져도 바뀌지 않지만, 노화가 진행되면서 기존의 성격 특성이 더 뚜렷해질 수 있다. 편집증은 이러한 경향을 보여주며, 의료인은 편집증이 있는지, 누군가 대상자에게 외상을 입히려는 실재적 원인이 있는지 평가해야 한다.
- 알츠하이머병은 치매의 35~50%를 차지하며, 65~85세 노인의 5%, 85세 이상의 노인에서 20%를 차지한다.

사례 연구

주호소 "저는 너무 피곤하고 자거나 먹을 수가 없어요."

면담을 통해 수집한 자료

김 씨는 31세의 여성으로 생물학전공 대학원 학생이다. 그녀는 "저는 너무 피곤하고 자거나 먹을 수가 없어요."라고 표현한다. 김 씨는 지난 달에 비하여 체중이 8kg 감소하고 평소와 달리 매일 아침 일찍 잠에서 깬다. 그녀는 거의 대부분 피로를 느껴서 좋아하는 취미인 테니스에도 더 이상 관심이 없다. 김 씨는 "모범생"이지만, 지난 달에는 정상적으로 수업에 참여할 수 없었고 이것에 대한 죄책감을 느끼고 있다. 그녀는 종교적인 이유로 자살에 대해서는 부정적이지만, 매일의 대부분이 우울하고 재미있는 것이 없다고 말한다.

〈계속〉

사례 연구

이런 느낌은 5~6주 동안 지속되고 있다. 그녀는 "저는 테니스를 다시 하고 수업에 들어갈 수 있을 정도로 기분이 좋아지면 좋겠어요. 나 자신을 찾고 싶어요. 비타민이 도움이 되겠지요."라고 말한다. 그녀는 질문에 자세한 대답을 하지 않고 우물거리는 톤으로 이야기한다. 그녀는 환청을 듣지는 않으며, 타인을 비난하지는 않지만 이런 상황에 다다른 자신을 탓하고 있다. 김 씨는 섭식장애, 성적 또는 신체적 학대, 또는 우울의 병력이 없다. 김 씨는 최근에 외상, 질환, 입원 또는 수술을 하지 않았다. 그녀는 일시적인 두통이나 근육통으로 인해 아스피린만 복용하고 있다.

김 씨의 어머니는 6개월 전에 암으로 사망하였고, 그녀는 다시 학교로 돌아오며 죽음을 극복하였다고 믿고 있다. 그녀의 아버지는 알려진 의학적, 정신과적 문제가 없었다. 그녀는 세 명의 자매 중 맏이이고, 두 명의 여동생은 잘 지내고 있다. 그녀의 조모는 "갱년기우울증"으로 치료받았으며, 외조부는 남모르게 술을 마시는 술꾼이었다. 김 씨는 독신이고 혼자 살고 있다. 그녀는 최근 수업에 "출석"하고 학업을 지속하는 데 어려움이 있다고 표현하였다. 김 씨는 테니스를 즐겼으나 더 이상 그렇게 할 에너지를 가질 수가 없다.

그녀는 흡연을 하지 않고 일주일에 와인 두 잔 이상은 마시지 않으며, 불법적인 약물을 복용하지 않는다. 그녀는 다른 대학원생들과 교우관계가 원활했으나, 최근 들어 계속 혼자 지내고 있다. 김 씨는 정기적으로 교회에 갔으나 요즘에는 자주 빠지고 있다.

근거	요점
피로와 불면증	많은 정신건강문제가 수면 장애와 관련되어 있다.
재미있는 것이 없고 죄책감을 느낀다고 말하는 것	무쾌감증과 죄책감은 우울의 증상이다.
식욕부진과 체중 감소	이것들은 우울과 관련되어 있다.
환청이 들리지는 않음	조현병은 아니라고 추측할 수 있다.

이 름	김 씨	날짜	2005. 6. 17	시간	10:15
		생년월일	1964. 4. 4	성별	여

병력

주 호 소 "너무 피곤하고 자거나 먹을 수가 없어요."

현 병 력 5~6주 전부터 우울, 죄책감, 피로, 불면증(일찍 깨어남), 식욕부진과 체중 감소(지난 달 7kg 감소)의 이력이 있음. 수업(대학원생)에 출석하는 데 어려움이 있음. 더 이상 취미에 흥미가 없음. 환청은 없음.
6개월 전에 모친 사망함(애도의 기간을 갖지 못했을 수 있음).

투 약 가끔씩 통증으로 아스피린 복용함.

알레르기 알레르기 이력 없음(NKDA).

과 거 력 **질 병** 외상, 섭식장애, 학대 또는 우울증의 이력 없음.
입원/수술 입원이나 수술 이력 없음.

가 족 력 어머니는 유방암으로 사망함(60세). 아버지는 알려진 의학적, 정신과적 문제가 없었음.
조모는 갱년기우울증으로 치료 받음. 외조부는 알코올 남용이었음. 두 명의 여동생은 건강히 잘 지냄.

사 회 력 대학원생, 자주 수업에 참석하지 못함. 예전에는 모범생이었음. 자신에게 철저함.
더 이상 정기적으로 교회에 가지 못함. 니코틴과 약물 사용 없음. 주말에 와인 1~2잔 정도 마심.

〈계속〉

계통별 문진

일반적인 사항 피로, 체중 변화	**심혈관계** 심계항진 또는 다른 문제 없음.
피 부 발진 없음.	**호흡기계** 과다호흡과 다른 문제 없음.
눈 문제 없음.	**위장관계** 식욕 없음.
귀 문제 없음.	**비뇨생식기계/부인과계** 문제 없음.
코/입/목 문제 없음.	**근골격계** 다소 근육 약화를 느낌.
유 방 덩어리 없음.	**신 경 계** 두통 없음.

신체 검진

체 중 50kg	**체온** 36.8℃	**혈압** 110/70 mmHg
신 장 170cm	**맥박** 74회/min	**호흡** 20회/min

전반적인 외모 협조적임, 날씬하고 피곤하게 보이는 여성.

피 부 따뜻하고 건조함.

머리/귀/눈/코/목 정상 동공(PERRL). 청력 정상.

심혈관계 심첨맥박 촉진됨, 규칙적인 심장박동수와 리듬. S_1과 S_2 청진됨. 심잡음(murmurs), 마찰음(rubs), 잡음(bruits: 쇳소리) 없음.

호흡기계 정상호흡

소화기계 검진하지 않음.

비뇨생식기계 검진하지 않음.

근골격계 불수의운동 발견되지 않음.

기 타 정동둔마, 질문에 자세한 답변이 거의 없음, 우유부단함, 집중력 저하.

임상 검사 없음.	
C B C: 정상 범위	T3 total: 100ng/dL
T S H: 2.1μIV/L	T4 total: 7.1μg/dL

특수 검사 해밀턴 우울증 평가 척도: 우울증 요건에 적합함.

최종 검진 결과 우울증

CHAPTER 14 내분비계 장애
Endocrine Disorders

내분비계는 신체의 대사과정을 조절한다. 일반적으로 내분비선(샘)의 일차적인 기능은 다음과 같다.

- 생식 조절
- 대사 조절
- 세포외액과 전해질(나트륨, 칼륨, 칼슘, 인) 조절
- 최적의 내적 환경 유지(예: 혈당 조절)
- 아동기와 청소년기의 성장과 발달 자극

대상자의 내분비계를 사정하는 것은 어려운 과제이다. 갑상선이나 고환을 제외한 대부분의 주요 내분비선들이 그 위치상 시진, 촉진, 타진, 청진이 불가능하기 때문이다. 또한 호르몬들이 전신의 다양한 계통에서 각기 다른 효과들을 나타내기 때문에 내분비계 사정 시 어려움이 따른다. 따라서 내분비계 기능 사정 시 자료를 수집하고 내분비계 질환의 기본적인 형태를 파악하는 것이 매우 중요하다.

1 해부 생리

내분비계는 신체의 조절 기전이며, 전신으로 분포되어 있는 내분비선들의 복잡한 망으로 구성되어 있다 [그림 14-1].

- 시상하부(hypothalamus)
- 뇌하수체(pituitary gland)
- 갑상선(thyroid)과 부갑상선(parathyroid glands)
- 췌장(pancreas)
- 부신(adrenal glands)
- 성선(gonads)

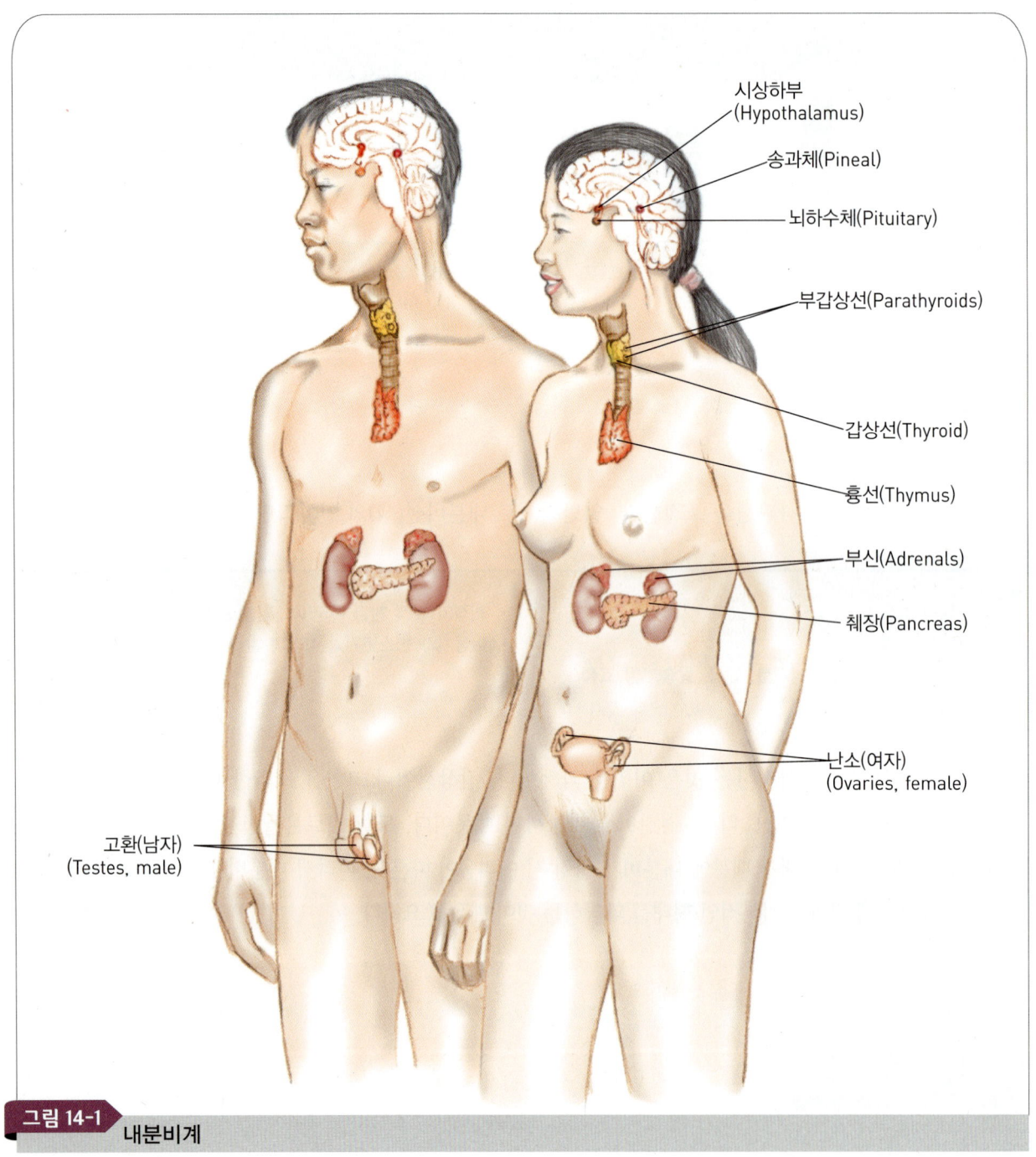

그림 14-1 내분비계

    이러한 내분비선들은 호르몬을 혈류 속으로 직접 분비한다. 호르몬들은 화학적 메신저로서 순환계로 분비되어 다양한 조직으로 운반되는데 그중 적합한 수용체를 가진 표적 세포에 신호를 보내고 영향을 미친다. 즉 호르몬은 표적 세포가 고유한 기능을 발현하도록 작용하는 것이다. 대부분의 호르몬들은 음성 회환 기전에 의해 조절된다. 특정 호르몬의 농도가 증가하면 호르몬 분비가 억제되며, 그 호르몬 분비를 자극하는 호르몬의 농도도 감소된다. [표 14-1]은 호르몬의 주요 기능과 분비장소를 요약한 것이다.

1 시상하부

시상하부는 갑상선자극호르몬(thyroid-stimulating hormone, TSH)의 분비를 자극하는 갑상선자극호르몬방출호르몬(thyrotropin-releasing hormone, TRH)과 부신피질자극호르몬(adrenocoticotropic hormone, ACTH)의 분비를 자극하는 코르티코트로핀분비호르몬(corticotropin-releasing hormone, CRH), 성장호르몬(growth hormone, GH)의 분비를 자극하는 성장호르몬방출호르몬(growth hormone-releasing hormone, GHRH), 성장 호르몬 방출을 억제하는 성장호르몬억제호르몬(growth hormone inhibitory hormone, GHIH)으로 알려진 소마토스타틴(somatostatin)과 프로락틴(prolactin)의 유리를 억제하는 프로락틴억제인자(prolactin-inhibiting factor, PIF)를 분비한다.

표 14-1 호르몬의 주요 기능과 분비장소

분비장소	호르몬	주요 기능
시상하부 (hypothalamus)	자극호르몬과 억제호르몬 (releasing and inhibiting hormones)	뇌하수체 호르몬 분비 조절
	코르티코트로핀분비호르몬 (corticotropin-releasing hormone, CRH)	
	갑상선자극호르몬방출호르몬(growth hormone-releasing hormone, TRH)	
	성장호르몬방출호르몬(gonadotropin-releasing hormone, GHRH)	
	생식샘자극호르몬분비호르몬(gonadotropin-releasing hormone, GnRH)	
	소마토스타틴(somatostatin)	GH, TSH 억제
뇌하수체 전엽 (anterior pituitary)	성장호르몬(growth hormone, GH)	뼈와 근육의 성장 자극 단백질 합성과 지방 대사 증진 탄수화물 대사 감소
	부신피질자극호르몬(adrenocorticotropic hormone, ACTH)	부신피질호르몬의 분비와 합성 자극
	갑상선자극호르몬(thyroid-stimulating hormone, TSH)	갑상선호르몬의 분비와 합성 자극
	여포자극호르몬(follicle-stimulating hormone, FSH)	여성 : 난소의 여포 성장과 배란 자극 남성 : 정자 생산 자극

	황체형성호르몬(luteinizing hormone, LH)	여성 : 난소의 황체 발달과 난모세포의 유리,
		   에스트로겐과 프로게스테론의 생산 자극
		남성 : 테스토스테론의 분비와 고환의 간질 조직
		   발달 자극

	프로락틴(Prolactin)	수유를 위한 여성의 유방 준비

〈계속〉

표 14-1 호르몬의 주요 기능과 분비장소

분비장소	호르몬	주요 기능
뇌하수체 후엽 (posterior pituitary)	항이뇨호르몬(antidiuretic hormone, ADH)	신장에서 수분의 재흡수 증가
	옥시토신(oxytocin)	임신부의 자궁 수축과 분만 후 젖분비 자극
부신피질 (adrenal cortex)	무기질코르티코이드(알도스테론, mineralo-corticosteroids, mainly aldosterone)	신장에서 소디움 흡수증가와 포타슘 분비 증가
	당질코르티코이드(glucocorticoids) 대부분 코르티솔(cortisol)	모든 영양분의 대사에 영향, 혈당수준 조절, 성장과 항암작용에 영향, 스트레스의 영향 감소
	부신안드로겐(adrenal androgens), 대부분 디히드로에피안드로스테론 (dehydroepi-androsterone, DHEA)과 안드로스테네디온 (androstenedione)	안드로겐이나 테스토스테론의 고유한 활동은 미미함. 말초에서 DHEA로 전환
부신수질 (adrenal medulla)	에피네프린, 노르에피네프린 (epinephrine, norepinephrine)	교감신경계의 신경전달물질과 같이 작용
갑상선(여포세포) (thyroid follicular cells)	갑상선호르몬(thyroid hormones), 대부분 트리요오드티로닌(triiodothyronine, T_3)과 티록신(thyroxine, T_4)	대사율, 단백질과 뼈의 회전율, 카테콜라민에 대한 반응 증가, 태아와 영유아의 성장과 발달에 필수적
갑상선 C세포 (thyroid C Cell)	칼시토닌(calcitonin)	혈중 칼슘과 인 농도 감소
부갑상선 (parathyroid glands)	부갑상선호르몬 (parathyroid hormone, PTH)	혈청 칼슘 조절
췌장섬세포 (pancreatic islet cell)	인슐린(insulin)	혈당을 근육, 간, 지방조직의 세포막을 통해 이동을 촉진시킴으로써 혈중 포도당 감소
	글루카곤(glucagon)	당원분해와 당신생작용을 자극함으로써 혈중 포도당 농도 증가
	소마토스타틴(somatostatin)	장에서 포도당의 흡수 지연
신장(kidney)	1,25-디히드록시비타민 D (1,25-Dihydroxyvitamin D)	장에서 칼슘 흡수 자극
난소(ovaries)	에스트로겐(estrogen) 프로게스테론(progesterone)	여성 성기관의 발달과 이차성징 발현에 영향 생리 주기에 영향, 임신부에서 자궁내벽의 성장 자극
고환(testes)	안드로겐(androgens), 남성호르몬(mainly testosterone)	남성 성기관의 발달과 이차성징 발현에 영향, 정자 생산 도움.

2 뇌하수체

뇌하수체는 전엽과 후엽으로 구성된다.

1) 뇌하수체 전엽

뇌하수체 전엽의 선조직에서는 여섯 가지 호르몬이 합성되고 분비된다. 성장 호르몬(GH)은 단백질 합성과 대부분의 모든 세포 조직의 성장을 자극한다. 갑상선자극호르몬(TSH)은 갑상선호르몬의 분비와 합성을 자극하고, 부신피질자극호르몬(ACTH)은 부신피질호르몬의 분비와 합성을 자극한다. 프로락틴(PRL)은 여성의 유방을 발달시키고 젖이 분비되도록 하며, 여포자극호르몬(FSH)은 난소에서는 여포가 성장되고 고환에서는 정자가 성숙하도록 한다. 황체형성호르몬(LH)은 고환에서 테스토스테론 생산을 자극하고 난소에서 에스트로겐과 프로게스테론 생산 및 배란을 자극한다.

2) 뇌하수체 후엽

뇌하수체 후엽은 항이뇨호르몬(ADH)과 옥시토신(oxytocin)을 저장한다. 항이뇨호르몬은 신장에서 수분의 재흡수를 증가시키고 혈관 수축을 유발하여 혈압을 높이는 역할을 한다. 옥시토신은 유즙 분비를 자극하고 자궁 수축을 유발한다.

❸ 갑상선과 부갑상선

갑상선(샘)은 갑상선호르몬을 구성하는 티록신(T_4)와 트리요오드티로닌(T_3)라는 두 가지 아미노산 호르몬을 분비한다. 이 호르몬들의 아미노산 기본구조는 요오드 분자로 T_4는 4개의 요오드 원자를 가지고 있고, T_3는 3개를 가지고 있다. 따라서 갑상선은 이들 호르몬을 합성하기 위해 요오드를 필요로 한다. 갑상선호르몬은 혈류로 방출될 필요가 있을 때까지 갑상선 세포 내에서 생산되고 저장된다. 갑상선의 T_4와 T_3 분비는 뇌하수체 전엽에서 분비되는 갑상선자극호르몬에 의해 조절된다.

갑상선호르몬인 T_4와 T_3의 기능은 신체 대부분의 세포에서 화학적 반응률을 증가시킴에 따라 대사율을 증진시킨다. T_4는 비교적 약한 호르몬으로 신체의 고정적인 대사율을 유지하는 기능을 한다. T_3는 T_4에 비해 5배나 강한 호르몬으로 더 신속한 대사 활동을 한다.

갑상선에서 생산되는 또 다른 호르몬은 칼시토닌(calcitonin)으로서 뼈에 칼슘저장을 증진시키며 세포외액의 칼슘이온 농도를 감소시킨다. 부갑상선은 장이나 신장에서 칼슘 흡수를 증가시키거나 뼈에서 칼슘 방출을 증가시킴으로써 혈청 칼슘 농도를 조절하는 부갑상선호르몬(PTH)을 분비한다.

❹ 췌장

췌장의 내분비 구성요소는 랑게르한스섬(islets of Langerhans)을 포함한다. 이 섬은 α, β 그리고 δ세포로 구성된다. α세포에서는 글루카곤(glucagon)이 분비되는데 당합성 및 간으로부터 혈청으로 당의 방출을 증가시키는 역할을 한다. β세포는 인슐린으로 전환될 인슐린 전구물질(preproinsulin)을 분비한다. 인슐린은 많은 세포 내로 당의 이동을 증진시키는 역할을 한다. δ세포는 소마토스타틴(somatostatin)을 분비하는데 이 호르몬은 음식물 중 영양성분이 혈액 내로 동화되어 인슐린이나 글루카곤의 분비를 작동시키는 시간 주기를 연장시킴으로써 조직에서 영양분이 흡수되어 활용되는 비율을 감소시킨다. 인슐린은 혈당 농도와 지방, 단백질, 포도당 대사를 조절한다.

5 부신

부신은 신장에 위치한 한 쌍의 내분비선이다. 각각의 부신은 피질과 수질로 구성된다. 부신수질은 에피네프린(epinephrine)과 노르에피네프린(norepinephrine)을 포함하는 카테콜라민(catecholamine)을 분비한다. 이 호르몬들은 '회피 또는 공격' 반응과는 무관하게 다양한 대사효과를 유발한다. 부신피질은 당질코르티코이드(glucocorticoid), 무기질코르티코이드(mineralocorticoid), 안드로겐(androgen), 에스트로겐(estrogen) 등의 스테로이드 호르몬을 분비한다. 가장 강력한 당질코르티코이드는 코르티솔로서 항염증 효과와 단백질, 탄수화물, 지방의 대사를 조절하는 등 다양한 대사 기능을 한다. 주요 무기질코르티코이드는 알도스테론으로서 칼륨(K^+)과 수소이온(H^+)을 분비하고 재흡수하는 역할을 한다.

6 성선

고환은 테스토스테론(testosterone)을 생산하는데 이 호르몬은 남성의 이차 성징과 생식기를 발달시키는 역할을 한다. 난소에서는 에스트로겐(estrogen)이 생산되는데 여성의 이차 성징과 생식기의 성장과 발달을 증진시키는 역할을 한다. 난소에서는 또한 프로게스테론(progesterone)이 분비되는데 이 호르몬은 여성의 성적 특성이 나타나게 한다.

7 기타 호르몬

신장에서는 레닌(renin)과 1,25 디하이드록시콜레칼시페롤(1,25-dihydroxycholecalciferol)과 적혈구 조혈인자(erythropoietin)를 생산한다. 레닌은 안지오텐시노겐(angiotensinogen)이 안지오텐신1(angiotensin1)로 전환되는데 촉매역할을 한다. 1,25 디하이드록시콜레칼시페롤은 장에서 칼슘 흡수를 증가시키고 뼈의 무기질화(mineralization)를 증가시키는 역할을 한다. 적혈구조혈인자는 적혈구 생산을 증가시킨다.

심장에서는 심방나트륨이뇨펩타이드(artrial natriuretic peptide, ANP)를 생산하는데 이는 신장에서 나트륨 배출을 증가시켜 혈압을 낮추는 역할을 한다. 위는 위의 벽세포에서 염산(hydrochloric acid, HCl)의 분비를 자극하는 가스트린(gastrin)을 생산한다. 소장에서는 세크레틴(secretin)과 콜레시스토키닌(cholecystokinin, CCK)을 분비한다. 세크레틴은 췌장세포를 자극하여 중탄산염와 수분을 분비하게 하며, 콜레시스토키닌은 담낭 수축을 자극하여 췌장 효소를 분비하게 한다.

2 건강력

내분비계 질환 사정을 위해서는 정확한 건강력을 수집이 필요하다. 증상과 징후가 발생한 시간, 위치, 질, 심각성 등을 포함하여 자료 수집을 하고, 이를 통해 병원 방문 이유를 확인할 수 있다. 대상자와 면담 시 정신상태도 사정한다. 내분비계 질환 및 대사기능 장애를 가진 많은 대상자들은 불안정하며 불안감과 집중력 저하를 나타낼 수 있다.

1 주호소와 현병력

> "나는 항상 피곤하지만 잠을 잘 못 자요. 그리고 심장이 항상 쿵쾅쿵쾅 뛰어요."
>
> 김 씨는 54세 여성으로 최근 2개월 동안 피로, 불면증, 심계항진, 발한 증세가 있었다. 또한 눈의 형태 변화와 홍반, 팔과 다리에 멍이 들었다고 호소하였다.

내분비계 질환과 관련된 흔한 주호소는 피로, 불면증, 심계항진, 체중변화, 외모의 변화, 안면부의 변화, 열에 대한 과민증 등이다.

피로, 불면증, 심계항진, 체중 변화, 외모의 변화는 아래에서 보다 구체적으로 설명할 것이다. 많은 내분비계 질환에서 특징적으로 안면부의 변화가 나타난다. 안검퇴축(eyelid retraction)과 안검하수증(ptosis)은 과다자극(갑상선중독증)이나 과소자극(갑상선기능저하증 또는 윌슨 증후군) 시 발생한다. 이는 제3뇌신경을 통한 안검 근육의 신경 자극 때문이며, 이러한 자극은 망상활성계(reticular activating system, RAS)를 과도하게 자극하거나 과소 자극하기도 한다. 쿠싱 증후군일 때는 안면부가 둥글게 되며 '달덩이 얼굴(moon face)'이 나타난다.

온냉에 대한 과민증 또한 흔한 증상이다. 대사율이 체온에 영향을 미치기 때문이다. 갑상선기능저하증을 가진 대상자들은 추위에 예민한 반면, 갑상선기능항진증 대상자들은 열에 예민하다.

1) 피로

피로(fatigue)는 내분비계 질환의 흔한 주호소로, 내분비계가 최적의 상태로 기능하지 않을 때 피로 또는 탈진이 나타난다. 갑상선기능항진증, 갑상선기능저하증, 부갑상선기능항진증, 에디슨병, 쿠싱증후군, 당뇨병 그리고 TSH나 ACTH의 농도가 낮을 때도 피로가 발생한다.

발병·지속시간	갑작스럽게 나타나는가? 점진적으로 발현하는가?
	갑작스런 피로의 발생은 당뇨병 시 저혈당과 관련이 있고, 점진적으로 발현할 때에는 갑상선기능항진증, 갑상선기능저하증, 부갑상선기능항진증, 뇌하수체 기능저하증, 에디슨병, 쿠싱증후군과 관련이 있다.

〈계속〉

기간과 양상	얼마동안 피로가 발생했는가? 매일 발생하는가 또는 일시적인가? 어떠한 활동과 관련되어 나타나는가? 불면증이 있는가? 수면 무호흡증(sleep apnea)이 있는가? *갑상선중독증이나 그레이브스병은 지속적인 피로를 나타낸다. 당뇨병은 포도당을 활용하는 신체능력의 저하로 피로가 나타날 수 있다.* 대상자의 적절한 휴식을 방해하는 정신건강 문제가 있는가?
질과 심각성	피로로 인해 일상생활 활동에 장애가 있는가? *갑상선중독증이나 갑상선기능항진증(그레이브스 병)은 정상적인 일상생활 활동에 장애를 유발할 수 있는 피로가 나타날 수 있다.* 피로가 분노나 흥분, 스트레스 조절 어려움과 같은 인격적 변화를 유발하는가?
관련 증상	심계항진, 온냉에 대한 과민성, 흥분, 우울, 오심, 구토, 식욕부진, 발한, 체중 감소 또는 증가 등을 포함하여 관련 증상에 대해 질문한다.
완화요인	대상자가 처방을 받거나 또는 처방받지 않은 어떠한 약이라도 복용중인가? 휴식이나 수면 기간 연장, 한방 치료, 명상, 요가 등과 같은 자가 치료방법을 가지고 있는가? 이러한 치료법은 피로도를 경감시키는 데 얼마나 효과적인가?

2) 심계항진

심계항진(palpitations)은 대상자가 감지하는 불규칙적이고 빠른 심장박동을 말한다. 또한 심계항진은 심장리듬이 정상인 경우에도 흔히 나타나는 증상이다. 흉골하부나 경부에서 느껴지는 고동치거나 벌렁거리며 쿵쾅거리는 간헐적인 감각으로 흔히 묘사된다. 심계항진의 원인은 여러 가지이며, 다양한 계통과 관련된 질환으로 인해 야기될 수 있다. 고혈압, 울혈성 심부전, 심근경색, 갑상선 질환, 대사 장애와 같은 내분비계 질환은 심계항진을 유발할 수 있다.

발병·지속시간	심계항진이 갑작스럽게 발생했는가? 서서히 발생했는가?
기간	대상자가 심계항진을 인식한지 얼마나 되었는가? 하루 중 어느 때 심계항진이 가장 빈번하게 나타나는가? 대상자가 심계항진을 멈추기 위해 어떤 시도를 했는가? 심계항진이 나타날 때마다 같은 시간만큼 지속되는가?
발생 빈도, 주기성	일주일에 몇 번이나 심계항진을 경험하는가? 하루 중 어느 때 가장 빈번하게 발생하는가? 대상자에게 임박한 심계항진을 경고할 선행 증상이 있는가? 심계항진이 더 자주 재발되는가? *내분비 이상과 관련된 심계항진은 빈번하게 발생한다. 에디슨 질병이나 쿠싱 증후군, 갈색세포종, 갑상선질환, 당뇨병은 일반적으로 심혈관계를 변화시킨다.*
관련 증상	심계항진이 다른 증상 및 징후와 관련되어 나타나는가? 심계항진 동안 대상자는 숨참(shortness of breath, SOB), 현기증, 실신 또는 통증을 경험하는가? *안구돌출증, 불면증, 발한 증가, 혈압과 맥박 그리고 호흡 증가와 같이 발생하는 심계항진은 갑상선중독증을 의미한다. 심계항진과 같이 일박출량 및 심박수가 증가(빈맥)되는 경우 갑상선중독증을 의미한다. 빈맥이 갑상선중독증에 의해 유발되었다면 안정 시 맥박수는 90회 이상이 될 것이다.*

〈계속〉

관련 증상	갑상선중독증 시 울혈성 심부전이 심계항진과 동반될 수 있다. 카테콜라민에 대한 심장의 아드레날린성 민감성의 증가와 대사 증가 때문이며 결과적으로 보유량을 감소시킨다. 심계항진과 같이 심한 두통이나 현기증을 경험했다면 이는 갈색세포종(부신종양)을 의미한다.
완화 요인	무엇이 심계항진을 유발하는가? 대상자는 심계항진이 나타나기 전에 어떤 스트레스 사건을 경험했는가? 심계항진이 나타나기 전에 다량의 카페인을 섭취하지는 않았는가?
투약	대상자가 심계항진에 영향을 미칠 수 있는 처방약이나 또는 일반의약품, 각성제를 복용 중인가?

3) 불면증

발병·지속시간	불면증이 갑작스럽게 발생했는가? 서서히 발생했는가? 새롭게 나타난 것인가?
기간과 양상	대상자는 오랫동안 수면장애가 있었는가? 불면증이 재발되었는가? 당뇨병, 고혈압, 갈색세포종과 같은 질환은 수면 양상을 방해할 수 있다. 과잉불안 상태나 극심한 탈진은 대상자의 일상생활 활동에 영향을 미칠 수 있으며 또한 대상자가 불면증을 위한 추후 치료방법을 결정하는 데 중요한 역할을 한다.
관련 증상	대상자는 불안, 피로, 정서적 불안정, 집중력 저하를 경험하는가? 불면증과 함께 대상자는 삶의 모든 면에 영향을 미칠 만큼 심각한 불안을 느낄 수 있다. 수면이 방해받으면 신체는 다음 날의 활동에 대비하여 재충전할 수 없다. 지속적인 각성상태는 당뇨병, 부신질환과 갑상선질환에서 볼 수 있으며 질병에 대한 면역체계를 크게 변화시킨다.
완화요인	대상자는 불면증을 자가 치료하기 위해 처방약이나 일반의약품을 복용하거나 한방 치료나 자연 요법을 사용하거나 또는 생활양식을 변화(카페인이나 자극물질 사용의 감소)시켰는가? 이러한 것들은 불면증 치료에 얼마나 효과가 있었는가?

4) 체중 변화

체중 증가 또는 감소는 내분비계 질환에서 흔한 증상이며, 주의 깊은 병력 수집이 진단에 도움이 된다.

발병·지속시간	갑작스럽게 발생했는가? 서서히 발생했는가?
질	대상자는 체중 증가 또는 감소가 있었는가? 얼마나 많은 변화가 있었는가? 갑상선기능저하증이나 쿠싱증후군은 체중 증가를 보인다. 갑상선중독증, 에디슨병, 갑상선기능항진증, 부신피질부전, 당뇨병은 체중 감소를 보인다.
관련 증상	피로, 불안, 근육약화, 온도 변화, 위장관계 문제, 외모의 변화 등을 포함하여 관련 증상에 대해 질문한다. 갑상선기능저하증 시 추위를 잘 견디지 못하며 피로, 기면, 변비가 나타난다. 갑상선기능항진증 시 불안정/불안, 빠른 맥박, 열을 잘 견디지 못하며 근육 약화가 나타난다. 쿠싱증후군은 비대한 몸통인 '들소목(buffalo hump)'과 달덩이 얼굴이 나타난다.

5) 외양의 변화

내분비계 질환을 가진 대상자는 피부 건조, 점상 출혈, 모발 소실 또는 모발의 과잉 성장 등의 증상을 경험할 수 있다. 대상자에게 증상 관련 질문을 할 때 이상한 냄새가 나는지 피부에 색소침착이 있는지 등을 확인해야 한다.

발병·지속시간	갑작스럽게 발생했는가? 서서히 발생했는가?
질	변화를 기술한다. 갑상선중독증 대상자에게 점상 출혈과 멍든 것을 흔히 관찰할 수 있다. 갑상선호르몬을 초과 합성하기 위해 단백질이 저하되기 때문이다. 혈관내 단백질은 감소될 것이며 따라서 취약성은 증가된다. 갑상선기능저하증은 두껍고 부은 피부와 모발 소실을 야기할 수 있다. 갑상선기능항진증은 땀이 많고 축축하며 따뜻한 피부가 나타난다. 쿠싱증후군 대상자는 얇고 손상되기 쉬운 피부와 선, 점상출혈을 볼 수 있다.
기간	대상자가 피부, 모발 또는 조갑의 변화를 인지한 지 얼마나 되었는가? 그러한 변화가 갑작스럽게 나타났는가? 지난 몇 년에 걸쳐 서서히 나타났는가? 모발, 조갑, 피부의 어떠한 변화도 정상과 비정상을 구분하기 위해 주의 깊게 조사해야 한다.
관련 증상	체중감소, 온도 민감성, 피로, 목소리 변화, 감정 변화와 같은 관련 증상이 있는지 질문한다.
치료 시도	특별한 샴푸나 크림과 같이 증상을 경감시키기 위해 처방받거나 처방받지 않은 의약품(예: 아스피린 성분을 포함한 의약품)을 사용하는가?

❷ 과거병력

> 김 씨는 때때로 '눈이 빠질 것 같은 느낌'을 호소한다. 그녀는 지난 6년간 계속해서 수면 장애가 있었고 기운이 없는 증상을 경험하였다. 당뇨병, 암, 관상동맥질환, 정신건강 문제 등은 없었다고 하며, 외상이나 입원력도 없다고 대답하였다.

모든 과거 질환에 대해 초점을 맞추어 구체적으로 질문한다. 이러한 정보는 적절한 치료 계획을 수립하는 데 중요할 수 있다.

과거 건강상태 또는 수술경험	과거 건강상태 또는 수술 경험에 관해 질문한다. 치료 후유증이나 그로 인한 장애는 수집해야 할 필수 정보이다. 대상자에게 부정맥이나 신장애, 위장관계 문제, 심혈관계 문제가 진단된 적이 있는지 질문한다. 내분비계는 대사기능을 조절하며 따라서 모든 신체 계통에 영향을 미칠 수 있음을 기억한다.
최근 입원 또는 클리닉 방문	내분비계나 다른 문제로 인해 입원이나 클리닉을 방문한 적이 있는지 질문한다. 흔히 내분비계 질환을 가진 대상자는 심질환 같은 다른 문제로 인해 입원하기도 한다. 갑상선중독증 대상자의 40% 정도가 심방세동을 가지고 있으며, 갑상선문제 뿐만 아니라 부정맥으로 인해 입원하거나 클리닉을 방문할 수 있다.
투약	복용하고 있는 처방약이나 일반의약품에 대해 질문한다.

❸ 가족력

> 김 씨는 결혼과 임신 경험이 없다. 김 씨의 모친은 82세로 심각한 심장 문제를 가지고 있다. 최근에 그녀의 모친은 갑상선기능저하증 진단을 받았다. 김 씨의 부친은 78세에 특발성 폐섬유증(idiopathic pulmonary fibrosis)으로 사망하였다. 김 씨는 형제자매가 없다. 친족 중 두 명의 이모와 세 명의 삼촌이 생존해 있으며, 삼촌 중 두 명은 관상동맥질환(CAD)을 앓고 있고, 이모 한 명은 당뇨병을 앓고 있다. 조부모는 고령으로 인해 사망하였다.

가족구성원들의 건강상태에 대한 정보는 대상자의 질환에 중요한 역할을 할 수 있는 유전적 또는 선천적 요인을 알아보는 데 도움을 준다.

생존해 있는 친족의 연령	부모, 형제, 자매, 자녀들의 관계와 건강상태를 포함한다.
사망자	사망 원인, 연령, 대상자와의 관계를 포함한다.
만성 질환	가족의 만성질환에 대해 질문한다. 질환을 가진 가족 구성원과의 관계와 얼마나 오랫동안 질환을 앓았는지를 포함한다. *많은 질환과 장애들은 가족력과 유전력이 있으며, 주의 깊은 검사와 예방 또는 건강증진 활동은 대상자를 가능한 정상적인 생활로 이끌 수 있다. 대상자들은 흔히 내분비계 질환 가족력이나 양성 또는 악성 갑상선 질환을 가지고 있다.*
유전적 결함	가족의 유전적 질환이나 선천적 결함을 포함한다. *가족의 유전 또는 선천적 결함은 건강증진 활동과 검사 시 도움이 된다.*

❹ 사회력

> 김 씨는 매우 내성적이다. 그녀는 친구 사귀는 것이 항상 어려웠고, 늘 과체중이었으며 머리카락이 가늘어서 관리하는 게 힘들었다고 하였다. 그녀는 흡연과 음주를 하지 않으며 기분전환용 약물도 복용하지 않는다. 교회활동은 활발하게 하며, 큰 장난감 공장에서 비서일을 20년간 하였다. 취미는 없으나 독서를 좋아하고 인터넷 서핑을 좋아한다.

취미, 생활양식, 건강습관, 주변 환경은 모두 대상자의 내분비계에 영향을 줄 수 있다. 많은 내분비계 질환은 대상자의 외모와 감정적 그리고 정신 상태에 영향을 미친다.

가족	현재 가족 사항에 대해 기술하도록 요청한다.
직업	과거 직책이나 봉사활동, 지역사회 활동에 대해 질문한다. 만약 대상자가 은퇴했다면 은퇴한 지 얼마나 되었으며 현재 어떻게 적응하고 있는지 질문한다.
취미	취미에 대해 질문한다. *대사기능의 중요한 변화로 인해 에너지 수준이 손상을 받을 수 있으며, 이로 인해 취미활동에 대한 참여 노력이나 흥미가 결여될 수 있다. 내분비계 질환 대상자들은 부주의하며, '과업에 집중'하는 데 어려움을 겪기 때문에 취미활동을 하기 어렵다.*

〈계속〉

스트레스· 스트레스 관리	스트레스를 어떻게 관리하는지 질문한다. *대사기능의 손상으로 스트레스를 다루는 신체능력이 극도로 악화될 수 있다. 스트레스는 내분비계와 신체의 호르몬 농도 조절에 영향을 미칠 수 있다.*
흡연	담배의 종류, 흡연 기간, 흡연량(담뱃갑-햇수(pack-year)=흡연 햇수×하루에 피운 담뱃갑 수)를 질문한다. *많은 내분비계 질환과 관련된 신경과민으로 인해 대상자들은 금연하기가 어렵고 흡연량이 점차 증가할 수 있다.*
음주	대상자는 음주를 하는가? 어떤 종류의 술(와인, 맥주, 독주)을 얼마나 많이 마시며 하루 중 언제, 그리고 얼마나 오랫동안 마셔 왔는가? *내분비계 질환을 가진 대상자는 '신경을 진정'시키거나 기분을 좋게 하기 위해 술을 마실 수 있다.*
기분전환약물	대상자는 기분전환약물을 복용하는가? 어떤 종류의 약을 얼마나 많이, 하루 중 언제 사용하는가? 대상자는 신경과민을 감소시키거나 에너지 수준을 향상시키기 위해 약물을 사용하는가?
환경	대상자가 방사능에 노출되거나 요오드가 결핍된 지역에 살거나 갑상선종을 유발할 수 있는 약물을 복용하고 있는가?

5 계통별 문진

많은 내분비계 질환은 내분비계보다 신체의 다른 계통에 더 많은 징후가 나타난다. 가능한 한 종합 계통별 문진을 수행해야 하지만 시간과 다른 제약 사항들로 인해 초점 계통별 문진만을 수행할 수 있다. 초점 계통별 문진 시 내분비계 문제로 인해 징후가 나타날 수 있는 계통에 초점을 맞추어 수행한다. 다음은 내분비계 문제로 인해 흔히 나타나는 징후들이다.

기관	증상 또는 징후	관련 질환
일반적인 상태/체질	체중 감소	갑상선중독증, 당뇨병, 에디슨병
	체중 증가	갑상선기능저하증과 쿠싱증후군
	피로	갑상선중독증과 갑상선기능저하증
	감정상태의 변화(불안, 쉽게 불안정해지거나 힘이 넘침)	갑상선기능항진증
	감정상태의 변화(기면, 안일함. 흥미 없음)	갑상선기능저하증
머리와 안면부	사시, 복시	갑상선중독증
	사시, 복시	갑상선중독증
	안구함몰, 누액 부족	당뇨, 당뇨성 케톤산증, 고혈당성 고삼투성 혼수(HHNK)
	안와주위 부종, 전반적인 안면부 부종	갑상선기능저하증, 항이뇨호르몬 분비 부적절 증후군(SIADH)
	거친 외모, 턱의 증대, 상부와 하부 입술 사이 거리의 증가	말단비대증
	색소침착의 변화	갑상선기능항진증과 에디슨병

〈계속〉

기관	증상 또는 징후	관련 질환
목	기관의 변위	갑상선암과 갑상선종
	갑상선의 증대	식이 중 요오드 제한 및 하시모토 갑상선염 그리고 자가면역질환으로 인한 갑상선종, 양성이거나 암일 때에도 갑상선에 결절이나 증대가 나타날 수 있음.
목	경정맥 팽대	울혈성 심부전을 의미하며, 갑상선중독증의 흔한 결과일 수 있음.
	목이 쉼	갑상선기능저하증
피부	축축한 피부	갑상선중독증과 저혈당증
	발적된 피부	갑상선중독증
	차갑고 창백한 피부	갑상선기능저하증과 저혈당증
	부서지기 쉬운 얇은 모발	갑상선중독증과 갑상선기능저하증
	여성에게서 안면부 모발의 과잉 성장과 남성형 대머리	쿠싱징후군
	체모의 부족과 퇴색	에디슨병
	숱이 적고 끝이 갈라진 짧은 머리카락	갑상선중독증과 갑상선기능저하증
	조갑 층의 분리(조갑박리증)	갑상선중독증과 갑상선기능저하증
	건조한 피부와 피부긴장도의 저하	HHNK와 케톤산증
심혈관계	혈압의 상승	갑상선중독증과 당뇨로 인한 동맥경화증, 심각한 고혈압은 갈색세포종을 반영함.
	빈맥	당뇨와 저혈당증
	서맥	에디슨병과 갑상선기능저하증
	기립성 저혈압	에디슨 질병
	낮은 혈압	에디슨 질병, 갑상선기능저하증, 당뇨
	만성 심부전(CHF)	갑상선중독증, SIADH와 쿠싱증후군에서 용량과다
	부정맥	갑상선중독증, 케톤산증(전해질 불균형 등으로 인한)
호흡기계	비정상적 호흡음(악설음)	갑상선중독증
	호흡곤란을 동반한 호흡수의 증가	갑상선중독증
	폐 근육 소실, 폐활량의 감소, 흉막삼출액, 저환기	갑상선기능저하증
위장관계	장운동의 빈도 증가	갑상선기능항진증
	변비	갑상선기능저하증
여성 비뇨생식기계	무월경, 생리가 거의 없음.	갑상선기능항진증
	월경과다증	갑상선기능저하증
근골격계	허약감의 증가(특히 근위부 근육)	갑상선기능항진증
	무기력하나 근력은 좋음.	갑상선기능저하증

3 신체검진

1 준비물품

청진기 / 물이 담긴 작은 컵 / 가운

2 신체검진 내용

대상자는 가운으로 갈아입고 적절하게 가릴 수 있도록 한다.

1) 시진

검진	이론적 근거
1. 체중을 측정한다. 체중의 심각한 변화를 주목한다(증가 또는 감소).	1. 체중의 변화가 있었는지 질문한다. 내분비계 질환시, 대사율 변화로 인해 체중이 증가하거나 감소할 수 있다.
2. 대상자가 앉은 자세에서 안면부를 시진한다.	2. 많은 내분비계 질환은 안면부의 특색/특징이 변화할 수 있다[BOX 14-1].

BOX 14-1 내분비계 질환에 따른 안면부의 변화

갑상선기능항진증(갑상선 중독증) 시 안면부
- 돌출된 눈(안구돌출증)(Bulging eyes, exopthalmos)
- 체중감소와 동반된 여윈 얼굴(Face is thin from weight loss)
- 목의 종창(Swelling of neck, goiter)

갑상선기능저하증(점액수종) 시 안면부
- 안와 주위 부종(Periorbital edema)
- 건조한 피부(Dry skin)
- 건조한 피부(Dry skin)
- 거친 머리카락(Coarse hair)

말단비대증 시 안면부
- 돌출된 이마(Prominent brow)
- 코와 입의 조직 비대(Enlarged tissue of nose and lips)
- 돌출된 턱(Prominent jaw)

쿠싱증후군 시 안면부
- 안면 홍조(Facial flush)
- 달덩이 얼굴(Moon face)
- 여드름과 안면부 털의 증가(Acne and increased facial hair)
- 들소 목(Buffalo hump)

〈계속〉

검진	이론적 근거
3. 눈의 위치, 정렬, 외안근 운동을 시진한다. 과민증, 사시, 안구돌출증, 안와 주위 부종, 안검 뒤당김, 안구 뒤당김 또는 눈을 모으는 것이 어려운지에 주목한다. 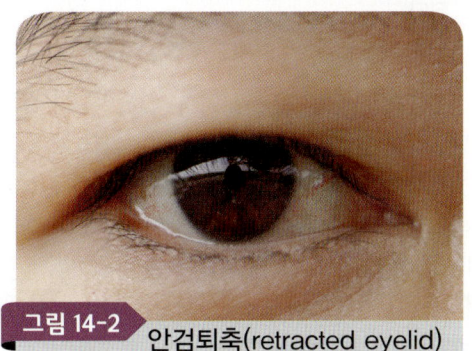 그림 14-2 안검퇴축(retracted eyelid) 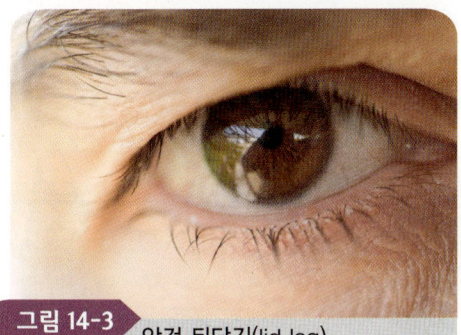 그림 14-3 안검 뒤당김(lid lag) 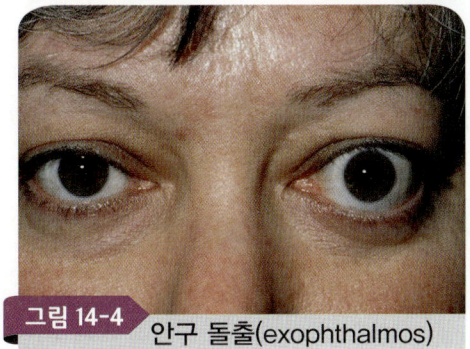 그림 14-4 안구 돌출(exophthalmos)	3. 눈은 양쪽이 가지런해야 하며 돌출되어서는 안 된다. 안검이 위·아래 정중선 방향으로 움직일 때 홍체를 약간 덮을 수 있어야 한다. 눈을 모아서 코에서 5~8cm 이내의 물체의 움직임을 따라 볼 수 있어야 한다. 갑상선중독증 대상자는 흔히 눈이 반짝이며 '빤히 쳐다보는' 것 같은 느낌을 갖게 한다. 빤히 쳐다 봄과 동시에 상안검은 퇴축되는데[그림 14-2], 이는 안검과 가장자리 사이에 있는 공막의 테두리를 볼 수 있는 것에서 확인된다. 안검 뒤당김은 또한 대상자에게 아래쪽을 보라고 요청했을 때 안구 뒤쪽으로 상안검이 당겨지는 것을 보고 알 수 있다[그림 14-3]. 안구 뒤당김은 안구가 상안검 뒤로 당겨지는 것으로 대상자가 천천히 위쪽을 응시할 때 나타난다. 이러한 안검의 움직임은 갑작스럽게 나타나며, 안검이 닫힐 때 미세한 진전이 발생하기도 한다. 이러한 징후는 아드레날린 활동의 증가와 관련있다. 그레이브스병의 중요 증상은 침윤성 안구돌출증으로 안구가 돌출되는 것을 말한다[그림 14-4]. 안구 돌출은 외안근의 부종과 안와 뒤쪽의 지방 증가로 인해 발생한다. 눈의 과민성과 눈물 증가, 충혈된 결막은 초기 증상이다. 안구 돌출증 발생시 대상자는 수면시 눈을 부분적으로 뜨고 자게 되며 이는 결막을 건조하게 함으로써 각막 궤양 및 감염을 유발할 수 있다. 안구돌출증은 양측으로 올 수 있으나 전형적으로는 비대칭적으로 온다. 외안근의 침윤은 대상자가 눈을 모으기 어렵게 할 것이며, 초점을 맞추는 것도 힘들어져 결국 복시 상태가 될 수 있다.
4. 모발의 질과 양을 시진한다.	4. 모발은 질과 양적인 면에서 정상이어야 한다. 갑상선호르몬의 과잉은 갑상선호르몬 합성을 증가시키기 위해 단백질과 지방의 저하를 유발시킨다. 따라서 갑상선중독증 대상자는 끝이 갈라지고 웨이브가 잘 유지되지 않는 얇은 모발을 가지고 있다. 안드로겐성 대머리나 모발 소실, 또는 가늘어짐은 부신피질 질환과 구별하기 위해 정밀검사가 필요하다. 대부분의 모발 소실은 면역과정과 연계된다. 하시모토 갑상선염, 재생불량성 빈혈, 에디슨병 그리고 백반증은 모발의 성장과 통합성에 장애를 가져온다.

〈계속〉

검진	이론적 근거

5. 기관과 갑상선을 시진한다.
 	
  A. 기관의 위치, 목 근육의 대칭성, 갑상선의 크기에 주목한다.
 	
  B. 인두 위쪽으로의 움직임, 크기, 대칭성을 시진하기 위해 대상자가 삼키는 것을 관찰한다. 대상자에게 물을 삼켜볼 것을 요청한다. 대상자가 물을 삼키는 동안 갑상선 조직을 관찰한다.
	A. 기관은 정중선에 위치하며 양쪽 공간은 대칭적이어야 한다. 목 근육은 대칭적이어야 하며, 갑상선 증대가 관찰되어서는 안된다.
	갑상선 증대 또는 종양은 기관의 변위를 유발한다.
	
	B. 정상적으로 갑상선 조직, 갑상연골, 윤상연골은 대상자가 삼킬 때 대칭적으로 위쪽으로 움직여야 한다[그림 14-5].
	갑상선 조직에 부종이나 증대, 또는 덩어리가 관찰되어서는 안된다.
	삼킬 때 드러나는 확산된 증대 및 결절성 덩어리에 주목하라. 대부분의 갑상선 증대는 대상자가 삼키는 것을 관찰할 때 식별할 수 있다[그림 14-6].
	갑상선을 촉진하기 전에 시진에 실패한다면 흉골과 쇄골 아래쪽으로부터 발생하는 흉골하부 갑상선종(goiter)을 놓칠 수 있으므로 유의한다.

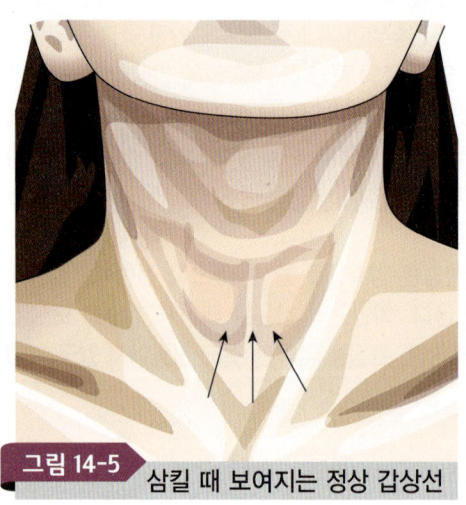 그림 14-5 삼킬 때 보여지는 정상 갑상선	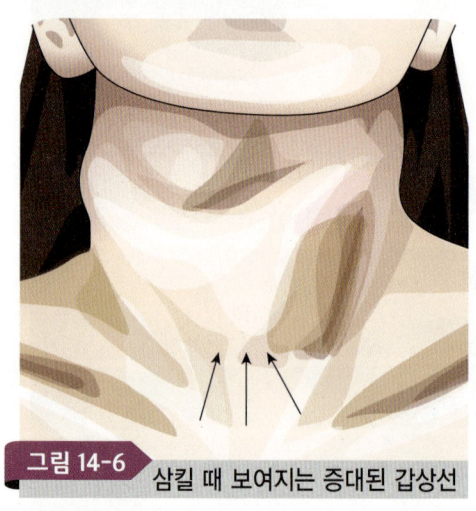 그림 14-6 삼킬 때 보여지는 증대된 갑상선
6. 피부를 시진한다. 색, 촉감, 피부결에 주목한다.	6. 내분비계 질환이 있는 대상자의 일부는 건조함이나 과도한 유분기, 점상출혈, 과도한 멍, 홍조, 붉은 외양, 따뜻함, 과잉 수분, 발한 증가, 손바닥 홍반, 얇은 피부, 부분적인 백반증, 색소침착의 증가와 같은 중요한 피부 변화가 나타난다. 내분비계 질환을 가진 대상자 중 빌리루빈 수치가 상승하면 황달과 소양감을 유발할 수 있다. 쿠싱 증후군에서 대상자는 다모증과 복부에 보라색 줄이 나타날 수 있다. 에디슨병 대상자에게서는 중요한 피부의 색소침착이 나타날 수 있다.
7. 손가락과 조갑을 시진한다.	7. 손가락과 조갑은 크기, 형태, 색깔이 동일해야 한다. 내분비계 질환이 있는 대상자는 부드럽고 부러지기 쉬운 분리된 조갑(Plummer's nails)을 가지고 있다. 특히 갑상선 질환을 가진 대상자에게 특징적으로 발생한다.

〈계속〉

검진	이론적 근거
	이것은 조판(nail bed)으로부터 조갑의 원위부 가장자리가 분리되는 것으로서 접합부의 불규칙한 침식으로 인해 발생된다. 조갑 사이에 먼지가 끼면 때가 낀 조갑으로 보이며, 곤봉모양 손가락은 드물지만 저산소증이 오래 지속될 때 발생 가능하다. 조갑 사이의 색깔은 대상자의 손과 동일한 색깔이어야 한다. 조하선상출혈반(Splinter hemorrhages)이 없어야 한다. 조갑의 결은 모든 조갑이 동일해야 하며, 홈이 파이거나 움푹 들어가거나, 선이나 스푼 모양이 나타나지 않아야 한다.
8. 사지의 힘과 탄력을 시진한다. 쇠진이 나타나는지 주목한다.	8. 사지의 힘과 탄력은 대상자의 연령을 고려할 때 정상범위 안에 있어야 한다. 갑상선기능항진증, 쿠싱 증후군, 부신피질기능저하증은 근육의 소모와 허약감을 유발할 수 있다.
9. 호흡수를 측정한다.	9. 정상 호흡수는 분당 14~20회 사이이다. 갑상선중독증은 호흡률의 증가 및 호흡곤란이 나타날 것이다. 갑상선기능저하증은 저환기를 유발할 것이다.
10. 진전을 관찰한다. 대상자에게 손을 펴보라고 한 후 움직임을 관찰한다. 잠재적인 신경계 영향정도를 관찰하기 위해 대상자에게 손을 편 상태에서 손가락을 외전시켜보라고 요청한다. 손 위에 종이 한 장을 올려놓는다.	10. 진전이 나타나지 않아야 한다. 갑상선질환에서 대상자의 손이 미세한 진전이 있는 것처럼 움직일 수 있다.
11. 반사(이두근, 삼두근, 상완요근, 슬개근, 아킬레스건 반사)를 사정한다.	11. 대부분의 내분비계 질환 중 특히 갑상선 질환에서 대상자는 심부건 반사에서 과잉 반응을 나타낸다.
12. 대상자에게 앙와위로 눕도록 요청한다. 복부를 시진한다. 멍이나 최근 외상의 증거나 수술이나 외상으로 인한 상흔이 있는지를 관찰한다. 복부의 위·아래·양옆에 비대칭이 있는지 시진한다.	12. 분홍-보라색 줄은 쿠싱 증후군에서 흔히 관찰된다. 거미상 혈관종은 복부내압의 증가를 의미하며 간부전에서 흔히 나타난다.

2) 촉진

검진	이론적 근거
1. 림프절을 촉진한다. 후면에 있는 림프절 삼각부위 뿐만 아니라 쇄골부위도 촉진한다. 갑상선 협부와 윤상연골 바로 위에 있는 델포이절(delphian nodes)을 촉진한다.	1. 정상적으로 림프절의 증대는 촉진되지 않아야 한다. 갑상선 결절과 인접한 경부 림프절의 비대가 촉진되면 유두상 갑상선 암을 의미할 수 있다.

〈계속〉

검진	이론적 근거
2. 기관의 위치를 결정한다. 엄지손가락을 흉골상부 절흔(suprasternal notch)에 있는 기관의 양쪽에 놓고, 흉쇄유돌근의 안쪽 경계선 위에 있는 공간과 각 쇄골의 상부 모서리를 따라 좌우로 움직인다[그림 14-7].	2. 우측으로 약간 변위된 것은 정상이다. 큰 변위는 갑상선 질환을 의미할 수 있다.

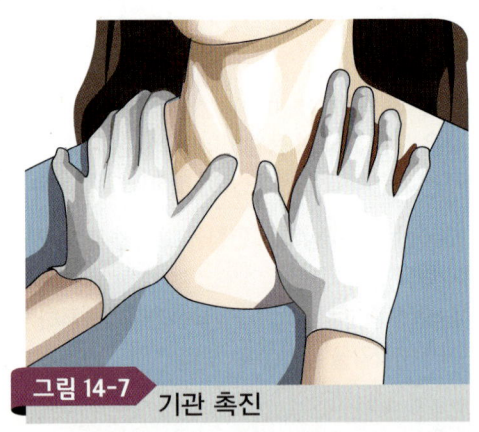

그림 14-7 기관 촉진

3. 갑상선의 협부, 몸체 그리고 측면의 엽을 촉진한다. 촉진시 갑상선의 크기, 배열, 일관성, 부드러움 정도 그리고 결절에 주목한다. 흉쇄유돌근을 이완시키기 위해 대상자에게 목을 약간 앞쪽으로 굽히도록 요청한 뒤 목을 좌우로 움직여서 측면을 검진한다. 갑상선을 촉진 시 부드럽게 하는 것이 중요하며, 갑상선의 위치 변경이나 결절의 유무를 확인하기 위해 손가락을 갑상선 위를 부드럽게 지나가게 한다. 갑상선을 촉진하는 두 가지 접근법이 있는데 앞쪽과 뒤쪽에서 실시할 수 있다.	3. 촉진 시, 갑상선 결절은 작고(맨 가장가지 부분에서 4cm), 부드럽고(작거나 큰 결절이 자유롭게 움직이고), 탄력이 있어야 한다. 대상자가 삼킬 때 협부는 자유롭게 상승해야 한다. 갑상선 증대가 촉진될 때, 비대가 전체적으로 확산된 상태인지 아니면 다발성 결절 형태인지, 하나의 결절이 비대해진 것인지를 확인한다[그림 14-10]. 갑상선의 확산성 증대는 하시모토 갑상선염이나 유행성 갑상선종, 그레이브스 병을 의미한다. 다발성 결절은 흔히 대사성 과정이나 드물게는 악성을 의미한다. 단일 결절의 촉진은 양성 종양이나 낭종 또는 암성 종양을 의미할 수 있다. 갑상선은 그레이브스 병에서는 부드럽게 느껴질 것이나 하시모토 갑상선염이나 악성에서는 단단하게 느껴질 것이다.

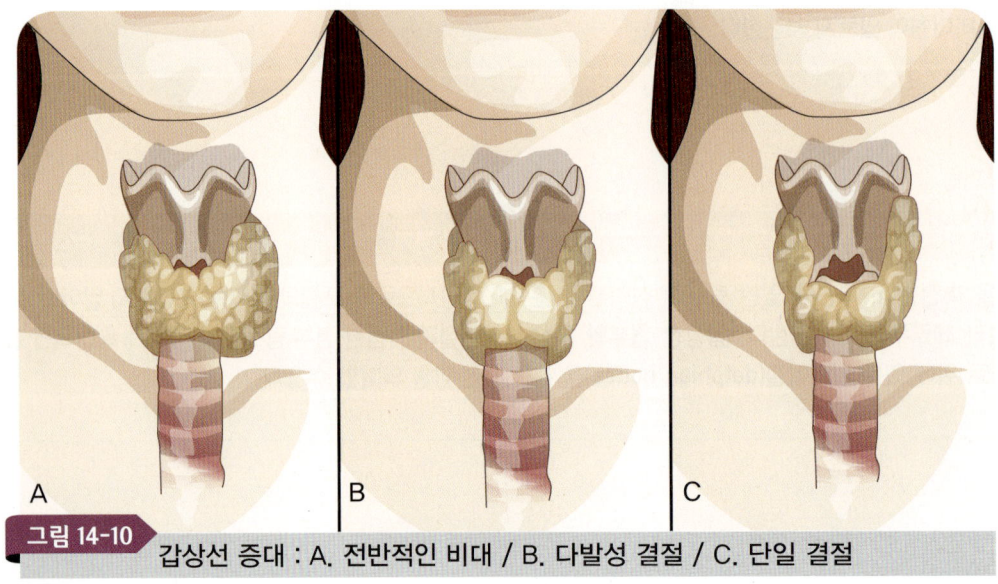

그림 14-10 갑상선 증대 : A. 전반적인 비대 / B. 다발성 결절 / C. 단일 결절

〈계속〉

검진	이론적 근거

뒤쪽 접근

대상자의 뒤쪽에 선다. 양손의 손가락을 대상자의 목에 놓고 검지가 윤상연골 바로 아래쪽에 놓이게 한다[그림 14-8]. 대상자에게 물을 입에 머금다가 삼키도록 요청할 때 손가락 아래쪽에서 갑상선의 협부가 올라오는 것을 느낄 수 있어야 한다. 때때로 촉진되지 않을 수 있다. 좌측손의 손가락을 이용하여 기관을 우측으로 민다. 이때 우측손의 손가락으로 기관과 흉쇄유돌근 사이의 갑상선 우측엽을 촉진한다. 같은 방법으로 갑상선의 좌측엽을 검진한다.

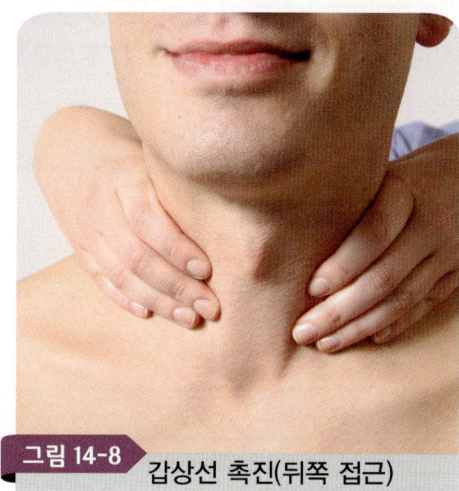

그림 14-8 갑상선 촉진(뒤쪽 접근)

앞쪽 접근

대상자의 앞쪽에 선다. 우측손의 손가락을 이용하여 대상자의 우측으로 기관을 민다[그림 14-9]. 좌측손의 손가락을 흉쇄유돌근 주위에 놓고 대상자가 삼킬 때 결절 증대를 촉진한다. 갑상선의 우측엽도 같은 방법으로 검진한다.

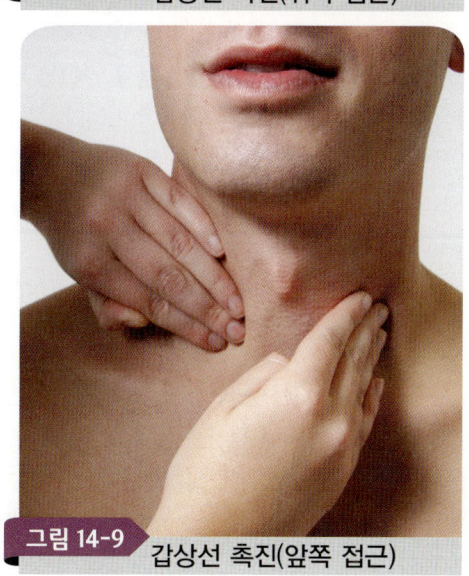

그림 14-9 갑상선 촉진(앞쪽 접근)

3) 청진

검진	이론적 근거
1. 갑상선을 청진한다. 갑상선 증대나 결절이 의심될 때 갑상선의 각 엽을 청진한다. 정맥혈류음으로부터 소음을 구별하기 위해 대상자에게 호흡을 잠시 멈추도록 요청하는데 이는 호흡음이 청진을 방해할 수 있기 때문이다. 경정맥을 압박하는 동안 같은 쪽의 갑상선을 청진기로 청진한다.	1. 경정맥 압박은 정맥혈류음은 제거할 수 있으나 소음은 제거할 수 없다. 부드럽고 물 흐르는 소리나 잡음은 갑상선중독증을 의미한다.
2. 폐음을 청진한다.	2. 비정상적인 호흡음을 사정한다. 청진시 호흡잡음은 들리지 않아야 한다. 수포음(crackles)은 울혈성 심부전(CHF)을 의미하며, 갑상선 중독증에서 발견된다.

〈계속〉

검진	이론적 근거
3. 대상자를 앙와위로 눕도록 한 뒤 복부를 청진한다. 10장에 서술된 내용에 따라 검진한다. 청진 후 복부를 촉진한다.	3. 청진 시 조직화된 방법을 사용하며 장음이 있는지, 소음, 정맥혈류음, 마찰음과 같은 혈관음이 나타나는지 사정한다. 어떠한 방위성 근긴장(muscle guarding), 얼굴 찡그림, 박동, 기동성, 호흡 시 움직임이 있을 때는 수분이 있다는 것을 의미하므로 주목해야 한다.

내분비계 질환 대상자의 신체검진은 매우 제한적이다. 진단을 위해서는 건강력, 임상 검사와 진단 검사 결과와 신체검진 자료를 모두 참고한다. [BOX 14-2]는 내분비계의 흔한 진단 검사와 임상 검사이다.

BOX 14-2 내분비계 사정에 사용되는 진단 검사와 임상 검사

갑상선 검사

갑상선자극호르몬(TSH)
순환하는 TSH의 농도는 갑상선 기능을 알아볼 수 있는 가장 민감한 검사이다.
- 정상 TSH의 농도는 0.4와 4mIU/mL이다.
- TSH의 감소는 그레이브스병과 독성 결절성 갑상선종에서 발견된다.
- TSH의 증가는 갑상선기능저하증에서 일차적으로 발견되며, 하시모토갑상선염과 뇌하수체 종양에 의한 갑상선 중독증에서도 증가한다.
- T_4 농도의 저하는 갑상선 파괴(하시모토 갑상선염의 말기)를 의미한다.

총 T_4과 혈청 자유 T_4
총 T_4는 갑상선기능저하증과 갑상선기능항진증 인지를 확인하기 위해 채취한다. 혈청 자유 T_4 추정량은 갑상선 질환에서 흔히 수행되는 검사는 아니다. 이 검사는 총 T_4 검사에서는 정상이나 혈청 자유 T_4가 증가하는 갑상선기능항진증을 확인하기 위해 실시한다.
- 총 T_4의 정상치는 55~150nmol/L이며, 혈청 자유 T_4는 10~26pmol/L이다.
- 총 T_4의 증가는 갑상선기능항진증(그레이브스병, 갑상선종), 급성 갑상선염에서 나타나며, 갑상선기능저하증에서는 감소된다.

총 T_3과 자유 T_3
총 T_3와 자유 T_3는 갑상선 기능을 확인하기 위해 흔히 수행되는 검사는 아니다.
- 총 T_3의 정상치는 1.5~3.4nmol/L이며, 자유 T_3는 3~9 pmol/L이다.
- 자유 T_3 검사는 초기 갑상선기능항진증 진단에 가장 유용한데, 자유 T_3와 자유 T_3는 총 T_3와 총 T_4가 증가하기 전에 증가한다.

T_3 레신 흡수
혈액샘플을 채취 후 실험실에서 방사선 요오드를 첨가해 본다. 이 검사의 이점은 대상자가 요오드를 섭취하지 않아도 된다는 것이다. 결과는 다음과 같다.
- 적혈구에 의해 요오드가 19% 이상 섭취되면 갑상선기능항진증이다.
- 적혈구에 의해 요오드가 11% 이하로 섭취되면 갑상선기능저하증이다.

〈계속〉

BOX 14-2 내분비계 사정에 사용되는 진단적 검사 및 임상검사

방사성 요오드 흡수
방사성 요오드가 구강으로 투여된 후 24시간 경과시 갑상선의 요오드 수준을 검사한다.
- 요오드 수준이 높을 경우 갑상선의 기능이 항진되어 있는 것을 의미한다.
- 요오드 수준이 낮을 경우 갑상선의 기능이 저하되어 있는 것을 의미한다.

※ 주의 : 검사 시행 전 요오드 알레르기 여부를 확인하기 위해 해산물이나 요오드에 알레르기가 있는지 확인한다.

갑상선 초음파 또는 컴퓨터 단층 촬영술(CT) 스캔/자기 공명 영상(MRI)
이 검사는 종양이나 갑상선종을 확인하기 위해 실시한다.

미세침 흡수 생검
이 검사는 간단하고 위험이 적은 방법으로서 23G의 바늘을 갑상선 종창 부위에 삽입하여 여러 곳에서 주사기로 흡인하는 것이다. 검채물은 Pap도말검사나 염료로 염색하여 현미경으로 검사한다. 결과는 전문 세포병리학자에 의해 정확하게 판독되어야 한다. 그러나 이 검사로 가족성 비수질성 갑상선 암의 병력과 갑상선 결절을 가진 대상자와 이전에 저농도의 치료적 방사선에 노출되었던 과거력을 가진 대상자를 구분하지는 못한다.

소변검사

24시간 소변(호르몬 수준)
24시간 소변 수집은 부신 질환(에디슨 병, 갈색세포종)을 사정할 때 사용된다.

수분 박탈 검사
이 검사는 요붕증 진단할 때 사용된다. 수분을 8~12시간이나 또는 체중의 3~5%를 잃을 때까지 박탈하며, 혈장 삼투압과 소변 삼투압 검사를 수분박탈 전과 후에 실시한다. 요붕증에서는 소변 삼투압과 비중을 증가시키는 능력이 떨어진다.

진단검사

CT 스캔과 MRI
이러한 영상 검사는 다양한 내분비선의 종양을 진단하는 데 사용된다.

4 진단적 추론

건강력과 신체검진 결과에 근거하여 사정하고 계획을 수립해야 한다. 예를 들어, 대상자가 다양한 진단의 가능성이 있는 증상들을 보고하더라도 과거력과 신체검진 결과로 인해 진단을 한두 개로 좁힐 수 있다.

피로는 내분비계 질환 대상자에게 가장 흔한 주호소이다. [표 14-2]는 피로와 관련된 내분비계 질환의 다른 진단들에 대해 설명하고 있다.

표 14-2 피로에 대한 감별진단

감별진단	병력의 특이 소견	신체검진의 특이 소견	진단검사
갑상선기능항진증 (hyperthyroidism)	지속적인 피로, 열에 대한 과민증, 신경증, 심계항진, 피부 약화, 갑상선종, 체중감소가 서서히 나타남.	안구돌출, 빠른 맥박, 갑상선이 촉진됨.	TSH, T_3, T_4 혈액 검사, MRI나 갑상선 스캔
갑상선기능저하증 (hyporthyroidism)	피로와 기면, 체중 증가, 냉에 대한 과민	두껍고 부은 피부, 안와 주위 부종, 주의력 감소, 모발약화	TSH, T_3, T_4 혈액 검사
부신피질기능저하증 (adrenocortical insufficiency)	피로, 체중 감소, 탈수, 위장관계 문제	근허약, 불안정이나 불안, 색소 침착	CBC, 24시간 소변 검사
당뇨병 (diabet Mellitus)	피로, 체중 감소, 다뇨	복시	공복 혈당 검사

특정 대상자

임신부

- 갑상선 질환(예: 진단받지 않은 그레이브스 병, 급성 갑상선염)에 대해 잘 알고 선별검사를 수행할 수 있어야 한다.
- 비정상적인 갑상선 기능의 증상과 징후가 전형적인 임신부의 증상 및 징후와 유사할 수 있다.
- 갑상선 기능항진증은 임신부 중 기태임신(molar pregnancy)인 경우 인간융모성성선자극호르몬(human chorionic gonadotropin, hCG)의 분비가 증가되어 발생할 수 있다. 갑상선기능항진증이 여성은 합병증으로 자간전증(preeclampsia)과 갑상성 중독(thyroid storm)의 위험성이 증가한다. 임신 시 갑상선기능저하증도 발생할 수 있다.
- 갑상선을 시진하고 촉진한다. 대칭적 증대가 기대되며, 증대가 뚜렷하거나 비대칭적 증대는 임신부의 특성이 아니다.

신생아

- 신생아 선별검사(페닐케톤뇨증(phenylketonuria, PKU), 선청성 부신 증식증, 갑상선기증저하증, 겸상적혈구빈혈 등)는 대부분 출생 24시간 후에 수행해야 한다.
- 갑상선호르몬은 배아의 성장, 특히 뇌 조직에 필수적이다. 태아기 동안 T_4가 결핍되면 정신지체가 발생할 수 있다. 이러한 상황은 출생 후 T_4의 적용을 통해 부분적으로 완화될 수 있다.
- 갑상선 중독증은 사실상 신생아에게서는 나타나지 않는다.
- 선천성 갑상선기능저하증이라도 태어난 지 4개월 후까지 임상적인 증상이 뚜렷하게 나타나지 않을 수 있다. 자궁 내 갑상선 부전은 대부분 임신 후기까지 발생하지 않기 때문이다. 저체온증, 지연된 태변 통과, 소천문이 확대, 신생아기

호흡곤란, 신생아 황달의 지연 등은 갑상선기능저하증의 증상이다. 갑상선기능저하증의 임상 증상은 수유 장애, 목쉰 울음, 돌출된 혀를 포함한다. 부가적으로 복부의 근긴장도 저하, 변비, 복부 돌출, 제대 탈출, 정상 이하의 체온, 기면, 수면 과다, 서맥, 치아발달의 지연, 차갑고 얼룩덜룩한 피부가 나타날 수도 있다[그림 14-11]. 골격의 성장도 저해된다. 따라서 갑상선기능저하증은 치료되지 않을 경우 치명적일 수 있다.
- 다운 증후군을 가진 아동에게서 선천성 갑상선기능저하증의 위험이 높다. 따라서 다운 증후군을 가진 아동은 태어날 때 갑상선기능저하증 검사를 받아야 하며, 6개월 후 매 생일 때마다 검사를 받아야 한다.

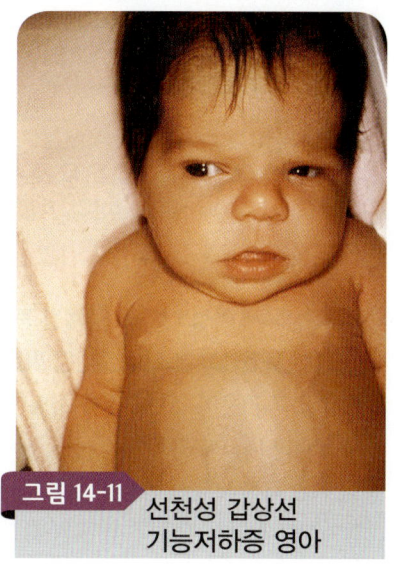

그림 14-11 선천성 갑상선 기능저하증 영아

아동

- 갑상선 중독증은 10세 미만의 아동 중 1,000명 당 2명 꼴로 발생한다. 이환된 아동들은 대사과잉증과 성장의 증가, 빤히 쳐다보는 눈(안구돌출은 아동에게는 드묾.), 갑상선증대 등이 나타난다.
- 후천성 청소년기 갑상선기능저하증의 대부분은 하시모토 갑상선염에 의해 유발된다. 증상과 징후는 성인에서와 유사하나 성장 감소(매년 4cm 정도), 사춘기 지연, 발치 지연과 같은 증상이 포함된다.

노인

- 연령 증가에 따라 내분비계 변화를 경험하는 것은 흔히 있는 일이다. 과거와 현재의 의료정보를 포함하여 주의 깊게 건강력을 수집하기 위해 충분한 시간을 갖도록 한다.
- 대부분의 노인들은 다양한 만성 질환으로 인해 많은 약들을 복용하고 있다. 이러한 약들은 대사 균형을 이루거나 또는 방해할 수 있다.
- 우울, 체중 감소 또는 증가, 심박수 변화, 갈증이나 식욕의 증가 등과 관련된 질문에 초점을 맞춘다.
- 갑상선 질환은 노인에게서는 다른 양상을 나타내는데 과잉활동에 대한 증상은 적게 나타나며 단지 무감동, 우울, 쇠약함과 같은 정신 상태의 변화가 현저하게 나타난다. 심방 세동은 갑상선 질환에서 흔하다.
- 갑상선기능저하증은 갑상선질환에서 가장 흔히 나타나지만 정상 노화과정에서도 모발, 눈, 조갑의 변화 등이 나타나기 때문에 잘못 진단하기 쉽다.
- 당뇨병의 유병률은 노화로 인해 증가한다.
- 60대 이상의 노인은 갑상선중독증의 임상적 증상이 젊은 성인에 비해 아주 미묘하게 차이가 나거나 또는 아주 극적으로 다르게 나타날 수도 있다. 갑상선중독증이 무기력성 갑상선 기능항진증(apathetic hyperthyroidism)처럼 나타나기도 하는데 이는 노령에서 식사, 이동, 다른 사람과의 상호작용 등에 의해 갑상선호르몬의 기능이 동기화 되지 않는다는 특성이 있다. 따라서 많은 갑상선중독 대상자들이 단지 심한 우울증이 있는 것으로 잘못 진단될 수 있다.
- 고령에서 갑상선 촉진 시 섬유화되고, 결절이 더 많거나 불규칙하게 느껴질 수 있다.

사례 연구

주호소

"나는 항상 피곤하지만 잠을 잘 못 자요. 그리고 심장이 항상 쿵쾅쿵쾅 뛰어요."

면담을 통해 수집한 자료

김 씨는 54세 여성으로 최근 2개월 동안 피로, 불면증, 심계항진, 발한 증세가 있었다. 또한 눈의 형태 변화와 홍반, 팔과 다리에 멍이 들었다고 호소하였다. 김 씨는 때때로 '눈이 빠질 것 같은 느낌'을 호소한다. 그녀는 지난 6년간 계속해서 수면 장애가 있었고 기운이 없는 증상을 경험하였다. 당뇨병, 암, 관상동맥질환, 정신건강 문제 등은 없었다고 하며, 외상이나 입원력도 없다고 대답하였다.

김 씨는 결혼과 임신 경험이 없다. 김 씨의 모친은 82세로 심각한 심장 문제를 가지고 있다. 최근에 그녀의 모친은 갑상선기능저하증 진단을 받았다. 김 씨의 부친은 78세에 특발성 폐섬유증(idiopathic pulmonary fibrosis)으로 사망하였다. 김 씨는 형제자매가 없다. 친족 중 두 명의 이모와 세 명의 삼촌이 생존해 있으며, 삼촌 중 두 명은 관상동맥질환(CAD)을 앓고 있고, 이모 한 명은 당뇨병을 앓고 있다. 조부모는 고령으로 인해 사망하였다.

김 씨는 매우 내성적이다. 그녀는 친구 사귀는 것이 항상 어려웠고, 늘 과체중이었으며 머리카락이 가늘어서 관리하는 게 힘들었다고 하였다. 그녀는 흡연과 음주를 하지 않으며 기분전환용 약물도 복용하지 않는다. 교회활동은 활발하게 하며, 큰 장난감 공장에서 비서일을 20년간 하였다. 취미는 없으나 독서를 좋아하고 인터넷 서핑을 좋아한다.

근거	요점
2달간의 심계항진	갑상선 기능항진증(갑상선중독증)에서 심계항진이 빈번하게 나타난다.
맥박 94회/분, 혈압 140/90mmHg, 호흡 20회/분	갑상선호르몬 증가는 아드레날린의 작용이 활발해져, 맥박이 빨라지고 혈압이 상승다. 대사량의 증가로 인해 산소 흡입과 이산화탄소 배출을 위해 호흡수 역시 증가된다.
불규칙적인 맥박	빠르고 불규칙적인 맥박은 갑상선 기능항진증의 흔한 증상이다. 불규칙적인 맥박은 심방 세동을 의미한다.
안구돌출	갑상선기능항진증의 전형적인 증상이다.
점상출혈과 멍	단백질 분해가 단백질 합성을 초과하기 때문에 혈관이 약해지고, 점상출혈과 멍이 쉽게 나타난다.
피로와 불면증	갑상선호르몬의 과잉으로 인한 아드레날린성 효과 때문에 대상자는 수면이 어렵다.

이 름	김○○	날짜	2005. 10. 12	시간	14:40
		생년월일	1951. 08. 11	성별	여

병 력

주 호 소	"나는 항상 피곤하지만 잠을 잘 못 자요. 그리고 심장이 항상 쿵쾅쿵쾅 뛰어요."
현 병 력	2개월 동안의 피로, 불면증, 심계항진, 발한, 점상출혈, 상하지의 멍
투 약	두통 때문에 일주일에 한 번정도 아세타아미노펜(ASA) 2정 정도 복용하는 것 외에 다른 약물은 복용하지 않음.
알레르기	알려진 알레르기는 없음.

〈계속〉

병력

과 거 력	**질 병**	'눈이 빠질 것 같은 느낌', 지난 6년간 지속된 수면 장애, 당뇨, 암, 관상동맥질환, 정신건강 문제는 없음.
	수 술	없음.

가 족 력 모친(82세) 심장문제: 10년 전 갑상선기능저하증 진단 받음. 부친(78세) 특발성 폐섬유증으로 사망. 이모는 당뇨가 있고, 삼촌은 관상동맥질환(CAD)이 있음.

사 회 력 흡연, 음주는 하지 않으며 기분전환약물도 복용하지 않음. 비서로 일하고 있고, 아이는 없으며 조용히 사회생활을 함.

계통별 문진

일반적인 사항	허약감, 거의 매일 밤 불면증, 체중 감소.	**심혈관계**	'펄떡거리는 느낌' 고동치는 심장.
피 부	모발과 피부의 결 변화, 열과 냉에 대한 민감도 증가.	**호흡기계**	때때로 숨이 참.
눈	눈 과민증, 복시, 양측으로 안검 뒤처짐.	**위장관계**	특별한 증상 또는 호소 없음.
귀	특별한 증상 또는 호소 없음.	**비뇨생식기계**	특별한 증상 또는 호소 없음.
코/입/목	목의 답답함과 숨 막히는 느낌.	**근골격계**	허약감
유 방	특별한 증상 또는 호소 없음.	**신 경 계**	진전으로 인해 떨리는 느낌.

신체 검진

체 중	82 kg	**체온**	37.1 ℃	**혈압**	140/90 mmHg
신 장	167.7 cm	**맥박**	95회/min	**호흡**	20회/min (규칙적)

전반적인 외모 발달 상태 양호함, 히스파닉계 여성으로 불안해 보임.

피 부 따뜻하고 촉촉하며 발적이 있음. 점상출혈과 멍이 팔과 다리에 양측으로 있으나 특별한 형태는 없음.

머리/귀/눈/코/목 정상적인 두부, 외안근은 6가지 기본 방향으로 정상적으로 움직이며 동공반응, 시야, 각막반사 모두 정상이나 양측성 안구돌출이 있음. 청력은 양쪽 모두 속삭이는 소리에 정상적이며, 편도선은 양측으로 동일하게 관찰됨. 인후부는 발적되어 있으나 깨끗하고, 뚜렷한 점막의 병변은 없음. 혀의 연축이나 변위는 없음.

목/림프절 경정맥 팽만 없음. 연하곤란 없음. 경부 결절 촉진되지 않음. 기관은 중앙에 있으며 움직여지고, 갑상선은 촉진되지 않으며 고정되지 않고 자유로움.

심혈관계 심박수 109회, 불규칙한 박동과 리듬, S_3나 S_4 또는 어떠한 잡음도 들리지 않음. 맥박은 모든 맥박촉지 부위에서 촉지되며 2+ 강도임.

호흡기계 청진상 깨끗함. 어떠한 비정상적인 호흡음도 들리지 않음. 촉각 진탕음과 음성 진탕음은 모든 부위에서 동일함. 소리는 대칭적이며, 호흡운동과 전후 직경은 정상범위임.

소화기계 고창음, 과공명음 청진됨. 복부는 비만하고 부드러우며 유동적임. 덩어리나 장기 비대, 반동압통 없음. 이상 맥박이나 멍은 없음.

비뇨생식기계 검진 안 함.

근골격계 근력은 전반적으로 4~5/5 정도이며 대칭적임. 곤봉형 손이나 청색증은 없으며, 뚜렷한 덩어리나 상처 반흔은 없음. 피부 온도는 양측 동일함.

신 경 계 미세한 양측성 운동진전과 휴식 시 발한이 나타남. 걸음걸이와 자세는 정상임. 모든 근육/사지의 관절가동범위와 뇌신경은 정상임. 심부건반사 양성. 통증, 온도, 접촉, 진동에 대한 과잉 감각 충동이 있음.

기 타

임상 검사 혈청 TSH: 1 U/mL, T_3 : 33 μg/dL, T_4 : 22

최종 검진 결과 갑상선기능항진증

CHAPTER 15 남성 비뇨생식기 장애

Male Genitourinary Disorders

1 해부 생리

남성 비뇨생식기계는 다음과 같이 체내에서 다양한 기능을 수행한다.

- 생식 기능을 수행한다.
- 체내의 노폐물을 제거하고 여과한다.
- 신장에서 여러 가지 물질의 재흡수와 분비를 통해 체액량과 체액 구성을 유지한다.
- 수소이온 분비로 체내의 산-염기 균형을 조절한다.
- 혈압의 조절한다.
- 에리스로포이에틴과 비타민 D를 생성한다.

1 남성 생식기

남성 생식기는 외부생식기인 음경(penis), 음낭(scrotum), 내부생식기인 고환(testicles), 부고환(epididymides), 음낭(scrotum), 정관(vas deferens)으로 구성되어 있고, 부속선으로 정낭(seminal vesicles), 전립선(prostate gland)이 있다[그림 15-1].

음경은 체부(shaft), 귀두(glans), 귀두관(corona)과 포피(prepuce)로 구성되어 있다. 음경의 주요기능은 생식과 배뇨작용이다. 음경은 발기되었을 때에 정액 흐름의 통로가 되고, 요도는 요도구부터 음경의 전체 길이만큼 연결되어 있어 요도를 통하여 소변의 통로를 제공한다.

음경의 피부는 흔히 털이 없고 신체의 다른 부위보다 색이 진하다. 음경의 체부는 세 영역의 원주형 조직으로 되어 있으며, 혈액으로 충혈되면 음경 조직은 발기한다. 위쪽의 큰 두 개의 원주형 조직은 음경해면체(corpora cavernosa penis)라고 하며, 아래쪽의 작은 부분은 요도해면체(corpus spongiosum urethra)라고 한다. 요도해면체의 원위부는 두 개의 음경해면체의 끝부분이 감싸며 약간 큰 구조를 이루는데 이것을 귀두라고

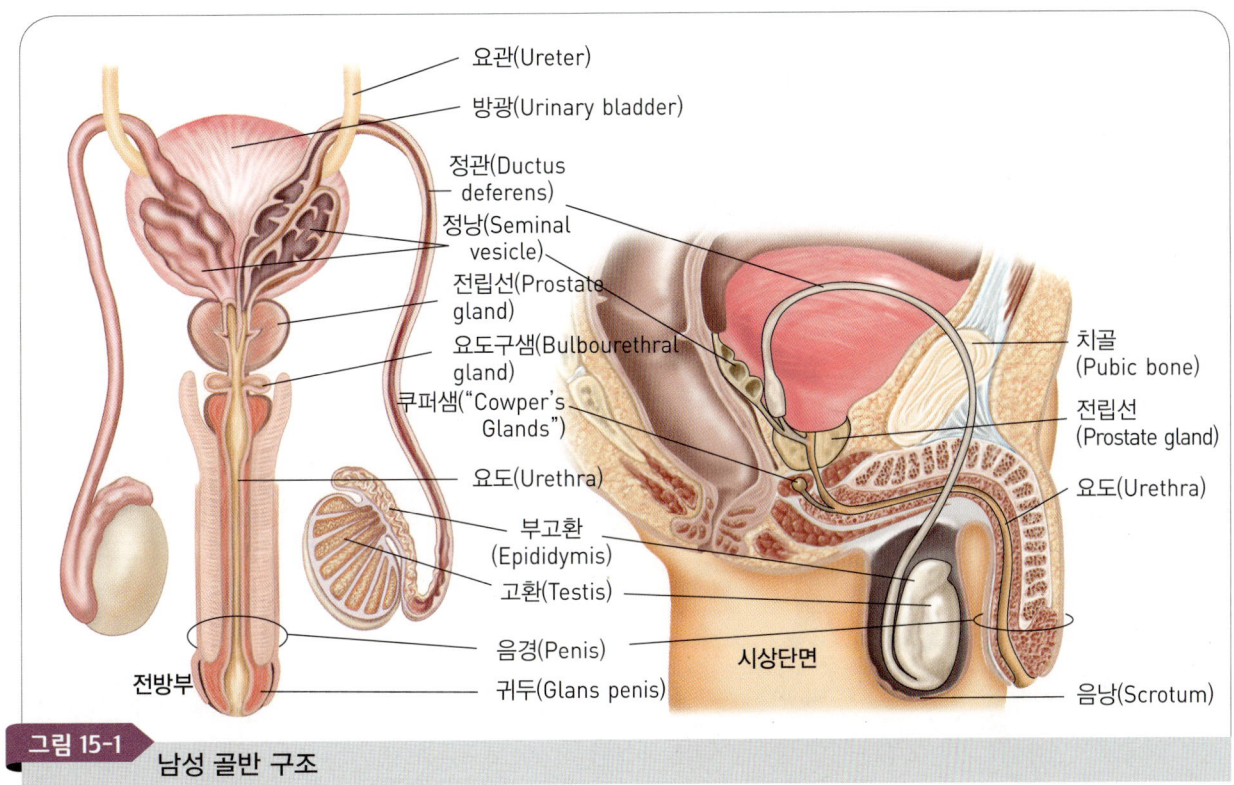

그림 15-1 남성 골반 구조

한다. 귀두는 포피에 의해 둘러싸여 있고, 느슨하게 주름이 잡혀 있는 피부 조직으로 포경 수술(circumcision)하여 제거하기도 한다.

음낭은 음경의 기저부에 위치하며 주름이 많은 얇은 주머니이다. 음낭 내부는 벽(septum)에 의해 두 부분으로 구분되며 각 음낭의 반이 고환이다. 고환은 주로 정자의 생산과 테스토스테론 분비를 담당한다. 음낭의 근육층인 고환거근(cremasteric muscle)은 음낭의 이완과 수축을 관장한다.

고환은 작은 원형의 샘으로 측면이 약간 평평하다. 길이는 4~5cm이고 너비 3cm, 무게는 10~15g 정도이다. 고환은 음낭 조직과 정삭의 부착에 의해서 수직으로 매달려 있다. 밀도 높은 흰색의 섬유성 덮개인 백막(tunica albuginea)이 각각의 고환을 감싼다. 고환은 200개 이상의 원뿔 모양의 소엽으로 있으며, 고환의 각 소엽은 1~3개의 작고 꼬인 세정관과 라이디히 세포(Leydig cells)라고 불리는 수많은 간세포를 포함한다. 라이디히 세포는 사춘기 동안에 발생하는 남성의 변화에 관여하는 호르몬인 테스토스테론(testosterone)을 분비한다. 사춘기는 보통 9~13세 사이에 시작되며, 테스토스테론에 의해 고환과 음경의 크기가 커지고, 음모가 자라며 2차 성징이 나타난다. 2차 성징은 수염, 체모, 근육 발달과 목소리 변화를 포함한다.

부고환은 각 고환의 후측방의 표면에 위치하며, 음낭의 표면이 눈에 띄게 팽창되도록 한다. 일부 남성은 부고환이 앞쪽에 위치하기도 하며, 부고환내에서 정자가 성숙한다. 정관은 정자가 저장되는 장소로 정자가 지나가는 통로 역할을 한다. 정관은 복강에서 끝나며 방광의 저부에 위치한다. 부고환의 하단에서 시작하여 정삭으로 이어져 서혜관(inguinal canal)으로 이동한다.

정낭은 직장의 전방, 방광의 하부 후측방 부분에 위치한 한 쌍의 주머니 모양의 선이다. 전립선은 방광

하부에 위치하며 남성의 요도를 감싸는 호두 모양의 기관으로 정관과 연결되며 정자와 정액이 배출되는 통로가 된다. 정액으로 만들어지는 액체의 상당부분이 정낭에서 생성되며, 정낭에서 배출되는 알칼리성 액체를 생산하여 정자의 활동을 촉진한다.

2 비뇨기계

비뇨기계는 두 개의 신장(kidney), 두 개의 요관(ureter), 방광(bladder), 요도(urethra)로 구성되어 있다. 한 쌍의 신장은 상복부의 후복막강에 위치하며 대개 우측 신장이 좌측 신장보다 약간 아래에 있다[그림 15-2]. 신장은 대개 척추의 제12흉추에서 제3요추까지 이르며 복부지방층은 신장을 보호한다. 각각의 신장은 신장의 외부인 신장수질(renal medulla)과 신장의 내부인 신장피

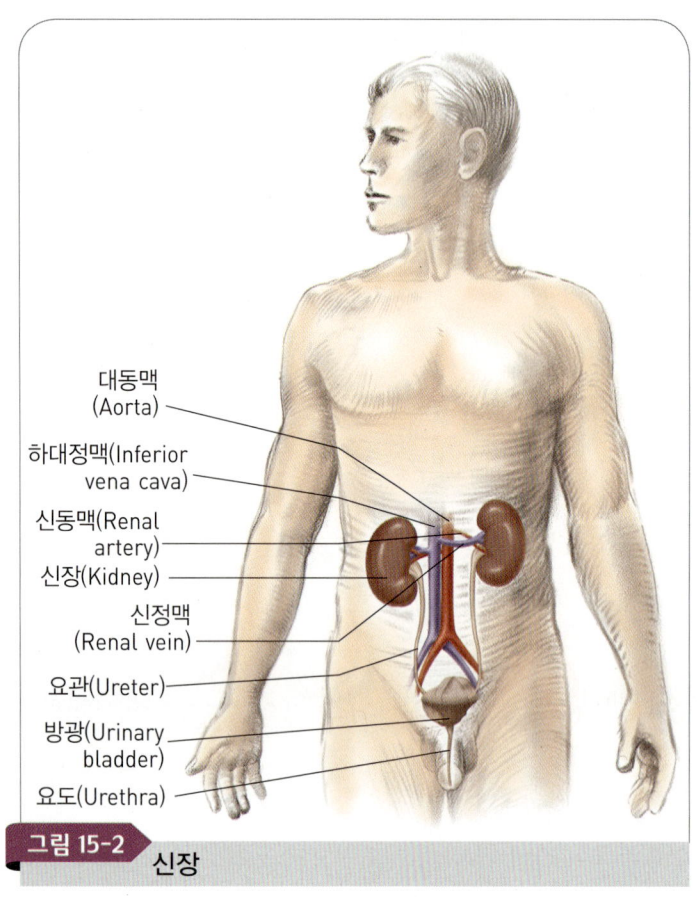

그림 15-2 신장

질(renal cortex)로 구성된다. 신장피질은 신장의 기능 단위인 네프론으로 구성되며 양쪽에 각각 1백만 개 이상의 네프론이 있다. 신장에서 네프론이 하는 모든 활동의 최종 산물은 소변이다. 각각의 네프론은 사구체(glomerulus)와 사구체를 둘러싸고 혈액을 여과하는 보먼 주머니(Bowman's capsule), 세뇨관으로 구성된다. 혈액은 수입소동맥을 통해 사구체로 들어와 수출소동맥을 통해 나간다. 여과된 체액은 소변으로 전환된다. 세뇨관은 근위세뇨관, 헨레고리(loop of Henle), 원위세뇨관으로 구성된다. 세뇨관의 각 부분은 신체의 항상성 유지를 위해 각각 다른 물질을 흡수하고 분비한다. 각각의 네프론은 집합관으로 여과액을 수송하고 이 여과액은 신우를 거쳐 요관으로 흘러들어간다.

요관은 신장에서 방광으로 소변을 운반한다. 인체에는 두 개의 요관이 있으며, 약 25.5~30.5cm 길이이다. 좌측 요관이 우측 요관보다 길이가 긴데 이것은 좌측 신장이 신체에서 더 높이 위치하기 때문이다. 소변은 요관의 연동 운동 방향에 따라 아래로 흘러간다. 방광은 정상적으로 골반에 위치한다. 방광이 가득 차면 복막강 아래로 이동하고 비어 있을 때는 골반골 뒤쪽에 위치한다. 방광은 요의가 느껴질 때까지 소변을 저장한다. 요의는 대개 방광 내 소변의 양이 약 500~1000mL 정도에 도달하면 발생하며, 일반적으로 아동과 노인의 방광의 용량은 약 200mL 이하이다.

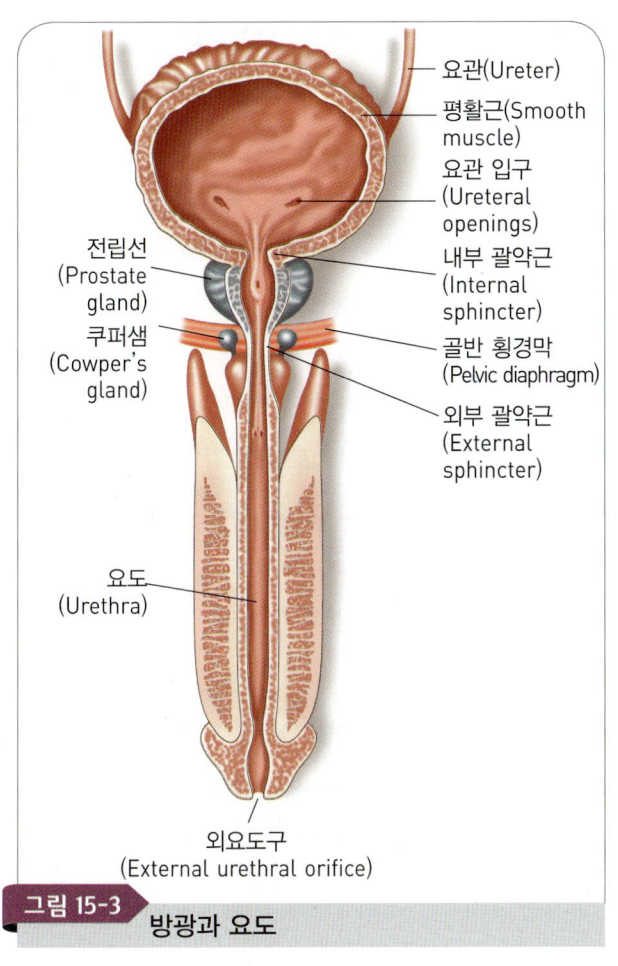

그림 15-3 　 방광과 요도

요도는 방광에 모아진 소변을 체외로 배출하는 작은 관으로 요도는 음경의 길이만큼 연장되고 전립선으로 둘러싸여 있다[그림 15-3]. 전립선이 비대해지면 소변의 배출이 어려워진다.

비뇨기계의 주요 기능은 신체 노폐물의 제거와 여과, 체액량 유지, 산염기 균형 조절이지만 이 외에 두 가지 중요한 추가 기능이 있다. 첫째, 신장은 레닌-안지오텐신 시스템(renin - angiotensin system)을 통하여 혈압을 조절한다. 레닌은 수입세동맥에 위치한 방사구체 세포에 의해서 생성되고 분비된다. 레닌은 안지오텐시노겐에서 안지오텐신 I 으로 전환된다. 이 과정으로 인하여 신장은 내분비계의 일부로 속하기도 하다. 둘째, 신장에서 에리스로포이에틴(erythropoietin)과 비타민 D가 생성된다. 에리스로포에틴은 적혈구 생산에 필수적이며, 비타민 D는 칼슘과 칼륨 대사의 필수요소이다. 신장 질환이 있을 때 적혈구 생산, 칼슘과 칼륨 대사에 이상이 나타난다.

2 건강력

대상자로부터 현재의 증상과 관련된 자세한 정보를 얻는 것은 비뇨 생식기계 문제를 파악하는 데 매우 중요하다. 하지만 대상자들의 비뇨생식기계 문제에 대한 정보는 매우 개인적인 부분으로 민감할 수 있다. 그러므로 대상자들이 불안하지 않도록 해야하며 편안함을 느낄 수 있도록 하고 자료수집을 하여야 한다.

1 주호소와 현병력

> "소변볼 때 아프고, 화장실에 자주 가요."
>
> 정 씨는 78세 남성으로 4일간 소변볼 때에 통증이 있었으며 소변의 색깔이 탁하고 악취가 난다고 말하였다. 그는 화장실에 자주 가고 그때마다 적은 양의 소변을 본다고 호소한다. 열, 오한, 구토나 식은땀은 없다. 밤에는 소변을 더 자주 본다고 불평한다.

남성의 비뇨생식기계와 관련된 일반적인 주호소는 배뇨곤란, 빈뇨 또는 긴박뇨, 다뇨, 혈뇨, 야뇨, 요실금, 음경 분비물, 생식기의 통증과 발진을 포함한다. 배뇨곤란, 긴박뇨와 음경 분비물에 대해서는 여기에서 자세하게 설명한다.

다뇨(polyuria)는 하루에 2,500mL 이상의 소변을 배설하는 것이다. 다뇨의 원인으로는 요붕증(diabetes insipidus), 당뇨병(diabetes mellitus), 이뇨제의 사용과 심리적, 신경학적 또는 신우신염(pyelonephritis)이나 폐쇄후 요로질환(postobstructive uropathy)과 같은 신장 질환이 있다. 혈뇨(hematuria)는 소변에 비정상적인 양의 적혈구(RBCs)가 존재하는 것이다. 정상적인 소변에서는 혈액이 검출되지 않는다. 눈으로 명백하게 확인할 수 있는 육안적 혈뇨(gross haematuria)는 소변의 혈액량과 소변의 농도에 따라 갈색 또는 선홍색을 포함한 붉은 색조를 띤다. 야뇨(nocturia)는 밤 동안에 소변을 빈번하게 배설하는 것으로 요로감염증(UTI), 전립선 문제, 다뇨 또는 체액과다(정맥부전, 심부전, 신증후군과 복수를 동반한 간경변증으로 유발될 수 있음)가 원인일 수 있다. 요실금(urinary incontinence)은 방광에서 소변이 비자발적으로 배출되는 것이다. 양은 적을 수도 있고 많을 수도 있다. 요실금은 요로감염증, 방광 근육 약화, 방광 종양과 다양한 신경학적 장애에 의해서 생길 수 있다.

생식기의 통증은 또한 흔한 주호소이다. 고환 통증의 원인에는 부고환염(epididymitis), 고환염(orchitis), 고환 염전(testicular torsion)이 있으며, 생식기 통증은 급성 또는 만성 전립선염(prostatitis)의 결과로 발생할 수 있다. 하복부 통증은 종종 요로결석증(urolithiasis)과 전립선암(prostate cancer)과 같은 비뇨생식기계 장애와 관련이 있다.

1) 배뇨곤란

배뇨곤란(dysuria) 또는 배뇨통(painful urination)은 흔히 하부 요로감염증을 예상할 수 있다. 배뇨 중 통증이 있는 시기에 관한 질문은 감별진단에 도움이 된다.

발현	배뇨곤란이 갑자기 발생하였는가? 아니면 통증이 점진적으로 진행되었는가?
	통증이 점진적으로 진행된다면 좀 더 만성적인 문제일 수 있다.
기간	배뇨통이나 작열감이 얼마나 오랫동안 지속되는가(어떤 대상자들은 작열감으로 배뇨곤란을 호소한다)?
발생 빈도·규칙성	과거에도 배뇨 시 통증을 경험한 적이 있는가? 만일 그렇다면, 얼마나 많은가? 배뇨 시마다 통증이 있는가? 통증이 발생하였을 때, 배뇨 전, 시작 시, 배뇨 내내 또는 배뇨 마지막에 있는가?
	방광 역류(bladder irritation)가 있을 때 배뇨 전의 통증이 나타나며 방광출구폐쇄(bladder outlet obstruction) 또는 임균성 요도염(gonococcal urethritis)일 때는 배뇨 시작 시 통증이 나타난다. 배뇨 마지막의 통증은 방광 팽창이 원인일 수 있다. 배뇨 전체 과정의 통증은 신우신염일 수 있다.
심각도	배뇨곤란이 대상자의 생활방식과 일상생활활동에 영향을 미치는가? 예를 들어, 0~10점(0점은 통증이 없으며 10점은 지금까지 경험한 가장 아픈 통증)의 통증 척도를 이용해서 통증의 심각성을 사정한다. 통증은 주관적임을 기억한다.
	신장 외상이나 신장결석일 경우 심각한 통증이 나타날 수 있다.

〈계속〉

관련 증상	신체의 다른 부위에 통증이 있는가? 등, 치골상 부위, 음낭 부위 또는 복부와 같은 신체의 다른 부위로 방사되는 통증이 있는가? *허리 부위의 통증은 방광염이나 신우신염의 징후일 수 있다.* 혈뇨, 긴박뇨, 음경 분비물, 오한, 열, 오심, 구토, 숨참, 소변의 색깔과 냄새의 변화와 같은 배뇨곤란과 관련된 다른 증상에 대해 질문한다. *신우신증(pyelonephrosis)은 종종 열, 오한, 식은땀과 혈뇨를 동반한다. 요로감염증은 종종 긴박뇨, 야뇨와 치골상 통증을 동반한다.* *소변은 보통 맑은 호박색이다. 소변 색깔의 변화는 비뇨기계의 문제나 간, 심장, 내분비 문제 및 다른 신체 계통의 문제에 대한 단서를 제공한다. 예를 들어, 너무 맑고 묽은 소변은 요붕증이나 이뇨제 치료가 원인일 수 있다. 작열감, 배뇨곤란과 악취가 나는 소변은 신장 감염의 일반적인 증상이다.*
촉진요인	배뇨곤란을 완화하기 위해 어떤 방법을 사용하고 있는가? 약물을 복용하는가 아니면 크랜베리 주스 섭취와 같은 민간 요법을 사용하는가? 그러한 치료는 얼마나 효과가 있는가?

2) 빈뇨와 긴박뇨

빈뇨(urinary frequency)는 빈번한 간격으로 배뇨하는 것을 말한다. 긴박뇨(urgency)는 방광에 소변이 없음에도 불구하고 소변을 보고 싶은 느낌이나 과장된 감각이다. 빈뇨와 긴박뇨는 보통 방광의 염증이나 불안정으로 발생하는데, 방광의 용량의 감소로 일어나기도 한다. 빈뇨는 요도, 전립선 문제와 신경학적 장애로 발생하기도 한다.

발현	갑자기 발생하는가 서서히 발생하는가?
빈도	얼마나 자주 화장실에 가는가?
양	한 번 배뇨 시의 소변량은 얼마인가?
질	방광에서 소변을 완전히 비우기 위해서 얼마나 힘을 주는가? 항상 방광의 팽만감을 느끼는가? 배뇨 시 압박감을 느끼는가? 화장실에서 배뇨가 가능한가? 1일 수분섭취량은 얼마인가? *질문에 대한 대상자의 반응은 통해 급성적인 문제인지 만성적인 급성적 문제인지 밝힐 수 있다. 또한 수분 섭취에 대한 정보는 탈수와 신부전 진단을 도울 수 있다.*
관련 증상	배뇨곤란, 통증, 발열과 같은 관련 증상에 대해 질문한다. *요도염은 배뇨곤란과 통증 이외에 추가적인 증상들을 동반한다.* *전립선염은 배뇨곤란, 생식기 통증, 열과 오한을 동반한다.*

3) 음경 분비물

발병	갑자기 발생하는가? 서서히 발생하는가?
질	색깔과 농도를 포함하여 분비물에 대해 표현하도록 한다. *임균성 요도염은 진하고, 녹색의 분비물을 보일 수 있다. 클라미디아는 점액성 분비물이 거의 없다.*

〈계속〉

관련 증상	통증, 소양증, 배뇨곤란, 부종, 발열, 병변을 포함하여 관련 증상에 대해 질문한다. *귀두염은 통증과 귀두 부종을 나타낸다. 요도염은 부종, 배뇨곤란과 소양증을 나타낸다.* *부고환염은 일반적으로 음낭 통증과 부종을 나타내며, 심한 감염은 발열을 동반한다.*
성생활	파트너의 숫자와 피임약의 사용을 포함하는 성생활에 대해 질문한다. 대상자의 성적 기호는 어떠한가? 몇 명의 성적 파트너가 있는가? 성행위에 대한 관심이 있는가? 미혼인가 기혼인가? *성생활에 대한 정보는 성적 접촉으로 전염되는 질환의 진단에 단서를 제공한다.*

② 과거력

> 정 씨는 4주 전에 요로감염증을 진단받아 박트림(Bactrim)을 복용하여 치료하였다. 이후 더 이상 성행위를 하지 않는다. 고혈압 약물을 복용 중이며, 수술이나 외상 경험은 없다.

현재의 비뇨생식기계 문제	과거에 비뇨생식기계 문제를 경험한 적이 있는가? 만일 그렇다면, 심각성이나 양상의 변화는 있는가?
성생활	성생활에 대하여 대상자에게 질문한다("과거력" 참조). *성생활은 요로감염증과 같은 진단의 단서를 제공할 수 있다.* 대상자는 성 기능에 문제가 없는가? *지속발기증(priapism)은 통증이 있는 음경 발기가 지속되는 상태이다. 많은 경우 지속발기증은 특발성이지만, 백혈병이나 이상헤모글로빈증(hemoglobinopathies)에서 나타나기도 한다.* *페이로니병(Peyronie's disease)은 음경해면체에 섬유화 결절이 있을 때 발생하는 원인 미상의 장애이다. 일반적으로 음경해면체의 한쪽에만 영향을 주며, 발기 동안에 음경이 한쪽으로 벗어나는 원인이 된다. 섬유화 결절의 정도에 따라 발기가 고통스러울 수 있다.*
과거 건강 상태 또는 수술	만성 질환이 있는가? *많은 만성 질환이 비뇨생식기계 증상과 관련이 있다. 제2형 당뇨병은 다뇨 또는 요로 장애를 야기한다.* 과거의 수술에 대하여 질문한다. 특히 복부나 회음 부위의 과거 외상에 대하여 질문한다.
자가 검진	음경과 음낭에 대한 자가 검진을 수행하는가? 덩어리, 배액, 병변, 염증, 발진이 있는지 확인한다.

③ 가족력

> 정 씨의 아버지는 고혈압과 관상동맥질환이 있었으며, 60세에 심장 발작으로 사망하였다. 그의 어머니는 84세에 사망하였다. 정 씨의 남동생은 70세로 고혈압이 있다. 두 명의 자녀가 있으며, 딸은 48세이고 아들은 45세로 둘 다 건강하다.

가족력은 진단을 위한 단서를 제공한다. 특정 질환은 가족 내에서 발생하는 경향이 있다.

생존해 있는 친족의 연령	부모, 형제, 자녀의 건강상태와 관계를 포함한다.

〈계속〉

사망	사망한 사람과 대상자의 관계 및 사망 원인(특히 고환암과 같은 비뇨생식기계에 영향을 미치는 질환)을 포함한다.
만성질환	가족의 만성질환에 대해서 질문한다. 대상자와 질환이 있는 가족구성원의 관계를 포함한다. 비뇨생식기 질환이나 비뇨생식기 증상이 있는 질환에 초점을 둔다. 다낭성 질환, 신부전, 급성 신부전, 만성 신부전, 만성 투석, 신석, 신세뇨관성 산증 또는 신장과 방광 종양과 같은 신질환의 과거력이 있는가? 가족구성원 중에 전립선, 고환암 또는 음경암을 앓은 사람이 있는가? 서혜부 탈장이나 대퇴 탈장의 가족력에 대해서 질문한다. 또한 불임에 대하여 질문한다. *암과 같은 질환은 가족 내에서 발생하는 경향이 있다.*
유전적 결함	선천성 결손증의 병력이 있는가?

④ 사회력

> 정 씨는 기혼으로 4층짜리 아파트의 2층에서 아내와 살고 있다. 아파트에는 엘리베이터가 있다. 정 씨는 35년 동안 목수로 일하다가 60세에 은퇴하였다. 흡연과 음주를 하지 않으며 기분전환약물도 복용하지 않는다.

대상자의 사회력은 종종 진단을 좁히는 데 도움을 준다.

가족	현재의 가족구성원에 대하여 대상자에게 질문한다.
직업	고용 상태는 무엇인가? 치골상부 또는 생식기 부위에 상해나 외상을 입을 위험은 없는가?
운동	대상자는 운동을 하는가? 운동과 스포츠 활동을 할 때 보호장비나 지지장비를 착용하는가?
흡연	담배의 종류, 흡연량, 흡연 기간, 간접흡연을 포함하여 흡연에 대해서 질문한다. *니코틴은 정맥수축제로 작용하여 비뇨기 문제에 기여할 수 있다.*
음주	음주를 하는가? 만일 그렇다면, 어떤 종류의 술을 얼마나 마시는가? *음주는 보통 배뇨곤란과 관련이 있다. 또한 성행위에 부정적인 영향을 미칠 수 있다.*
기분전환약물 복용	대상자는 기분전환약물을 복용하는가? 만일 그렇다면, 어떤 종류의 약물을 얼마나 복용하는가? *많은 기분전환약물이 성행위에 영향을 미친다.*

⑤ 계통별 문진

비뇨생식기 질환/장애는 비뇨생식기계보다는 신체의 다른 계통에서 증상을 나타낸다. 가능하면 종합 계통별 문진이 이루어져야 하지만, 시간이나 다른 제약으로 인해 검진자는 초점 계통별 문진만을 수행할 수 있다. 초점 계통별 문진 시에 검진자는 비뇨생식기 문제가 가장 많이 나타나는 계통에 대해 집중적으로 질문한다. 다음은 비뇨생식기 질환의 일반적인 증상을 요약한 것이다.

부위	증상과 징후	관련 질환
일반적인 사항	발열	급성 박테리아성 신우신염, 신세포 암종, 요로결석증, 신장결석증, 급성 전립선염, 부고환염, 매독
	체중 감소	신세포 암종, 전립선암
피부	손바닥의 발진	매독
호흡기계	기침	고환암
위장관계	오심이나 구토	급성 박테리아성 신우신염, 요로결석증, 부고환암, 고환암, 부고환염
	식욕부진	급성 사구체신염
근골격계	전신 통증	급성 전립선염
	하지 부종	방광암, 전립선암, 고환암

3 신체검진

1 준비물품

필요한 도구 / 장갑 / 가운 / 손전등

2 신체검진 내용

검진을 위해서 필요하다면 가운을 입는 것이 좋다. 비뇨기계의 검진은 시진, 촉진, 타진과 청진을 포함한다. 이 장에서는 시진, 촉진, 타진만 논의하고 비뇨생식기계의 청진은 복부의 잡음(bruits)을 듣는다. 상복부에서 측면으로 방사되는 소리는 신동맥협착을 시사할 수 있다.

1) 시진

검진	이론적 근거
1. 검진대나 병원의 침대에 대상자가 편안하게 반듯한 자세를 취하게 한다. 대상자를 위한 덮개를 제공하되 가슴과 등 부위를 노출시킨다. 만일 대상자가 똑바른 자세를 취하는 것이 불가능하다면 왼쪽으로 눕힐 수 있다.	1. 이 자세는 등과 가슴 부위를 적절하게 시진할 수 있다.
2. 가슴과 등 부위의 피부의 변색 또는 상처를 관찰한다.	2. 피부 변색이나 상처는 신장 질환이나 문제를 예상할 수 있다.
3. 대상자의 옆구리 부위를 관찰한다.	3. 정상 성인에서 옆구리 부위는 대칭적이다. 신질환이 있을 때 옆구리 부위가 부풀고 비대칭적일 수 있다.

2) 타진과 촉진

검진	이론적 근거
1. 신장을 타진한다. 대상자가 허리를 펴고 똑바로 앉게 한다. 대상자의 요부를 노출하고 필요시 소독포로 덮어준다. 간접적인 방법은 한 손의 손바닥을 늑골척추각(CVA) 위에 위치한다. 다른 손은 주먹을 쥐고 늑골척추각 위의 손을 척골 표면을 이용하여 친다[그림 15-4]. 직접적인 방법으로는 주먹을 쥐고 늑골척추각을 척골 표면을 이용하여 직접적으로 가격한다. 어떤 방법을 이용하던, 대상자가 아프지 않은 움직임을 받을 수 있도록 늑골척추(CVA) 각도를 적당한 힘으로 부딪친다.	1. 대상자는 압통이나 통증을 느끼지 않아야 한다. 통증과 압통은 사구체신염 또는 사구체신증을 의미할 수 있다.

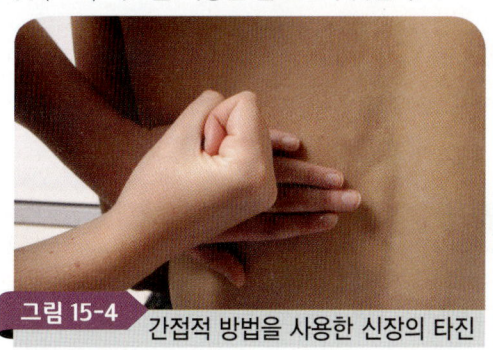
그림 15-4 간접적 방법을 사용한 신장의 타진

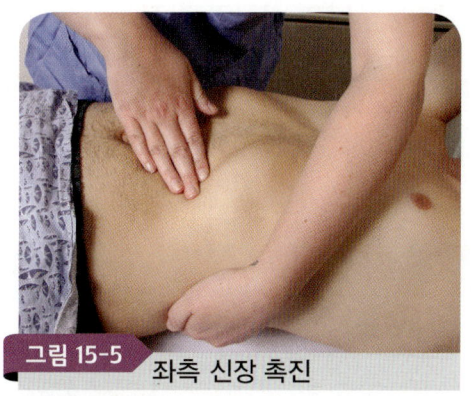
그림 15-5 좌측 신장 촉진

2. 신장을 촉진한다. 대상자를 반듯이 눕히고 적절하게 대상자의 복부를 드러낸다. A. 왼쪽 신장을 촉진하기 위해서는 대상자의 오른쪽에서 대상자의 맞은편으로 왼쪽 팔로 내민 뒤 그 손을 대상자의 왼쪽 옆구리를 들어올리고 오른쪽 손바닥으로 깊게 촉진한다[그림 15-5]. B. 우측 신장을 촉진하기 위해서는 대상자의 우측에 위치하고 왼쪽 손으로 오른쪽 옆구리 부위를 들어 올린다. 오른쪽 손을 사용하여 깊게 촉진한다.	A. 이것은 신장을 전방으로 위치시키는 것이다. 정상적으로 왼쪽 신장은 촉진이 불가능하다. 부드럽고 통증이 있는 신장은 감염을 의미한다. 특히 팽창된 신장은 수신증(hydronephrosis)이나 다낭성 질환(polycystic disease)을 의미할 수 있다. B. 오른쪽 신장은 왼쪽 신장보다 아래쪽에 위치하므로 촉진하기가 쉽다. 단단하고, 부드러운 덩어리가 만져진다. 만성 신장 질환으로 인해 신장이 부드러워질 수 있다.
3. 방광 용량 측정을 위해 타진한다[그림 15-6].	3. 치골상부 타진 시 탁음으로 방광 용적을 확인할 수 있다. 방광용적이 약 400~600mL 정도가 되어야 탁음이 들린다. 확대된 방광은 타진 중에 감지될 수 있다.

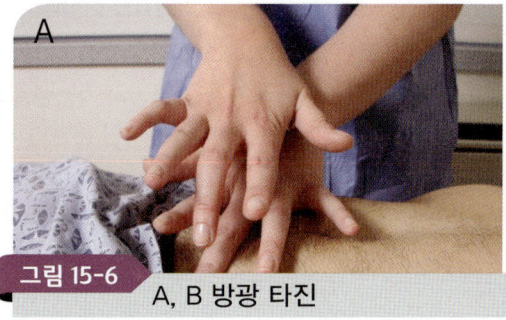
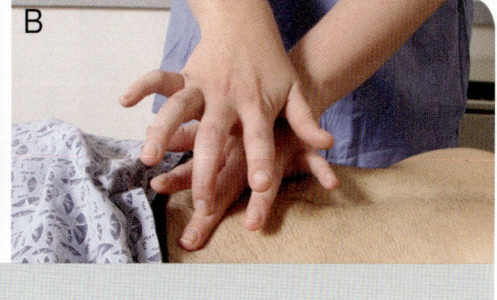
그림 15-6 A, B 방광 타진

4. 방광을 촉진한다.	4. 방광은 팽창하지 않으면 촉진할 수 없다. 가득 찬 방광은 하복부에서 부드럽고 둥근 덩어리로 촉진할 수 있다.

3) 생식기 검진의 구성요소

생식기 사정은 대상자에게 불편하고 높은 수준의 불안을 유발할 수 있다. 의료진은 대상자를 위한 편안한 환경을 제공해야한다. 의료진은 면담 과정과 신체 검진 동안에 대상자를 위한 개인적 공간을 제공할 필요가 있다. 방이 편안한 온도이고 사생활이 유지될 수 있도록 확인한다. 검진 동안, 대상자는 옷을 벗고, 가운을 입은 상태상태로 하고 어떤 남성은 검진 동안에 여성 의료진을 불편해 할 수 있다. 그러므로 검진 동안에 대상자가 불편해 하는지 재확인 하고 편안하게 만들어 주도록 해야 한다. 생식기 검진은 시진과 촉진을 포함한다.

4) 음경과 음낭의 시진과 촉진

일반적으로, 생식기의 시진과 촉진은 대상자를 위한 편안한 분위기에서 이루어진다. 대상자는 검진대에서 앙와위나 서 있는 자세를 유지한다. 검진을 위해 적절한 조명을 제공한다. 검진자는 검진 동안에 앉아 있어야만 한다.

검진	이론적 근거
1. 음모의 분포를 시진하고 기록한다. 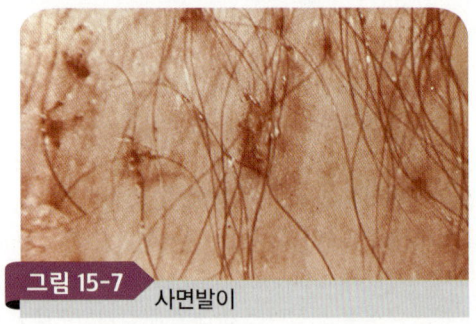 그림 15-7 사면발이	1. 음모는 머리카락보다 더 굵고, 정상적으로 음경에는 털이 없다. 음모는 음낭에서 항문까지 분포할 수 있다. 사면발이 감염(이감염증, pediculosis)이 있는 음모에서는 작은 갈색 이가 발견될 수 있다[그림 15-7].
2. 음경의 병변, 상처, 발진 또는 덩어리 등을 시진한다. 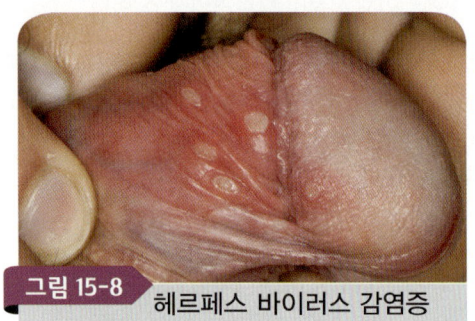 그림 15-8 헤르페스 바이러스 감염증	2. 음경은 매끈하고 병변이 없어야 한다. 만일 대상자가 포경수술을 하지 않은 상태이면 포피는 쉽게 벗겨질 수 있다. 귀두에서 희고, 치즈색의 치구가 보일 수 있다. 이것은 정상적인 것이다. 감돈포경은 남성의 포피가 귀두 쪽으로 벗겨질 때 발생하며 귀두를 벗길 수 없다. 그런 상태는 선천적이지만 또한 빈번하지 않은 포피의 세척에 의해서도 일어날 수 있다. 음경과 포피의 재발하는 감염에 의해서도 발생한다. 발진, 병변 또는 상처의 존재는 성병의 가능성을 나타낼 수 있다. 헤르페스 감염증은 침식이 일어난 홍반의 기저에 낭들이 생기는 것이다[그림 15-8]. 매독은 흔히 단순 하감을 동반한다[그림 15-9]. 곤지름(성기사마귀)은 파포바바이러스

〈계속〉

검진	이론적 근거
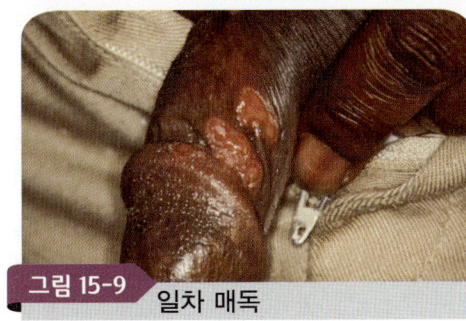 그림 15-9 일차 매독	(papovavirus)에 의해서 생기는데 부드럽고 붉은 외형을 보인다. 병변은 귀두, 음경의 몸통과 요도 안쪽에 발생한다. 병변은 악성 병변에서 편평세포암종으로 변할 수 있다. 성병성 림프육아종의 병변은 통증이 없는 미란으로 귀두 근처에서 나타날 수 있다. 전염성 연속증(Molluscum contagiosum: 폭스바이러스(poxvirus)에 의해 발생)은 진줏빛 회색의 매끈하고 반구형 모양의 병변을 나타낸다. 병변은 흔히 귀두에 위치한다.
3. 요도구를 시진한다. 요도구의 위치를 기록한다. 장갑을 착용하고 엄지와 손가락으로 귀두를 눌러라[그림 15-10]. 그리고 요도구의 색깔과 분비물을 관찰한다. 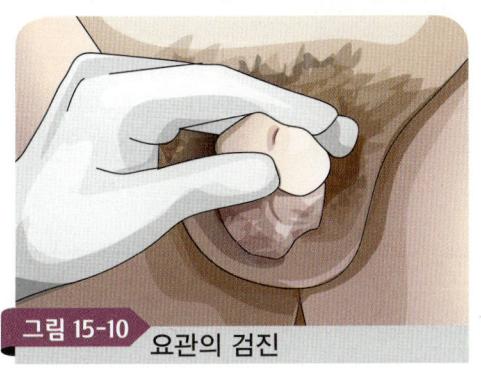 그림 15-10 요관의 검진	3. 요도구은 음경의 끝에서부터 배의 앞면까지 위치하고 있다. 입구는 핑크색 또는 어두운 갈색이거나 피부색보다 약간 어둡다. 분비물의 존재는 감염을 의심할 수 있다. 노랗거나 녹색의 분비물은 임균성 요도염을 의심할 수 있다. 소량의 묽은 점액성 분비물은 비임균성 요도염으로 추측할 수 있다.
4. 음경의 몸통을 촉진한다. 압통이나 경화를 기록한다.	4. 음경의 몸통은 매끈하고 다소 단단한 느낌이어야 한다(음경은 검진 동안에 발기될 수 있다. 대상자에게 정상적인 반응이라고 안심시킨다).
5. 음낭의 병변, 발진, 색깔 변화 또는 부종을 시진한다. 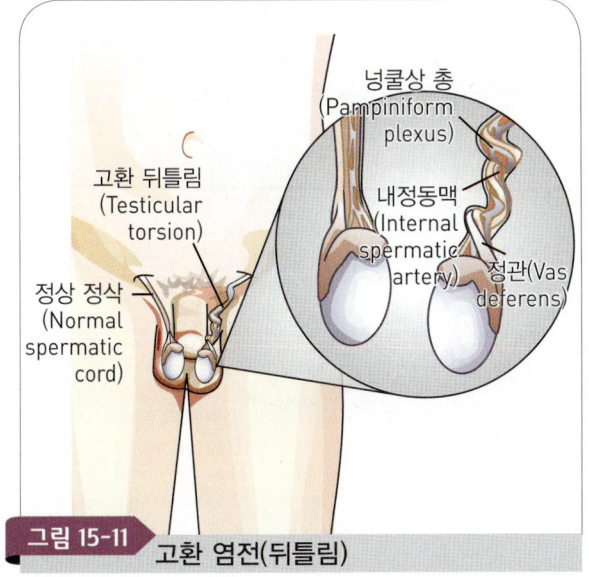 그림 15-11 고환 염전(뒤틀림)	5. 음낭은 몸의 다른 부분에 비하여 더욱 색이 짙다. 부종으로 올라간 음낭은 고환 뒤틀림의 결과로 발생할 수 있는데, 이는 정삭의 비정상적인 뒤틀림 때문이다[그림 15-11]. 음낭은 비대칭적으로 보이는데, 이는 왼쪽 고환이 오른쪽 고환에 비하여 낮게 있기 때문이다. 정삭은 왼쪽이 더욱 길다. 부종은 음낭수종으로 발생할 수 있는데, 이는 고환초막이나 정삭의 공간에 체액이 모인 경우이다[그림 15-12]. 정상적으로 음낭에는 병변이 없으나 흔히 피지낭종이 발견되기도 한다. 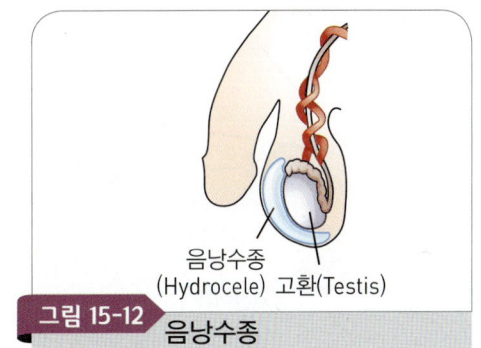 그림 15-12 음낭수종

〈계속〉

검진	이론적 근거
6. 엄지손가락과 둘째, 셋째 손가락을 이용하여 고환의 덩어리와 딱딱함을 부드럽게 촉진한다.	6. 고환은 타원형의 매끈하고 고무같은 느낌이다. 고환은 촉진 시에 자유롭게 움직인다. 부드러운 압력에 민감하지만 딱딱하지는 않다. 음낭 부위에서 덩어리가 느껴진다면, 압통을 사정한다. 단단하고 통증이 없는 부드러운 덩어리는 고환암을 나타낸다. 덩어리가 고환에 가깝거나 멀리 있다면 그 위에 손가락을 올려 본다. 덩어리가 줄어드는지 덩어리에서 장운동을 청진할 수 있는지 기록한다. 만일 덩어리에서 장운동을 청진할 수 있으면, 그것은 음낭 부위로의 탈장을 의심할 수 있다. 이때는 즉각적인 외과적 치료가 필요하다.
7. 고환의 후외측에 위치한 각각의 부고환을 촉진한다.	7. 부고환은 분리되어 있고 부드럽다. 부고환은 고환보다 더 부드럽다.
8. 부고환 위부터 외부 서혜륜까지의 코드를 따라서 각각의 정삭을 촉진한다. [그림 15-13]은 정삭의 촉진을 보여준다.	8. 정삭은 매끈하고 딱딱하지 않은 느낌이어야 한다. 촉진으로 통증이나 압통이 느껴진다면 이는 정계정맥류, 정삭에서 팽창되고 뒤틀린 정계정맥의 덩어리를 의심할 수 있다[그림 15-14].

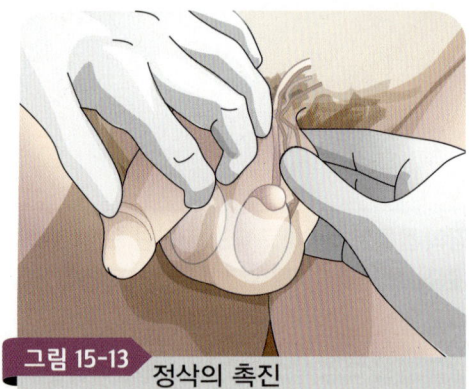

그림 15-13 정삭의 촉진

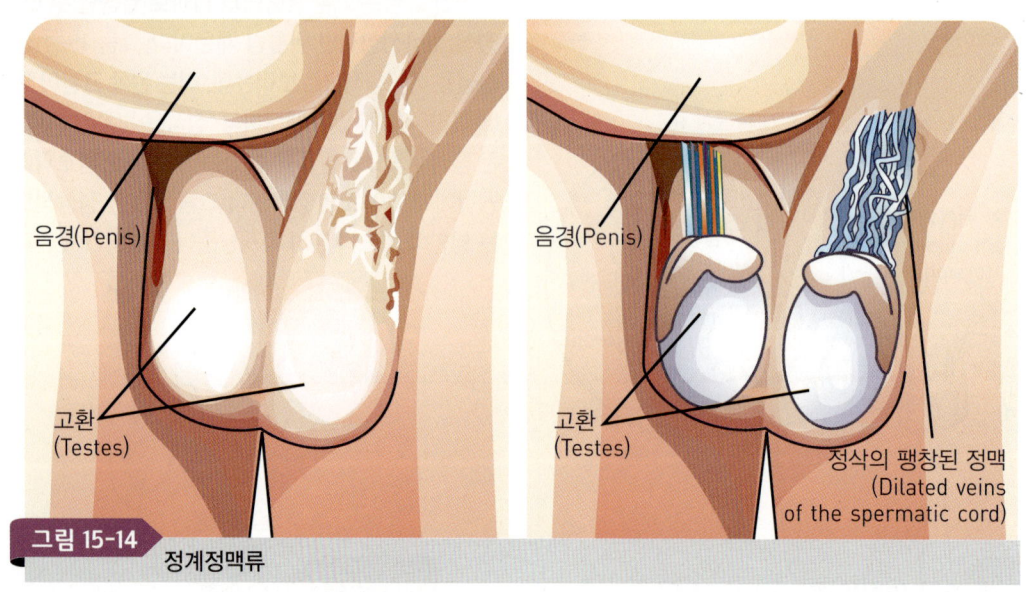

그림 15-14 정계정맥류

〈계속〉

검진	이론적 근거
9. 음낭 부위에서 부종이나 덩어리가 만져진다면, 그 부위에 광선을 투과시켜라. 음낭 뒤쪽으로 손전등으로 빛을 비추어 밝게 한다.	9. 정상적인 음낭과 부고환은 투시상으로 규칙적인 경계를 가진 어두운 덩어리들로 보인다. 고환은 고환 주변으로 작게 투시되는 공간과 고환 위 쪽으로 더 크게 투시되는 공간이 나타나는 것으로 관찰할 수 있다. 장액은 붉은 색으로 투시된다. 조직과 혈액은 투시되지 않는다.
10. 서혜부 탈장을 사정한다. A. 서혜부의 튀어나온 것을 시진한다. 압력을 가하도록 대상자에게 요구한다.	A. 대상자가 압력을 가할 때, 튀어나온 것이 보이면 서혜부 탈장을 의심할 수 있다. 남성에서 가장 일반적인 탈장은 서혜부 탈장이다. 서혜부 탈장은 직접적이나 간접적일 수 있다. 직접적인 서혜부 탈장은 탈장 주머니가 후방의 벽을 통과하여 서혜부 관을 통하여 들어가는 것이다. 간접적인 서혜부 탈장[그림 15-15]은 탈장 주머니가 내부 서혜부 환으로 들어가는 것이다. 간접적인 탈장은 남성의 모든 나이에서 더욱 일반적이고, 직접적인 탈장은 주로 40대 이상의 남성에서 발생한다.
B. 대상자를 편안하게 한 후에, 장갑을 착용한 손가락을 음낭의 하부에 위치하게 하여, 정관에서 서혜관을 따라 서혜부의 탈장을 촉진한다[그림 15-16]. 대상자에게 기침을 하도록 요청한다(성인 남성에서 탈장을 촉진하기 위해서 집게손가락이나 중지를 사용한다. 어린이에서 탈장을 촉진하기 위해서 새끼손가락을 사용한다).	B. 탈장이 있다면 대상자가 기침을 할 때 손가락끝에 복부 내장이 튀어나오는 것을 느낄 것이다.

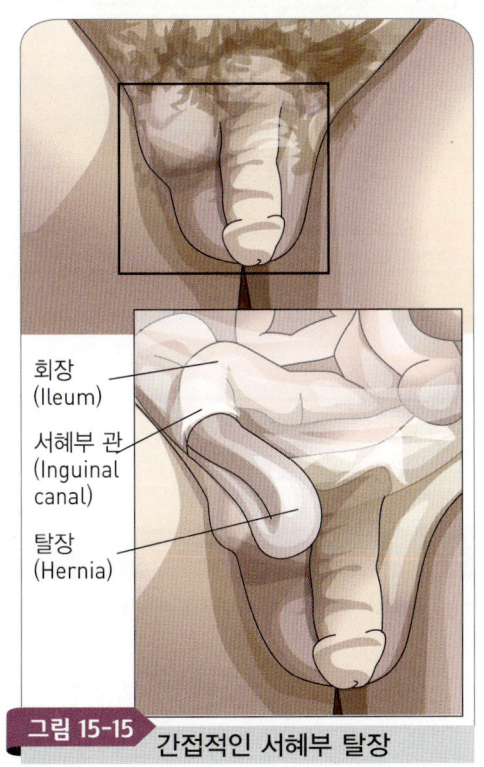

그림 15-15 간접적인 서혜부 탈장

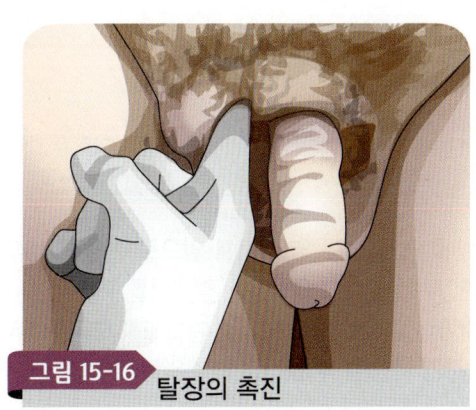

그림 15-16 탈장의 촉진

검진	이론적 근거
11. 타진추(reflex hammer) 손잡이로 대퇴의 전면 내측을 자극한다. 고환과 음낭이 올라가는지 관찰한다.	11. 거고근반사(cremasteric reflex)라고 하며, 이 부위의 반사반응이 정상인지 확인하기 위한 방법이다. 반사반응이 없으면 고환염전을 의심할 수 있다.

 남성 대상자들로 하여금 생식기에 종괴, 덩어리, 분비물, 발진, 병변과 궤양이 있는지 매달 자가 검진을 하도록 격려한다. [BOX 15-1]은 자가 검진을 위한 기술을 설명하고 있다.

BOX 15-1 생식기 자가 검진 지침

13세부터 남성은 자가 검진을 시작하도록 격려해야 한다. 자가 검진의 주요 집중은 어떤 고환의 덩어리를 사정하는 것이다. 일반적으로, 고환 종양은 초기 증상이 없다. 하지만 대상자는 전체 부위를 검진해야한다. 대상자에 대한 지침은 아래의 내용을 포함한다.

- 생식기 자가 검진을 수행하는 가장 적절한 시간은 샤워나 목욕을 하는 동안이다.
- 음부의 피부에서 상처이나 수포를 검진한다.
- 손으로 음경을 잡고 분비물이 나오는지 검진한다.
- 포경수술을 하지 않았다면, 포피를 벗기고 귀두를 검진한다.
- 음경의 끝과 전체적인 부분을 시계방향으로 살피고 확인한다.
- 음경의 몸통에 종괴, 덩어리, 궤양과 수포가 있는지 살피고 확인한다(그림 A).
- 음낭의 상처, 수포와 덩어리를 살피고 확인한다. 각각의 고환을 부드럽게 확인한다. 부종이나 쓰림을 기록한다(그림 B).
- 간호사에게 비정상적인 소견(궤양, 덩어리, 분비물, 통증)을 보고한다.

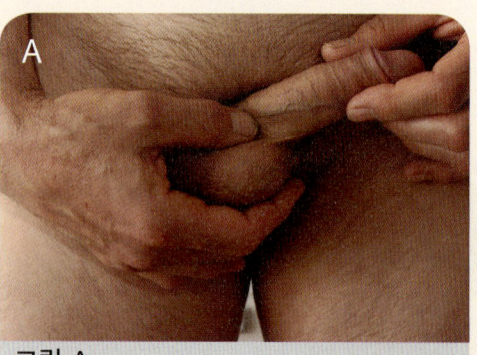
그림 A

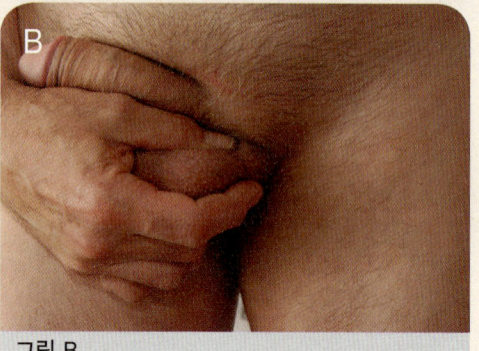
그림 B

5) 전립선의 촉진

전립선의 촉진은 흔히 직장 검진을 수행할 때 이루어진다.

검진	이론적 근거
1. 대상자에게 검사대 옆에 서서 앞으로 기울이고 상체를 편안하게 한다고 요청한다. 엉덩이를 구부리는 자세와 발가락을 서로 서로 맞닿을 수 있도록 도와주어라. 대상자가 서 있을 수 없다면, 좌측위로 취한다.	1. 이 자세는 엉덩이를 평평하게 하여 둔근을 수축하게 하는 것이다.

〈계속〉

검진	이론적 근거
2. 윤활액을 바른 장갑 낀 손가락으로 부드럽게 항문에 집어넣는다. 손가락은 제대 방향으로 움직이도록 한다. 전방 벽에서 전립선을 느낄 수 있을 것이다. 집게손가락으로 전립선을 촉진한다. 전립선의 크기, 윤곽, 일관성과 움직임을 기록한다.	2. 전립선은 단단하고, 고무처럼 매끈하고 약간 움직이는 느낌이 나며 호두 정도의 크기이다. 촉진 시 대상자가 통증을 느껴서는 안 된다. 전립선은 직장 내강으로 돌출되면 안 된다. 전립선염은 종종 통증이 있고, 전립선이 부어오른다. 급성 전립선염에서 전립선은 따뜻하게 만져질 수 있다. 초기 전립선 비대증은 매끈하고, 딱딱한 전립선의 비대로 나타난다. 전립선 확대의 분류는 전립선에서 직장으로 돌출에 따라 구분된다[표 15-1]. 촉진은 전립선암이 있는 대상자에서 딱딱한 결절로 나타날 수 있다.

● 표 15-1 **전립선 비대 분류**

등급	돌출 정도
I	1~2 cm
II	2~3 cm
III	3~4 cm
IV	〉4 cm

| 3. 원위에서 근위까지 전립선을 촉진한다. | 3. 이 동작은 요도 입구를 통하여 분비물을 촉진할 수도 있다. 입구를 통한 어떤 분비물이 나타나면 내용물을 검사하고 배양해야 한다. |

[Box 15-2]는 비뇨 생식기 질환 진단에 유용한 임상 검사와 특수 검사에 대해 설명한다.

✚ BOX 15-2 진단 검사

진단 검사는 진단을 확정하는 데 도움을 주는 검사를 포함한다.

- 혈액 검사: 기본 대사 패널(BMP; 나트륨, 칼륨, 염화물, 이산화탄소, 당, 요소질소, 크레아티닌), 혈청 삼투압, 신장 패널(BMP, 인과 칼슘 수준을 포함), 일반 혈액 검사
- 일반 요 검사: 소변의 pH, 비중, 나트륨 수준과 소변 삼투압을 검사한다. 소변의 정상 pH는 4.5~8 정도이다. 소변의 특수한 비중의 정상 범위는 1.003~1.025이다. 정상적으로 소변에는 혈액이 검출되지 않는다. 소변에서 아질산염의 양성 결과는 박테리아뇨를 의미한다. 백혈구 에스테라제는 소변에서 백혈구로부터 분비되는 에스테라제를 지칭한다. 소변에서 백혈구의 유의한 양은 요로계 감염(UTI)을 나타낼 수 있다.
- 소변 배양 검사와 감수성 검사: 소변 배양은 특정한 박테리아를 알아낼 수 있다. 유의한 양의 박테리아의 발견은 UTI를 의심할 수 있다. 일반적으로 밀리리터 당 100,000개 이상의 박테리아 숫자는 감염을 나타낸다.
- 경정맥 요로 조영검사(IVP): 신장, 요관과 방광의 사정을 제공한다.
- 24시간 소변 검사: 단백질 크레아티닌: 단백뇨는 소변에서 단백질의 증가된 양이 발견되는 것이다. 소변에서 단백질의 증가된 양은 신장 문제를 예상할 수 있다.
- 나트륨 배출 비율(FE_{Na+}) 수준: FE_{Na+} 수준은 대상자의 신장 상태를 결정하는 것을 도와준다. 신장 문제는 신전성, 신성 또는 신후성으로 분류할 수 있다. 그러한 원인의 예는 다음과 같다.
- 사구체 여과율(GFR): GFR의 예상은 신부전의 심각성을 사정하는 데 사용되는 가장 흔한 방법이다.
- 전립선 특이 항원(PSA) 검사: PSA는 전립선에 존재하는 특별한 당단백질이다. 비대된 전립선은 PSA 수준의 증가를 야기할 수 있다. PSA 검사를 전립선암을 찾아내는 데 진단도구로 사용하는 것은 아직 논쟁의 여지가 있다. 하지만 현재의 권고는 50세 이상의 고위험 남성과 전립선암의 가족력이나 아프리카계 미국인과 같은 40세 이상의 고위험 남성의 전립선암 진단을 위해서 직장수지검사(DRE)와 함께 PSA를 사용한다.

〈계속〉

BOX 15-2 진단 검사

신전성 FE$_{Na+}$ < 1	신성 FE$_{Na+}$ > 1	신후성 FE$_{Na+}$ < 1
저혈량증	사구체 질환	요도 폐쇄
심장 기능의 부전	신세뇨관 간질성 신염	방광경부 폐색
박테리아혈증	급성세뇨관 괴사	전립선 비대
ACE 억제제를 포함하는 항고혈압 약물	신동맥 폐쇄	방광 종양
심부전	급성 혈관염	방광 감염
심근경색증	악성 고혈압	신장석
심낭 압전	죽상색전 질환	요관의 양쪽 폐쇄
급성 폐 색전증	약물 중독	혈종
수술	신장피질 괴사	생식기 농양

4 진단적 추론

건강력과 신체검사 결과를 바탕으로 사정과 계획을 수립해야 한다. 대상자는 여러 가지 진단이 가능한 증상을 보고할 수 있다. 그러나 과거력과 신체사정을 통해 진단을 한두 가지로 좁힐 수 있다. 배뇨곤란은 흔한 주요 증상이다. [표 15-2]는 배뇨곤란을 보이는 질환의 감별진단을 보여준다.

표 15-2 배뇨곤란의 감별진단

감별 진단	병력의 특이 소견	신체검진의 특이 소견	진단검사
요로감염증(UTI)	배뇨곤란, 빈뇨와 긴박뇨, 야뇨	치골상부의 압통	소변검사
전립선염 (prostatitis)	배뇨곤란, 빈뇨, 야뇨, 혈뇨, 오한, 발열	부드럽고 부은 전립선 촉진	소변 배양과 감수성 검사
부고환염 (epididymitis)	배뇨곤란, 빈뇨, 음낭 통증, 발열, 오심	부종, 발적과 음낭의 압통	그람염색, 배양 검사

특정 대상자

임신부

일반적인 사항

다음을 기록한다.
- 신생아의 첫 배뇨는 출생 후 24시간 안에 이루어져야 한다.
- 신생아의 소변은 색깔이 없고 흔히 냄새가 나지 않는다.

- 신생아와 영아에서 지속적인 기저귀 발진은 요로감염증의 징후일 수 있다.
- 산모가 임신 동안에 성호르몬제나 피임약을 복용했는지 알아본다. 이는 선천성 결손을 검사하는 단서가 될 수도 있다.

시진

- 신생아의 포피가 벗겨졌는데 사정하고, 출산시 어떤 문제가 있었는지 알아본다.
- 포피가 그대로 있는 대상자에서, 포피가 뒤집어지는지 알아본다
- 태아가 울 때에 음낭 부위에 어떤 부종이 있는지 사정하거나 태아가 장운동을 할 때 음낭 부위에 어떤 부종이 관찰되는지 부모에게 질문한다.
- 요도하열, 요도상열과 잠복고환과 같은 선천적 이상이 있는지 사정한다[그림 15-17, 그림15-18].

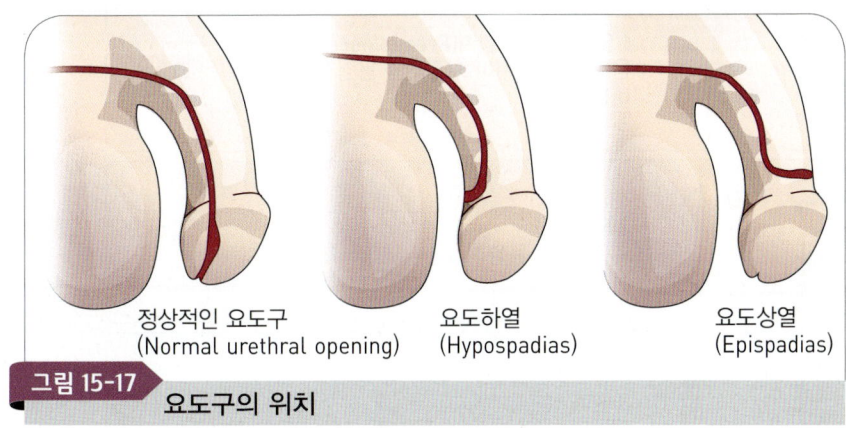

그림 15-17 요도구의 위치

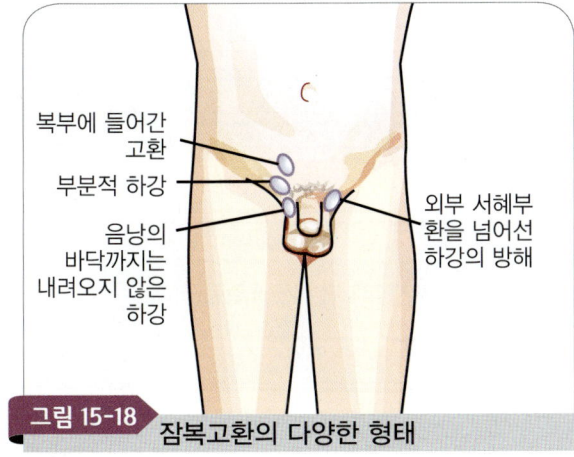

그림 15-18 잠복고환의 다양한 형태

아동

일반적인 사항

- 신장의 비정상적 구조가 아니면 요로감염증은 흔히 최소 2~6세까지는 발생하지 않는다.
- 요로감염증이 있는 2세 미만의 소아는 특별한 불편사항이 없다. 비뇨기계보다는 위장관계 불편사항이 더욱 많다.
- 배변 훈련을 받지 않은 아동이 낮이나 밤에 땀을 흘리면, 이는 요로감염증의 징후일 수 있다.

- 성행위를 하는 청소년의 경우 요로감염증 발생률이 증가한다.
- 청소년이 성적 활동이 있는지 알아본다.
- 청소년이 생식 기능에 대한 지식이 있는지 알아보고, 정보의 출처를 확인한다.

시진

- 음경과 음낭의 부종, 색깔 변화, 발진, 궤양, 병변을 관찰한다.
- 타박상, 엉덩이나 항문 주위의 비정상적인 흉터, 음경의 궤양과 같이 성적 학대를 우려할 만한 바가 있는가?
- 나이에 맞는 적절한 성적 발달을 위한 음모나 생식기 크기를 관찰한다[그림 15-19].

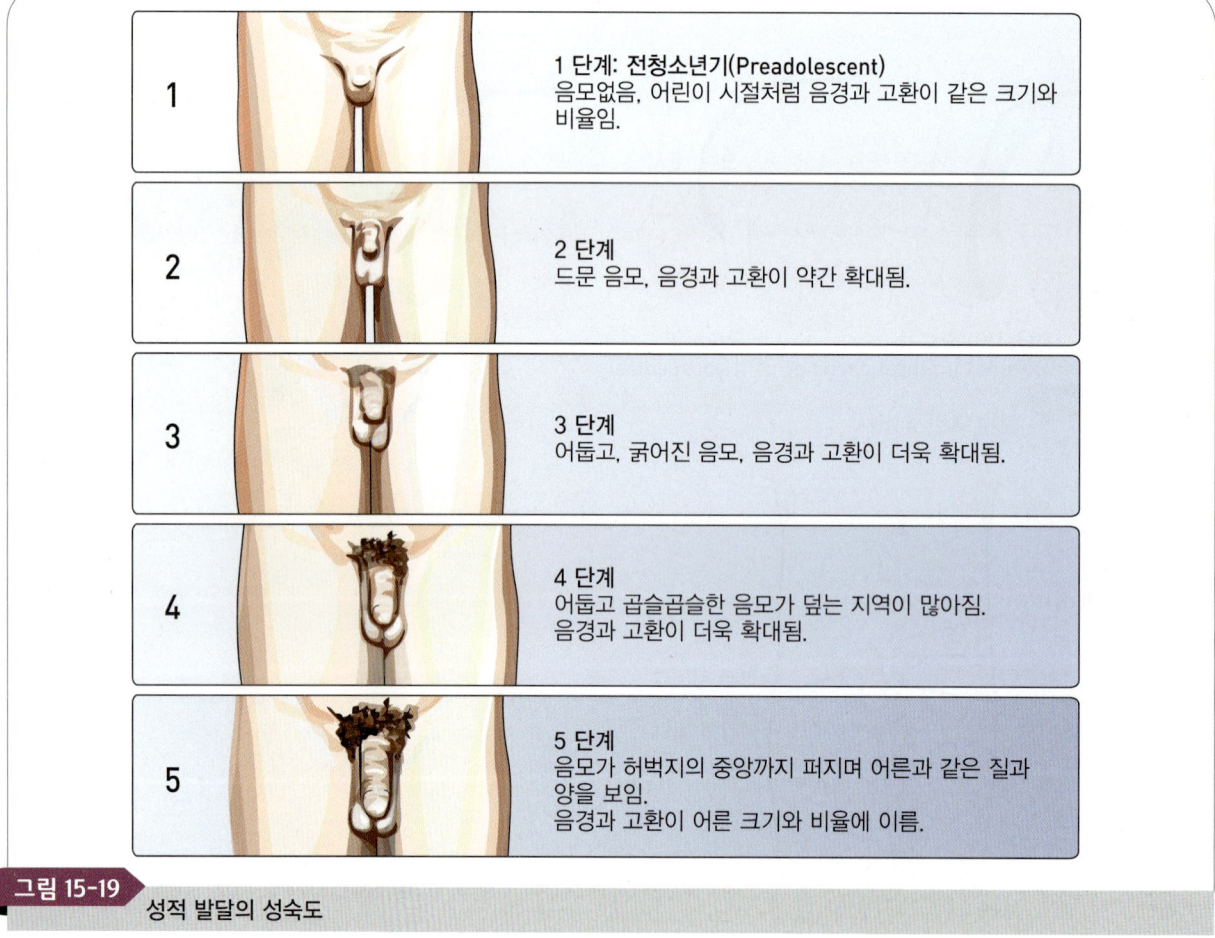

그림 15-19 성적 발달의 성숙도

1 단계: 전청소년기(Preadolescent)
음모없음, 어린이 시절처럼 음경과 고환이 같은 크기와 비율임.

2 단계
드문 음모, 음경과 고환이 약간 확대됨.

3 단계
어둡고, 굵어진 음모, 음경과 고환이 더욱 확대됨.

4 단계
어둡고 곱슬곱슬한 음모가 덮는 지역이 많아짐. 음경과 고환이 더욱 확대됨.

5 단계
음모가 허벅지의 중앙까지 퍼지며 어른과 같은 질과 양을 보임. 음경과 고환이 어른 크기와 비율에 이름.

노인

다음을 기록한다.
- 질병이 없이 빈뇨가 있는 노인 대상자에서 방광 용적은 줄어들 수 있다.
- 노인을 위해 처방된 어떤 약물은 빈뇨와 배뇨 시작의 문제를 불러 올 수 있다.
- 노인에게는 요로감염증이 흔히 발생한다. 일반적으로 숨참, 흉통과 같은 다른 불편사항을 호소한다.

- 성행위의 빈도의 변화나 성적 활동의 욕구 변화가 있는지 알아본다. 배우자나 성적 파트너의 죽음과 관련어 있을 수 있다. 변화 원인인 우울증이나 신체질환에 대해 사정한다. 성적 욕구는 있으나 발기가 불가능한지 알아본다.
- 남성 노인은 발기하는 데 시간이 오래 걸리고, 그 간격도 길어진다.
- 사정은 힘이 덜하다.
- 음모는 가늘어지고 드문드문해진다.
- 음낭은 축 늘어진다.
- 정자의 생존력이 약해진다.

사례 연구

주호소 "소변볼 때 아프고, 화장실에 자주 가요."

면담을 통해 수집한 자료

정 씨는 78세 남성으로 4일간 소변볼 때에 통증이 있었으며 소변의 색깔이 탁하고 악취가 난다고 말하였다. 그는 화장실에 자주 가고 그때마다 적은 양의 소변을 본다고 호소하였다. 열, 오한, 구토나 식은땀은 없고, 밤에는 소변을 더 자주 본다고 불평하였다. 정 씨는 4주 전에 요로감염증을 진단받아 박트림(Bactrim)을 복용하여 치료하였다. 이후 더 이상 성행위를 하지 않는다고 하였으며, 고혈압 약물을 복용 중이며, 수술이나 외상 경험은 없었다.

정 씨의 아버지는 고혈압과 관상동맥질환이 있었으며, 60세에 심장 발작으로 사망하였다. 그의 어머니는 84세에 사망하였다. 정 씨의 남동생은 70세로 고혈압이 있고, 두 명의 자녀가 있으며, 딸은 48세이고 아들은 45세로 둘 다 건강하다.

정 씨는 기혼이며 4층짜리 아파트의 2층에서 아내와 살고 있다. 그의 아파트에는 엘리베이터가 있다. 정 씨는 35년 동안 목수로 일하다가 60세에 은퇴하였다. 흡연과 음주를 하지 않으며 기분전환약물도 복용하지 않는다.

근거	요점
4일 동안 배뇨곤란, 긴박뇨와 빈뇨의 불편사항	전립선 문제일 수 있으나 지난 4일간 주호소가 있었으므로 요로감염증을 의심할 수 있음.
악취가 나는 흐린 소변	요로감염증을 의심할 수 있음.
야뇨	전립선 문제를 의심할 수 있음.
발열, 오한, 오심, 구토, 식은땀 없음.	신우신염을 의심할 수 있음.
4주 전의 요로감염증	대상자는 지속적인 요로감염증 또는 전립선염일 수 있음.
박트림(Bactrim) 치료	박트림에 저항성이 있을 수 있음. 적절한 항생제 치료가 약동학과 활동 스펙트럼에 따라서 이루어지지 않았음. 대상자가 항생체 치료 과정을 완료하지 않았을 수 있음.
늑골척추각의 통증	요로감염증을 의심할 수 있음.

이 름	정○○	날짜	2005. 5. 1	시간	15:00
		생년월일	1927. 04. 12	성별	남

병 력

주 호 소 "소변볼 때 아프고, 화장실에 자주 가요."

현 병 력 78세 남성으로 4일 전부터 배뇨 시에 통증이 있음. 악취와 함께 약간 탁한 색깔의 소변이며, 화장실을 자주 가지만 양은 적다고 호소함. 발열, 오한, 구토나 식은땀은 없으며, 밤 동안에 더 자주 소변을 보고 싶다고 함.

〈계속〉

투 약	리시노프릴(Lisinopril) 20mg 1일 1회 투약
알레르기	약물 알레르기 없음.
과 거 력	**질 병** 고혈압; 4주 전 요로감염증으로 박트림(Bacrtim) 치료 받음. **수 술** 입원이나 수술 경험 없음.
가 족 력	부친은 60세에 심근경색증으로 사망하였고, 고혈압과 관상동맥질환의 병력 있었음. 모친은 84세에 사망함. 70세의 남동생이 생존해 있으며 고혈압 병력 있음.
사 회 력	기혼. 4층짜리 아파트의 2층에서 아내와 살고 있음. 35년 동안 목수로 일하다 60세에 은퇴함. 두 명의 자녀가 있음(48세와 45세). 흡연, 음주는 하지 않음.

계통별 문진

일반적인 사항	발열이나 식은땀 없음.	심혈관계	고혈압
피 부	변화 없음.	호흡기계	숨참, 기침 없음.
눈	안경 착용.	위장관계	오심, 구토 없음.
귀	청각 손실 없음.	비뇨생식기계	요로감염증 병력, 배뇨곤란, 빈뇨
코/입/목	의치 착용. 다른 문제 없음.	근골격계	허약감 없음.
유 방	문제없음.	신 경 계	정신 상태의 변화 없음.

신체 검진

체 중	75kg	체온	36.8℃	혈압	120/72 mmHg
신 장	178cm	맥박	84회/min	호흡	26회/min

전반적인 외모 잘 발달되고, 피곤하게 보이는 남성

피 부 촉진 시 따뜻하고 건조함.

머리/귀/눈/코/목 정상 두부. 안외근 정상. 동공 정상(PERRL), 양측 청각 정상. 비출혈, 비강 폐색 또는 허혈 없음. 인두는 깨끗하고 촉촉하며, 점막이 분홍색이고 매끄러움. 혀의 편위 없음. 선증이나 갑상선 비대 없이 목 움직임 유연함. 경정맥팽대(JVD) 없음. 양측에서 경동맥 잡음 음성.

심혈관계 규칙적인 박동과 리듬. 정상적인 S_1, S_2 있음. S_3, S_4는 없음. 심잡음, 마찰음, 박출클릭 없음.

호흡기계 모든 폐 부위에서 깨끗함.

소화기계 정상적인 장음. 복부 타진 시 부드럽고 고창음 들림. 잡음 없음. 직장 정상, 치질 없음.

비뇨생식기계 양쪽의 늑골척추각의 압통 느껴짐. 전립선 촉진됨, 매끄럽고, 결절 촉진 안 됨. 약간의 압통 있음.

근골격계 근력 5/5

신 경 계 제2-12뇌신경 정상, 심부건반사 2+, 바빈스키반사 음성.

기 타

임상 검사

Na 140, Hgb 13.5, Hct 42%	WBC 15.8	UA	K 4.0mg/dl
75% Neutrophils	Nitrite (+)	Cl 99	15% Bands
Bacteria (+)	CO_2 22	Lymphs 13%	urine for C J S pending results
BUN 32	Monocytes 2%		

특수 검사

최종 검진 결과 1. 재발성 요로감염증
2. 전립선염 가능성 있음.

CHAPTER 16 여성 비뇨생식기 및 유방 장애

Female Genitourinary and Breast Disorders

1 여성 비뇨생식기 사정

1 해부 생리

여성 비뇨생식기계의 주요 기능은 다음과 같다.

- 체내의 노폐물을 제거하고 여과한다.
- 성호르몬을 분비한다.
- 난자를 배출하고 수정란을 이동시킨다.
- 정자의 이동을 돕는다.
- 수정란의 착상과 태아의 발달을 돕는다.
- 월경주기에 따라 생리혈의 이동 통로 역할을 한다.
- 분비물을 배출하고 성적 자극과 쾌감을 제공한다.

1 외부 생식기

외부 생식기(external genitalia) 또는 외음부(vulva)는 시진을 통해 확인할 수 있다[그림 16-1]. 이 외부 구조들은 치구(mons pubis)부터 항문(anus)까지 이어진다. 치구는 치골결합(symphysis pubis)을 덮고 있는 지방조직이다. 사춘기 후 치구는 성교 시 치골결합을 보호한다. 대음순(labia majora)은 치구에서 회음부까지 이어진 두 쌍의 피부 주름이다. 대음순의 내부 가장자리에는 털이 없으며 부드럽다. 음모는 외부 가장자리를 덮고 있다. 소음순(labia minora)은 대음순의 안쪽에 자리 잡은 좌우 두 쌍의 부드러운 피부 주름이다.

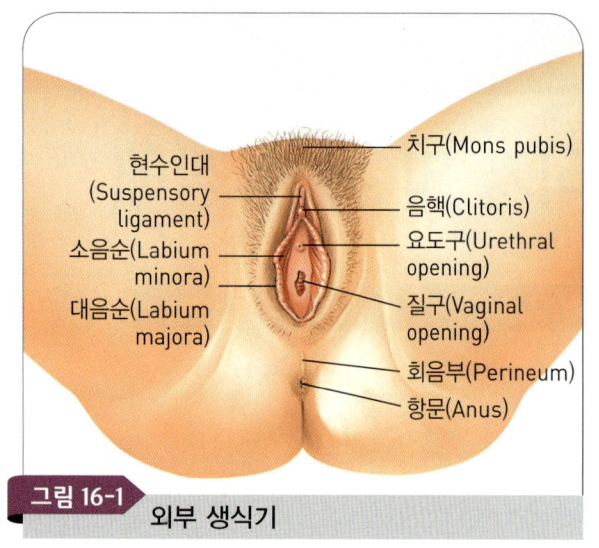

그림 16-1 외부 생식기

소음순은 음핵(clitoris)에서 회음을 지나 회음 위쪽에 있는 음순소대(fourchette)의 끝으로 이어진다. 소음순의 상부는 상단과 하단으로 나뉜다. 상단은 음핵 포피를 형성하며 결합하고 하단은 아래쪽에서 결합하여 음핵 소대를 형성한다.

음핵은 발기성 조직으로 구성된 작은 기관으로 남성의 음경과 유사하다. 음핵은 음핵귀두(glans), 음핵체부(corpus), 음핵각(crura)으로 구성되어 있으나 외부에서는 오직 음핵귀두만 보인다. 음핵체부는 피부 아래의 치골로 이어지며 치골과 접합한 양측 음핵각으로 나누어진다.

소음순 사이에 위치한 보트 모양의 부위인 질전정(vestibule)은 소음순을 양쪽으로 분리하면 볼 수 있다. 질전정 내에는 요도(urethral)와 질구(vaginal orifices), 스킨샘, 바르톨린샘으로 구성되어 있다. 요도구는 질구의 질구의 상부에 위치하며 요도구 양 측면에는 스킨선(Skene's glands)이 있으며 외생식기 부위를 습하게 유지하는 분비물을 분비한다.

질구는 요도 하부에 위치하고 있으며 질구 양측 하단에 바르톨린선(Bartholin's glands)가 있으며 이는 성적 자극으로 약알카리성 분비물을 분비하여 질의 윤활제 역할을 한다. 처녀막(hymen)은 질의 내부에 있는 점막 주름으로 내생식기와 외생식기를 구분하는 지표이기도 하다.

❷ 내부 생식기

내부 생식기(internal genitalia)는 질(vagina), 자궁경부(cervix), 자궁(uterus), 난소(ovaries), 나팔관(fallopian tubes)으로 구성되어 있다. [그림 16-2]는 내부 생식기를 묘사하고 있다. 질은 분홍색의 주름진 근육과 막으로 이루어진 관으로 길이는 대략 9~10cm이며 외음부와 연결되어 있다. 질은 매우 신축성이 크며 외음부와 앞뒤로 이어져 있다. 점막의 주름들은 성교 시와 질식 분만 시에 질이 확장될 수 있도록 한다. 질은 호르몬인 에스트로겐의 영향을 받으며 점액 물질을 만들어 내는 세포를 갖고 있다. 질은 되덜라인 간균에 의하여 산성을 유지하는데 이로 인해 질의 감염을 막는 역할을 하게 된다. 질 안쪽 윗부분은 컵 모양을 이루고 있으며 자궁 경부는 이 컵 모양 안쪽에 위치한 부분이다.

자궁은 서양배 모양의 섬유근층으로 구성된 기관으로 방광과 직장 사이의 골반 안쪽에 위치한다. 민무늬근과 근섬유, 결합조직으로 구성되어 있으며 임신 시 전방위로 확장된다. 자궁벽은 자궁내막(endometrium), 자궁근층(myometrium), 자궁외막(복막, peritoneum)의 세 층으로 이루어져 있다[그림 16-3]. 자궁내막은 상피와 결합조직, 혈관으로 구성된다. 에스트로겐(여성호르몬)과 프로게스테론(황체호르몬)은 자궁내막의 두께에 영향을 미친다. 자궁내막의 일부는 생리 중과 출산 시에 탈락된다. 자궁내막이 자궁 이이의 장소에서

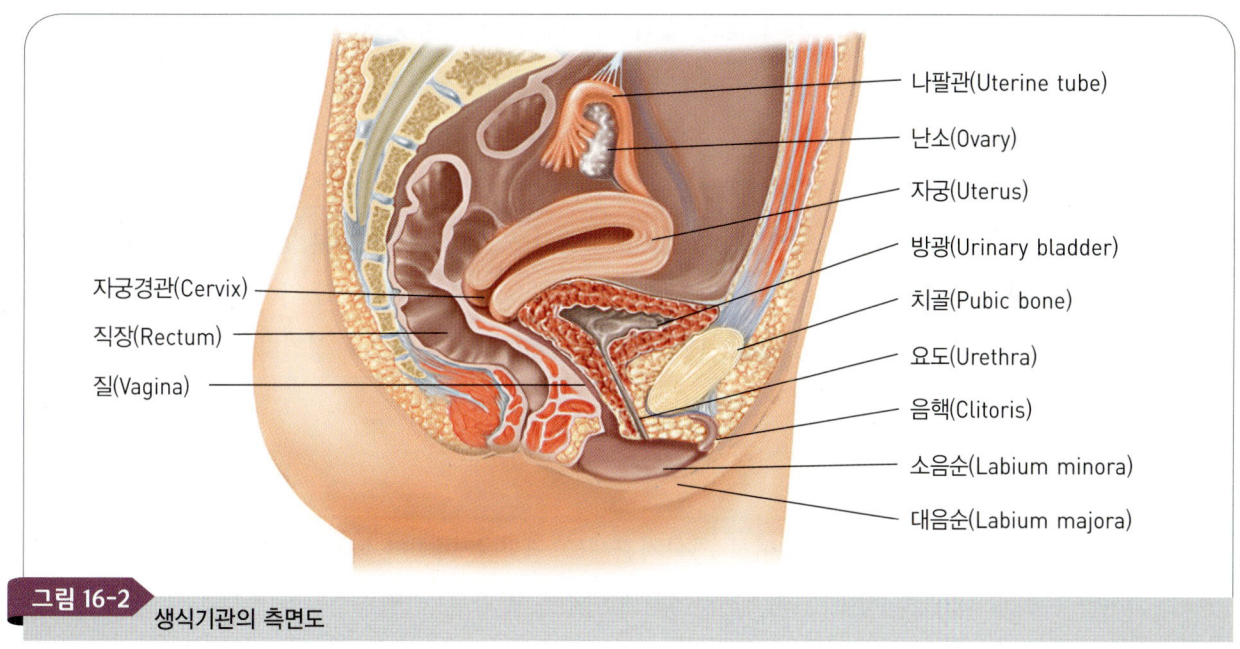

그림 16-2 생식기관의 측면도

증식하게 되면 자궁내막증을 초래한다. 자궁근층은 3개의 평활근층으로 구성되어 있다. 자궁외막인 복막은 복강과 자궁을 구분 짓는다.

자궁에는 두 개의 주요 부위인 자궁체부(corpus)와 자궁경부(cervix)가 있다. 자궁체부는 자궁의 상부 2/3를 형성하며 자궁경부는 나머지 아랫부분을 형성한다. 자궁경부는 질까지 이어진 경관이다. 질강으로 열려 있는 곳을 자궁외구(external os)라 한다. 자궁경관의 상부는 자궁내구(internal os)에 닿아 있다. 중층편평상피세포(stratified squamous)는 자궁경부의 점막세포를 구성한다. 자궁경관은 원주상피세포(columnar epithelium

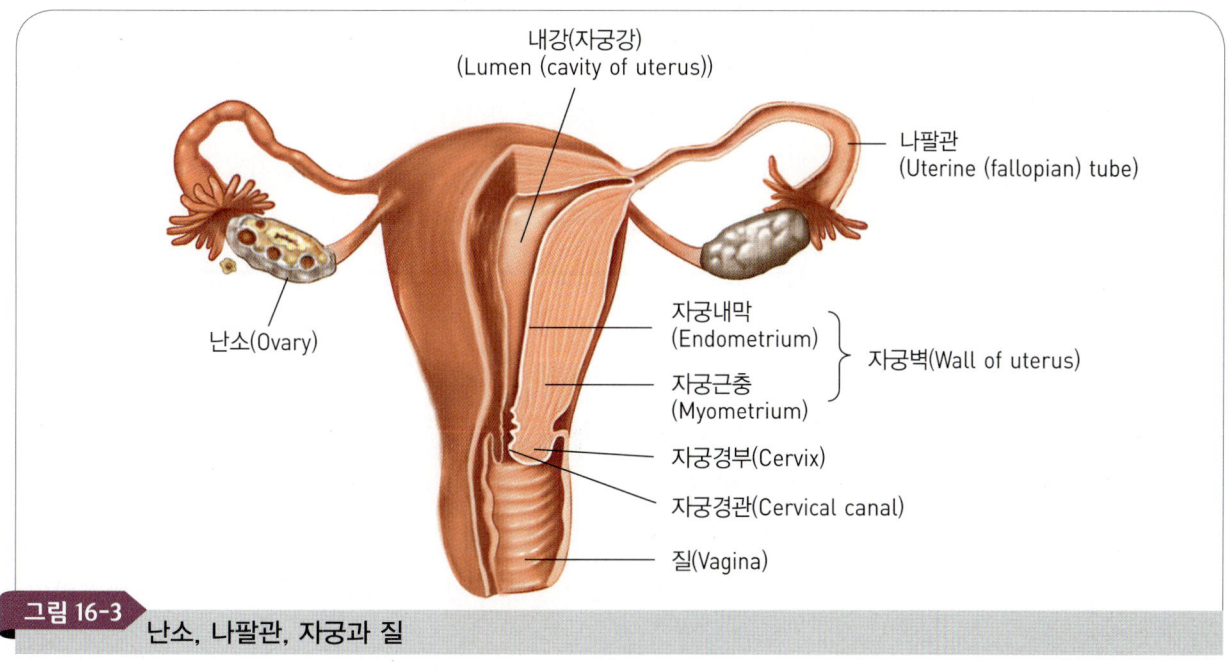

그림 16-3 난소, 나팔관, 자궁과 질

cells)로 덮여 있다. 원주상피세포가 pH가 낮은 질과 접촉하게 되면 편평상피화생(squamous metaplasia)이라고 불리는 형질전환이 발생한다. 원주상피세포는 중층편평상피세포로 치환되며 이 부위는 현재 변형대(transformation zone)라고 한다.

계란 모양을 한 한 쌍의 난소는 여성의 생식선으로 간주된다. 난소는 골반 내 자궁 양쪽, 상전장골극 아래에 위치한다. 난소는 난자를 생성하고 보관하며 에스트로겐과 프로게스테론을 분비한다.

나팔관은 난자를 난소에서 자궁으로 이송한다. 이 근육성 관은 8~12cm 정도의 길이이다. 나팔관은 경계부(interstitial), 협부(isthmus), 팽대부(ampulla), 난관채(fimbria)의 네 부분으로 구성된다.

3 월경 주기

수정과 출산에 작용하는 호르몬들은 여성 생식기관에도 영향을 미친다. 시상하부(hypothalamus), 난소(ovaries), 뇌하수체(pituitary gland)는 [그림 16-4]에서 보여주는 것과 같이 월경주기에 영향을 미치는 호르몬을 분비한다. 월경주기는 22~34일에 이르며(대개 28일), 호르몬 수치 변화에 따라 조절된다. 월경은 첫째 날에 시작하여 보통 약 5일 동안 지속된다.

월경의 시작 혹은 배란 전기인 첫째 날에는 혈류 내에 낮은 수치의 에스트로겐과 프로게스테론이 성샘자극호르몬방출호르몬(gonadotropin-releasing hormone, GnRH)을 분비하는 시상하부를 자극한다. 이 GnRH는 뇌하수체 전엽을 자극하여 여포자극호르몬(follicle-stimulating hormone, FSH)과 황체형성호르몬(luteinizing hormone, LH)을 분비시킨다. FSH의 수치가 증가하면서 LH의 수치도 올라간다.

자궁 내막 증식기 혹은 난포기는 6일째에 시작하여 14일째 날까지 유지된다. LH와 FSH는 난자를 포함하고 있는 난소여포에 영향을 주어 에스트로겐의 분비를 유발한다. 이는 결국 자궁내막을 자극하여 증식시킨다. 이 주기 중에 에스트로겐 수치는 최고가 되고 여포가 성숙하여 배란을 유발한다.

자궁내막 분비기 혹은 황체기는 15일째 날에서 28일째 날까지이다. 이 황체기에 FSH와 LH 수치는 감소하고 에스트로겐과 프로게스테론 수치는 황체가 그 기능을 발휘하면서 처음으로 감소하게 된다. 이 기간 동안, 수정란의 착상에 대비하여 자궁내막은 프로게스테론 자극에 반응하여 두꺼워지고 분비가 증가한다. 배란 후 약 10~12일 경과 후 에스트로겐과 프로게스테론 수치는 극히 낮아져 자궁내벽을 유지시키지 못해 내벽이 탈락된다(월경). 다음 주기는 에스트로겐과 프로게스테론의 낮은 수치가 시상하부를 자극하면서 시작된다.

대개 40~55세 사이에 발생하는 폐경기 동안에는 월경이 정지된다. 월경의 정지는 난소 여포의 부족 및 FSH와 LH에 대한 반응이 이루어지지 않는데서 기인한다. 에스트로겐과 프로게스테론 수치가 감소하고 테스토스테론(남성호르몬) 수치는 증가한다. 여성은 여전히 에스트로겐의 일종인 에스트론을 낮은 수치로 생성한다. 이 에스트로겐의 감소는 혈관운동계에 변화를 초래하고 체온 상승과 비뇨·생식기계통 조직이 위축되도록 한다. 조직 위축은 질벽과 방광의 두께 및 근육의 신축성 감소를 촉진시켜 잦은 이뇨를 초래한다.

4 비뇨기계

여성의 비뇨기계는 신장(kidney), 요관(ureter), 방광(bladder), 요도(urethra)로 구성되어 있다.

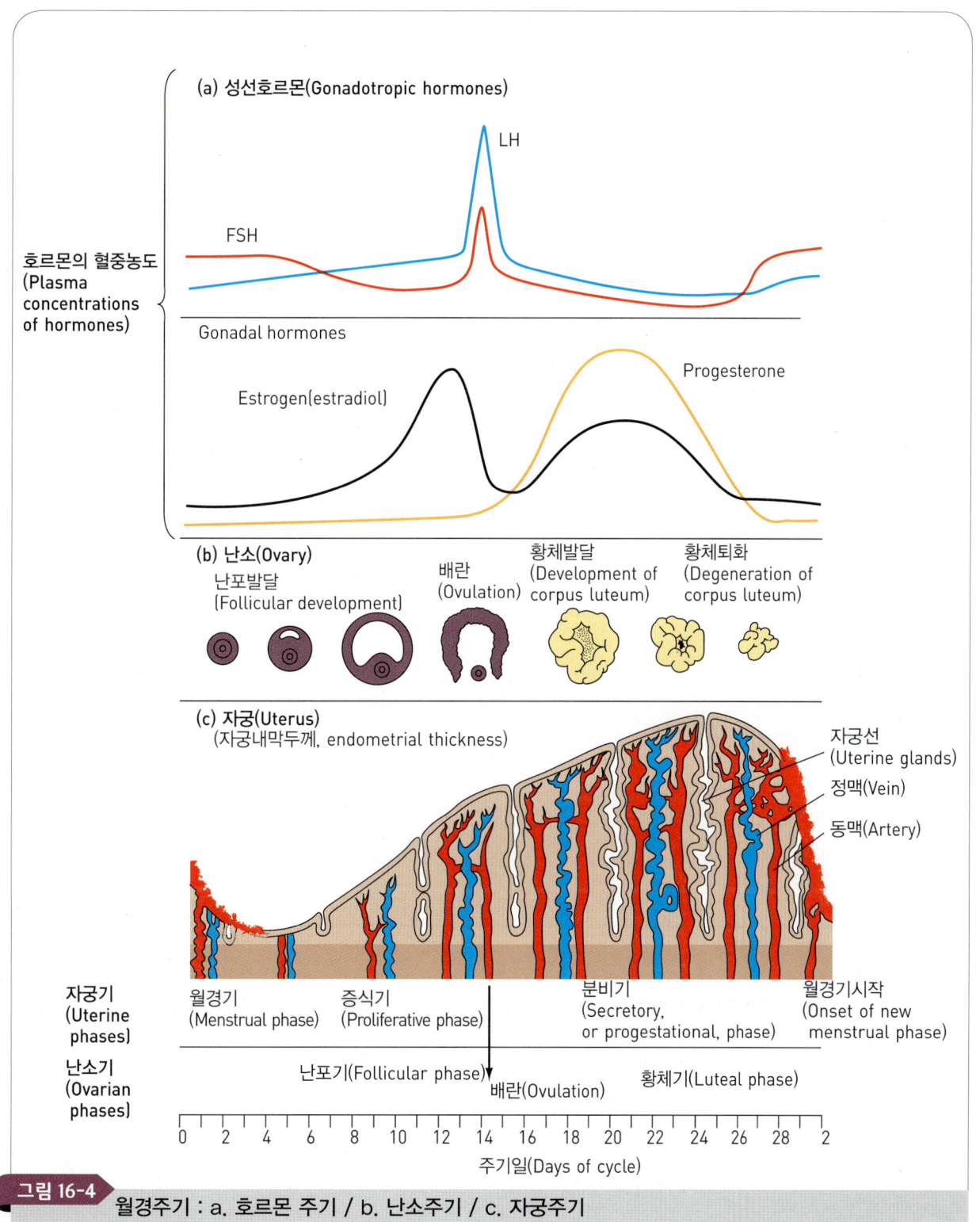

그림 16-4 월경주기 : a. 호르몬 주기 / b. 난소주기 / c. 자궁주기

한 쌍의 신장은 상복부의 후복막강에 위치하며 대개 우측 신장이 좌측 신장보다 약간 아래에 있다. 신장은 대개 척추의 제12흉추에서 제3요추까지 이른다. 복부지방층은 신장을 보호한다.

각각의 신장은 외부인 신장수질(renal medulla)과 내부인 신장피질(renal cortex)로 구성되어 있다. 피질은 신장 기능의 기본단위인 네프론을 포함한다. 좌우 신장에는 각각 1백만 개 이상의 네프론이 있다. 신장에서 네프론이 하는 모든 활동의 최종 산물은 소변이다. 각각의 네프론은 사구체(glomerulus)와 사구체를 둘러싸고 혈액을 여과하는 보먼 주머니(Bowman's capsule), 세뇨관으로 구성된다. 혈액은 수입소동맥을 통해 사구체로 들어와 수출소동맥을 통해 나간다. 세뇨관은 근위세뇨관, 헨레고리(loop of Henle), 원위세뇨관으로 구성된다. 세뇨관의 각 부분은 신체의 항상성 유지를 위해 각각 다른 물질을 흡수하고 분비한다. 각각의 네프론은 집합관으로 여과액을 수송하고 이 여과액은 신우를 거쳐 요관으로 흘러들어간다.

요관은 소변을 신장에서 방광으로 운반한다. 요관은 두 개이다. 좌측 요관은 우측 요관보다 길이가 긴데 이것은 좌측 신장이 우측 신장보다 더 상단에 위치하기 때문이다. 소변은 요관의 연동운동 방향에 따라 아래로 흘러간다. 방광은 정상적으로 골반에 위치한다. 방광이 가득 차면 복막강 아래로 이동하고 비어 있을 때는 골반골 뒤쪽에 위치한다. 방광은 요의가 느껴질 때까지 소변을 저장한다. 요의는 대개 방광 내 소변의 양이 약 500mL정도에 도달하면 발생한다. 일반적으로 어린이와 노인의 경우 방광 용량은 약 200mL 이하이다.

요도는 방광에 모아진 소변을 체외로 배출하는 작은 관이다. 체외로 난 요도의 개구부는 요도구라 불린다. 여성의 경우 요도는 3~5cm 길이이며 질구 앞에 위치한다.

2 건강력

현재와 과거의 병력, 사회 가족력과 신체검진은 진단과 치료계획 수립에 필수적이다. 상세한 가족력은 부인암이나 불안전한 성행위에 대한 가족력과 같은 요소들을 감지하는 데 도움을 준다.

❶ 주호소와 현병력

> **"골반에 통증이 있어요."**
>
> 최 씨는 24세 여성으로 골반통을 주호소로 내원했다. 대상자는 지난 6개월간 골반통을 앓았다. 대상자는 통증이 점차 악화되고 있다고 진술하였다. 초기에는 통증이 간헐적인 둔통이었으나 현재는 날카로운 통증이 지속된다고 하였다. 대상자는 가려움을 느끼며 극소량의 분비물이 있는데 회색빛을 띠며 냄새는 없다고 한다. 종창, 덩어리, 병변, 악취, 오심이나 구토 증상은 없으며, 발열 증세를 느꼈으나 체온을 측정한 적은 없다고 한다. 질 출혈은 없었으며 마지막 월경은 2주 전이었으나 평소와 달리 월경의 양이 매우 많았다고 한다. 대상자는 배뇨장애를 겪고 있으며 최근 3년 간 피임약을 복용하고 있다.

일반적인 비뇨 생식기계 주호소에는 골반통, 질 출혈, 분비물, 병변, 배뇨장애, 혈뇨, 빈뇨 및 긴박뇨, 요실금이 있다. 본 교재에서는 골반통, 비정상 질출혈, 분비물, 배뇨장애에 대해 논하고자 한다.

1) 골반통

골반통(pelvic pain)은 여성들이 흔히 호소하는 통증이다. 국소적 혹은 만성적 문제가 이러한 통증을 유발할 수 있다. 골반통은 일반적으로 월경, 감염, 종양, 임신과 관련이 있다.

발병	통증이 갑자기 나타나는가? 점진적으로 발현하는가? *급성 발병은 임신이나 요로감염증과 연관이 있을 수 있다. 열을 동반한 급성 발병은 감염을 암시한다.*
지속 양상	대상자가 통증을 호소한 지 얼마나 되었는가? 통증이 반복되는가? *매달 반복되는 통증은 월경주기와 관련이 있음을 의미한다.*
성질과 심각도	통증이 나타나는 부위는 어디인가? 통증이 방사되는가? 통증으로 인해 대상자의 일상생활활동(ADLs)이 저해되는가? *충수염 혹은 골반 염증성 질환(pelvic inflammatory disease, PID)은 일상생활동작을 저해하거나 방해하는 심각한 통증을 야기할 수 있다.*
관련 증상	대상자가 소양증, 분비물, 출혈, 배뇨증상, 발열을 경험하고 있는가? *골반 염증성 질환은 종종 통증, 출혈, 분비물을 동반한다.* *배뇨 중 작열감을 동반하는 골반통은 요로감염증을 암시한다. 자궁암은 통증과 출혈을 동반할 수 있다.*
완화요인· 촉진요인	무엇이 통증을 경감시키는가? 대상자는 처방약 혹은 일반의약품을 시도해 보았는가? 통증 치료를 위한 대상자의 노력은 얼마나 효과적이었는가? 자세 변화는 통증을 증가시키는가? 완화시키는가? *담석이 있는 대상자는 통증 감소를 위해 미동하지 않고 앉아 있을 가능성이 있다.*
최종 월경	대상자의 최종 월경일은 언제인가? 월경은 정상이었는가? 아니라면 증상은 어떠했는가? 대상자에게 임신 여부에 대해 질문한다.

2) 비정상 질 출혈

비정상 출혈(abnormal vaginal bleeding)에는 몇 가지 유형이 있다. 불규칙적 자궁출혈(metrorrhagia)은 불규칙한 간격으로 월경이 일어난다. 월경과다의 경우 월경 주기 동안 과도한 출혈이 있으며 이는 출혈량이 증가하거나 출혈기간이 증가하는 경우를 뜻한다. 무월경은 월경 출혈이 정지된 경우이다.

발병	갑자기 나타나는가? 서서히 발현하는가?
양상 및 성질	출혈은 급성인가 만성적인가? *대상자의 대답이 원인을 진단하는 데 도움이 될 수 있다. 예를 들어, 40세 이상의 급성출혈은 자궁근종과 연관이 있을 수 있다.*

〈계속〉

관련 증상	통증, 분비물, 체중 감소 및 증가, 피로도 등을 포함한 관련 증상에 대해 질문한다. 자궁암은 출혈, 골반통, 체중감소 등을 동반할 수 있다. 체중의 감소 혹은 증가와 함께 나타나는 비정상 출혈은 갑상선 기능이상일 수 있다. 무월경은 종종 식욕부진을 동반한다.
투약	피임약을 포함하여 대상자가 복용 중인 약물이 무엇인지 질문한다. 일부 약물은 월경에 영향을 미칠 수 있다.

3) 대하증

대상자가 질 분비물을 호소를 할 수 있는데 이는 대하증(leukorrhea)이라 불린다. 분비물에 대한 상세한 설명을 유도하는 것은 진단의 범위를 좁히는 데 크게 도움이 될 수 있다.

발병	증상이 갑자기 나타나는가? 서서히 발현하는가?
성질	색, 양, 냄새, 일관성을 포함하여 대상자에게 분비물에 대한 설명을 요구한다. 세균성 질염(bacterial vaginosis)에서는 묽고 악취가 나는 흰색 혹은 회색빛의 분비물이 나타난다. 칸디다성 외음질염(candida vulvovaginitis)은 진한 치즈같은 흰색 분비물을 동반한다. 트리코모나스질염(trichomoniasis)은 종종 녹황색을 띠는 거품이 있는 화농성 분비물이 나타난다.
관련 증상	소양증, 질 주위의 부종이나 홍반, 병변이나 출혈과 같은 관련 증상에 대해 질문한다. 질염(vaginitis)은 분비물, 홍반, 부종 등을 동반한다. 성병(sexually transmitted diseases, STD)은 종종 회음부 주변의 병변을 동반한다.
유발요인	유발요인에 대해 문진한다. 성교는 분비물 양을 증가시키며, 골반염증성질환(PID)이나 자궁경부암 시 여성에게는 출혈을 일으킬 수 있다.

4) 배뇨곤란

배뇨곤란(dysuria)은 배뇨 시 느끼는 불편감 및 통증을 의미하며 흔히 호소하는 증상이다.

발병	발병이 갑작스러운가? 점진적인가?
성질(부위)	배뇨 시 통증은 어느 정도인가? 통증을 느끼는 부위는 어디인가? 통증을 느끼는 부위는 진단상의 단서를 제공할 수 있다. 예를 들어, 요로감염(UTI)의 경우 대개 치골상부에 통증을 경험하는 반면, 간질성 방광염의 경우 회음, 질, 치골상부 혹은 방광으로 분산된 부위에 배뇨 시 증가하는 통증을 동반할 수 있다.
관련 증상	빈뇨 혹은 긴박뇨, 질 분비물, 소양증, 발열, 오한, 오심 등의 관련 증상 유무에 대해 문진한다. 질 분비물과 소양증을 동반한 배뇨곤란은 외음질염을 암시한다. 요도염은 질 분비물을 동반한다. 발열, 오한, 오심은 종종 요로감염증(UTI)과 연관이 있다.

2 과거력

> 최 씨는 양호한 건강 상태를 유지해 왔다고 진술했다. 그녀는 상기도 감염을 앓은 적이 있으며 최근 요로감염증을 겪었으며 항생제 투여를 받았다고 한다(대상자가 항생제 이름은 기억하지 못한다). 최근 외상이나 수술 받은 적은 없다고 한다. 마지막 부인과 검진을 받은 것은 2년 전이었고, 자궁경부 세포진검사(파파니콜로 도말표본) 결과는 정상이었다고 한다. 최 씨는 임신 경험이 한 번 있으며 질식 분만으로 한 명의 자녀를 출산하였다. 기혼자이고 일부일처제 관계이며, 결혼 전 클라미디아 감염을 진단받고 치료한 경험이 있다.

검진자는 모든 과거의 병력과 외상, 수술, 임신에 대하여 상세히 질문한다. 이는 진단과 간호계획을 위한 정보를 제공할 것이다.

월경력	언제 월경이 시작되었는가? 월경 양상은 평소에 어떠한가?
	대상자의 월경 양상에 어떠한 변화가 있었는가? 월경 주기는 규칙적인가?
	대상자는 월경 양상에 어떤 변화를 겪었는가? 대상자는 탐폰과 생리대 중 어떤 것을 사용하는가?
비뇨생식기계 문제의 재발 여부	대상자는 과거에 비뇨생식기계에 문제를 겪은 적이 있는가?
	있다면, 중증도와 양상에 변화가 있었는가?
성생활	성관계 상대방의 숫자와 피임약 사용여부를 포함하여 대상자의 성적 병력에 대해 문진한다.
	성적 병력은 성병(STD)과 같은 진단에 단서를 제공할 수 있다.
임신 여부	정상분만(출산), 유산, 낙태를 포함하여 과거 임신 여부(총 임신수)에 대해 대상자에게 질문한다.
	질식 분만이었는가, 제왕절개 분만이었는가?
과거 건강상태 및 수술여부	대상자에게 어떤 만성질환이 있는가?
	일부 만성질환은 비뇨생식기계 증상으로 확인할 수 있다. 제2형 당뇨병은 다뇨증 혹은 요로질환을 야기할 수 있다. 갑상선기능항진증은 무월경을 초래할 수 있다.
	대상자에게 과거 수술력에 대해 질문한다.
	과거 외상, 특히 복부 및 생식기 부위의 외상에 대해 문진한다.
최종 산부인과 검진	대상자의 최종 골반내진 및 자궁경부 세포진검사에 대해 문진한다.
	결과는 정상이었는가? 비정상이었는가?

3 가족력

> 최 씨는 부인암 및 유방암과 관련하여 가족력이 없다. 최 씨의 외조부모는 사망하였다. 외조부는 심근경색으로 사망하였으며 외조모는 일종의 치매를 앓았던 것으로 대상자는 기억한다. 친조모는 사망하였으며 당뇨병으로 인한 합병증이 원인이었던 것으로 대상자는 생각한다. 친조부는 살아 있으며 건강 상태가 양호하다. 최 씨의 아버지는 고혈압이 있어 약물을 복용 중이다. 어머니는 건강하다. 대상자에게는 두 명의 남자형제가 있으며 각각 35세, 37세이고, 30세의 여자 형제도 한 명 있다. 대상자의 큰오빠는 제2형당뇨병을 앓고 있다. 다른 남자형제의 건강상태는 양호하다. 여자형제는 자궁내막증 진단을 받았다.

특히 암과 관련한 많은 질환들은 가족력을 보인다.

생존하는 친척의 나이	부모, 형제, 자녀 관계 및 건강 상태를 모두 포함한다.
사망자	대상자와 사망자와의 관계 및 사망원인을 포함한다(자궁암과 같은 비뇨 생식기관에 영향을 미치는 질환들은 명확하게 기재한다).
만성질환 (비뇨생식기계 질환)	가족들이 앓고 있는 만성질환에 대해 질문하며 질문 내용에 질환을 가진 가족구성원과 대상자와의 관계를 포함한다. 비뇨생식기계 질환 혹은 비뇨생식기에 발현을 보이는 질환에 중점을 둔다. *암 및 자궁내막증과 같은 질병은 가족에게 유전되는 경향이 있다.*
유전적 결함	선천적인 출생 결함 병력이 있는가?

❹ 사회력

> 최 씨는 남편과 4살 난 딸과 함께 살고 있다. 대상자는 식료품점에서 진열하는 일을 맡기도 한다. 대상자는 하이킹과 캠핑을 좋아하지만 최근에는 둘 다 간 적이 없다. 대상자는 저용량 피임약을 사용한다. 5년 전 담배를 끊었고 음주는 가끔씩 하며, 오락성 약물의 사용은 부정했다. 결혼 전, 최 씨는 몇 명과 성관계를 가졌으며 성병(STD)인 클라미디아 감염으로 한 차례 치료를 받았다. 최 씨는 남편과는 성생활에 있어 아무런 문제가 없다고 진술했다.

대상자의 사회력은 종종 진단의 범위를 좁히는 데 도움을 준다.

가족	대상자에게 현재 가족 구성원에 대한 설명을 요청한다.
직업	대상자의 직업에 대해 질문한다.
스트레스와 관리법	스트레스 수치와 스트레스 관리법에 대해 질문한다. *스트레스는 월경 주기에 영향을 미칠 수 있다.*
취미	취미생활 및 활동 등에 대하여 질문한다. *장거리 주자와 체지방 부족 여성의 경우 무월경을 경험할 수 있다.*
개인 위생	대상자의 개인 위생 관념에 대해 질문한다. 최근 새로운 제품이나 질 세정제를 사용한 적이 있는가? *질 세정제, 거품 목욕제 및 기타 제품은 알레르기성 질염을 초래할 수 있다.*
흡연 여부	담배의 종류, 흡연량, 흡연기간, 간접 흡연 노출 정도 등과 같은 흡연 여부에 관해 질문한다. *니코틴은 혈관수축제로 비뇨기 이상의 원인이 될 수 있다.*
음주 여부	대상자가 음주를 하는가? 한다면 어떤 종류의 술을 얼마나 마시는가? *음주은 배뇨장애를 불러올 수 있다.*
기분전환 약물의 사용	대상자가 기분전환 약물을 복용하는가? 그렇다면 어떤 약물을 얼마나 사용하는가? *헤로인과 같은 많은 기분전환 약물들은 월경에 영향을 미친다.*

❺ 계통별 문진

많은 비뇨생식기계 질환의 징후가 비뇨생식기계 외의 계통에서 나타난다. 가능한 한 종합 계통별 문진을 수행해야 하지만 시간과 다른 제약 사항들로 인해 초점 계통별 문진만을 수행할 수 있다. 초점 계통별 문진을 하는 동안 검진자는 비뇨생식기계로 인한 이상 징후가 발현될 가능성이 있는 신체 기관에 대한 질문에 초점을 맞춘다. 다음은 비뇨생식기계 이상 징후의 일반적인 발현을 요약한 것이다.

부위	증상과 징후	관련 질환
신체 전반	발열	자궁암, 신장 결석증, 요로 결석증, 신우신염, 급성신부전증
	오한	신우신염, 요로 결석증
호흡기	기좌호흡, 호흡곤란	연쇄구균감염후 사구체신염
위장관	오심 및 구토	요로 결석증, 신우신염
	가벼운 오심	세균성 방광염
신경	노인 대상자의 의식 변화	요로 감염증

4 신체검진

1 준비물품

멸균 장갑 / 질경(Graves 혹은 Pederson) / 스파튜라(Spatula, 작은 주걱) / 브러시 / 수용성 윤활제 / 세포진 검사용 액체 혹은 고정액과 덮개가 있는 슬라이드 / 자궁경부용 긴 막대 솔(Broom) / 광원 / 클라미디아 및 임질 검사 도구세트 / 시험관(선택사항) / 질 검사용 피펫(스포이트)(선택사항) / 수산화칼륨(선택사항) / 염화나트륨(선택사항)

2 신체검진 내용

1) 타진 및 촉진

본 검사에 있어서 필요시 복부 및 요부가 노출될 수 있도록 대상자가 가운을 입는 것이 도움이 된다. 적절하게 소독포를 덮어 주는 것을 명심한다.

검진	이론적 근거
1. 신장을 타진한다. 대상자가 허리를 펴고 똑바로 앉게 한다. 대상자의 요부를 노출하고 필요시 소독포로 덮어준다. 간접적인 방법은 한 손의 손바닥을 늑골척추각(CVA) 위에 위치한다. 다른 손은 주먹을 쥐고 늑골척추각 위의 손을 척골 표면을 이용하여 친다. 직접적인 방법으로는 주먹을 쥐고 늑골척추각을 척골 표면을 이용하여 직접적으로 가격한다. 어떤 방법을 이용하던, 대상자가 아프지 않은 움직임을 받을 수 있도록 늑골척추(CVA) 각도를 적당한 힘으로 부딪친다.	1. 대상자가 압통과 통증을 느끼지 않도록 해야 한다. 통증과 압통은 사구체신염 혹은 사구체신증을 의미할 수 있다.

〈계속〉

검진	이론적 근거
2. 신장을 촉진한다. 대상자를 반듯이 눕히고, 적절히 가린 후 복부를 드러낸다. 　A. 왼쪽 신장을 촉진하기 위해서는 대상자의 오른쪽에 서서 대상자의 맞은편으로 왼쪽 팔로 내민 뒤 그 손을 대상자의 왼쪽 옆구리를 들어올리고 오른쪽 손바닥으로 깊게 촉진한다. 　B. 오른쪽 신장을 촉진하기 위해서는 대상자의 오른쪽에서 왼손으로 오른쪽 옆구리를 들어올려라. 오른손으로 깊게 촉진한다.	A. 이것은 신장을 전방으로 위치시키는 것이다. 정상적으로 좌측 신장은 촉진이 불가능하다. 부드럽고 통증이 있는 신장은 감염을 의미한다. 특히 팽창된 신장은 수신증(hydronephrosis)이나 다낭성 질환(polycystic disease)을 의미할 수 있다. B. 오른쪽 신장은 가끔 촉진이 가능하다. 단단하고, 부드러운 덩어리가 만져진다. 만성 신장 질환으로 인해 신장이 부드러워질 수 있다.
3. 방광 용량 측정을 위해 타진한다.	3. 치골상부 타진 시 탁음으로 방광 용적을 확인할 수 있다. 방광용적이 약 400~600mL 정도가 되어야 탁음이 들린다. 확대된 방광은 타진 중에 감지될 수 있다.
4. 방광을 촉진한다.	4. 방광이 팽창하지 않으면 촉진 또한 불가능하다.

2) 부인과 검진의 구성요소

　보호자는 검진을 돕기 위해 대상자와 함께 방안에 있어야 한다. 대상자는 검진 24시간 전에 질세척이나 성관계를 하지 않아야 하고, 방광도 비워야 한다.

　대상자가 검진실에 들어오기 전 모든 장비와 사용준비가 갖춰져야 한다. 검사실은 개인보호가 유지되어야하고 편안한 온도여야한다. 대상자가 검사를 받을때는 탈의한 상태로 가운만 입고 있어야 한다. 그다음 검사를 위한 자세를 취하도록 대상자를 도와야 한다. 엉덩이는 테이블의 끝에 있어야 한다. [그림 16-5] 대상자에게 그의 발을 발걸이 안에 올려놓도록 한다. 발걸이를 발걸이 덮개로 덮어주거나 대상자가 편안함을 갖게 하기 위해 양말을 신도록 한다.

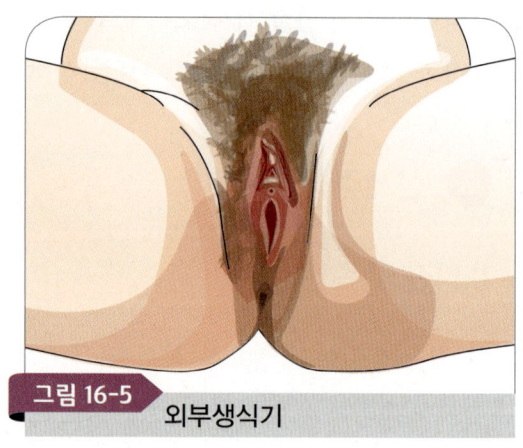

그림 16-5　외부생식기

　검사 중에는 장갑을 꼭 착용하도록 한다. 하나를 버려야 할 때를 대비해 두 겹의 장갑을 착용하기도 한다. 하나의 장갑을 벗어도 깨끗한 또 다른 장갑이 있기 때문이다. 이것은 혹시 장갑에 구멍이 있을 때를 대비해 검진자와 대상자의 오염 가능성을 줄여준다.

　검사 중에 어떤 일이 일어날 것인지 대상자에게 자세히 설명해야 한다. 검사 중 대상자에게 질문하거나 대상자가 궁금한 것이 있는지 물어봄으로써 대상자의 긴장을 완화하고 편안하게 만들어 의사소통을 원활하게 할 수 있다.

3) 외부 생식기: 시진과 촉진

대상자는 앞에서 설명된 자세로 취해야 하며 검진자는 검사대의 아래쪽에 앉아야 한다.

검진	이론적 근거
1. 치구의 위생을 사정한다(음모 분포와 그 아래 피부의 상태).	1. 음모는 굵고 뒤집어진 삼각형으로 치구를 덮고 있어야 한다. 음모의 감촉은 인종에 따라 달라진다. 그 밑의 피부는 병변없이 매끄러워야 한다. 어떤 대상자들은 음모가 제모되어 있을 수 있다. 사면발이 감염(이감염증, pediculosis)이 있는 음모에서는 작은 갈색 이가 발견될 수 있다. 드문드문 나 있는 털은 호르몬 문제를 의미할 수 있다.
2. 분비물, 병변, 부종, 색깔 등 음문을 시진한다.	2. 대음순의 피부색은 다른 부위의 피부색과 어느 정도 동일해야 한다. 소음순은 분홍색을 띠어야 한다. 음문은 병변이나 부종이 없어야 한다. 단순포진은 홍반의 맨 아래 부분이나 가피로 덮인 구진 위에 여러 개의 소낭이 집단적으로 나타난다[그림 16-6]. 생식기 사마귀라고도 불리는 첨형콘딜로마(condylomata acuminata)는 질의 벽쪽이나 음문에 무통성의 붉은색 부기로 나타날 수 있다. 진행된 염증에서는, 이 사마귀들이 회음을 타고 더 커질 수 있다[그림 16-7].

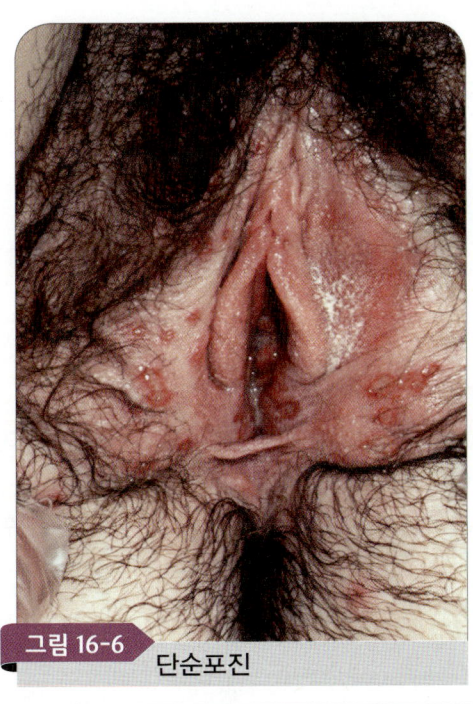

그림 16-6 단순포진

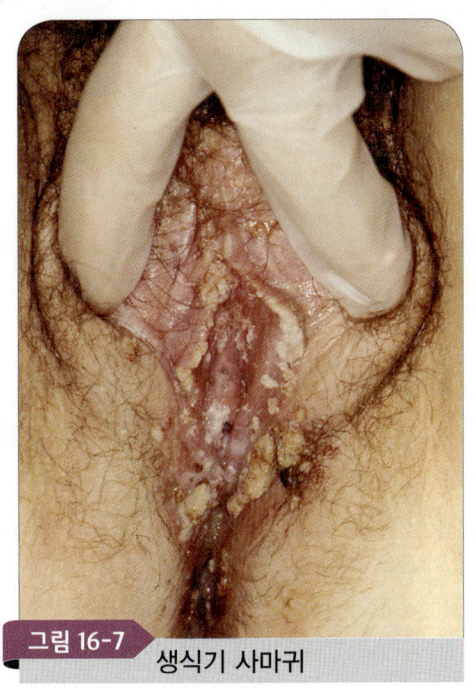

그림 16-7 생식기 사마귀

3. 음핵과 그 크기를 검사한다.	3. 보통 음핵은 직경은 2cm, 너비는 0.5cm이다. 확대된 음핵은 테스토스테론의 과도한 분비를 의미할 수 있다.
4. 요도구의 분비물이나 색깔을 관찰한다.	4. 요도구는 분비물이 없어야 하며 분홍색이어야 한다.

〈계속〉

검진	이론적 근거
5. 질입구를 관찰한다.	5. 투명하거나 하얀 소량의 분비물은 정상이다. 질의 조직이 요도구로 튀어나온 것은 방광헤르니아와 관련된 것일 수 있다.
6. 바르톨린선의 덩어리와 부종, 압통을 확인하기 위해 바르톨린선을 촉진한다[그림 16-8].	6. 바르톨린선은 매끄러워야한다. 압통과 부종은 농양을 의미할 수 있으므로 전문의에게 의뢰한다. 덩어리는 암일수도 있으며 그것 또한 전문의에게 의뢰한다.

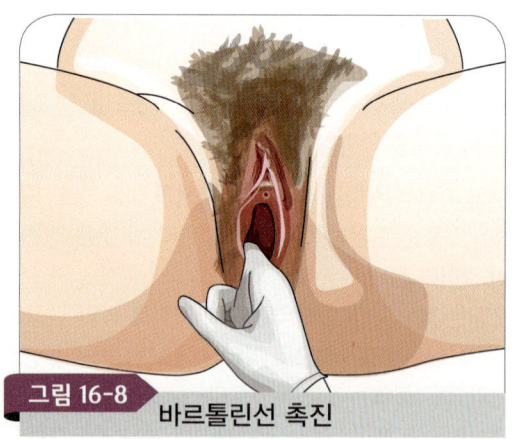

그림 16-8 바르톨린선 촉진

2) 내부 생식기: 시진

내부 생식기의 검사는 시진과 촉진을 포함한다. 검진자는 내부구조를 관찰하기 위해 질경을 사용한다. [BOX 16-1]은 질경의 사용 방법을 설명한다. 질경은 두 가지의 종류가 있다. 그레이브스(Graves)와 패더슨(Pederson)이다[그림 16-9]. 그레이브스 질경은 플라스틱이며 여러 가지의 크기와 길이가 있다. 패더슨 질경은 크기가 더 작고 좁은 질구의 대상자들에게 사용한다.

BOX 16-1 질경 사용법

질경은 검진자가 내부구조를 더 정확하게 관찰할 수 있도록 돕는다. 사용법은 다음과 같다.

❶ 대상자에게 검사 과정을 설명한 후, 다리에 힘을 뺄 것을 부탁한다. 이것은 충격적인 경험이 될 수 있으므로, 대상자에게 검진 과정을 설명하고, 도구를 보여준 후 이 도구가 어디에 어떻게 사용될 것인지 얘기한다.
❷ 적절한 크기의 질경을 고른다. 이 질경은 대상자에게 편안한 크기여야 하고 검진자가 자궁경관 내부를 볼 수 있게 도와야 한다.
❸ 질경의 끝과 장갑을 따뜻한 물로 적신다.
❹ 음순을 벌리고 많이 쓰지 않는 손으로 질의 입구를 연다.
❺ 가장 많이 쓰는 손으로, 질경을 45° 각도로 끝이 살짝 밑으로 향하게 잡는다.
❻ 질 안으로 질경을 집어넣는다(그림 A).
❼ 질경의 끝이 질의 둥근천장 안에 있을때, 질경을 가로로 눕힌다. 이렇게 되면 끝이 밑으로 향하게 된다 (그림 B, 대상자가 과체중일 경우, 질의 벽과 천장이 붕괴될 수 있다. 검진자는 질의 벽과 천장의 붕괴와 시야를 확보하기 위해 살균된 장갑을 착용한 손가락이나 끝이 잘린 콘돔을 사용할 수 있다).

〈계속〉

BOX 16-1 질경 사용 기법

❽ 질경의 끝을 천천히 연다(그림 C).
❾ 자궁경관이 보일 것이다(그림 D). 질경을 잠근다.

그림 A	질 안으로 질경 삽입
그림 B	질 안으로 질경 삽입
그림 C	자궁경부 검진
그림 D	자궁경부

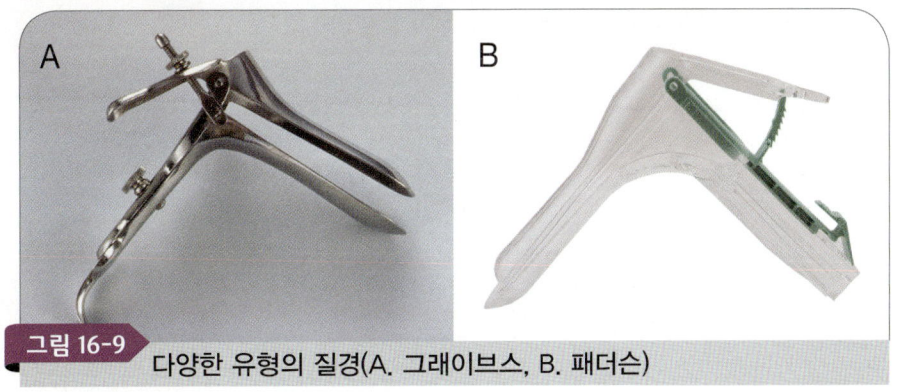

그림 16-9 다양한 유형의 질경(A. 그래이브스, B. 패더슨)

〈계속〉

검진	이론적 근거
1. [BOX 16-1] 설명과 같이 질경을 삽입한다. 과다한 분비물은 솜으로 닦아낸다.	1. 이는 자궁경부의 정확한 시진을 위한 것이다.
2. 자궁 경부를 시진한다. 　A. 색깔과 특징을 확인한다.	A. 자궁경부는 표면이 매끈하고 견고하며 붉은 색을 띠고 있으며 질 쪽으로 돌출되어 있다. 자궁경부는 둥글며 대칭적이다. 자궁경부는 어떤 병변이나 덩어리, 궤양, 붉은 반점이나 분비물이 없어야 한다. 임신 초기 자궁경부는 푸른빛이 나타날 수 있다. 자궁경부의 비정상 소견은 [표 16-1]과 같다.

표 16-1 자궁경부 비정상 소견

진단	설명	그림 설명
나보트낭종 (Nabothian cysts)	작고 투명한 노란색 낭종; 만성 자궁경부암, 자궁경부샘 폐색으로 초래된다.	나보트낭종 (Nabothian cysts)
자궁경부 외전 (Cervical eversion)	자궁경관의 주상상피 세포가 외번; 거칠며 짙은 붉은색으로 변화한다; 자궁경부 조직은 파괴되기 쉽다.	주상 상피 (Columnar epithelium) 편평 상피 (Squamous epithelium)
폴립 (Polyps)	밝은 분홍색의 부드러운 조직이 자궁경부 입구로 돌출; 자궁경부 조직이 돌출되어 있다.	자궁 폴립 (Cervical polyps)
창백함 (Cyanosis)	골반 정맥 울혈을 의미하는 푸른빛은 임신 초기에 보인다.	창백함 (Cyanosis)

〈계속〉

표 16-1 자궁경부 비정상 소견

소견/진단	설명	그림 설명
디에틸스틸베스트롤(강력한 합성 여성호르몬의 일종) 노출 (Diethylstilbestrol, DES)	출생 전 태아일 때 DES에 노출된 것이 원인이다. 자궁 외경관의 질벽까지 원주상피가 확장된 형태로 나타난다. 자궁 경부에는 깃이 있을 수 있다.	주상 상피 (Columnar epithelium) / 깃(Collar)
종양 (Cancer)	단단한 궤양은 암을 암시한다. 암 말기에는 궤양이 크게 자라나며 진행된다.	자궁경부 병변 (Cervical lesion)

검진	이론적 근거
B. 자궁 경부를 검사한다.	B. 입구의 모양은 여러 가지가 있다[그림 16-10]. 미산부의 경우 입구는 작고 둥글다. 경산부의 경우 물고기 입 같은 모양을 보인다.

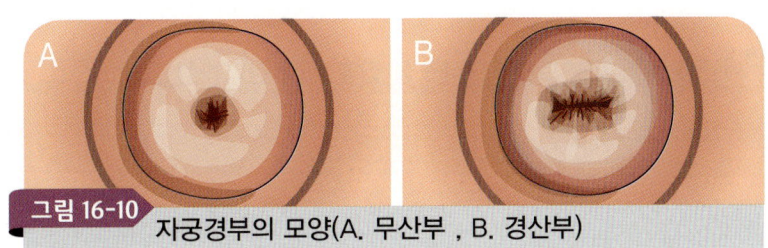

그림 16-10 자궁경부의 모양(A. 무산부, B. 경산부)

검진	이론적 근거
C. 청년층에서는 변형대(transformation zone)를 볼 수 있다. 노인 대상자의 경우, 변형대가 자궁경관에서 나타날 수 있다.	C. 변형대는 쉽게 출혈이 일어나는 불규칙한 홍반 부위이다.
3. 질경을 빼내면서 질을 검사한다. 질의 색, 분비물, 주름, 병변 및 자극을 점검한다.	3. 질은 분홍색으로 습하며 병변이나 자극은 없다. 투명한 혹은 백색 분비물이 있을 수 있다. 다른 색의 분비물이 있으면 [그림 16-11]에서 묘사한 것처럼 비정상적이다.

이 단계에서 검진자는 [BOX 16-2]에 기술한 것처럼 도말표본 혹은 배양균을 채취할 수 있다.

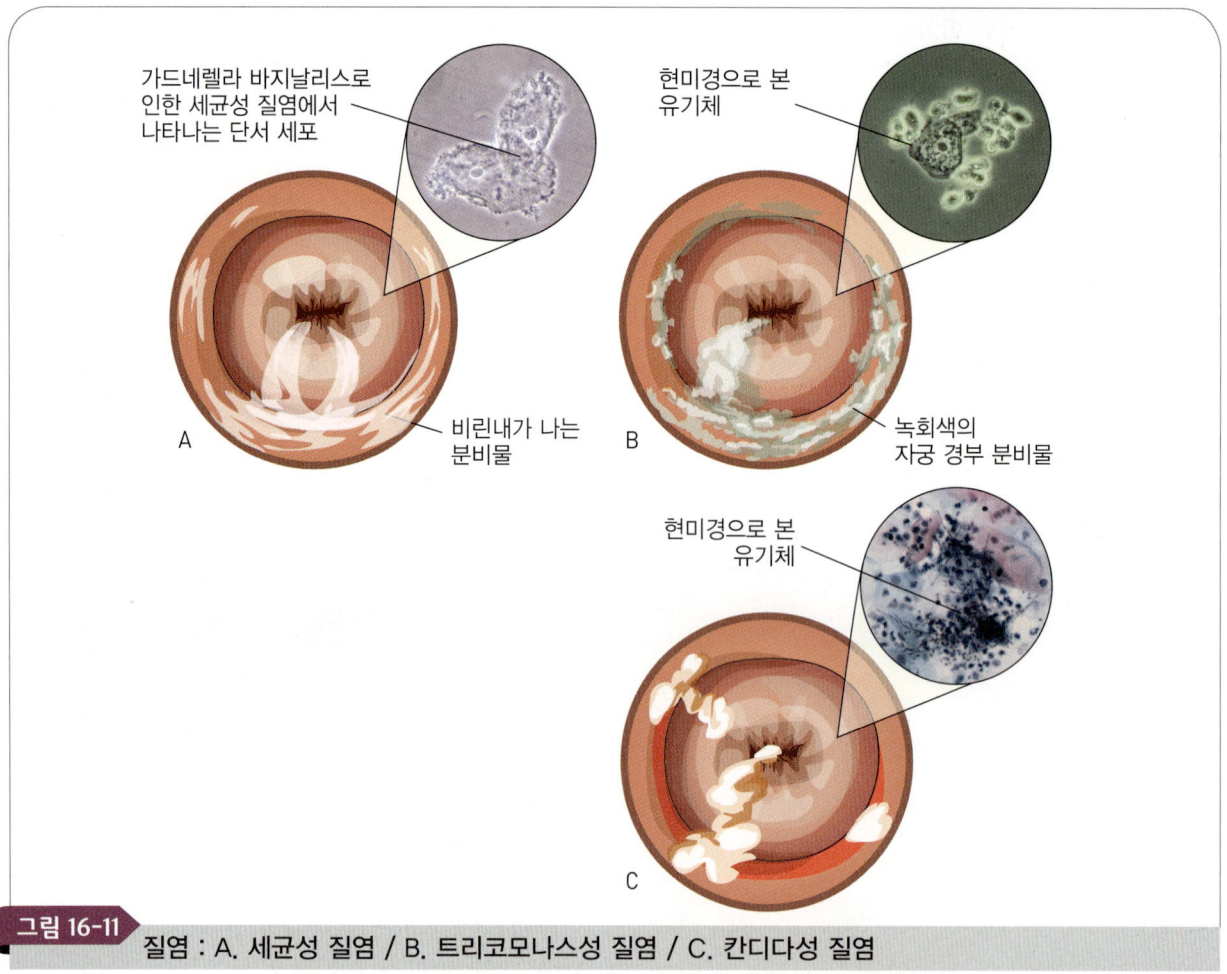

그림 16-11 질염 : A. 세균성 질염 / B. 트리코모나스성 질염 / C. 칸디다성 질염

3) 양손 진찰법

양손 진찰은 내부 구조의 촉진을 포함한다 본 검사의 모든 다른 과정과 마찬가지로 대상자에게 무엇을 할 것인지 설명한다.

> **BOX 16-2** 배양균 및 도말표본
>
> 배양과 도말은 모두 골반 검사하는 동안 시행해야 한다. 필히 무균 장갑을 착용해야 한다.
>
> **성병 검사를 위한 배양균 시료**
>
> 성병(STD) 검사용 배양균은 자궁경부 세포진 검사 전에 시행해야 한다. 미국 질병통제예방센터는 25세 이하의 젊은 여성, 위험도가 높은 대상자 및 검사를 요구하는 대상자는 누구나 검사하도록 권고한다.
> **배양균 채취:** 무균 면봉을 경부 안으로 삽입한다. 면봉을 360° 회전하고 약 30초 동안 놓아둔다. 면봉을 꺼내어 유리병 속에 넣어 보관한다.

〈계속〉

BOX 16-2 배양균 및 도말표본

감염 검사용 배양균

성병(STD) 시험 후 트리코모나스성 질염, 칸디다성 질염, 및 세균성 질염의 표본을 채취한다. 무균 면봉을 경부 속에 약 20초 동안 삽입하고 질 속을 문지른다. 면봉을 염화나트륨이 들어있는 깨끗한 유리병 속에 넣어둔다.

자궁경부 세포진 검사(파파니콜로 도말 표본)

자궁경부를 시각화한다. 나무 주걱으로 외경부를 긁어내며 주걱을 360° 돌린다. 표본을 유리판 위에 펴바른다. 사이토브러쉬(긴 면봉)를 자궁 경관 내에 2cm 삽입하고 180° 돌린다. 브러쉬를 유리판 위에서 굴린다. 고정액을 바른다. **자궁암 액상검사(씬프렙 액상검사)를 할 경우**, 긴 플라스틱 막대 솔(브룸)로 경부 주변과 내부에서 동시에 시료를 채취한다. 모든 부위에서 세포를 채취하기 위하여 솔을 여러 번 돌린다. 솔을 고정액 속에 넣고 빙빙 돌린다. 솔을 버린다.

검진	이론적 근거
1. 깨끗한 장갑을 낀다. 잘 쓰는 손의 셋째 및 넷째 손가락에 수용성 젤을 바른다. 손가락들을 부드럽게 질 입구에 삽입한다. 다른 손은 [그림 16-12]와 같이 하복부를 누른다.	1. 깨끗한 장갑은 교차오염을 예방한다. 수용성 젤은 마찰을 줄이고, 대상자가 더 편안함을 느낄 수 있게 해 준다.

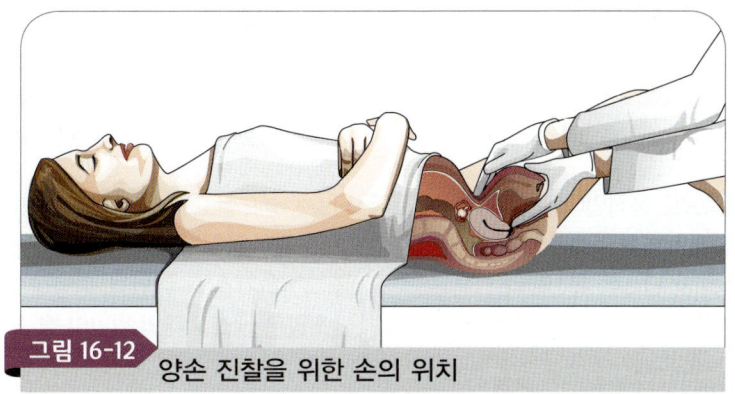

그림 16-12 양손 진찰을 위한 손의 위치

검진	이론적 근거
2. 질을 촉진한다.	2. 질에는 덩어리 혹은 압통이 없어야 한다. 방광류(방광이 질 내로 돌출) 혹은 직장류(직장이 질 내로 돌출)가 촉진될 수 있다. 덩어리는 질암을 나타낼 수 있다.
3. 경부를 촉진한다. 원개 부위의 돌출 융기를 손가락으로 훑는다. 크기, 이동성, 및 단단함을 기록한다.	3. 경부는 단단하고 부드러우며, 유동적이어야 한다. 촉진 시 압통은 없어야 한다. 경부를 움직일 때 통증이 있으면, 골반 염증성 질환을 시사한다. 경부가 질 안으로 3cm 이상 확장된 경우에는 골반 혹은 난소 덩어리를 의심한다. 자궁내막증 혹은 종양은 경부를 고착시키는 원인이 될 수 있다. 경부가 질 아래 위치한 경우 질탈출증(vagina prolapse)을 암시할 수 있다. 덩어리나 궤양은 사정 후 전문의에게 의뢰해야 한다.

〈계속〉

검진	이론적 근거
4. 자궁 저부(자궁의 상단 넓은 부분)를 포함하여 자궁을 촉진하기 위하여 손가락을 약간 앞으로 움직인다[그림 16-13]. 자궁을 복부 쪽 위로 민다. 다른 손으로 치골결합과 배꼽 사이의 복부 위로 부드럽게 누른다. 　A. 자궁의 위치와 움직임을 기록한다. [그림 16-14]는 자궁의 다양한 위치를 도식화한 것이다. 　B. 덩어리 혹은 압통이 있는지 촉진한다.	4. 자궁과 자궁 저부는 경부 뒤, 골반 내에 위치한다. 　A. 정상적으로 자궁은 전방으로 경사지고, 전굴되어 있으며 움직인다. 후굴 자궁은 자궁내막증에 기인할 수 있다. 　B. 자궁은 단단하고, 부드럽고, 둥글어야 한다. 압통은 감염 혹은 자궁내막증을 암시한다.

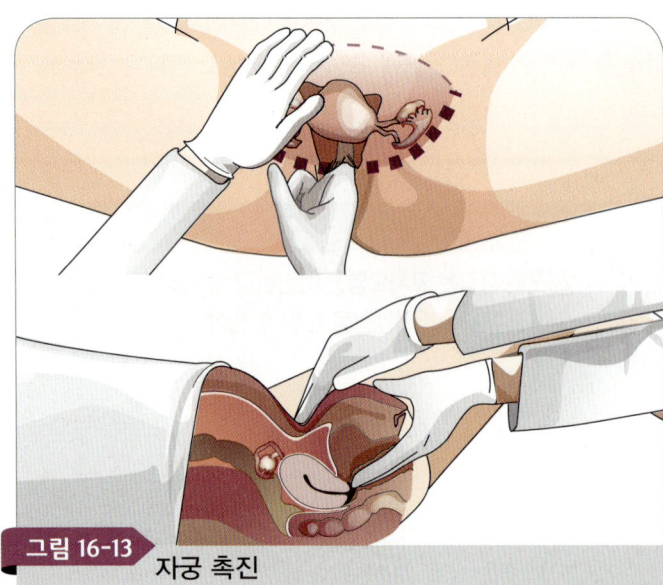

그림 16-13　자궁 촉진

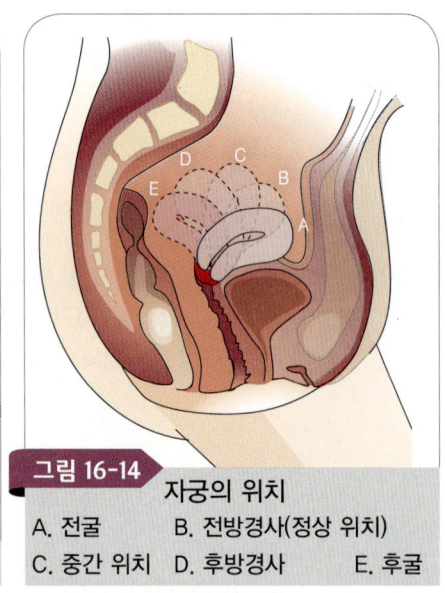

그림 16-14　자궁의 위치
A. 전굴　　B. 전방경사(정상 위치)
C. 중간 위치　D. 후방경사　　E. 후굴

검진	이론적 근거
5. 배 위에 손을 얹고 왼쪽으로 움직인다. 손을 약간 앞으로 밀면서 배를 부드럽게 누른다. 질 안에 있는 손을 부드럽게 왼쪽으로 움직여서 난소를 촉진한다[그림 16-15]. 반대쪽으로 반복한다.	5. 난소는 부드럽고 평평하며, 이동성이 있고, 통증이 없어야 한다. 통증이 없어야 한다. 비만이나 노인 대상자에게서는 난소를 촉진하기 힘들 수 있다. 다낭성 난소 증후군, 난소 낭종 및 난소암은 난소 비대의 원인이 될 수 있다.

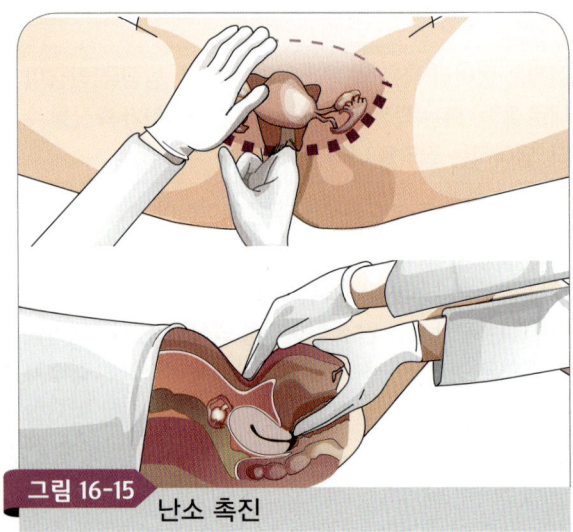

그림 16-15　난소 촉진

3) 직장 - 질 검진

직장 - 질 검진은 골반 검사의 중요한 일부이다. 특히, 폐경 여성이나 팽만감 및 실금 증상을 호소하는 여성에게 중요하다. 비뇨생식기 검사의 모든 경우와 마찬가지로 대상자에게 무엇을 하려 하는지 사전에 설명한다.

검진	이론적 근거
1. 깨끗한 장갑을 낀다. 장갑을 두 켤레 착용했다면, 첫 번째 장갑을 벗어 깨끗한 장갑을 유지한다. 수용성 젤을 둘째 및 셋째 손가락에 바른다.	1. 깨끗한 장갑은 질로부터 직장으로 미생물이 교차 오염되는 것을 예방한다.
2. 대상자에게 긴장을 풀게하고 둘째 손가락 혹은 검지를 질에 부드럽게 삽입한 후 셋째 손가락은 직장에 삽입한다. 오른손 잡이라면 왼손으로 복부 위를 누른다[그림 16-16]. 전방 직장 벽을 통하여 내부 질 구조를 촉진한다. 자궁 경부 뒤 부위, 맹낭 및 직장질 격벽을 촉진한다. 마지막으로 깨끗한 장갑을 끼고(수용성 젤 윤활제를 바른), 검지를 항문 속으로 미끄러져 들어가도록 넣고 잠혈검사를 위하여 소량의 대변을 채취한다.	2. 이 부위는 부드럽고, 단단하며, 움직일 수 있어야 하며, 압통이 없어야 한다. 폴립, 병소, 치질이 S-모양 부위에서 촉진될 수 있다. 통증은 자궁내막증을 암시할 수 있다.

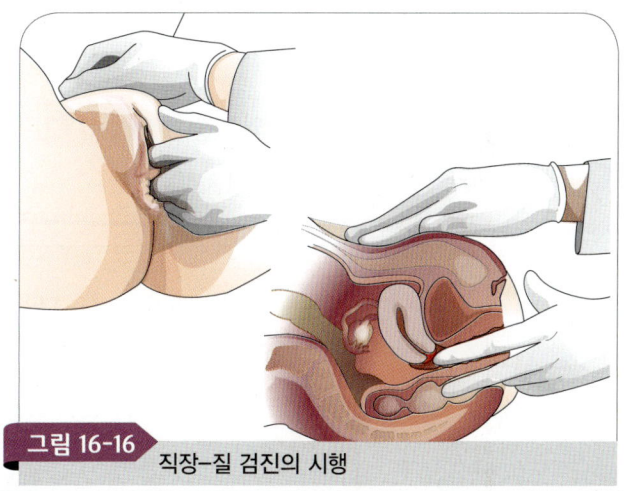

그림 16-16 직장-질 검진의 시행

4 진단적 추론

건강력과 신체검사 결과를 바탕으로 사정과 계획을 수립해야 한다. 대상자는 여러 가지 진단이 가능한 증상을 보고할 수 있다. 그러나 과거력과 신체사정을 통해 진단을 한두 가지로 좁힐 수 있다. 골반통은 흔한 주요 증상이다. [표 16-2]는 골반통을 보이는 질환의 감별진단을 설명한다.

표 16-2 골반통증의 감별진단

감별진단	병력의 특이 소견	신체검진의 특이 소견	진단검사
자궁외 임신 (ectopic pregnancy)	질 출혈, 한 쪽 혹은 방사형 통증, 골반 염증성 질환 병력	촉진 시 통증, 경부 운동 시 자궁경부 통증	β-hcg, 초음파

〈계속〉

표 16-2 골반통증의 감별진단

감별진단	병력의 특이 소견	신체검진의 특이 소견	진단검사
자연유산 (spontaneous abortion)	골반 경련 통증, 하부 허리 통증, 비정상 질 출혈	경부의 육안관찰 시 경관 개대 정도 및 경부 외구를 지나는 조직 관찰	초음파
신우신염 (pyelonephritis)	측복부 통증, 오한, 발열, 오심	늑골척추각 압통	소변검사, 소변 배양, IVP
골반염증질환 (pelvic inflammatory disease, PID)	골반통, 질 분비물, 비정상 출혈, 배뇨증	복부 압통, 경부 배설물, 경부 움직일 때 압통	CBC, 초음파

* 주: β-hcg: 베타 인체 융모 성선자극호르몬, CBC: 일반혈액검사, IVP: 경정맥 신우 조영술

특정 대상자

임신부

임신한 대상자는 부인과 호소증상이 있을 때 대개 산부인과 전문의를 방문한다.

- 생리적 변화에 유의한다:

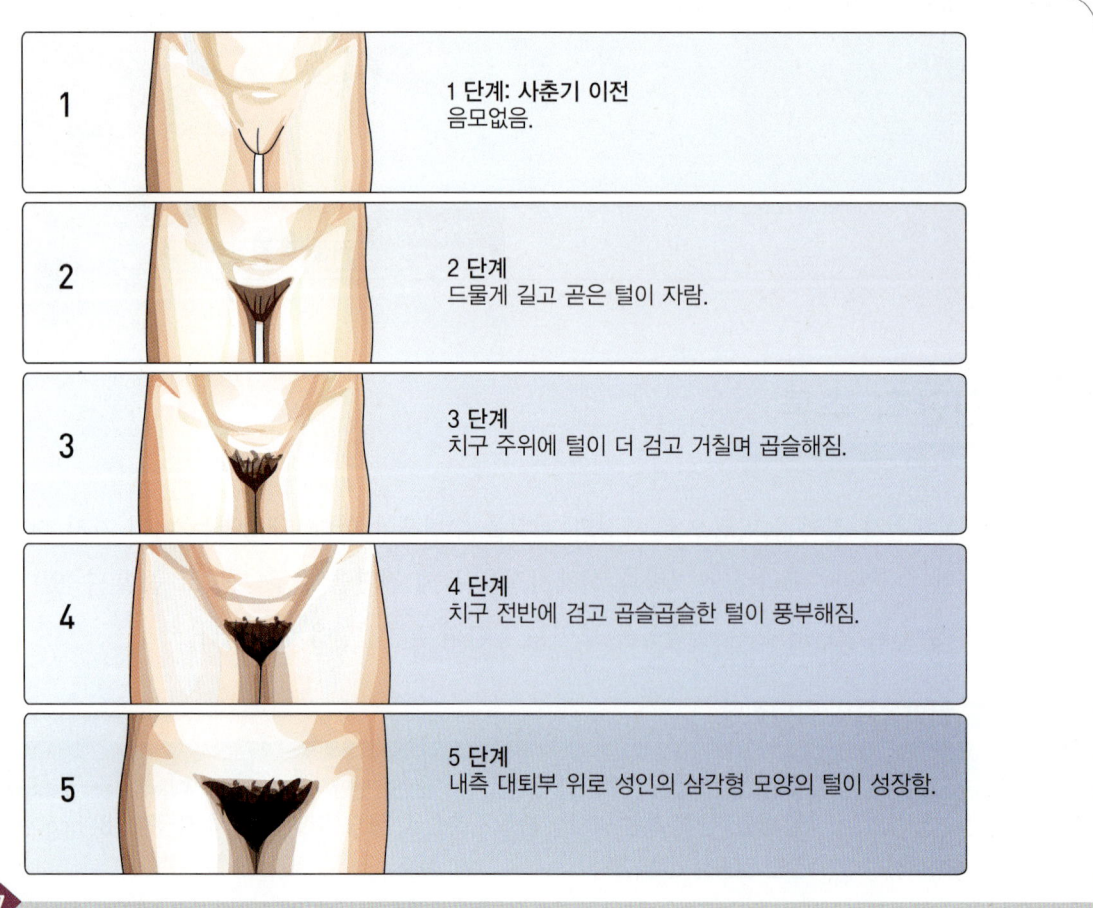

1 1 단계: 사춘기 이전
   음모없음.

2 2 단계
   드물게 길고 곧은 털이 자람.

3 3 단계
   치구 주위에 털이 더 검고 거칠며 곱슬해짐.

4 4 단계
   치구 전반에 검고 곱슬곱슬한 털이 풍부해짐.

5 5 단계
   내측 대퇴부 위로 성인의 삼각형 모양의 털이 성장함.

그림 16-17 태너의 발육 단계

- 임신부의 자궁 경부는 차다위크 징후(Chadwick's sign)라고 알려진 것처럼 푸르스름하다.
- 자궁은 임신 주 수에 따라 팽창할 것이다.
• 자궁내 경부에서 검체를 채취할 때는 면봉을 사용한다.
• 호르몬 활동, 자궁 확장에서 오는 압력 및 혈액 양의 증가는 신장 구조 변화의 원인이 된다. 때때로 대상자는 야뇨증, 빈뇨 및 긴박뇨를 경험한다.

신생아

산모의 에스트로겐(여성 호르몬)의 영향으로 신생아는 점액성 분비물이 있다. 신생아는 또한 가성월경이라고 부르는 약간의 피 같은 분비물을 보일 수 있으나, 이것은 정상이다.

아동

• 아동의 대음순은 부드럽다.
• 태너 단계를 결정하기 위하여 음모 분포와 유방 발아를 검사한다. 음모 분포와 성장은 사춘기에 시작한다. [그림 16-17]에 음모 성장단계를 나타내고 있다.
• 분비물, 반상출혈 및 출혈을 검사한다. 아무 것도 없어야 하나, 소아 대상자는 여러 이유로, 특히 오래 동안 젖은 옷을 입을 때, 칸디다 감염이 있을 수 있다.
• 성적 활동에 대해 질문한다. 성적 활동이 활발한 대상자는 매년 골반 및 Pap 검사를 받아야 한다. 성적으로 활발하지 않은 대상자는 21세부터 골반검사를 시작해야 한다.
• 처녀막을 검사한다. 완전히 닫힌 처녀막은 월경 중에 월경혈의 배출을 막을 수 있으며, 전문의에게 의뢰해야 한다. 파열된 처녀막은 추가 검사가 필요하며, 이 소견은 성적 학대의 가능성을 나타내는 것이므로 즉시 전문의와 상의해야 한다.
• 성적 학대가 의심되면 전문의에게 의뢰한다.
• 월경 주기는 월경 시작 후 처음 2년 동안 생리적인 무배란으로 인해 불규칙하다.
• 신장은 2세가 되면 성인과 다름없는 기능을 한다.

〈계속〉

노인

폐경기 및 폐경 이후의 대상자는 주로 에스트로겐 수치의 감소로 부인과적 변화를 보이는 점에 유의한다.

- 외부 생식기인 대음순은 얇고 위축되어 있다. 음모는 드물고, 회색이고 가늘다.
- 질은 색이 옅어지고, 주름과 탄력이 감소하며, 건조하다. 자궁경부의 색이 옅어진다.

비뇨기 계통의 생리적 변화에 유의한다.

- 여성 노인의 경우, 근육이 약해지는데 특히 방광 근육의 약화는 요정체 및 불완전 배뇨를 유발할 수 있다. 이로 인해 빈번한 요로 감염 및 야뇨증을 유발할 수 있다. 약화된 골반저 근육은 긴장성 요실금과 같은 실금에 이를 수 있다.
- 폐경 후에 질의 pH 수치 변화로 락토바실리 유산균이 없어지게 되고 질염, 질 건조증 및 일부 여성 노인에게서는 요로감염증 발생이 증가한다.
- 신부전은 말초 부종, 안와 주위 부종, 호흡곤란, 혈압 변화, 신경계 변화로 나타난다.

사례 연구

주호소 "골반에 통증이 있어요."

면담을 통해 수집한 자료

최 씨는 24세 여성으로 골반통을 주호소로 내원했다. 대상자는 지난 6개월간 골반통을 앓았다. 대상자는 통증이 점차 악화되고 있다고 진술하였다. 초기에는 통증이 간헐적인 둔통이었으나 현재는 날카로운 통증이 지속된다고 하였다. 대상자는 가려움을 느끼며 극소량의 분비물이 있는데 회색빛을 띠며 냄새는 없다고 한다. 종창, 덩어리, 병변, 악취, 오심이나 구토 증상은 없으며, 발열 증세를 느꼈으나 체온을 측정한 적은 없다고 한다. 질 출혈은 없었으며 마지막 월경은 2주 전이었으나 평소와 달리 월경의 양이 매우 많았다고 한다. 대상자는 배뇨장애를 겪고 있으며 최근 3년 간 피임약을 복용하고 있다.

최 씨는 양호한 건강 상태를 유지해 왔다고 진술했다. 그녀는 상기도 감염을 앓은 적이 있으며 최근 요로감염증으로 항생제 투여를 받았다고 한다(대상자가 항생제 이름은 기억하지 못한다). 최근에 외상이나 수술 받은 적은 없다고 한다. 마지막 부인과 검진을 받은 것은 2년 전이었고, 자궁경부 세포진검사(파파니콜로 도말표본) 결과는 정상이었다고 한다. 최 씨는 임신 경험이 한 번 있으며 질식 분만으로 한 명의 자녀를 출산하였다. 기혼자이며 일부일처제의 관계에 있으나 결혼 전 클라미디아 감염으로 치료를 받은 적이 있다.

최 씨는 부인암 및 유방암과 관련하여 가족력이 없다. 최 씨의 외조부는 심근경색으로 사망하였으며 외조모는 일종의 치매를 앓았던 것으로 대상자는 기억한다. 대상자의 친조모는 사망하였으며 당뇨로 인한 합병증이 원인이었던 것으로 대상자는 생각한다. 친조부는 살아있으며 건강상태가 양호하다. 최 씨의 아버지는 고혈압이 있어 약을 복용 중이다. 어머니는 건강하다. 대상자에게는 35세, 37세인 두 명의 남자형제와 30세의 여자 형제가 한 명 있다. 대상자의 큰오빠는 제2형당뇨병을 앓고 있다. 다른 남자형제의 건강상태는 양호하다. 여자형제는 자궁내막증 진단을 받았다.

최 씨는 남편과 4살 난 딸과 함께 살고 있다. 대상자는 식료품점에서 계산원으로 일하며 경우에 따라 진열업무를 겸한다. 대상자는 하이킹과 캠핑을 좋아하지만 최근에는 둘 다 간 적이 없다. 대상자는 저용량 피임약을 사용한다. 5년 전 담배를 끊었고 음주는 가끔씩 하며, 각성제 사용은 부정했다. 결혼 전, 최 씨는 몇 명과 성관계를 가졌으며 성병인 클라미디아 감염으로 한 차례 치료를 받았다. 최 씨는 남편과의 성생활에는 아무런 문제가 없다고 진술했다.

〈계속〉

사례 연구

근거	요점
골반 통증 및 질 분비물	골반염증질환(PID), 성병(STD), 칸디다성 감염 혹은 세균성 질염을 의미한다.
요로 감염(UTI) 병력	과거의 요로 감염 경험은 UTI를 유발할 수 있는 위험 요소이다.
발열	발열은 감염을 시사한다.
움직임 시 자궁경부측의 동통	골반염증질환(PID)을 의미한다.

이 름 최○○	날짜 2005. 08. 02	시간 10:00
	생년월일 1981. 06. 16	성별 여

병력

주 호 소 "골반에 통증이 있어요."

현 병 력 6개월간 골반 통증을 앓고 있는 24세 여성, 지난 2주간 증상 악화. 간헐적 둔통으로 시작하여 현재는 지속적인 날카로운 통증으로 발전. 생식기 부위의 소양증, 극소량의 회색 분비물, 배뇨장애를 보고함. 발열감.
부종, 덩어리, 병변, 악취, 오심, 구토는 없다고 함. 질 출혈 없음.
최근 월경= 2주전(2005-07-20); 비정상적으로 월경혈의 양이 많았음.

투 약 1. 피임약(이름 모름), 매일 1정 경구 투여
2. 이부프로펜, 200 mg 정 경구, 하루 4번 통증 시

알레르기 알려진 알레르기 없음.

과 거 력 **질 병** 클라미디아 감염증, 상기도 감염(URI) 및 최근 요로감염증(UTI). 최근 외상 병력 없음.
2년 전 마지막 부인과 검진; 팝 도말검사는 정상이었다고 함. 임신 1회, 출산 1회
수 술 수술 받은 적 없음.

가 족 력 가족 중 유방암 혹은 부인과 암 없음. 아버지는 고혈압, 약 복용 중. 어머니 건강 양호.
외조부모 사망; 외조부는 심근경색으로 사망하고 외조모는 일종의 치매였음.
친조모는 제2형 당뇨병 합병증으로 사망; 친조부는 생존하며 건강함.
큰 오빠는 당뇨병으로 약물 복용 중; 다른 남자형제는 건강함. 자매는 자궁내막증 진단을 받음. 남편과 딸의 건강은 양호함.

사 회 력 남편과 딸과 함께 살고 있으며 식료품점의 계산원으로 일함. 가끔 하이킹과 캠핑을 감. 5년 전 금연. 술은 가끔 마시고 기분전환약물은 복용하지 않음. 일부일처의 관계; 결혼 전 몇몇의 성적 파트너가 있었으며 클라미디아 감염으로 치료받았음.

계통별 문진

일반적인 사항 발열감.	**심혈관계** 가슴 통증, 부종 없음.
피 부 난치성 상처 없음.	**호흡기계** 호흡 곤란 없음.
눈 문제나 변화 없음.	**위장관계** 구역질 혹은 구토 없음.
귀 문제 없음.	**비뇨생식기계** 현병력 참조.
코/입/목 문제 없음.	**근골격계** 문제 없음.
유 방 멍울, 압통, 분비물 없음.	**신 경 계** 문제 없음.

신체 검진

체　중 63.5kg	체온 38℃	혈압 148/56mmHg
신　장 172cm	맥박 98회/min	호흡 20회/min

전반적인 외모 24세, 급성 고통을 느끼는 여성, 약간 구부정하게 골반 부위를 잡고 있음. 키 크고, 날씬하며, 단정한 차림새이고 명랑함. 1~10점 척도에서 7점 정도의 통증을 느낀다고 함.

피　부 따뜻하고 건조한 촉감. 반상출혈 혹은 병변 없음; 코에 약간의 주근깨.

머리/귀/눈/코/목 정상적인 머리 숱. 귀 통증 혹은 배농 없음. 고막은 진주빛 회색이고 귀지가 있음. 공막은 흰 색이며 눈물 과다 현상 없음. PERRL(동공은 원형으로 양측의 크기가 동일하며 빛에 정상적으로 반응함). 외안근(EOM) 정상임. 골양 혹은 치은 출혈 없음. 목은 유연하고 임파선염 없음.

심혈관계 규칙적 리듬으로 심잡음 없음. 요골맥박 +3, 대퇴맥박 +3

호흡기계 폐는 청진상 깨끗함.

소화기계 복부는 부드럽고 평평함. 정상 장음. 덩어리 없음.

비뇨생식기계 외음부: 음모는 면도함, 병변 및 홍반 없음.　질: 약간의 냄새와 회색 분비물 있음. 질은 붉고 병변 없음. 자궁 경부: 단단함. 변형대 보임. 11시 방향에 작은 낭종, 연화판증, 입구는 면봉으로 열림. 경부운동압통 있음. 자궁: 단단하고 타원형임. 촉진 상 덩어리 없음.　자궁 부속기관: 운동압통 있음. 촉진 상 덩어리 없음. 직장-질: 촉진 상 덩어리는 없으나 압통 있음.

근골격계 관절범위 운동시 통증 없음. 부종 없음. 근력 4/5

신 경 계 의식 정상. 진전 없음. 제2-12뇌신경 정상.

기 타

임상 검사

나트륨: 142 mmol/L
칼륨: 4.2mmol/L
염화물: 105mmol/L
CO_2: 28mmol/L
음이온 차: 8
BUN(혈중 요소 질소): 18mg/dl
크레아티닌 0.9 mg/dL
글루코오스: 100 mg/dl 적혈구 크기 분포(RDW) 12.0%
칼슘: 8.9mg/dl
총 단백질: 5.9g/dl
빌리루빈 총 0.3mg/dL

알칼리성 인산분해 효소: 82u/L
AST(SGOT): 13 u/l
ALT(SGPT): 12 u/l, 비중 > 1.030
백혈구(WBC): 11.5×10^3
적혈구(RBC): 4.1×10^6
헤모글로빈(Hgb): 13.5g/dl
헤마토크릿(Hct): 39.0%(적혈구 용적비중)
평균적혈구용적(MCV): 88fl
평균적혈구혈색소농도(MCHC): 32.2g/dL
혈소판PLT): 311×10^3

요 분 석

공복 여부: 단식 하지 않음　색: 갈색　탁도: 흐림　비중 > 1.03　pH 7.4　글루코오스: 음성
우로빌리노겐: 존재함　아질산염: 존재함　백혈구: 존재함　피: 존재함

특수 검사 골반 초음파 검사에서 왼쪽에 난소난관농양 발견. 클라미디아 및 임질 검사 결과 음성. 세균성 질염, 칸디다 및 트리코모나스 감염을 실험하는 습식표본 검사 결과 음성.

최종 검진 결과 1. PID (골반내 염증)
　　　　　　　　2. UTI (요로감염증)

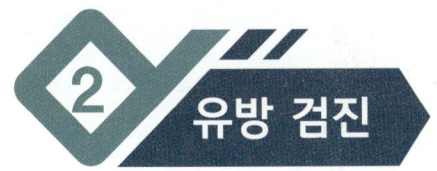

2 유방 검진

1 해부 생리

1 유방

유방(breasts)은 피지선이 변형된 유선(젖샘)이자 2차 생식샘이다. 주로 신생아에게 젖의 형태로 영양을 공급하는 기능을 한다. 유방은 성적 매력 및 성적 자극제라는 2차적 기능을 가진다. 여성의 유방은 청소년이전기 후반에 유방이 발달하기 시작하여 성숙기에 이르기까지 계속 발달한다. 남성도 유방이 있으나 기능은 없고 사춘기 이후에는 호르몬 변화로 인해 발달하지 않는다. 난소에서 배출되는 호르몬인 에스트로겐과 프로게스테론이 유방의 성장과 발달을 조절한다. 때로는 남성의 유방도 호르몬이나 체중으로 인해 확대되기도 한다(여성유방증).

여성의 유방[그림 16-18]은 전흉벽의 대흉근과 전거근 위에 위치한다. 유방은 2번째에서 6번째 늑골까지 그리고 흉골연에서 액와선까지 걸쳐 있다. 삼각형의 유방 조직은 액와까지 확장되어 있는데 이를 스펜스의 꼬리(tail of Spence)라고 부른다. 양측 유방에는 유두(nipple)와 유륜(areola)이 있으며 유륜의 색은 대상자의 주위 피부색보다 더 어둡다. 유두는 유방의 중앙에 위치해 있고, 유관(lactiferous ducts)으로부터 젖이 지나갈 수 있는 작은 구멍들이 있다. 유두를 둘러싸는 유륜은 몽고메리 결절(Montgomery glands)이라고

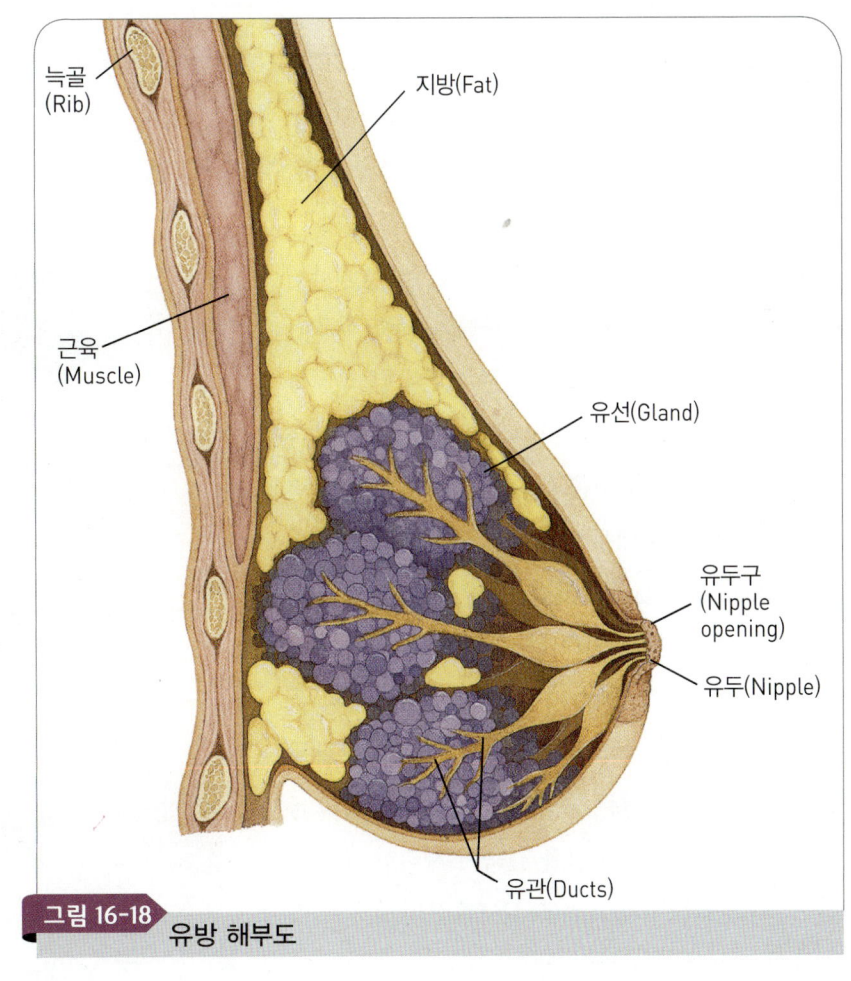

그림 16-18 유방 해부도

도 불리는 피지선을 포함하고 있다. 유륜은 불규칙하게 솟아 있는 작고 둥근 융기이다. 유륜은 지질을 분비하며 이 지질은 수유 중 열창과 건조를 방지하기 위하여 주변을 윤활시킨다. 또 유륜의 둘레에는 모낭이 매몰되어 있고 부드러운 발기성 근육이 있다. 이 부드러운 근육은 성적 자극을 받거나 혹은 영아 수유 시의 자극으로 인해 유두가 발기되도록 한다. 배아 발생 과정에서 태아의 유선을 따라 과다유두(supernumerary nipples)가 발달할 수도 있다.

유방은 선조직(glandular tissue), 섬유조직(fibrous tissue), 지방조직(adipose tissue)으로 구성되어 있다. 유방의 크기는 이 세 가지 조직의 양에 의해 결정된다. 각 조직의 구성비는 체격, 호르몬 주기, 나이, 영양 상태 및 유전적 특질에 영향을 받는다. 선조직은 원을 그리며 배열된 15~20개의 엽(lobes)으로 구성되어 있다. 엽은 집단으로 뭉쳐 있는 여러 소엽(lobules)과 분비성 꽈리(alveolar) 혹은 선방세포(acini cells)로 되어 있다. 선방세포는 젖을 생산한다. 젖은 유선관(mammary ducts)을 통하여 흐르며, 유선관은 합쳐서 하나의 유관을 형성한다. 유관은 젖을 유두로 전달한다. 여성이 수유를 하면 젖은 유관동(lactiferous sinus)에 저장된다.

유방은 쿠퍼 인대(Cooper's ligaments)로 알려진 섬유조직에 의해 지탱된다. 이 인대는 피부에서 시작하여 유방을 통하여 뻗어나가 전흉벽의 심부 근막에 고정된다. 선조직은 지방조직 사이사이에 있다. 지방조직뿐만 아니라 피하지방과 유선하지방이 유방의 크기와 모양을 결정한다.

2 림프관

남성과 여성의 유방에는 불순물과 림프구를 혈액에 배출하는 림프계가 있다[그림 16-19]. 이 네트워크는 표면과 내부의 실질 결절로 구성되어 있다.

흉근(전방)림프절(pectoral(anterior) lymph nodes)은 대흉근 경계를 따라 전액와주름(anterior axillary fold) 안쪽에 위치하며 유방과 전흉벽의 림프가 흘러들어 온다. 상완림프절(brachial nodes) 혹은 측방림프절(lateral nodes)은 상완골을 따라 위치하며 주로 팔의 림프를 대부분 받아들인다. 견갑골하림프절(subscapular nodes) 혹은 후방림프절(posterior nodes)은 외측 견갑연, 후액와주름(posterior axillary fold) 안쪽 깊숙이 위치하며 팔의 나머지 부분과 후흉벽의 림프를 받아들인다. 흉근림프절, 상완림프절, 견갑골하림프절은 중앙액와림프절(midaxillary nodes)로 모인다. 유방 안쪽 깊숙이 자리한 유조직림프절(parenchymatous nodes)은 촉진되지 않으며 소엽의 림프를 받아들인다.

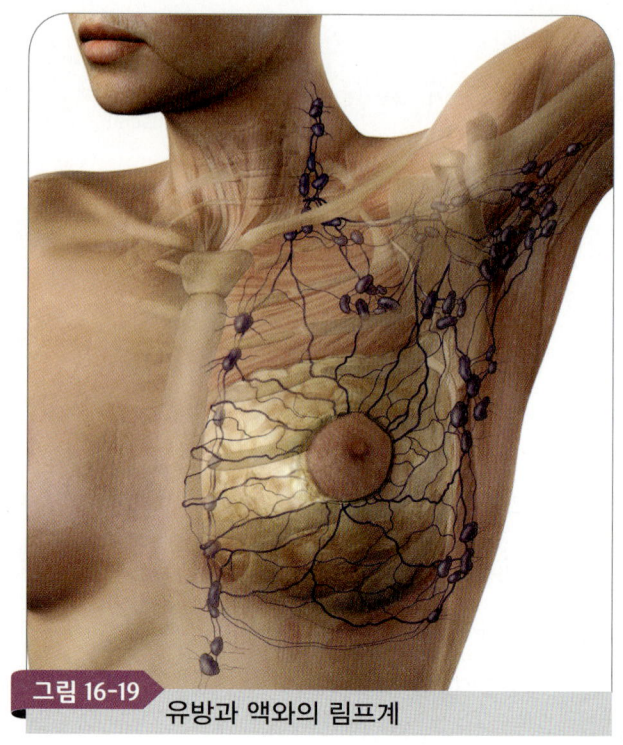

그림 16-19 **유방과 액와의 림프계**

2 건강력

건강력은 유방암을 예방하고 유방의 질환과 장애를 발견하고 진단하는 데 도움이 된다. 유방암 가족력은 유방암의 위험요소이다.

1 주호소와 현병력

> "오른쪽 가슴에 덩어리가 만져져요."
>
> 정 씨는 56세 여성으로 오른쪽 유방에 혹이 만져져 내원하였다. 오른쪽 유두에서 맑은 액체의 분비물이 나오고, 3개월 전부터 덩어리가 만져졌으며 점점 커졌다고 말하였다. 통증은 없고 덩어리가 고정되어 있다고 한다.

1) 유방종괴(덩어리)

유방의 종괴(덩어리)는 양성 또는 악성일 수 있으며 섬유선종(fibroadenoma), 섬유성 낭종 질환(fibrocystic disease), 지방괴사(fat necrosis), 농양(abscess), 암(cancer)과 같은 다양한 문제로 인해 발생한다. 유방의 양성 종양은 [그림 16-20]에 묘사되어 있다.

섬유선종은 원형, 난형, 또는 소엽상이다. 보통 단발성 종괴로 경계가 분명하다. 또한 단단하고 잘 움직이며 대부분 압통이 없다. 흔히 사춘기와 폐경기 사이에 발생한다. 섬유성 낭종 질환이나 양성 유방 질환은 경계가 뚜렷한 원형으로 탄력성이 있고, 잘 움직이며 부드러운 낭종이 발견된다. 보통 30세부터 폐경이 시작되기까지 잘 발생하는데 폐경 이후에는 눈에 띄게 줄어들거나 사라진다. 지방괴사는 드물게 발견되지만 피부나 유두의 수축의 원인이 될 수 있다. 지방괴사 덩어리는 원형으로 보통 부드럽고 반상출혈이 있다. 유방농양은 수유를 하지 않은 여성에게서 드물게 나타나는데 유륜 주위에 발생할 수 있다. 덩어리는 반상출혈이 있고 부드러우며 화농성 분비물이 배액될 수 있다. 악성종양은 보통 압통이 없고 단단하다. 또한 모양이 불규칙하고 기저조직에 고정되어 있다.

발병	발병이 갑작스러운가? 점진적인가? 월경주기와 관련이 있는가? 월경주기 직전의 유방은 멍울이 만져지고 압통이 있을 수 있다.
성질	덩어리에 압통이나 움직임이 있는가? 덩어리의 크기나 모양의 변화가 있는가? 악성종양은 보통 압통이 없고 단단하며 불규칙한 모양이다. 유방염, 관내유두종, 낭성 유방염 혹은 낭성 선증에서는 압통이 있다.
관련 증상	유방에 움푹 들어간 곳이나 발적이 있는가? 피부색이나 피부조직의 변화가 있는가? 대상자가 통증을 경험했는가? 그리고 통증이 발생하는 특정 시간이 있는가? 유두에 분비물이 있는가? 만약 그렇다면 색깔이나 경도에 대해 물어본다.

〈계속〉

관련 증상	염증은 감염을 나타낸다. 움푹 들어가고 오렌지 껍질과 같은 조직의 변화는 암을 암시한다. 월경기간 동안이나 직전의 통증은 경구피임약의 부작용 일 수도 있다. 통증은 또한 말기 암의 징후이다. 농성 분비물은 농양을 나타낸다.

2) 분비물

분비물은 또 다른 흔한 주호소이다. 분비물은 관련 증상과 함께 임상 진단을 내리는 데 도움이 된다.

발병	증상이 갑자기 나타나는가? 점진적으로 발현되는가?
성질	분비물의 색깔은 어떠한가? 혈성인가 아니면 혈액이 약간 섞여 있는가?
	혈성 분비물은 암을 나타낸다. 유선관 확장증은 녹색이나 갈색 분비물을 생성한다.
위치	양쪽 유방에서 분비물이 나오는가 아니면 한쪽에서만 분비물이 나오는가?
	분비물이 하나의 관에서 나오는가 아니면 여러 관에서 나오는가?
	하나의 관에서 유출된 분비물은 암을 나타내는 반면 여러 관에서 나오는 경우는 감염을 나타낸다.
관련 증상	압통이나 통증 혹은 덩어리와 같은 관련 증상이 있는가?
약물복용	대상자가 어떠한 약물을 복용하는가?
	경구용 피임약이나 스테로이드제제, 페노티아진, 강심제, 이뇨제와 같은 약물을 복용하면 맑은 분비물이 배출될 수 있다.

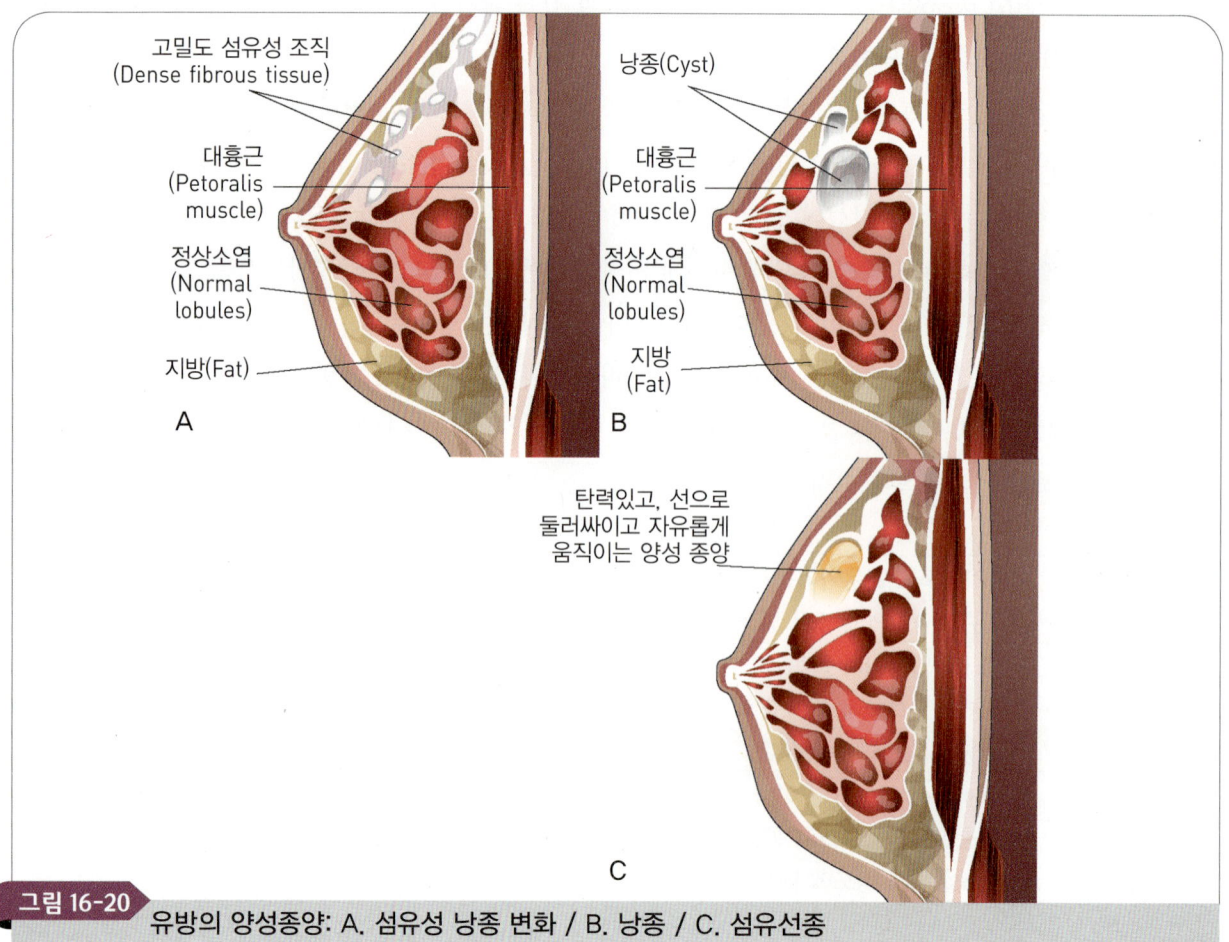

그림 16-20 유방의 양성종양: A. 섬유성 낭종 변화 / B. 낭종 / C. 섬유선종

2 과거력

정 씨는 2년 전 담낭수술을 받았으며 16세에 충수절제술, 어릴 때 편도절제술을 받은 경험이 있다. 백일해, 홍역, 볼거리를 앓은 적이 있으며 현재 고혈압으로 약물을 복용 중이다. 최근 의사로부터 당뇨병 경계단계라는 말도 들었다. 정 씨는 가슴에 외상을 입은 적은 없다.
월경은 12세에 시작하였다. 피임약은 20세부터 23세까지 복용하였다. 정 씨는 5명의 자녀가 있으며 모두 질식분만을 하였다. 48세부터 폐경기 증상이 나타나 5년간 지속되었다. 안면홍조나 야간발한은 없었지만 "심장질환 예방과 뇌졸중, 골다공증 예방을 위해" 호르몬 대체요법 치료를 받았다.
마지막 유방 검진과 유방촬영은 3년 전에 시행하였고 한 달에 한 번씩 자가 유방검진을 하고 있다. 정 씨는 유방촬영에서 약간의 석회화가 보였으나 그 밖에는 정상이었다고 진술하였다.

과거 건강상태나 수술력	과거의 질환이나 만성질환이 있는지 대상자에게 질문한다. 유방 질환이 있었는가? *유방암의 병력은 유방암에 대한 위험도를 높인다.* 유방 수술이나 조직 검사를 받은 적이 있는가? 현재 유방 삽입물이 있거나 과거에 삽입을 받은 적이 있는가? *유방삽입물 특히 실리콘 삽입물은 유방에 문제를 일으킬수 있다.* *수술은 유방의 모양이나 외관을 변화시킬 수 있다.*
외상	흉부 외상을 경험한 적이 있는가?
초경·폐경	초경에 대해 대상자에게 질문한다. 만약 대상자가 폐경기이거나 폐경 후라면 폐경 시기에 대해서 질문한다. *13세 이전에 초경을 시작했거나 52세 이후에 폐경을 경험한 여성은 유방암 발생 위험성이 더 크다.*
마지막 월경	마지막 월경일에 대해 질문한다. *호르몬 관련 압통이나 종창, 뭉치는 느낌은 월경 후에 감소한다.*
임신 횟수	임신 횟수가 몇 번인가? *30세 이후에 분만한 여성이나 분만 경험이 없는 여성은 유방암 발생 위험성이 더 크다.*
마지막 병원 유방 검진이나 유방촬영	유방촬영이나 마지막 유방 검진일은 언제이고, 그 결과는 어떠했나? *이전에 덩어리가 발견되었을 수 있다.*

3 가족력

정 씨의 증조부는 심장마비로 사망했으며 증조모가 뇌졸중으로 사망했다. 외증조부는 심부전으로 사망했고, 외증조모는 유방암으로 사망했다. 그녀가 어렸을 때 어머니가 재혼했으며 생부는 교통사고로 사망했다. 새아버지와 어머니는 살아계신다. 그녀의 어머니는 관절염과 고혈압으로 약물을 복용중이다. 정 씨는 각각 54세와 51세인 두 명의 이복 남동생과 52세인 이복 여동생이 있다. 54세의 이복 남동생은 2년 전에 대장암을 진단받았다. 수술과 항암화학요법을 받은 후 차도를 보이고 있다. 또 다른 이복 남동생은 심잡음(heart murmur)으로 약물을 복용중이다. 이복 여동생은 1년 전에 유방암 진단을 받았다. 왼쪽 유방절제술과 21개의 림프절을 제거하는 수술치료 후 방사선 요법과 항암화학요법을 받았으며 현재는 건강하다. 정 씨에게는 3명의 아들과 2명의 딸이 있다. 두 딸은 각각 32세와 28세로 둘 다 건강하다. 30세의 큰아들과 22세의 막내 아들은 제2형 당뇨병을 앓고 있다. 30세의 큰아들은 인슐린치료를 받고 있으며, 막내 아들은 경구용 약물을 복용 중이다. 당뇨병이 있는 두 아들 모두 고혈압이 있어서 고혈압 약물도 복용하고 있다. 둘째 아들은 26세로 건강하다.

생존해 있는 친족의 연령	부모와 형제, 자녀의 관계와 건강상태를 포함한다.
사망	사망자와 대상자의 관계 및 사망 원인(특히 유방암과 같은 유방에 영향을 미치는 질환)을 포함한다.
만성질환·비뇨생식기계 질환	질환을 앓고 있는 가족구성원과 대상자의 관계를 포함하여 가족의 만성질환에 대해 질문을 한다. 유방질환 특히 유방암이나 비뇨생식기계 증상과 관련된 문제에 초점을 맞춘다. *유방암의 가족력은 대상자의 질병 위험도를 증가시킨다.*

4 사회력

> 정 씨는 간호조무사로 일하며 이혼 후 혼자 살고 있다. 정 씨는 성행위를 하지 않는다. 그녀의 자녀들은 모두 근처에 살면서 자주 방문한다. 친구가 많으며 박물관에 가는 것을 좋아한다. 담배를 하루에 8개비 정도 피운다. 음주는 하지 않으며 기분전환약물도 복용하지 않는다.

가족	현재의 가족 단위에 대해 대상자가 설명하도록 한다.
직업	대상자의 직업에 대해 질문을 한다. 대상자가 화학적 물질에 노출되는가? *화학적 노출은 암의 위험요인이다.*
흡연	담배의 종류, 흡연량, 흡연기간, 간접흡연 노출에 등에 대해 질문한다.
음주	대상자가 음주를 하는가? 만약 그렇다면 어떤 종류의 술을 얼마나 마시는가?
기분전환약물	대상자가 기분전환약물을 복용하는가? 만약 그렇다면 약물의 종류와 양은?
약물 복용	호르몬제제, 피임약, 항정신성 약물을 복용하는가? *호르몬제제와 몇몇 항정신성 약물은 유방울혈의 원인이 될 수 있다. 경구용 피임약은 암의 위험도를 증가시킨다. 할로페리돌(haloperidol)은 유즙 분비의 원인이 된다.*

5 계통별 문진

대부분의 질환과 달리 유방질환과 장애는 보통 다른 계통에서는 증상이 나타나지 않는다. 가능한 한 종합 계통별 문진을 수행해야 하지만 시간과 다른 제약 사항들로 인해 초점 계통별 문진만을 수행할 수 있다. 계통별 문진을 수행하는 동안 징후가 현저하게 나타나는 유방 문제에 초점을 맞추고 질문한다. 유선염이나 유방 농양과 같은 감염은 발열이나 오한이 나타날 수 있다. 드물게 말기 단계의 유방암은 뼈의 통증을 유발할 수 있다.

2 신체검진

1 준비물품

덮개 / 가운 / 장갑 / 배양을 위한 도구(필요시)

2 신체검진 내용

유방 검진은 시진과 촉진을 포함한다. 대상자가 가운을 입도록 하고 프라이버시를 유지하기 위해 가리개를 사용한다.

1) 시진

검진	이론적 근거
1. 대상자가 검진대 가장자리에 앉아 가운 위쪽을 벗도록 한다. 팔은 양옆으로 내리게 한다[그림 16-21]. 유방의 크기와 대칭에 대해 시진한다.	1. 유방은 크기가 동일하고 대칭적이어야 한다. 한쪽이 다른 쪽보다 약간 큰 것은 정상적이다. 남성의 경우 유두는 돌출되어 있고 유방은 흉벽에 편평하게 붙어 있다.
2. 피부결과 색깔을 시진한다. 혈관조직을 시진한다.	2. 피부는 편평하고 부드러워야 한다. 모반, 지루각화증, 선(striae) 혹은 과다유두는 정상이다. 한쪽으로 몰린 혈관조직은 질병으로 인해 혈관이 충혈되어 있음을 나타내고 악성종양과 관련이 있다.
3. 유두와 유륜을 시진한다.	3. 색깔은 주변 피부보다 어둡다. 유두는 양쪽 크기와 모양이 같아야 한다. 때로 한쪽 혹은 양쪽 유두가 뒤집어져 있기도 한다. 최근의 연구에서 한쪽으로 뒤집어진 유두는 섬유증과 악성임을 나타낸다. 몽고메리 결절은 여성과 남성의 유륜에서 볼 수 있다. 딱딱하고 붉고 인설이 있는 유두는 파제트 병을 나타낸다[그림 16-22]. 임신을 하거나 수유를 제외하고 누르지 않아도 나오는 분비물은 비정상이다.

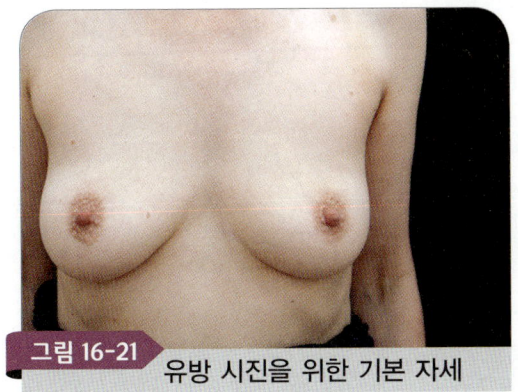

그림 16-21 유방 시진을 위한 기본 자세

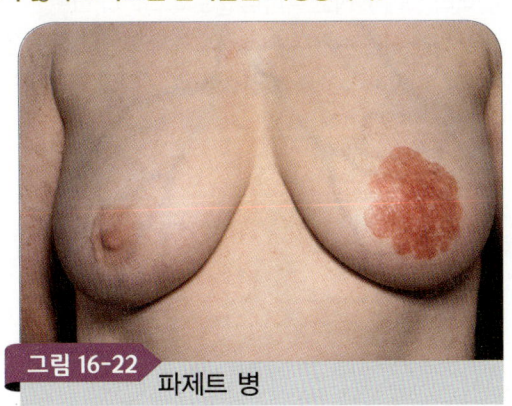

그림 16-22 파제트 병

〈계속〉

검진	이론적 근거
4. 유방에 덩어리나 퇴축, 함몰이나 반상출혈이 있는지 시진한다. 함몰에 대해 더 자세히 검사하기 위해 대상자의 손을 허리에 놓도록 한다. 그런 다음 양팔을 머리에 올리게 한다. 겨드랑이를 시진한다. 그다음 일어서서 손을 허리에 가볍게 앞으로 놓도록 한다. [그림 12-23]은 시진을 위한 부수적 자세를 묘사했다.	4. 이러한 자세는 유방의 자유로운 움직임과 함몰을 확인할 수 있게 한다. 퇴축, 함몰, 반상출혈이 없어야 한다. 함몰은 섬유화 부위나 쿠퍼인대의 단축을 유발하는 종양이 원인일 수 있다. 반상출혈은 염증이나 감염을 나타낸다. 여성은 겨드랑이를 면도하기도 한다. 남성은 털이 있다. 쥐젖(skin tags)은 정상이다.

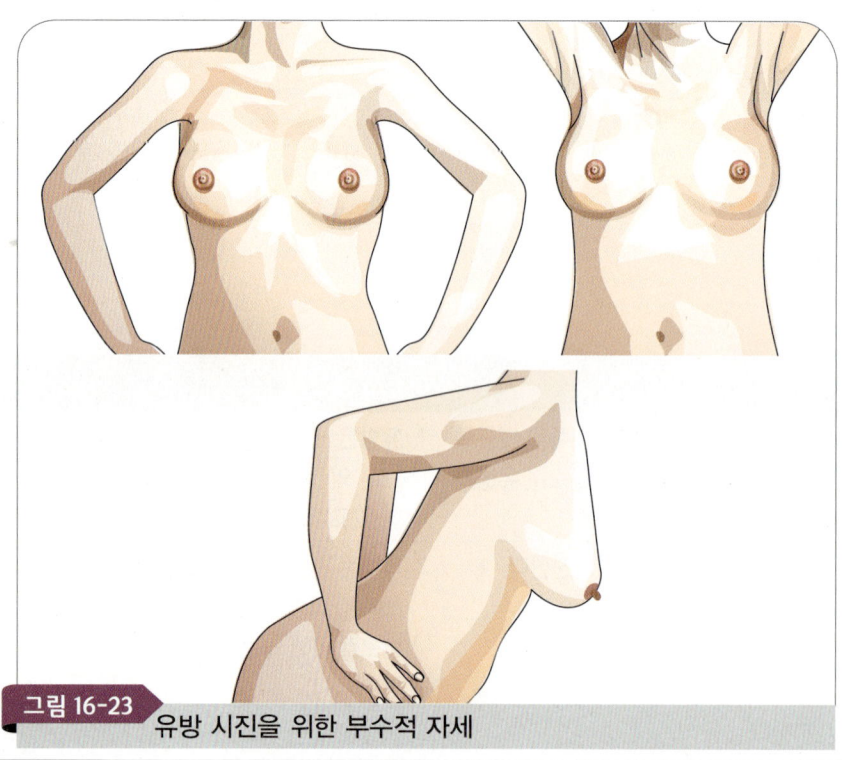

그림 16-23 유방 시진을 위한 부수적 자세

2) 촉진

검진	이론적 근거
1. 팔을 머리 위에 올리고 똑바로 눕도록 돕는다[그림 16-24]. 등 밑에 작은 베개나 수건을 말아서 넣는다. 유방은 비정상을 식별하기 위해 스펜스 꼬리를 더한 사분원으로 나눌 수 있다.[그림 16-25]	1. 베개나 수건은 유방이 퍼지도록 도울 수 있다.

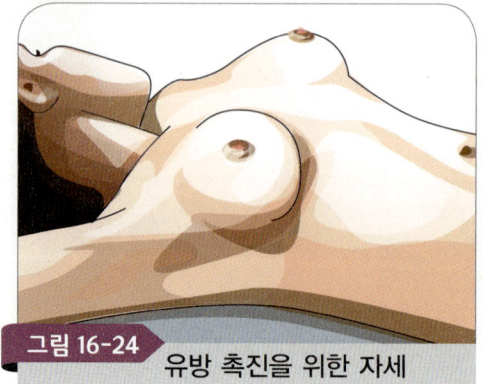

그림 16-24 유방 촉진을 위한 자세

〈계속〉

검진	이론적 근거
2. 유방을 촉진한다[그림 16-26]. 원형이나 쐐기형, 수직선(vertical strip) 모양으로 유방을 촉진할 수 있다. 　수직선(vertical strip) 기법을 많이 사용하며 비정상 소견을 발견하는 데 가장 효과적이다. 　원형(Circular): 주로 사용하는 손의 가운데 세 손가락을 대고 원을 그리면서 부드럽게 촉진한다. 스펜스 꼬리나 유륜 가까이 중앙에서부터 시작한다. 　쐐기형(Wedged): 주로 사용하는 손의 가운데 세 손가락을 대고 유두 방향이나 유두에서 유방조직의 가장자리를 향해서 부드럽게 촉진한다. 　수직선형(Vertical strip): 주로 사용하는 손의 가운데 손가락 세 개를 대고 유방의 가장자리 바깥부터 시작해서 유방을 부드럽게 올라갔다 내려갔다 하며 촉진한다. [그림 16-27]은 이러한 방법들을 묘사한다.	2. 성숙하지 않은 유방은 소엽일 수 있다. 월경 전에는 경계가 뚜렷하고 자유롭게 움직이는 부드러운 낭종이 발견될 수 있다. 악성종양은 보통 한쪽 유방에 단발성 덩어리로 존재한다. 덩어리는 보통 압통이 없고 단단하며 모양이 불규칙하고 주변 조직에 고정되어 있다.

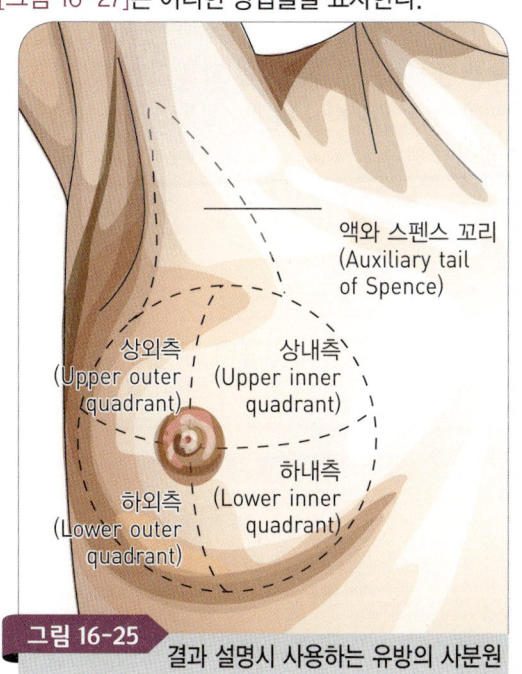

그림 16-25 결과 설명시 사용하는 유방의 사분원

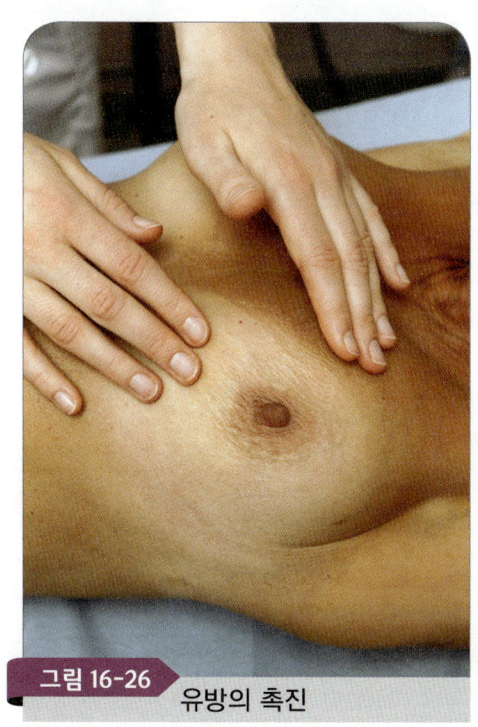

그림 16-26 유방의 촉진

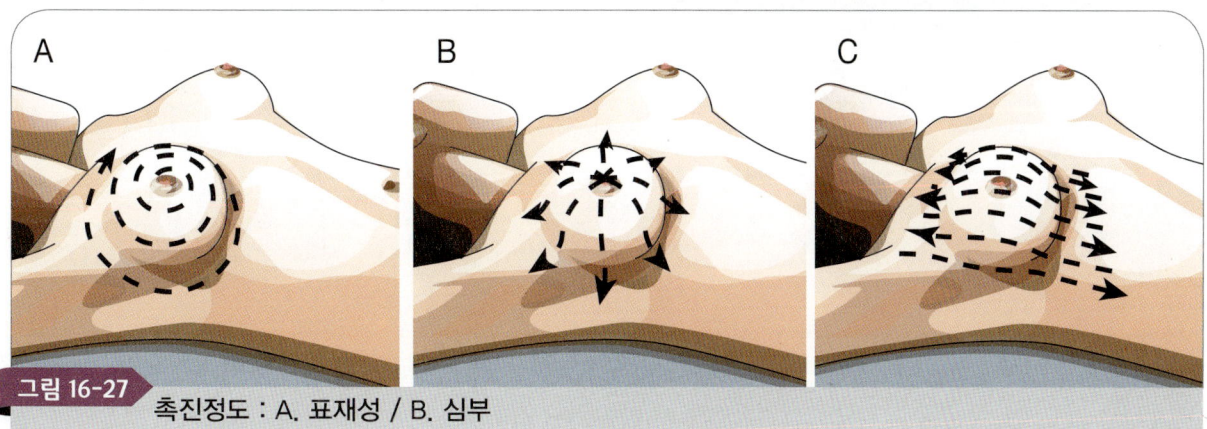

그림 16-27 촉진정도 : A. 표재성 / B. 심부

〈계속〉

검진	이론적 근거
3. 유두를 촉진한다[그림 16-28]. 집게 손가락을 사용해서 부드럽게 유두를 누른다.	3. 덩어리나 압통이 없어야 한다. 분비물의 색깔과 밀도를 사정한다. 혈성 분비물은 내관의 유두종을 의미한다. 월경 중 양측에서 맑거나 유백색의 분비물이 증가하면 양성 유방 질환일 수 있다. 유두의 녹색 분비물은 유관 확장증을 의미한다.

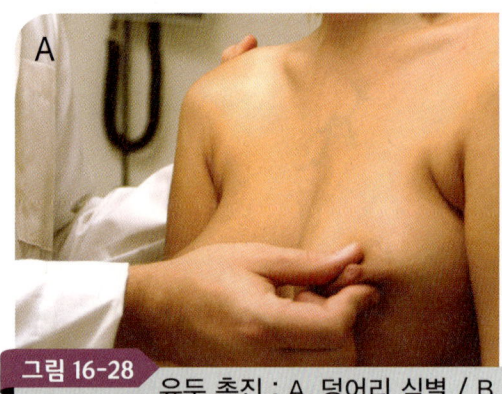
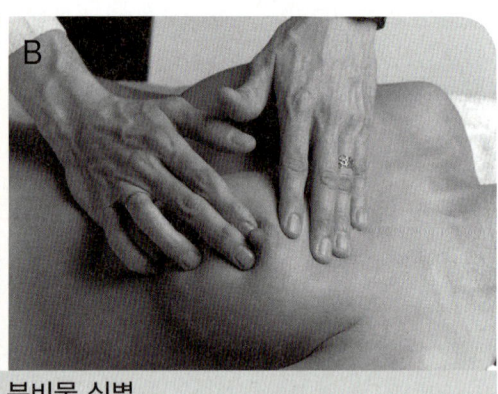

그림 16-28 유두 촉진 : A. 덩어리 식별 / B. 분비물 식별

검진	이론적 근거
4. 대상자가 자세를 바로하고 검진대의 가장자리로 이동하게 한다. 잘 사용하지 않는 손으로 대상자의 팔을 지지하고 주로 사용하는 손으로는 액와 중앙에서부터 늑골을 향해 아래로 내려가면서 부드럽게 촉진한다. 그런 다음 팔 안쪽으로 손가락을 넣어 누르면서 상완림프절을 촉진한다.	4. 액와는 편평해야 한다. 림프절은 작고 가동성이 있고 압통이 없어야 한다. 덩어리나 확대나 압통이 있는 림프절을 느낄 수 없어야 한다.

대상자가 유방 자가 검진을 수행하도록 격려한다. [BOX 16-3]은 자가 검진 방법에 대해 설명한다.

BOX 16-3 유방 자가 검진

1단계

- 거울을 보고 선다.
- 이상이 있는지 양쪽 유방을 관찰한다.
- 피부의 각질이나 함몰, 주름, 유두 분비물이 있는지 살펴본다.

다음 두 단계에서는 유방 윤곽의 변화를 관찰한다. 이때 근육이 팽팽해지는 것을 느낄 수 있어야 한다.

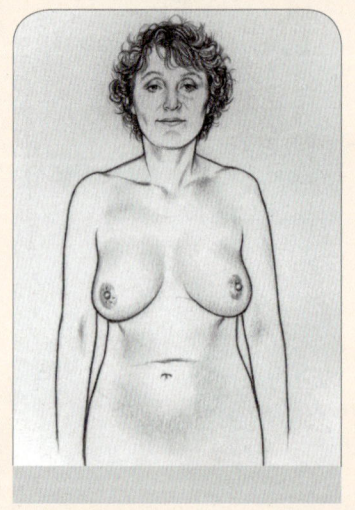

〈계속〉

BOX 16-3 유방 자가 검진

2단계

- 머리 뒤로 양손을 깍지 끼고 팔에 힘을 주면서 앞으로 내밀고 거울 앞에 가까이 서서 본다.
- 유방 윤곽의 변화를 살펴본다.

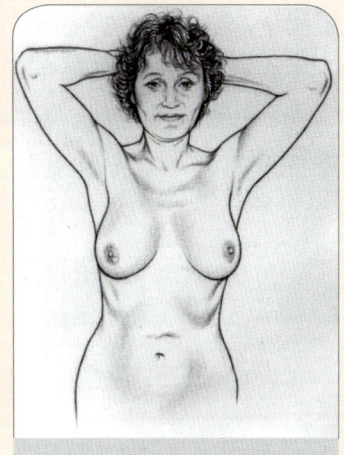

3단계

- 양손을 허리에 얹고 어깨와 팔꿈치를 앞으로 내밀면서 거울을 향해 앞으로 몸을 약간 숙인다.
- 유방 윤곽의 변화를 살핀다.

다음 단계는 샤워를 하며 검진을 진행할 수도 있다. 피부에 비눗물이 묻어 있어 손가락이 쉽게 미끄러지며, 유방의 변화에 대해 세심하게 느낄 수 있다.

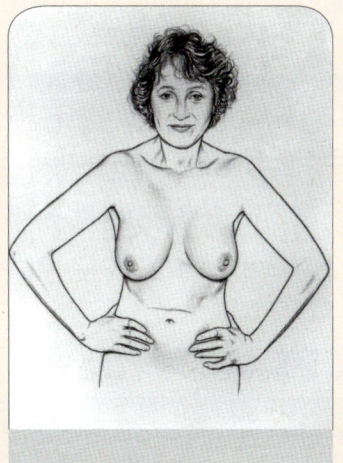

4단계

- 왼쪽 팔을 들어 올린다.
- 오른손 손가락 세 개나 네 개로 왼쪽 가슴을 세심하고 신중하게 구석구석 만져본다.
- 바깥 가장자리부터 시작하여 작은 원을 그리면서 손가락의 바닥면으로 눌러 유방 주위를 천천히 원을 그리며 움직인다.
- 유두를 향해 서서히 움직인다.
- 유방을 전체적으로 골고루 검진해야 함을 명심한다.
- 특히 겨드랑이를 포함하여 유방과 겨드랑이 사이를 주의 깊게 본다.
- 피부 아래에 비정상적인 멍울이나 덩어리가 있는지 살핀다.
- 만약 한 달 동안 계속 분비물이 있다면 유방 자가 검진 여부와 관계 없이 전문의에게 검진을 받는다.
- 오른쪽 유방도 반복해서 검사한다.

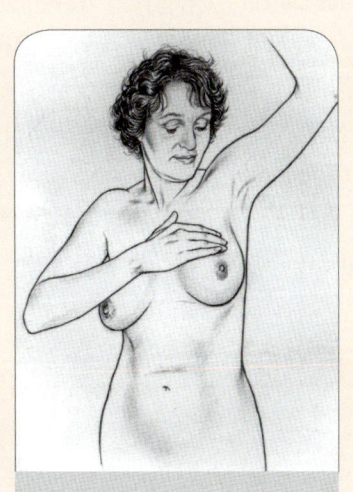

〈계속〉

BOX 16-3 유방 자가 검진

5단계

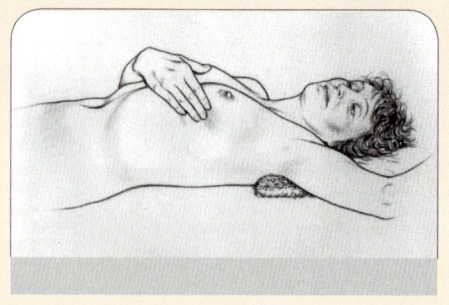

- 왼손을 위로 올리고 똑바로 누워서 베개나 수건을 접어 왼쪽 어깨 밑에 받친다. 이 자세는 유방을 편평하게 하고 쉽게 확인할 수 있게 한다.
- 이 자세로 각각의 유방을 4단계 방법으로 반복해서 검사한다.

출처: Smeltzer, S. C., & Bare, B. (2004). Brunner and Suddarth's textbook of medical-surgical nursing (10th ed.). Philadelphia, PA: Lippincott Williams & Wilkins. Adapted from U.S. Department of Health and Human Services, Public Health Service, What you need to know about breast cancer. Bethesda, MD: National Institutes of Health.

4. 진단적 추론

건강력과 신체검사 결과를 바탕으로 사정하고 계획을 수립해야 한다. 대상자는 여러 가지 진단이 가능한 증상을 보고할 수 있다. 그러나 과거력과 신체사정을 통해 진단을 한두 가지로 좁힐 수 있다. 유방종괴는 흔한 주호소이다. [표 16-3]은 유방종괴와 관련된 일반적인 장애의 감별진단을 제시한다.

표 16-3 유방종괴의 감별 진단

감별 진단	병력의 특이 소견	신체검진의 특이 소견	진단검사
유방암 (breast cancer)	새로 생긴 압통이 없는 덩어리, 유방암의 가족력, 고령, 늦은 폐경, 빠른 초경, 미산부	단발성, 단단하고 불규칙한 모양, 압통이 없고 고정된 덩어리 함몰, 퇴축, 혈성 유두 분비물, 유방의 비대칭	유방 촬영 검사, 조직검사나 흡인
섬유선종 (fibroadenoma)	잘 움직이는 덩어리, 젊은 나이	잘 움직임, 경계가 뚜렷한 덩어리	유방 촬영 검사, 조직 검사
지방 괴사 (fat necrosis)	단발성 덩어리, 흉부 외상의 과거력, 통증 동반	단발성, 고정되고 불규칙한 덩어리	

특정 대상자

임신부

다음과 같은 생리적 변화가 있을 수 있다.
- 에스트로겐과 프로게스테론의 증가로 임신 초기에는 유방에 팽만감이 있거나 민감해진다.

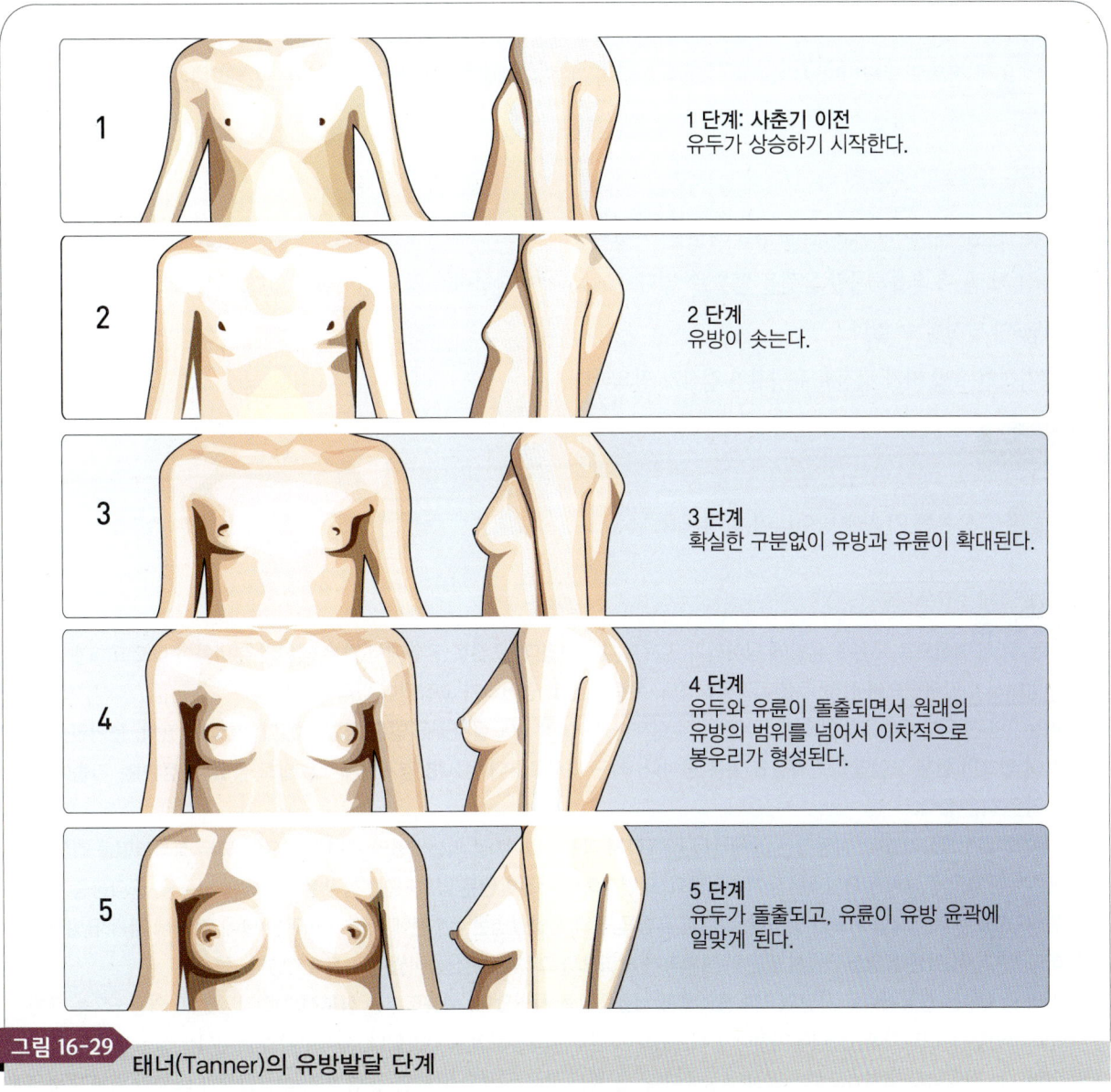

그림 16-29 태너(Tanner)의 유방발달 단계

- 유두와 유륜의 색이 좀 더 침착되고, 풍부한 혈액 공급으로 혈관계통이 더욱 뚜렷하게 드러난다.
- 임신 2기나 3기 동안 유방의 확대로 유선이 자란다. 유선과 소엽 유륜 세포의 증식 때문에 유방은 결절이 만져지고 거친 느낌이 든다.
- 유두를 촉진할 때 초유가 나올 수도 있다.

신생아

남녀 신생아는 모두 모체의 에스트로겐 때문에 유방이 확대되어 있으며 2주에서 3개월 사이에 정상 크기로 돌아온다. 유두에서 마유(witch's milk)로 알려진 백색 분비물이 나올 수 있다. 이는 정상이다.

아동

유방은 10세 전후로 발달한다. [그림 16-29]는 발달 단계를 나타낸다. 시진할 때 성장기 동안 비대칭은 정상이다.

노인

- 시진 시 좀 더 처지고 납작한 유방을 발견할 수 있다.
- 촉진 시 좀 더 오돌토돌한 느낌을 받을 수 있다. 유방조직이 단단하지 않고 탄력성이 없다. 유방하융선(inframammary ridge)이 만져질 수 있다.
- 정기적인 유방 자가 검진과 유방촬영 검사가 필요하다.

사례 연구

주호소 "오른쪽 가슴에 덩어리가 만져져요."

면담을 통해 수집한 자료

정 씨는 56세 여성으로 오른쪽 유방에 덩어리가 만져져 내원하였다. 오른쪽 유두에서 맑은 액체의 분비물이 나오고, 3개월 전부터 덩어리가 만져졌으며 점점 커졌다고 말하였다. 통증은 없고 덩어리가 고정되어 있다고 한다.

정 씨는 2년 전 담낭수술을 받았으며 16세에 충수절제술, 어릴 때 편도절제술을 받은 경험이 있다. 백일해, 홍역, 볼거리를 앓은 적이 있으며 현재 고혈압으로 약물을 복용 중이다. 최근 의사로부터 당뇨병 경계단계라는 말도 들었다. 정 씨는 가슴에 외상을 입은 적은 없다.

월경은 12세에 시작하였다. 피임약은 20세부터 23세까지 복용하였다. 정 씨는 5명의 자녀가 있으며 모두 질식분만을 하였다. 48세부터 폐경기 증상이 나타나 5년간 지속되었다. 안면홍조나 야간발한은 없었지만 "심장질환 예방과 뇌졸중, 골다공증 예방을 위해" 호르몬 대체요법 치료를 받았다. 마지막 유방 검진과 유방촬영은 3년 전에 시행하였고 한 달에 한 번씩 자가 유방검진을 하고 있다. 정 씨는 유방촬영에서 약간의 석회화가 보였으나 그 밖에는 정상이었다고 진술하였다.

정 씨의 증조부는 심장마비로 사망했으며 증조모가 뇌졸중으로 사망했다. 외증조부는 심부전으로 사망했고, 외증조모는 유방암으로 사망했다. 그녀가 어렸을 때 어머니가 재혼했으며 생부는 교통사고로 사망했다. 새아버지와 어머니는 살아계신다. 그녀의 어머니는 관절염과 고혈압으로 약물을 복용중이다. 정 씨는 각각 54세와 51세인 두 명의 이복 남동생과 52세인 이복 여동생이 있다. 54세의 이복 남동생은 2년 전에 대장암을 진단받았다. 수술과 항암화학요법을 받은 후 차도를 보이고 있다. 또 다른 이복 남동생은 심잡음(heart murmur)으로 약물을 복용중이다. 이복 여동생은 1년 전에 유방암 진단을 받았다. 왼쪽 유방절제술과 21개의 림프절을 제거하는 수술치료 후 방사선 요법과 항암화학요법을 받았으며 현재는 건강하다.

정 씨에게는 3명의 아들과 2명의 딸이 있다. 두 딸은 각각 32세와 28세로 둘 다 건강하다. 30세의 큰아들과 22세의 막내 아들은 제2형 당뇨병을 앓고 있다. 30세의 큰아들은 인슐린치료를 받고 있으며, 막내 아들은 경구용 약물을 복용 중이다. 당뇨병이 있어서 고혈압 약물도 복용하고 있다. 둘째 아들은 26세로 건강하다.

정 씨는 간호조무사로 일하며 이혼 후 혼자 살고 있다. 정 씨는 성행위를 하지 않는다. 그녀의 자녀들은 모두 근처에 살면서 자주 방문한다. 친구가 많으며 박물관에 가는 것을 좋아한다. 담배를 하루에 8개비 정도 피운다. 음주는 하지 않으며 기분전환약물도 복용하지 않는다.

〈계속〉

사례 연구

근거	주요사항
압통 없음, 불규칙하고 고정된 단단한 덩어리	유방암의 특성을 나타낸다.
유두 분비물	한쪽 유두에서 지속적으로 분비물이 나오는 것은 암이나 감염일 수 있다.
50세 이상	유방암의 고위험 요소이다.
빠른 초경	13세 이전의 초경은 유방암의 위험 요소이다.
유방암의 가족력	유방암은 가족력이 있다.
흡연	니코틴은 발암물질이다.

이 름	정○○	날짜	2005. 08. 04	시간	11:00
		생년월일	1949. 07. 11	성별	여

병력

주 호 소 "오른쪽 유방에 덩어리가 만져져요."

현 병 력 56세 여성으로 오른쪽 유방에 3개월 전부터 덩어리가 만져짐. 크기가 점점 커지고 오른쪽 유두에서 맑은 분비물이 나오고 있음. 덩어리는 고정되어 있으며 통증은 없음.

투 약 확인되지 않은 고혈압약

알레르기 페니실린, 코데인

과 거 력　**질　병** 어린 시절 백일해, 홍역, 볼거리 앓음. 고혈압 진단 받음. 당뇨병 경계단계라고 의사에게 들음. 초경 12세. 20~23세부터 피임. 임신 5, 출산 5(질식분만). 폐경기 48세에 시작되어 5년간 호르몬 대체요법 치료를 받음. 3년 전 마지막 유방 검진을 받았고 유방촬영상 석회화가 보이며 다른 특이사항 없다함.

　　　　　수　술 담낭수술, 맹장절제술, 편도 절제술, 최근 외상 없음.

가 족 력 증조부 심근경색과 뇌졸중 사망. 증조모 심부전과 유방암으로 사망. 어머니 관절염과 고혈압 있음. 이복 여동생(52세) 유방암으로 투병중임. 이복 남동생(54세) 대장암으로 투병중임. 이복 남동생(51세) 심잡음 있음. 5명의 자녀가 있음. 2명의 딸은 건강함. 2명의 아들은 당뇨병임. 1명의 아들은 건강함.

사 회 력 이혼; CNA근무. 독거이나 자녀가 자주 방문함. 성행위 안 함. 하루 8개피의 담배흡연; 알콜이나 약물복용 없음.

계통별 문진

일반적인 사항	고열, 오한, 근육통 없음.	**심혈관계**	흉통 없음.
피　부	색깔이나 피부결의 변화 없음.	**호흡기계**	숨참이나 기침 없음.
눈	안경 착용.	**위장관계**	정상
귀	정상	**비뇨생식기계**	정상
코/입/목	의치착용.	**근골격계**	아침에 약간 뻣뻣함.
유　방	현병력 보임.	**신 경 계**	정상

신체 검진

체　중	103.4kg	**체온**	37℃	**혈압**	158/98 mmHg
신　장	160cm	**맥박**	80회/min	**호흡**	20회/min

〈계속〉

신체 검진

전반적인 외모 56세, 비만, 아프리카계 미국인, 단정함

피 부 따뜻하고 건조함; 색깔 변화나 병소 없음.

머리/귀/눈/코/목 보통의 머리숱. 귀 통증이나 삼출물 없음. 고막은 진줏빛 회색, 귀지 있음. 공막은 흰색이고 과도한 눈물 없음. 동공의 대칭, 원형, 빛 반사, 순응; 안구 움직임 정상. 치은 출혈이나 충치 없음. 목의 림프절 종대 없음.

심혈관계 정상 리듬, 심잡음 없음; 요골맥박 3, 대퇴맥박 3

호흡기계 청진상 폐음 정상

소화기계 복부가 부드럽고 비대하며 장음 청진 시 과공명음 들림. 덩어리 촉지 안됨.

비뇨생식기계 검진 안 함.

근골격계 근력 5/5로 대칭적임. 움직일 때 통증이 없음. 부종 없음.

신 경 계 진전 없음. 제1~12뇌신경 정상.

기 타

유방: 크고 함몰이나 퇴축, 반상출혈, 병소나 반흔 없음. 혈관이 약간 두드러짐.

오른쪽 유방: 단단하지 않고 멍울 없음. 12시 방향의 상부 사분원에서 약 3×1cm 크기의 불규칙한 모양의 덩어리가 촉진됨. 유방하부능선 촉진됨.

왼쪽 유방: 멍울이나 만져지는 덩어리 없음. 단단하지 않음.

유두: 퇴축 없음. 오른쪽 유두에서 분비물 있음(혈액검사 양성). 왼쪽 유두 분비물 없음.

림프절: 압통이나 비대 없음.

특수 검사 유방촬영검사: 유방 실질조직의 밀도가 높고 결절이 보인다. 양쪽 유방에 과도한 양성 석회화가 관찰된다. 오른쪽 유방의 상부 중앙에 2~2.5cm 크기의 구조왜곡이 있다. 구조왜곡 영역이 선형이며, 상대적인 중앙부 음영이 있다. 유방촬영검사 결과는 범주 4이다(악성 의심 병소-조직검사 고려).

흡인 생검: 절편에서 유방조직의 작은 소포들이 보이는데 저등도에서 중등도의 상피내암과 관련된 유관이 여러 개 있다. 유관 중 몇 개는 미세석회와 관련이 있다.

최종 검진 결과 유방암-유관상피내암